实用肌肉骨骼超声学

Practical Musculoskeletal Ultrasound

（第 2 版）

实用肌肉骨骼超声学

Practical Musculoskeletal Ultrasound

（第2版）

原　著　Eugene G. McNally

主　译　陈　芸

主　审　刘　俐

北京大学医学出版社

SHIYONG JIROU GUGE CHAOSHENGXUE （DI 2 BAN）

图书在版编目（CIP）数据

实用肌肉骨骼超声学：第 2 版 /（美）尤金·麦克纳利
（Eugene McNally）原著；陈芸译 .—北京：北京大学医学
出版社，2019. 1

书名原文：Practical Musculoskeletal Ultrasound，2nd Edition

ISBN 978-7-5659-1905-3

Ⅰ . ①实…　Ⅱ . ①尤…　②陈…　Ⅲ . ①肌肉骨骼系统 –
超声波诊断　Ⅳ . ① R680.4

中国版本图书馆 CIP 数据核字（2018）第 259868 号

北京市版权局著作权合同登记号：图字：01-2016-8964

ELSEVIER

Elsevier（Singapore）Pte Ltd.
3 Killiney Road，#08-01 Winsland House I，Singapore 239519
Tel：(65) 6349-0200；Fax：(65) 6733-1817

实用肌肉骨骼超声学（第2版）

主　　译：陈　芸
出版发行：北京大学医学出版社
地　　址：（100191）北京市海淀区学院路38号　北京大学医学部院内
电　　话：发行部 010-82802230；图书邮购 010-82802495
网　　址：http://www.pumpress.com.cn
E - m a i l：booksale@bjmu.edu.cn
印　　刷：北京信彩瑞禾印刷厂
经　　销：新华书店
责任编辑：陈　奋　张立峰　　责任校对：靳新强　　责任印制：李　啸
开　　本：889mm×1194mm　1/16　　印张：28　　字数：847千字
版　　次：2019年1月第1版　2019年1月第1次印刷
书　　号：ISBN 978-7-5659-1905-3
定　　价：298.00元
版权所有，违者必究
（凡属质量问题请与本社发行部联系退换）

译者名单

主　译　陈　芸

主　审　刘　俐

副主译　康　斌　孙德胜

译　者（按姓名汉语拼音排序）

陈　然（北京大学深圳医院）

陈香梅（北京大学深圳医院）

丛潇怡（北京大学深圳医院）

葛喜凤（北京大学第三医院）

胡阿珍（深圳北京大学香港科技大学医学中心）

黄珍砾（北京大学深圳医院）

贾晓健（深圳市康宁医院）

李　辉（杭州市第一人民医院）

吕　衡（北京大学深圳医院）

马建城（广东省惠州市中心人民医院）

沈宇宙（北京大学深圳医院）

王　峰（新乡医学院）

王美薇（北京大学深圳医院）

王　润（北京大学深圳医院）

魏妮娅（北京大学深圳医院）

魏小燕（北京大学深圳医院）

谢海琴（北京大学深圳医院）

姚春晓（北京大学深圳医院）

袁树芳（北京大学深圳医院）

郑家跃（汕头大学医学院第一附属医院）

原著者名单

Hifz-ur-Rahman Aniq MBBS FRCR
Consultant Musculoskeletal Radiologist, Royal Liverpool and Broadgreen Hospitals, Honorary Lecturer, University of Liverpool, Liverpool, UK

Robert Campbell MBChB DMRD FRCR
Consultant Musculoskeletal Radiologist, Royal Liverpool and Broadgreen University Hospital, Liverpool, UK

Michel Court-Payen MD PhD
Consultant in Radiology, Department of Diagnostic Imaging, GildhÃj Private Hospital, University of Copenhagen, Denmark

Andrew J. Grainger MRCP FRCR
Consultant Musculoskeletal Radiologist, Department of Radiology, Leeds General Infirmary, Leeds, UK

Catherine L. McCarthy MBChB FRCR
Consultant Musculoskeletal Radiologist, Nuffield Orthopaedic Centre and John Radcliffe Hospital, University of Oxford, Oxford, UK

Eugene G. McNally FRCR FRCPI
Consultant Musculoskeletal Radiologist, Nuffield Orthopaedic Centre and John Radcliffe Hospital, University of Oxford, Oxford, UK

Philip J. O'Connor MRCP FRCR
Consultant Musculoskeletal Radiologist, Department of Radiology, Leeds General Infirmary, Leeds, UK

Simon J. Ostlere FRCP FRCR
Consultant Musculoskeletal Radiologist, Nuffield Orthopaedic Centre and John Radcliffe Hospital, University of Oxford, Oxford, UK

Karen J. Partington MRCS FRCR
Clinical Fellow, Musculoskeletal Radiology, Nuffield Orthopaedic Centre, Oxford, UK

Philip Robinson MRCP FRCR
Consultant Musculoskeletal Radiologist; Honorary Senior Lecturer, St James's University Hospital, Leeds, UK

Emma L. Rowbotham BSc Hons MB BChir FRCR
Consultant Musculoskeletal Radiologist, Radiology Department, Royal United Hospital Bath NHS Trust, Bath, UK

James L. Teh MBBS BSc FRCP FRCR
Consultant Musculoskeletal Radiologist, Nuffield Orthopaedic Centre and John Radcliffe Hospital, University of Oxford, Oxford, UK

中文版序

早在1992年，我们就预感到超声在肌肉骨关节方面潜在的应用前景。其原因是，超声便捷、无创、无辐射、实时断面解剖显示，不仅可以分辨肌肉、肌腱和韧带等组织的细微结构，而且能够实时观察其相关的功能变化，因此有可能改进针对肌肉骨骼的某些诊疗技术，或催生更为有效的诊疗手段，甚至彻底改变某些诊疗方法。2001年，我们编写并出版了《骨骼肌肉系统疾病超声诊断学》一书，期盼超声在肌肉骨骼方面的应用能够在我国开展、普及。遗憾的是，其后的几年，本书并未引起应有的重视。直到近十多年，随着高频超声探头及成像技术的发展，超声在肌肉骨骼系统疾病的应用价值日益受到临床医师的重视，适应证范围也不断扩大。在某些方面如肩袖损伤、膝关节和踝关节周围肌腱病变、软组织感染、关节积液、囊实性肿物鉴别等，其诊断准确性可与磁共振成像（MRI）媲美。

超声检查与X线、MRI等其他影像学检查方法相比，除具有便捷、实时、无辐射、价格低等许多优点外，还可以在组织运动过程中进行动态扫查、双侧比较和功能评价。这在肌肉骨骼系统的检查中尤为重要，也是超声检查有别于其他影像学方法的突出优势，它不仅能为临床提供极有价值的诊断信息，而且还改变了诸多肌肉骨骼疾病的诊治模式，并且催生了许多超声引导下介入的全新治疗方法，近年已在全世界掀起肌肉骨骼超声热，技术进展迅速。

然而，受超声本身物理特性的影响，超声检查骨骼及关节内病变仍受到许多限制。全身肌肉骨骼系统解剖结构复杂，病变种类多，诊断结果受个人技术因素影响大，不仅要求检查人员有丰富的人体解剖、病理、生理及临床知识，还要求检查人员熟练掌握检查技术，熟悉各种病变的声像图特征。因此许多医师觉得肌肉骨骼超声难学，甚至产生畏难情绪。

北京大学深圳医院陈芸教授等翻译的《实用肌肉骨骼超声学》，全书以图喻义，图文并茂，在扫查手法、体表示意的基础上配以对应的解剖断面与声像图，辅以准确简练的文字注解，精美而明晰，实为学习肌肉骨骼超声检查精要的难得的参考书。该译著必将对中国肌肉骨骼超声的普及和提高有重要补益，值得超声医师一读。

王金锐

北京大学第三医院

原著前言

在过去的十年中，超声在肌肉骨骼系统的诊断和评估方面逐步获得广泛关注。这主要是由于超声技术的进步（例如，新一代数字设备和传感器，彩色 / 功率多普勒技术等），使其在某些方面的应用可以与磁共振成像的诊断能力相媲美，有效提高了临床医生对于皮肤软组织结构的观察能力。肌肉骨骼超声检测的优点包括容易掌握、节约时间和成本，以及在临床中能做到实时动态检查。虽然诊断的质量和一致性在很大程度上取决于检查者的专业技能，但肌肉骨骼超声已经成为一种呈现肌肉骨骼系统图像的有效的方法。在某些条件下肌肉骨骼系统超声已经作为临床一线检查技术被使用。

这本书为那些希望了解超声技术以及其在患者诊断和处理中的主要作用的人提供了实用指南。它为如何进行超声检查、如何最好地获得最佳图像并为所获图像信息作出最佳解释提供了必要的指导。在整本书中，作者阐述了什么是有效的，什么是无效的，什么有用，什么没用，以及对超声在其他相关成像技术中作用的认识。

我们重新撰写、重构和修订了原有内容，编成了第 2 版。第 1 版有 16 章，第 2 版共 33 章，扩增了肩、肘、腕、手、髋、膝、足、踝部分以及介入超声技术的内容。书中数以百计的新插图（线条图和超声图像）有助于阐明肌肉骨骼相关的解剖学和病理学，为读者作出准确的解释和诊断提供全面的视觉指导。本人由衷感谢所有为本书的撰写贡献专业知识和观点的人们。

Eugene G. McNally

2013 年，牛津

缩　略　语

A	Acetabulum/ acetabular component	髋臼/髋臼假体
AB	adductor brevis	短收肌
Acc Col Lig	accessory collateral ligament	侧副韧带
ACJ	Acromioclavicular joint	肩锁关节
ACL	Anterior cruciate ligament	前交叉韧带
Add	Adductor	内收肌
ADM	Abductor digiti minimi	小指展肌
AH	Abductor hallucis	拇展肌
AHB	Abductor halluces brevis	踇短展肌
AHL	Abductor halluces longus	踇长展肌
AIN	Anterior interosseous nerve	骨间前神经
AL	Adductor longus	长收肌
AM	Adductor magnus	大收肌
AP	Adductor pollicis	拇收肌
APB	Abductor pollicis brevis	拇短展肌
APL	Abductor pollicis longus	拇长展肌
ASIS	Anterior superior iliac apine	髂前上棘
AtaFL	Anterior talofibular ligament	距腓前韧带
ATFL	Anterior tibiofibular ligament	胫腓前韧带
AVN	Avascular nerosis	缺血性坏死
CAL	Coracoacromial ligament	喙肩韧带
CCL	Calcaneocuboid ligament	跟骰韧带
CEO	Common Extensor origin	伸肌总腱起点
CFA	Common femoral artery	股总动脉
CFL	Calcaneo-fibular ligament	跟腓韧带
CFO	Common Flexor origin	屈肌总腱起点
CHL	Coraco-humeral ligament	喙肱韧带
CID	Concealed interstitial delamination	隐匿性腱内间质层间撕裂
CMCJ	carpometacarpal joint	腕掌关节
Col Lig	Collateral ligament	侧韧带
CPN	Common peroneal nerve	腓总神经
CPPD	Calcium pyrophosphate deposition disease	焦磷酸钙沉积病
CTS	Carpal tunnel syndrome	腕管综合征
DI	Dorsal interossei	骨间背侧肌
DIPJ	Distal interphalangeal joint	远端指间关节
DIST P	Distal phalanx	远节指骨
DN	Digital nerve	指神经
DRUJ	Distal radiounar joint	远端桡尺关节
EC	Extensor compartment	伸肌间室
ECR	Extensor carpi radialis	桡侧腕伸肌
ECR B	Extensor carpi radialis brevis	桡侧腕短伸肌
ECR L	Extensor carpi radialis longus	桡侧腕长伸肌
ECU	Extensor carpi ulnaris	尺侧腕伸肌
ED	Extensor digitorum	指伸肌
EDB	Extensor digitorum brevis	趾短伸肌
EDL	Extensor digitorum longus	趾长伸肌
EDM	Extensor digiti minimi	小指伸肌
EDT	Extensor digitorum tendons	指伸肌腱
Ef	Effusion	积液
Ehb	Extensor halluces brevis	踇短伸肌
EHL	Extensor halluces longus	踇长伸肌
EI	Extensor indicis	示指伸肌
EO	Extenal oblique	腹外斜肌
EPB	Extensor pollicis brevis	拇短伸肌
EPL	Extensor pollicis longus	拇长伸肌
ESR	Erythrocyte sedimentation rate	红细胞沉降率
ET	Extensor tendon	伸肌腱
ExP Br	Expollicis brevis	拇短伸肌
Ext hood	Extensor hood	伸肌腱帽

FA	Femoral artery	股动脉		L/R	Length/radius	长径/半径
FCL	Fibular collateral ligament	腓侧副韧带		L/T	Longitudinal/transverse	长轴/短轴
FCR	Flexor carpi radialis	桡侧腕屈肌		Lat H	Lateral head	外侧头
FCU	Flexor carpi ulnaris	尺侧腕屈肌		LCL	Lateral collateral ligament	外侧副韧带
FD	Flexor digitorum	指屈肌		LGH	Lateral head of gastrocnemius	腓肠肌外侧头
FDB	Flexor digitorum brevis	趾短屈肌		LH	Long head	长头
FDL	Flexor digitorum longus	趾长屈肌		LM	Lateral malleolus	外踝
FDM	Flexor digiti minimi	小指屈肌		LPL	Lateral patellofemoral ligament	髌股外侧韧带
FDP	Flexor digitorum profundus	指深屈肌				
FDS	Flexor digitorum superfocialis	指浅屈肌		LT	Lister's tubercle	Lister结节
Fem	Femor	股骨		LUCL	Lateral ulnar collateral ligament	尺侧副韧带
FH	Flexor halluces	趾屈肌				
FHB	Flexor halluces brevis	拇短屈肌				
FHL	Flexor halluces longus	拇长屈肌		MC	Metacarpal	掌骨
FNAC	Fine needle aspiration cytology	细针穿刺细胞学检查		MCJ	Midcarpal joint	腕中关节
				MCL	Medial collateral ligament	内侧副韧带
FP	Flexor pollicis	拇屈肌		MCP	metacarpophalangeal	掌指间的
FPB	Flexor pollicis brevis	拇短屈肌		MCPJ	Metacarpophalangeal joint	掌指关节
FPL	Flexor pollicis longus	拇长屈肌		MCT N	Musculocutaneous nerver	肌皮神经
FT	Flexor tendon	屈肌腱		Med PIN	Medial plantar nerve	足底内侧神经
FV	Femoral vein	股静脉		Med Triceps	Medial triceps	肱三头肌内侧
				MG	Medial head of gastrocnemius	腓肠肌内侧头
G	ganglion	神经节		MH	Medial head	内侧头
GCTTS	Giant cell tumor of the tendon sheath	腱鞘巨细胞瘤		MHG	Medial head of gastrocnemius	腓肠肌内侧头
				Mid P	Middle phalanx	中节指骨
GHJ	Glenohumeral joint	盂肱关节		MN	Median nerve	正中神经
GL Md	Gluteus medius	臀中肌		MO	Myositis ossificans	骨化性肌炎
GL Mn	Gluteus mininus	臀小肌		MOM	Metal-on-metal	金属对金属
GL Mx	Gluteus maximus	臀大肌		MPL	Medial patellofemoral ligament	内侧副韧带
Gr	Gracilis	股薄肌				
				MRI	Magnetic resonance imaging	磁共振成像
IEA	Internal epigastric artery	腹壁内动脉		MT	Metatarsal	跖骨
IEV	Inferior epigastric vessel	腹壁下静脉		MTJ	Myotendinous junction	肌肉肌腱结合部
INF	Inferior	靠下的		MTPJ	Metatarsophalangeal joint	跖趾关节
INR	International normalized ratio	国际标准化比率				
				N	Nerve	神经
IO	Internal oblique	腹内斜肌				
IP	Iliopsoas	髂腰肌		O	oblique	倾斜的
IPJ	Interphalangeal joint	指间关节		OE	Obturator externis externus	闭孔外肌
IST	Infraspinatus tendon	冈下肌腱		OI	Obturator internis internus	闭孔内肌

ON	Obturator nerve	闭孔神经	Sart	Sartorious（sartorius）	缝匠肌
OP	Opponens pollicis	拇对掌肌	Sc	scaphoid	舟状骨
OCD	Osteochondritis dessecans	剥脱性软骨炎	SLAC	scapholunate advanced collapse	舟月骨进行性塌陷
PI	palmar interossei	骨间掌侧肌	SLL	scapholunate ligament	舟月韧带
PASTA	Partial Articular-sided Supraspinatous Tendon Avulsion	关节面冈上肌腱部分断裂	STT	scapho-trapezio-trapezoid	舟骨-大-小多角骨
			Sttj	scaphotrapezium-trapezoid joint	舟骨-大-小多角骨关节
Pect	pectineus	耻骨肌	ScN	sciatic nerve	坐骨神经
PNST	peripheral nerve sheath tumour	周围神经鞘肿瘤	SH	small head	（桡骨）小头
Per Tub	peroneal tubercle	腓骨结节	SASD	subacromial subdeltoid	肩峰下-三角肌下的
PVNS	pigmented villonodular synovitis	色素沉着绒毛结节性滑膜炎	Sub Gl M B	subgluteus medius bursa	臀中肌下滑囊
			sct	Subscapularis	肩胛下肌
PN	plantar nerve	足底外侧神经	SUP	superior	靠上的
PRP	platelet-rich plasma	富血小板血浆	SSM	supraspinatus muscle	冈上肌
Pos	position	位置，方位	SST	supraspinatus tendon	冈上肌腱
PIN	posterior interosseous nerve	骨间背侧神经	SP	symphysis pubis	耻骨联合
PD	power Doppler	能量多普勒			
PIPJ	Proximal interphalangeal joint	近端指间关节	TT	tibial tuberosity	胫骨结节
Prox P	Proximal phalanx	近节指骨	TMTJ	tarsometatarsal joint	跗跖关节
Ps	Psoas	腰肌	TFL	tensor fascia lata	阔筋膜张肌
PB	Pubic bone	耻骨	TM	teres minor	小圆肌
Pu	Pubis	耻骨	TN	tibial nerve	胫神经
PRF	Pulse repetition frequency	脉冲重复频率	TPT	tibialis posterior tendon	胫后肌腱
			TA	transverse abdominis	腹横肌
Quad fem	Quadratus femorus	股方肌	Trap	trapezius muscle	斜方肌
QP	Quadrarus plantae	足底方肌	TFCC	triangular fibrocartilage complex	三角纤维软骨复合体
RA	Radial artery	桡动脉	UA	Ulnar artery	尺动脉
RCL	Radial collateral ligament	桡侧副韧带	UCL	Ulnar collateral ligament	尺侧副韧带
RN	Radial nerve	桡神经	UCLt	Ulnar collateral ligament of the thumb	拇指尺侧副韧带
RCJ	Radiocarpal joint	桡腕关节			
RLT	Radiolunotriquetral	桡月三角（韧带）	UN	Ulnar nerve	尺神经
RSL	Radioscapholunate	桡舟月（韧带）	Ulna	Ulnar styloid	尺骨茎突
Rec fem	Rectus femoris	股直肌			
			V	Vessels	血管

目　录

第一部分

肩

肩关节：解剖及扫查方法

1

Eugene McNally 原著

葛喜凤　魏小燕　陈　芸 译

概述

在评估冈上肌腱中重要的骨性标志有肱骨头、喙突、锁骨、肩峰，以及肩峰和锁骨构成的肩锁关节。盂肱关节自身是一个不稳定的关节，主要依靠周围的软组织结构来获得稳定。起稳定作用的软组织可以分为关节内和关节外两种，最重要的关节外软组织稳定结构是上方的冈上肌、后方的冈下肌和前方的肩胛下肌（图 1.1）；重要的关节内软组织稳定结构是盂肱关节及关节囊。

冈上肌和冈下肌在靠近它们止点处很难分开，它们共同享有一个联合肌腱。由于两根肌腱的一些纤维在止点处相互交叉，使这两根肌腱很难分开。在前面肩胛下肌腱和冈上肌腱之间通过一个间隔分开，即肩袖间隙，肩袖间隙内有肱二头肌长头腱通过并离开肩关节进入结节间沟到达上臂。肱二头肌长头起自肩胛盂上结节。喙肱韧带限制肱二头肌长头腱在结节间沟内，并与上盂肱韧带一起形成悬吊机制。这些韧带分别经过喙突和关节盂，在肱二头肌长头腱的两侧止于肱骨头，确保肱二头肌长头腱在位。另一个重要的韧带就是喙肩韧带，连接喙突和肩峰，与骨性肩峰一起形成喙肩弓。

肩关节疼痛在普通人群中是一种常见病，撞击是一常见的潜在性病因。撞击是一种临床诊断，疼痛发生于上臂外展时，由于冈上肌腱和肩峰下 - 三角肌下滑囊在肱骨头和喙肩弓之间受到挤压造成。由于疼痛在外展 30°～60° 时最明显，这种临床表现又被称为疼痛弧综合征。有趣的是，患者经常主诉疼痛在外侧的三角肌而不是肩峰的区域。

一个完整的超声检查包括评估肩袖的四个主要肌腱（肱二头肌腱、肩胛下肌腱、冈上肌腱、冈下肌腱）、肩峰下 - 三角肌下滑囊和肩锁关节。

患者体位

肩关节最简单的检查体位就是患者坐位。一个无靠背或有低靠背和扶手的凳子是理想的，这使得肩关节可从各个角度进行扫查，并且使患者的肩部可以被摆成各种体位。检查者在检查时是站立还是坐位，在患者前面还是后面，由检查者的喜好来定。每一种体位都有自己的优势和缺点，没有哪一个是最重要的，取决于个人喜好。对于坐在轮椅上的患者和一些因其他疾病、手术或者害怕晕倒的患者，以及只能躺着的患者需要做一些体位的变化来适应

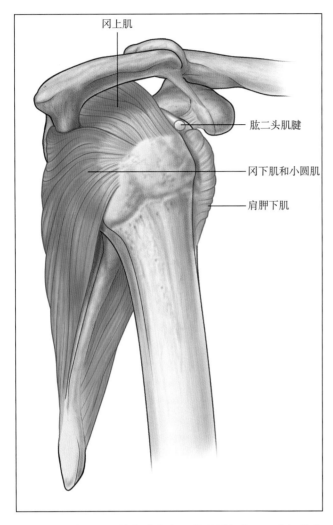

冈上肌

肱二头肌腱

冈下肌和小圆肌

肩胛下肌

图1.1 盂肱关节是依靠关节囊及其增厚部分、盂肱韧带和肩袖肌腱共同作用获得稳定。喙肩弓由喙突、肩峰和喙肩韧带组成，覆盖冈上肌

检查。一些轮椅允许将两边把手拆除以利于手臂的移动。如果患者能够在轮椅上靠前一点坐着，一般来说所有重要的体位均可以不费力地做到。

在检查前直接询问患者病史是重要的，因为，这往往能提供有用的诊断信息。检查本身开始于肩关节简单的视诊，有助于发现肌肉萎缩。和大部分的超声检查一样，探头应该轻轻地并充分地与皮肤接触，但不要过度。用拇指和相邻的手指握住探头两侧，小指支撑在患者的皮肤上，可以获得理想的接触，而且仅有较小的压力。

肩袖的检查是从前侧的肱二头肌到后侧的小圆肌、上方的肩锁关节下到下方的三角肌止点。检查的重点应该放在四个主要的肌腱上，但重要的是要有一常规扫查方法以确保其他重要的结构不被忽略。作者习惯于从前面的肱二头肌和肩袖间隙开始，

然后依次检查肩胛下肌、冈上肌、冈下肌和小圆肌（图1.2），在检查三角肌止点前，检查后侧的盂肱关节、盂下切迹、冈上肌、肩锁关节。

肩袖的肌腱，特别是冈上肌，应该静态和动态联合检查，静态检查被分为六个标准体位，每一个体位都有特定的影像目标。动态检查包含很多的内容，但主要是评估肩峰下-三角肌下的滑囊，因为它在肩关节外展时毗邻喙肩弓。

标准体位1：肱二头肌腱

影像目标

1. 明确肱二头肌腱位于结节间沟（肱二头肌沟）内。
2. 识别鞘内和滑囊内异常的液体。
3. 识别肌腱正常的内在结构。

扫查方法

患者坐位，手放于膝盖上，手掌朝上。这使得手臂有一点外旋，从而使肱二头肌的长头位置更往前（图1.3）。探头横轴切面置于肱骨头的前方，很容易定位肱二头肌沟。然后，探头向上追踪到肱二头肌沟的上端，向下追踪到肱二头肌肌肉肌腱结合部。正常肱二头肌长头腱在横轴切面上表现为一个明亮斑点状的形态，是由低反射的肌腱纤维束和高回声的结缔组织基质构成。注意要确保探头与肌腱垂直，从而消除各向异性的影响。各向异性是一超声伪像，回声减弱的区域与肌腱病变相似，发生于当超声波以非垂直的角度入射时，被直接反射离开而不是返回探头形成图像。

在最上面的部分，肱二头肌腱鞘环绕着肌腱。众所周知，这是肩关节囊的延伸部分，在鞘内，通常有少量的液体。同样，在它上面的部分，可见肩峰下-三角肌下滑囊的前侧部分在三角肌深方、肱二头肌腱鞘前方。在肌腱周围常可见旋肱动脉的前支，在远端的肌肉肌腱结合部应注意与横行的胸大肌腱的关系。一系列肌腱的变异可以识别，常有多个条索从肱骨到肌腱，偶尔会遇到双肌腱。

然后，探头旋转90°，检查肌腱的长轴（图1.4），在扫查过程中保持肌腱在视野中是需要一定的实践练习的。如果探头脱离了肌腱，探头向内或者向外移动一点很容易再找到它。应注意在探头跨

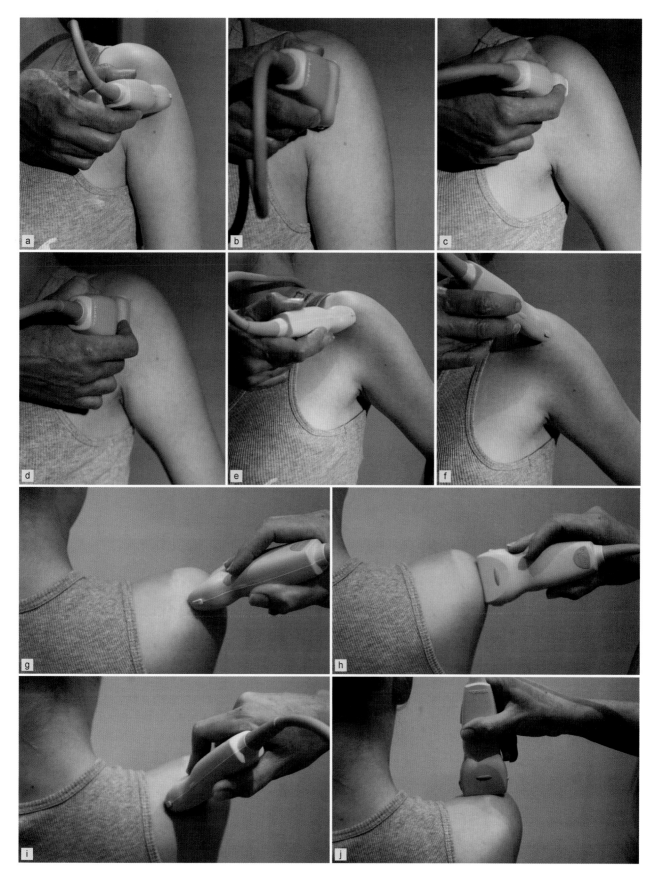

图 1.2 肩部超声检查的标准体位。手背置于膝关节上，肩稍微伸展用于显示肱二头肌长头腱的短轴和长轴（a，b）；肩伸展，手放在侧方用于检查肩胛下肌腱（c，d），也可以肩关节外旋检查；手放在背袋上用于检查冈上肌腱的长、短轴（e，f）；双上肢交叉置于胸前用于检查小圆肌的长、短轴、冈上肌腹和肩锁关节（g，h，i，j）

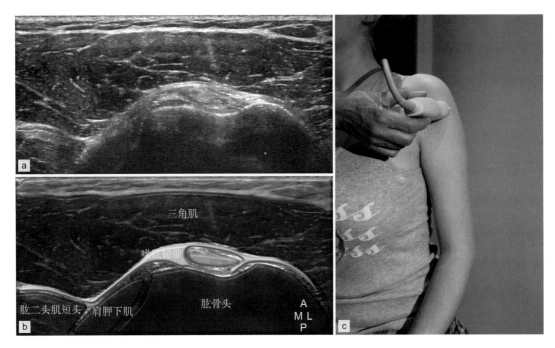

图1.3   标准体位1：肱二头肌长头腱位于肱二头沟的中央

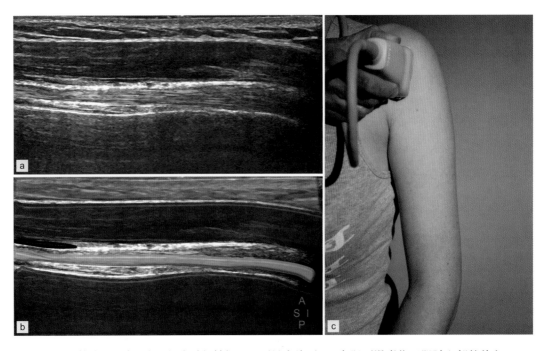

图1.4   标准体位2：肱二头肌长头腱长轴切面，可见肩峰下-三角肌下滑囊位于肌腱上部的前方

过肱二头肌沟时肱骨干的强回声远离。在大部分人中，肌腱向远端行走时位置较深，这样就会出现各向异性，这可以通过在探头的远端给一些轻微的压力来得到矫正，这种手法被称为"脚尖脚跟翘"，在肌肉骨骼超声中有几个位置用到。肌腱的长轴切面对于确认肌腱的完整性非常有用。而内部结构则更易于在短轴切面进行评估。

肱二头肌长头腱评估完成后，探头内移定位肱二头肌短头，喙突的骨性边缘提供了非常有用的标志。肱二头肌短头起于喙突的下缘，胸小肌和喙肱肌腱附着点的表面。胸大肌腱可显示为一个长薄片状结构横跨肱二头肌肌肉肌腱结合部水平。更详细的解剖将会在下面的部分进行讲解。然后，探头回到肱二头肌长头腱的上部检查肩袖间隙。

标准体位 2：肩袖间隙

影像目标

1. 识别围绕肱二头肌腱的韧带结构。
2. 确定韧带是完整的。
3. 评估多普勒信号。

扫查方法

正如前面已经提到的，肩袖间隙是指肩胛下肌腱和冈上肌腱之间的间隙，肱二头肌的长头腱从间隙穿过离开肩关节。由于肌腱在进入肱二头肌沟时转了 90°的弯，因此，肌腱需要支持以确保它不会向内侧移位。两个韧带特殊结合形成这种支持，这也被称为肩袖滑车（图 1.5）。这两个韧带分别是喙肱韧带和盂肱上韧带，有肩胛下肌腱的纤维在喙肱韧带的前方加强滑车，止于结节间沟的外侧，这些纤维有时被误称为横韧带。

患者的体位与扫查肱二头肌腱时一样。评估肩袖间隙最好将探头横轴切面置于肱二头肌沟的上方进行。在这一部位，在内侧的肩胛下肌腱和外侧的冈上肌腱之间可见一圈组织包绕在肱二头肌腱的周围，这一圈组织代表喙肱韧带和盂肱上韧带联合韧带以及肩胛下肌腱的桥接纤维。质量好的仪器可以辨别喙肱韧带的边界，它大约厚 1.5 mm，有纹理，回声特性与典型韧带一样，多普勒超声显示该结构少或无血流信号。

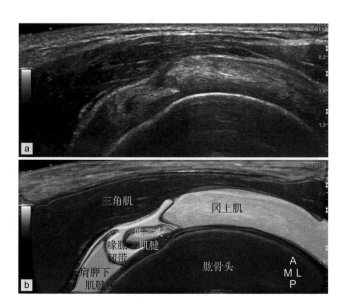

图 1.5　肩袖间隙声像图。喙肱韧带（CHL）由盂肱上韧带加强将冈上肌与冈下肌腱分开

在肩袖间隙的内侧部分，特别是它的最上面边缘，可以识别来自肱盂上韧带的纤维，显示为一结节样的组织，常止于肱二头肌腱的深面，并与喙肱韧带混合，常很难分辨。在内移探头评估肩胛下肌之前，要注意肱盂韧带有无增厚以及韧带内及周围异常的多普勒血流信号。

标准体位 3：肩胛下肌腱

影像目标

1. 在长轴识别肩胛下肌腱。
2. 在短轴识别肩胛下肌腱。
3. 观察肌腱与肩袖间隙的关系。

扫查方法

肩胛下肌，正如名字所描述的，起自于肩胛骨的内表面，是肩关节内旋肌，它是一个多羽肌，形成了几个肌腱汇合成一个联合腱附着在肱二头肌沟的内侧。肌腱从上到下大约长 8 cm，它上缘与前间隔毗邻。肩胛下肌腱需进行长轴和短轴的扫查，由于肌腱较宽大，明显的撕裂可能在一个位置显示，而其他的区域完全正常。

在成功扫查肱二头肌腱和肩袖间隙后，让患者向后移动肘部，将肘部固定于患者侧面，外旋肩关节，尽量将手远离身体，这使得肩胛下肌从喙突下方拉出，易于进行全面的扫查（图 1.6）。肩周炎的患者有肩关节外旋困难，这是诊断的重要线索。需要注意确保患者不抬起上臂做外旋动作。

在横切面上，正常明亮反射的肌腱应该从肌肉肌腱结合部追踪到肌腱止点。有些正常人和一些有慢性肌腱病的患者，肌腱可能很薄，且难与周围的滑囊分开。如果对它的完整性有疑问的话，做肩关节内旋或外旋动作使肌腱移动，易于分辨肌腱和周围的滑囊结构，分离出哪是肌腱，哪是滑囊。

完成横切面检查后，探头旋转 90°来做肌腱的短轴或矢状轴的检查，检查者应注意不要将探头太偏向外侧而超出了肩胛下肌腱的止点，而到达冈上肌腱。在短轴切面上，肩胛下肌腱为多束结构（图 1.7）。应从上到下进行检查。如果上部的边界不能被清楚地分辨，让患者继续后移动肘关节，这样可使肩胛下肌腱向下拉。肩胛下肌腱上缘的清晰度十分重要，因为很多损伤都发生在这里。正常肩胛下

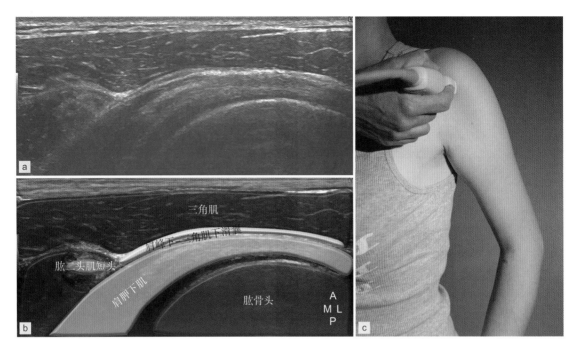

图 1.6　肩关节外旋是肩胛下肌腱从喙突下方拉出，这张在喙突尖下方获得的声像图显示肱二头肌短头和喙肱肌的近端部分

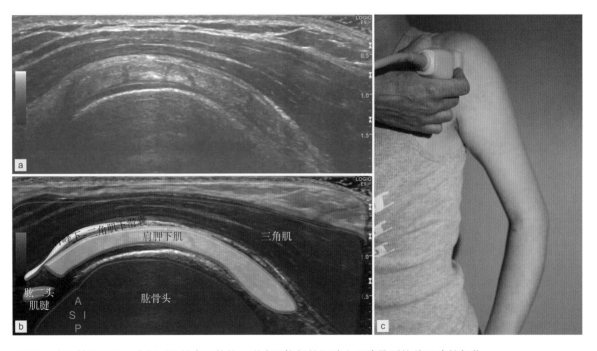

图 1.7　在短轴切面上，肩胛下肌是多羽状的，形成以拉长的肌腱止于肱骨颈的稍凹陷的部位

肌腱的上缘是圆滑的，肱二头肌腱位于它的上方和外侧。在这个位置较容易评估肌腱上部边界与肩袖间隙的关系。

除了检查肌腱以外，还应扫查其深面的肱骨头，据称，检查出无症状的表面缺损不是不常见，也应该被检查到，通常可以辨别出没有症状的表面缺损。

盂肱关节的前侧间室位于肩胛下肌的深面，尽管前侧盂唇的显示不足以得到可靠的诊断。代表中盂肱韧带的肩关节囊致密结构可能被看到。在前侧，肩峰下 - 三角肌下滑囊位于肩胛下肌和三角肌之间，在这个体位，液体易于集聚在这里。

标准体位 4：冈上肌腱

影像目标

1．在短轴识别肌腱。
2．注意与肱二头肌长头腱的关系。
3．在长轴识别肌腱。

扫查方法

和其他肌腱一样，冈上肌应在两个平面进行检查。为了更好地显示肌腱，要求患者外展和内旋肩关节，这最好通过让患者将手掌插到背部的口袋里。另外，也可以通过患者双手在背后握紧来实现，这些体位使冈上肌向前，从喙肩弓下拉出（图 1.8）。尽管相似，这两种体位所得到的肌腱和滑囊的形态不是完全相同的。在两种体位间变换，从而使张力产生改变，对诊断可能是有用的。

对于有粘连性关节囊炎的患者，又称"冰冻肩"，很难做到观察肩胛下肌的最佳体位；对于肩关节撞击综合征的患者可以努力做到上述要求的体位。在这些情况下，要求患者把手臂放于身体两侧，尽可能的内旋就可以了。

一旦获得了一个舒适的体位，开始短轴切面检查，这也被称为横轴切面，但实际上，探头是放置在稍微倾斜的轴位（图 1.5）。肱二头肌长头腱是关键的标志。有些患者肩关节内旋特别好，肱二头肌长头腱可以非常靠内侧而不在检查的视野内。轻微调整患者的体位将能获得更好的视野。

肱二头肌长头腱的位置确定以后，冈上肌前缘就很好辨认了，它紧邻于肱二头肌长头腱的外侧。冈上肌腱呈卵圆形，它的前缘圆滑。偶尔，冈上肌腱回声特别强，类似肱二头肌腱本身，称为"假肱二头肌征"。冈上肌紧邻肱二头肌长头腱的区域又被称为前缘或自由缘，它常紧邻肱二头肌长头腱，偶尔会有重叠。任何肱二头肌长头腱和冈上肌自由缘间的距离增大应怀疑自由缘撕裂的可能。然后探头向外侧移，保持在轻度倾斜的横轴面，观察冈上肌的中部（图 1.9）。冈上肌腱的内部结构应主要是明亮的高回声有纹理的结构，直到达到冈上肌和冈下肌之间的结合部，在这，可见低回声的纹理，这是冈下肌的前部，纤维方向与冈上肌不在同一平面，因此，由于各向异性，与冈上肌腱相比回声较低。

然后，探头旋转 90° 观察冈上肌腱的长轴，这是冈上肌腱的经典影像，常被称为冠状面，因为超声影像类似于 MRI 的冠状面影像（图 1.10）。应该注意的是探头实际上是有一点倾斜而不是真正的冠状切面，甚至有些患者是相当矢状位，这取决于肩

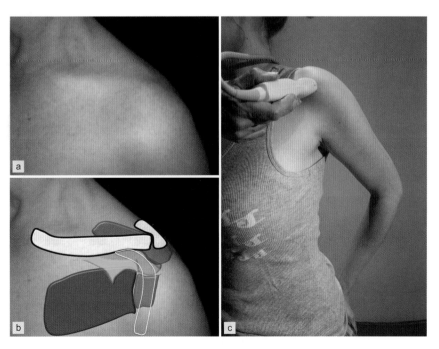

图 1.8　肩关节伸展、内旋使冈上肌腱从喙肩弓下向前外侧拉出，肱二头肌长头腱是识别肩袖间隙的关键标志，位于内侧的肩胛下肌和外侧的冈上肌之间

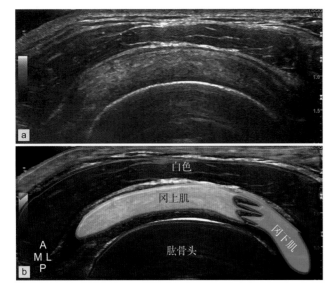

图 1.9　冈下肌腱的纤维方向稍不同于冈上肌腱，由于各向异性，使得冈下肌腱纤维的回声比冈上肌腱低

关节内旋的程度。如果不确定，在前侧定位肱二头肌长头腱，探头轻微旋转直到获得肱二头肌长头腱最好的长轴切面图像，然后同样的角度用于检查冈上肌腱的冠状切面。

在冠状位上，冈上肌有非常特征性的形态，它的上部边界是一个隆突的高回声缘，代表肩峰下-三角肌下滑囊，可见冈上肌纤维呈拱形止于肱骨大结节，冈上肌腱主要表现为明亮的高回声条状纹结

构。在这个位置，常可观察到两层结构，偏内侧的纤维较外侧转向止点更急一些，因此，止点处的回声是有变化的，通常是内侧的纤维回声低，而外侧的纤维回声高，取决于探头的方向，这是各向异性的一种表现，这个现象在很多肌腱的附着处都存在。动态的探头调整"脚尖脚跟翘"、声束偏转及侧方移动结合患者肩关节的轻度移动有助于克服这个问题。

在这一位置冈上肌止点被称为足迹，它从内到外测量长约 2 cm，应从前到后仔细检查，确保整个足迹能观察到，特别要注意关节面内侧缘，撕裂可从此开始，这种撕裂有时被称为边缘型撕裂。冈上肌止点外侧缘的检查最好是在冠状切面上进行，而显示前缘较差。轴向扫查与之相反。

在深部和内侧可显示肱骨头的关节软骨，软骨是低回声的，虽然高分辨率的仪器可显示软骨表面有一薄层的明亮反射。在深面可见高反射的肱骨头表面。肩峰下-三角肌下滑囊位于表面，覆盖它的是三角肌。

标准体位 4 的改良是检查时前臂在后背交叉呈手臂锁体位。有些患者将手放在臀部口袋上的体位比手臂锁体位能够更好地显示病变，在其他则相反。在所有的患者这两种体位均应采用，在这两种体位间变换观察肌腱。患者能很快熟悉这两种体位的名称，容易理解什么时候需要在两个体位间移动。然

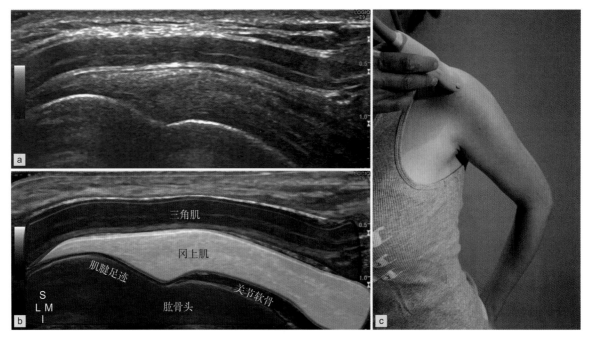

图 1.10　冈上肌止点与肱骨头关节面软骨之间有些隆起，注意低回声的关节面软骨位于冈上肌止点内侧点的近侧

后，检查者可集中精力观察肌腱在运动时的表现。更广的动态活动也有助于描绘病变（这些将在后面的章节中进行描述）。

尽管冈上肌纤维大部分是沿冠状面方向走行的，但也有一部分是横向走行的，这些纤维被称为肩袖索，据称它在确定肩袖撕裂的定位和蔓延速度等方面起着重要作用。

在冠状切面上，肩峰下 - 三角肌下滑囊位于冈上肌腱表面，它本身是低反射的结构，但它的周围有高反射的脂肪和结缔组织所包绕。通过在大结节周围移动探头向外侧追踪滑囊进入上臂。对于坐着的患者，少量的液体由于重力集中在滑囊的下垂部位。需要注意不要对探头施加太大的压力，以免低估滑囊内液体的量以及积液的存在。滑囊也应向肩关节后方内侧追踪到肩峰的外侧缘，向前追踪到喙肩韧带（CAL）。喙肩韧带在冠状面上是横行的1 ~ 2 mm 明亮的、卵圆形的、高反射的结构。如果辨别有困难，有时先在长轴切面上定位，然后旋转探头在短轴切面观察。在长轴切面定位喙肩韧带时，将探头的内侧端横轴切面置于高反射的喙突表面，然后向上旋转探头的外侧端，保持探头内侧端不动，当探头外侧端到达肩峰时，一薄层有纹理的线样高回声结构进入视野，这就是喙肩韧带。保持韧带在图像的中央，旋转探头到其横切面。如果这个平面的韧带形态反复识别几次，在常规的冠状切面上就更容易找到它，而不需要进入这个定位过程，这也是当患者外展手臂时滑囊隆突要寻找的部位。这将在下一章节动态肩关节检查中进行更详细地描述（图 1.11）。

标准体位 5：冈下肌腱和小圆肌腱

影像目标

1. 在长轴切面上从肌肉肌腱结合部开始识别肌腱。

2. 注意深面的后唇和盂肱关节。

3. 找到冈盂切迹和神经血管束。

扫查方法

冈下肌，正如其名，起自于肩胛骨背侧肩胛冈的下方，止于大结节一个小面上，位于冈上肌止点后方。检查冈下肌长轴切面时，让患者手臂在胸

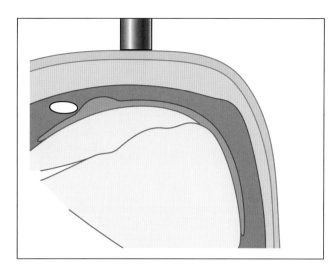

图 1.11 邻近喙肩韧带评估低回声的肩峰下 - 三角肌下滑囊。注意滑囊在休息位和外展位的厚度。撞击综合征的患者可显示滑囊隆突，尽管这不总伴有症状。示意图显示滑囊隆突的部位及形态，并伴有外侧滑囊增厚，喙肩韧带下内侧滑囊变薄

前交叉，内旋肱骨头，拉长冈下肌。探头要沿着肌腱走行横轴放置，内侧缘略低于外侧缘。冈下肌腱的形态与冈上肌十分相似，尽管冈下肌比冈上肌小（从前到后，图 1.12）。它的深面是肱骨头，浅层是三角肌。应追踪肌腱内侧至冈下肌腱中央的部位，肌肉肌腱结合部应仔细检查，因为损伤可发生于这一部位而不是在其止点。肌腱也走行于盂肱关节的背侧，在这个部位，体型偏瘦的人容易识别后唇。关节的后侧隐窝也是可见，这是探测关节积液的好位置（图 1.13）。在这个位置要寻找软骨损伤和边缘骨赘。冈盂切迹位于后唇和盂缘的内侧，它是一个骨性的凹陷，有很好的圆形边界，内有高反射的脂肪和肩胛上神经血管束。在这个部位最常见的病变是腱鞘囊肿，它来自后唇，膨胀进入窝内，压迫神经，也可导致冈下肌萎缩。肌腹回声增强是冈下肌肌肉萎缩的征象，这也是投掷运动员常见的并发症。

保持在横切面，探头下移到小圆肌腱表面，该肌腱与冈上肌腱相似，在一些患者很难与冈上肌分开，有助于鉴别的特征是小圆肌的深面是骨，而冈下肌的深面是关节软骨。小圆肌肌肉肌腱结合部的位置与冈下肌位置相近，或这位置稍微往外侧一点。

小圆肌腱正下方可识别四边孔，旋肱动脉在这里是明显的，它可以作为腋神经的一个标志。然后，探头旋转90°，来观察冈下肌和小圆肌短轴平面（图 1.14）。

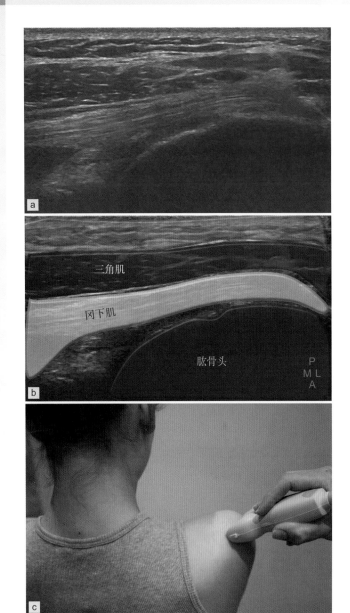

图1.12 通过肩关节外展和内旋，冈下肌腱能向外侧伸展很远，冈上肌腱的形态与冈上肌腱相似，但肌腱较薄

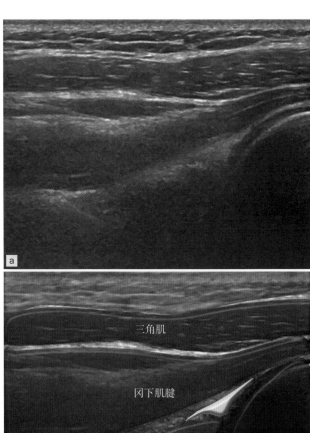

图1.13 冈盂切迹位于肩胛骨的后上方，将定位冈下肌腱的探头位置向内侧和上方移动一点即可定位，并识别盂肱关节和盂唇后上部分

标准体位6：冈上肌和肩锁关节

影像目标

1. 识别冈上肌肌腹。
2. 比较斜方肌的回声特征。
3. 检查肩锁关节的结构和压痛。

扫查方法

最后一个检查体位也是后侧。在完成小圆肌的矢状面检查后，探头再次旋转到横切面，向上移动，越过肩胛骨的肩胛冈到达冈上肌肌腹的区域，这对于有肩袖撕裂的患者特别重要，因为在这里可探测到伴随的肌肉萎缩（图1.15），冈上肌的大小和回声特性与表面的斜方肌进行比较。观察中央肌腱的清晰度是非常有用的。肌肉萎缩时增加的脂肪组织吸收超声波，使中央肌腱的边缘变得模糊，使它看起来比正常大，肌肉的边缘也变得不清晰。

在长轴和短轴评估冈上肌后（图1.16），探头往外侧移动到肩锁关节的表面。通过探头沿着锁骨向外侧移动较容易定位肩锁关节（图1.17）。虽然关节囊常有点向上隆起，但正常的关节边缘是光滑的。观察关节边缘有无骨赘和骨侵蚀，关节腔有无积液和滑膜炎。如果疾病起自于关节，比关节形态

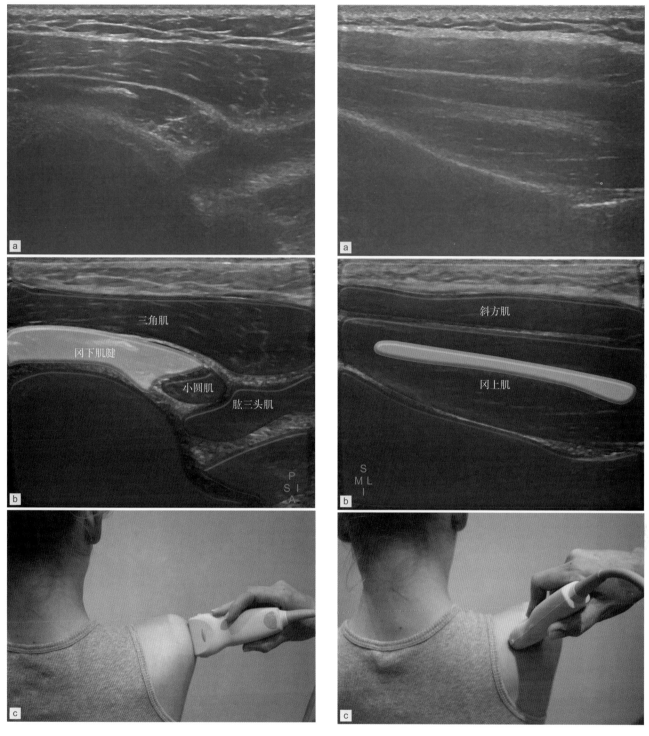

图 1.14　在冈下肌腱的下方短轴切面上识别小圆肌腱，虽然有时分辨它们是困难的，小圆肌腱的轮廓较冈下肌腱稍圆些

图 1.15　冈上肌肌腹内中央腱的能见度用于评估冈上肌萎缩。清晰度丧失和肌腱周围回声增强提示肌肉由脂肪替代，是肌肉萎缩的表现

异常更重要的是用超声探头在关节表面轻轻按压可引起症状。肩锁关节也要动态检查，让患者移动手臂，从胸前交叉移动到同侧膝关节上，然后回到对侧肩部，重复这一动作，观察锁骨外侧端与肩峰之间的相对运动。在正常情况下，虽然可观察到一些上、下运动，但可见两个骨是稍微靠近的。当存在半脱位时，锁骨的外侧端向上偏离，将会看到关节囊和滑膜内容物异常的运动。

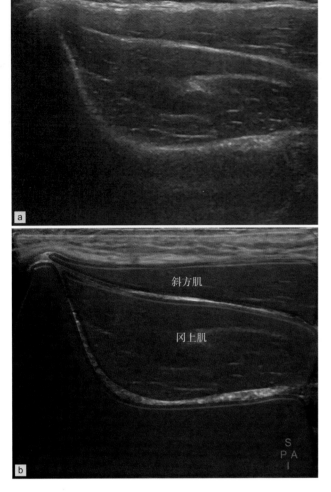

图1.16　冈上肌的体积也能在短轴切面上评估，肌肉通常充填肩胛冈和肩胛骨体上方之间的拱形区域

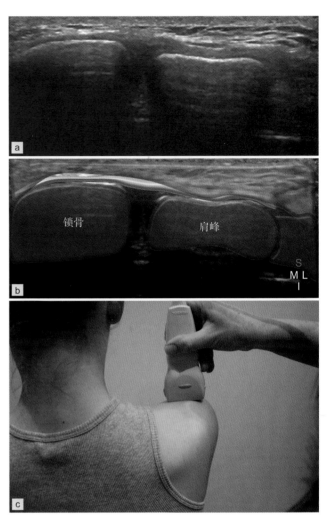

图1.17　在肩关节上方长轴上定位肩锁关节，上肩锁韧带位于表面，是关节间隙的上方边界，三角韧带附着于肩峰的外侧面

肩关节动态评估

　　动态肩关节检查最常用于探测肩峰下-三角肌下囊撞击，但还有很多其他有用的动态技术用于发现肩袖撕裂，包括患者移动、探头移动、液体移动、滑囊造影，以及动态手法评估盂肱关节不稳定性。

肩袖撕裂动态评估

　　在常规检查中，冈上肌应该在上述列举的很多不同的体位中检查。通过提示，患者可以在最佳体位间有效的移动，在这种移动中观察肌腱。组织张力改变伴有纤维分离能帮助诊断肩袖撕裂，尤其是组织间界面的移动。如果在这个界面的区域发现了异常，这种异常在动态中的表现有助于鉴别诊断。可观察到滑囊大小的改变，滑囊在冈上肌平面和肩

峰下-三角肌下的移动特别有助于鉴别滑囊表面的部分撕裂和滑囊增厚。如果异常组织与冈上肌腱同步移动，这是部分撕裂。如果肌腱独立移动，异常可能代表滑囊局部增厚。

　　除了患者移动以外，探头下方组织的可压缩性可通过超声触诊进行评估，超声触诊是指探头循环施压和释放，同时观察下方组织的状态。正常和微小病变的组织可压缩性很差，纤维同步反应，连续性完整。肌腱病的进展期，肌腱变得越来越可压缩，其内纤维的状态更不正常，在压缩过程中结构的完整性也不能保持。

　　如果滑囊内有液体存在，可用动态观察帮助肩袖撕裂的鉴别。通过挤压患者肩关节外侧，可将下垂部位滑囊内的液体挤到更有用的肌腱上方位置。患者甚至也可以取俯卧位，但这很少有必要。液体

的移动结合超声触诊及患者的移动，可以通过滑囊与关节之间有液体连接来显示先前未被识别的撕裂或鉴别部分明显撕裂还是完全撕裂。

除了滑囊内已经存在的液体，如果患者进行诊断或治疗性的滑囊注射，注入的液体能用于识别一些更细微的病变，尤其是在滑囊表面。当微粒的皮质类固醇激素注射到滑囊内时，重新检查肱二头肌腱鞘是有帮助的。如果有回声的皮质类固醇激素微粒在盂肱关节或肱二头肌腱鞘内看到，可确定肩袖撕裂是全层撕裂。

滑囊撞击的动态评估

正如上面所描述的，由于肩峰下 - 三角肌下滑囊位于冈上肌和肩袖其他肌腱的表面，超声可评估它的厚度。定位喙肩韧带的方法也已经描述过了。一旦这些主要结构定位了，患者的肩关节可以轻度外展，肘关节屈曲与腕关节在同一水平，由于滑囊毗邻喙肩韧带，滑囊形态的任何改变可显示。典型的表现是滑囊的增厚，因为滑囊试图从喙肩韧带下方通过；有时滑囊增厚足以限制肩关节继续外展，或者在开始时有阻力，滑囊可在韧带下通过伴有可听到和可触及的咔哒声。在这些动作的过程中最重要的是患者的反应。滑囊隆起而无疼痛没多大意义，而疼痛却无滑囊隆起是重要的临床表现。尽管这没有特异性，这种动作是常规检查的有用的辅助手段，尤其是当症状模棱两可的时候。同样的发现也可以出现在滑囊撞击骨性肩峰，但更常评估的是滑囊撞击喙肩韧带。

肩关节半脱位

肩关节半脱位很难用超声进行评估，但仍然有一些技术已经被描述过。检查通常从后侧进行。和评估冈下肌时所用的体位一样，手臂在胸前交叉，探头先置于横断面开始检查。肩关节后侧隐窝冈下肌深面，注意圆形的肱骨头和关节盂后缘之间的关系。患者要把上臂向后移动至肩关节外展 90°，并极度向后伸位（投掷运动的 Late cocking 期），当肱骨头外旋时，即可观察肱骨头对后上方盂唇的作用，后上方的撞击即可确定。然后让患者做向前的投掷动作，肱骨头和关节盂关系的丧失即可显示。和其他动态扫查一样，为了保持相关结构在视野中需要移动探头，因此，在采用动态扫查时让患者重复几次动作是有用的。在生理状态下，盂肱关节很难显示，模拟抛掷运动的力度及幅度只是正常动态扫查的一部分。因此，由于技术的原因可能会带来假阴性的结果。

肩锁关节半脱位的评估较容易，首先让患者将手置于同侧膝部，然后移动至对侧的肩部及背部。在正常情况下，肩峰有些向锁骨外侧端靠近，而没有明显的上下活动，除非有韧带的松弛。随着关节活动，滑膜组织和液体也有可能被挤出。肩峰下 - 三角肌下滑囊有大量液体的患者常伴有巨大的肩袖撕裂，滑囊和关节之间存在交通，在这些情况下，大量的液体可以通过关节出现在关节的上面，形成一个较大的滑膜囊肿，这被称为间歇泉现象。

2 肩关节 1：冈上肌腱

Eugenne McNally 原著

黄珍砾 陈香梅 姚春晓 陈 芸 译

概述

　　肩关节疼痛是普通人群最常见的骨科症状，肩峰下撞击是一个常见的潜在病因。盂肱关节是一个内在不稳定的关节，肩袖的肌腱对稳定关节起着重要的作用（图 2.1）。冈上肌腱（supraspinatus tendon，SST）是肩袖最重要的组成成分，位于肱骨头上方、喙肩弓的下方。喙肩弓由后侧的骨性肩峰和前侧的软组织成分喙肩韧带构成。肩袖的其他肌腱是前侧的肩胛下肌和后侧的冈下肌和小圆肌。

　　涉及肩关节撞击的其他重要解剖结构是肩峰下 - 三角肌下（subacromialsubdeltoid，SASD）滑囊，这是一个大的滑囊，它将喙肩弓和下方的肩袖分开，它也将肩袖和外侧的三角肌分开，滑囊的一部分沿喙肩弓的内侧延伸到冈上肌肌腹和斜方肌之间。虽然该滑囊很大，但滑囊很薄，正常情况下滑囊内仅含有少量的液体。滑囊的功能是促进冈上肌在肩峰和喙肩韧带下方移动。

　　外部撞击综合征或疼痛弧，更常被称为撞击综合征，典型的表现为隐匿性发作的肩关节疼痛和关节活动受限，疼痛发生于各种经典的上臂位置，包括上臂过头的工作、穿上衣、解胸罩，以及伸手到汽车后座等。在早期，这些动作诱发疼痛，但很快消失，但随着时间推移疼痛变得更持久，并且反复发作，当患者在夜间侧向受累侧时开始出现痛醒，影响睡眠，最后疼痛变为持续性。典型的病例，患者指出疼痛的位置在三角肌的外侧面，可存在肌肉无力，与肌肉废用或肌腱撕裂有关。

　　主要病理改变是肩峰下 - 三角肌下滑囊炎伴有或不伴有冈上肌腱病或撕裂。

> **要点**
>
> 肩峰下 - 三角肌下滑囊发生炎症时滑囊壁增厚，在肩关节外展时，冈上肌腱经过喙肩弓下方引起疼痛和活动受限。

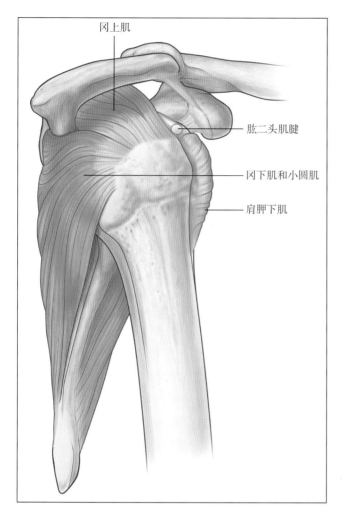

冈上肌

肱二头肌腱

冈下肌和小圆肌

肩胛下肌

图 2.1　肩袖肌腱的矢状面声像图。肩胛下肌、冈上肌和冈下肌腱合并形成肩袖，在前侧有个开口允许肱二头肌长头腱穿出，这就是肩袖间隙

简而言之，滑囊和肌腱在这一间隙内受挤压，导致软组织肿胀和进一步撞击。有各种各样的临床试验用于测试撞击，这些试验在探测喙肩弓下方的问题是可靠的，但在决定病变的严重程度方面是不可靠的。而这就是影像学最重要的目的，鉴别哪些从简单的滑囊炎进展为肌腱病，更重要的是肩袖撕裂。如果有撕裂存在，第二个目的包括确定撕裂是部分还是全层，撕裂的大小、程度以及肌肉萎缩和关节病等慢性特征的存在。这些第二特征的重要性取决于患者的年龄、活动程度、任何潜在损伤的急性特性以及外科局部的选择，这对于部分撕裂尤其是多变的。在有些国家，这些部分撕裂的患者是采用手术治疗，特别是撕裂超过肩袖厚度 50% 的患者，而在另一些国家，这些部分撕裂的治疗和局灶性肌腱病的治疗相同。的确在有些文献描述中，部分厚度撕裂和局灶性肌腱病的意思是相同的。而且，

应该注意到，不是所有的肩袖撕裂都是有症状的，许多患者有肌腱撕裂，但肩关节的功能甚至在非常高的水平上。甚至有症状存在的患者可能是由于撞击或滑囊炎而不是肌腱本身撕裂。缓解疼痛不总是需要修复肌腱。滑囊炎的治疗或单独肩峰下间隙的手术处理可能就足够了，并且是微创的。和许多其他部位的肌肉骨骼超声一样，熟悉当地的执业医师的习惯、分享专门的术语，以及时常与外科同事讨论相关的问题是非常重要的。

关节外的撞击必须要与关节内的撞击综合征鉴别，关节内的撞击综合征通常是指盂唇的病变，如从前到后的上方撕裂（SLAP）和后上方撞击。由于胸锁关节并造成的疼痛有时被称为第三撞击。超声检查在前者很少有作用，而对后者在探查和治疗方面有作用。

肩关节撞击的病因

和身体其他部位的肌腱病一样，外源性和内源性因素的结合、再结合过度使用和遗传易感性导致肌腱病和肩袖撕裂。外源性因素包括肌腱周围的骨性和软组织喙肩弓撞击肌腱。

骨性撞击

肩部撞击和肩袖疾病的病因涉及多种因素。常被关注的是肩峰的形态，虽然撞击肩峰的改变是继发的、而不是原发的这一点被普遍接受（除了极端的病例）。由于喙肩韧带附着点的起止点病可导致肩峰下表面骨性不规整，在极端的病例可存在明显的骨刺，导致肩峰下间隙的进一步狭窄。肌腱末端的改变也可发生于受累肌腱的肱骨止点部位。肱骨近端肌腱止点向上生长的骨刺结合肩峰向下生长的骨刺使肩峰下间隙更加狭窄，增加了滑囊的撞击和进行性的冈上肌腱病（图 2.2）。虽然骨性的和肌腱末端病变因素显示使肩峰下间隙狭窄，但是这可能不是最重要的。

病态肩胛骨

要点

肩袖疾病的病因方面遗传因素和肩胸运动失调这两个因素肯定较肩峰的形态和肌腱起止点病更重要。

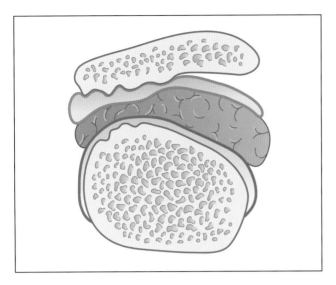

图 2.2　肩峰下面下斜和（或）骨刺 / 肌腱起止点病可引起滑囊腔的撞击。另外，骨性的起止点病可引起冈上肌腱下表面的撞击。肩关节运动失调是一个重要因素，肩胛骨的旋转和肱骨头的上移可进一步撞击肩峰下间隙

肩胸运动失调是指由于肩胛骨异常活动导致肩峰下间隙狭窄。病态肩胛骨综合征包含：肩胛骨位置不正、内下方突出、喙突疼痛和肩胛骨运动失调。胸部和肩袖肌肉间的不平衡导致肱骨头上移，在喙肩弓下方撞击肩峰下间隙。肩关节异常生物力学，被称为微观不稳定，伴或不伴关节松弛，也是因素之一。病态肩胛骨综合征的病因尚未完全弄清楚，但是，可能由于习惯性不良体位或者其他原因造成不适应的体位性生物力学，导致肩胛骨、胸壁和肱骨之间的关系异常。肩胛骨运动失调对于撞击的贡献是重要的，因此，对于患者的治疗，强调物理治疗作为治疗的一部分显得重要。

其他理论

导致肌腱变性和撕裂的一个重要内源性机制是细胞凋亡：胶原的内源性变性在很大程度上受遗传因素的影响。和骨的应力因素一样，肌腱在任何时候都是处于损伤和修复之间平衡的状态。如果细胞凋亡的速度超过了内源性修复机制愈合的能力，肌腱出现撕裂。分水岭部位不是在肌腱的骨性附着部，而限定在接近肌腱血供较少的区域，这一部位易于发生肩袖撕裂，这一区域常被称为"危险带"。但解剖学研究结果既不总是显示有血供减少的区域，而发生在这一区域的绝大多数肌腱撕裂是不明显的。血供减少尚未一致地证明，即使看见血流减少，也

不清楚这不是肌腱病的原因。在身体许多病变的肌腱存在显著的血流增加，值得注意的例子包括跟腱和髌韧带。新生血管和血管再生不是冈上肌腱病的显著特征。肌腱之间差别的根本原因尚不清楚。

肩袖系带

有人认为，冈上肌中央或新月形的撕裂作为退行性现象在老年人更常见。也有人认为，横过冈上肌的肩袖系带纤维显著密集时，撕裂更有可能发生。对于肩袖系带尚未进行深入研究，但它好像是与其余的肌腱纤维排列方向不同的肌腱纤维聚集，这些纤维一起形成一条带状组织结构，呈拱形从冈上肌前缘延伸到冈下肌后缘接近肌腱止点的肌腱实质内。像连接悬索桥两端支柱的钢缆同样的方式，肩袖系带加强肌腱的前后缘。在肩袖系带之间肌腱的中央实质部分继发于应力遮挡形成一薄弱区域，这一区域易于发生变性，导致撕裂。中央撕裂、实质中央或新月形撕裂这些术语都是指这种类型的撕裂。也有人指出，正因为有这种坚强的肩袖系带的存在，可以解释为什么不是所有的撕裂都是有症状的。

冈上肌撕裂命名

部分撕裂和全层撕裂

常引起混淆的问题之一是肩袖撕裂的命名，特别是部分、全层以及巨大肩袖撕裂。在评价冈上肌腱时，冈上肌腱是片状的肌腱，而不像腕部的肌腱更像管状的或绳索状的，这样就更容易理解，这样冈上肌腱就有厚度和宽度，冈上肌腱的表面是肩峰下滑囊，下面是盂肱关节。完整的冈上肌腱防止肩峰下滑囊和盂肱关节之间的交通。冈上肌腱前缘毗邻肱二头肌腱 / 肩袖间隙，后缘与冈下肌腱纤维混合在一起，撕裂可延伸到冈下肌腱。

> **要点**
>
> 如果探测到撕裂，描述应包括撕裂的厚度、宽度和部位。

撕裂的厚度可描述为部分或全层，撕裂的宽度可描述为长宽大小（前后长度 × 内外长度），或者描述为有多少未受损伤的肌腱残留（标准的描述术

语描述如下）。

部分厚度撕裂是肌腱撕裂仅累及肌腱的关节侧或滑囊侧，关节和肩峰下滑囊之间不相通（图2.3～图2.5）。如果将造影剂注入盂肱关节内，造影剂将充盈关节面侧的冈上肌撕裂，造影剂不能进入肩峰下 - 三角肌下滑囊；如果造影剂注入滑囊，造影剂将充盈滑囊侧冈上肌腱表面的部分撕裂，而不能进入盂肱关节内。关节面侧的部分撕裂被认为是最常见的撕裂类型，尽管有些作者认为，这是由于对滑囊侧表面撕裂未作出诊断的缘故。全层撕裂是撕裂累及冈上肌上下表面，造成关节与滑囊相通，一旦有这种交通存在，冈上肌腱全层撕裂即可诊断，

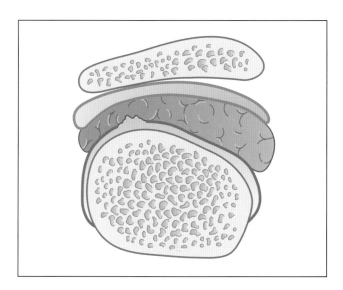

图2.3　关节面侧部分撕裂示意图，肩峰下 - 三角肌下滑囊与关节腔不相通

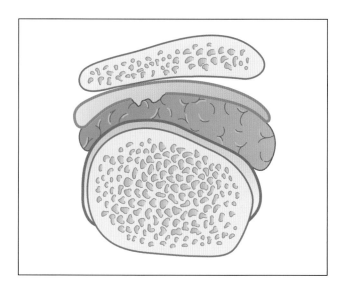

图2.4　滑囊侧部分撕裂示意图，肩峰下 - 三角肌下滑囊与关节腔不相通

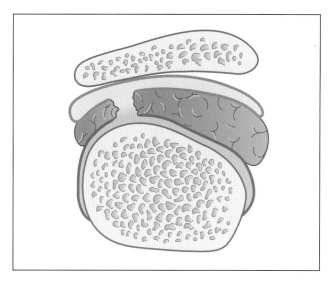

图2.5　全层撕裂示意图，肩峰下 - 三角肌下滑囊与关节腔相通

而不管交通道的宽度。有些全层撕裂很宽大，测量宽度大于3 cm，其他撕裂比针孔大一些。全层撕裂也可描述为从冈上肌腱前缘延伸，有1 cm宽度的冈上肌腱保持完整；也可描述为撕裂累及肌腱中部有1 cm冈上肌腱前缘完整以及1 cm冈下肌后缘完整等。

全层撕裂类型、部位和形状

冈上肌分为前部和后部，前部有时被称为前缘或游离缘，后部也被称为新月部、中间部或足迹。偶尔描述后部，表示毗邻冈下肌的区域。冈上肌和冈下肌关系紧密，享有许多交叉纤维，区分两者不是以前认为的那么清楚的。

前缘撕裂是那些撕裂累及邻近肱二头肌腱/肩袖间隙的冈上肌腱部分。如果在肱二头肌腱和撕裂的肌腱之间有未受累的肌腱组织，可诊断实质中央、新月形或足迹撕裂。什么决定以及为什么撕裂发生在不同的部位尚未完全弄清楚，但前面描述的肩袖系带可能起一定作用。

撕裂偶尔根据它们的形状进一步分类，虽然这倾向多用于关节镜检查而不是影像学检查。最简单的形状是线状的，肌腱与肱骨上的附着点分离，垂直于冈上肌腱纤维正常的走向。线状撕裂可累及前缘、中间部（图2.6，图2.7）。超声影像上，这些撕裂在一个平面上可能比另一平面更大。撕裂延伸到两个肌腱平面导致"L"形或舌形撕裂形成（图2.8，图2.9）。当撕裂后肌腱出现回缩，将这种撕裂描述

为"V"形或"U"形撕裂（图 2.10）。

如果冈上肌腱前缘和实质中央撕裂了，肌腱明显受损，肌腱回缩不可避免。撕裂的大小增加，肌腱回缩越明显，尤其是肩袖系带破坏后。由于肌腱回缩，肌腱功能丧失，肌肉继发萎缩。大的撕裂、肌腱回缩，以及肌肉萎缩这一系列表现有时被称为巨大撕裂，这些撕裂常是不能修复的。随着冈上肌腱撕裂延伸，可累及肩袖的其他肌腱。大的撕裂向后侧延伸到冈下肌腱是相对常见的。慢性的肌腱起止点病导致肱二头肌腱沟周围的骨性改变，肱二头肌腱的摩擦可导致肱二头肌腱磨损、肱二头肌腱病，最终肱二头肌腱断裂。前侧，撕裂可延伸进入肩胛下肌腱，开始累及肩胛下肌腱上部。巨大撕裂时，肱骨头是裸露的，向上半脱位，撞击肩峰的下表面，最终发展成盂肱关节炎，即所谓的肩袖关节病。

用于描述部分撕裂的亚型也有不同的术语。累及足迹内侧面的关节面部分撕裂有时被称为边缘撕

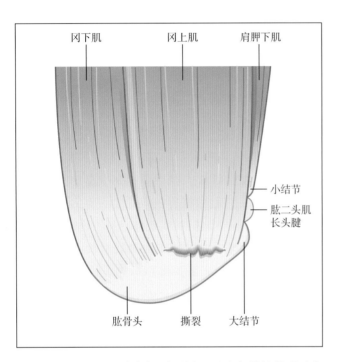

图 2.6　累及冈上肌腱中部 / 新月部 / 足迹部线性撕裂示意图。轴位切面图像上难以看到

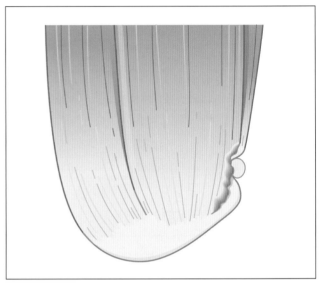

图 2.8　冈上肌腱前缘撕裂回缩示意图，在冠状切面图像上难以看到

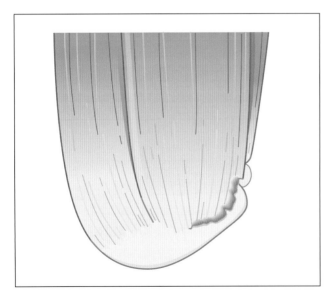

图 2.7　累及冈上肌腱前缘并延伸到中部的线性 "L" 形撕裂示意图

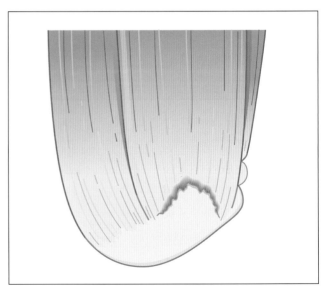

图 2.9　新月形撕裂伴回缩示意图

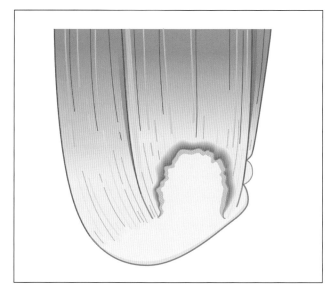

图 2.10　大的"U"或"V"形撕裂伴回缩示意图

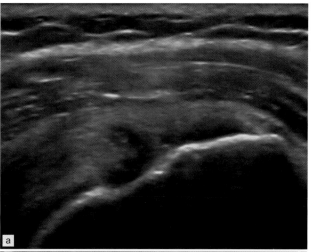

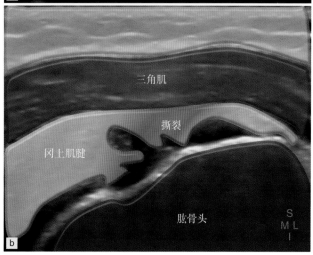

图 2.11　冈上肌游离缘撕裂。注意内侧肱二头肌长头腱和外侧的冈上肌腱之间的缺口，间隙内有些液体，表面的肩峰下 - 三角肌下滑囊变扁平

裂或冈上肌腱关节面部分撕脱（PASTA 病损）（图 2.11，图 2.12）。一个特别难的部分撕裂类型是实质内撕裂或隐匿性间质内分层，这种类型病例，在肌腱实质内有裂隙，但裂隙未达到关节面或滑囊表面，这种撕裂对于放射医师来说诊断是困难的，对于关节镜医师来说，只能在肌腱切开后才能看见。在少见的情况下，边缘撕裂可与肌腱内实质撕裂连在一起形成"J"形撕裂，沿着肌腱内侧分层至肌肉肌腱结合部（图 2.13），然后，撕裂穿出肌腱，在肌肉肌腱结合部形成一腱鞘囊肿，这种不常见的病变被称为哨兵腱鞘囊肿。

超声影像目的

　　根据患者呈现的主诉和初始的体格检查，大多数肩部疾患可归类为相对少数的疾病。不同的临床病情包括关节炎、撞击、肩关节不稳 / 复发性脱位、冰冻肩、神经压迫综合征，以及更少见的缺血性坏死、肿瘤和感染。正如上概述一样，撞击又进一步分为关节外和关节内撞击。关节内撞击是指盂唇和前间隔的损伤。关节外撞击包括肩峰下 - 三角肌下滑囊炎 / 肩袖肌腱病复合体、钙化性肌腱病，以及异常的肩锁关节所致的撞击，后者有时被称为高弓撞击。超声主要用于怀疑关节外撞击和冰冻肩的患者。超声对于复发性脱位和关节内撞击无多大作用，如需要影像学检查，MRI 起主要作用。为了讨论简便起见，撞击这一术语应视为关节外撞击的同义词。

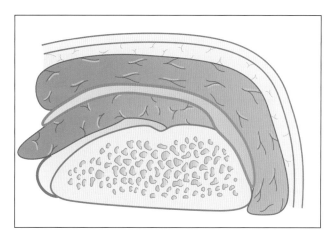

图 2.12　PASTA 病损示意图，也被称为边缘撕裂，这是冈上肌腱关节面的部分撕裂，从足迹的内侧面延伸，冈上肌足迹受累的比例也可描述

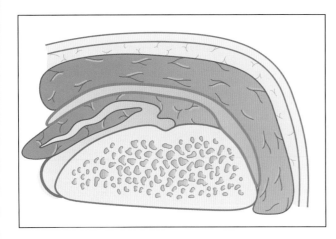

图 2.13 "J"形撕裂，这种撕裂可能从边缘撕裂开始，然后沿着冈上肌长轴形成广泛的分层，撕裂可向内侧延伸相当长的距离，并突破肌腱表面，形成哨兵腱鞘囊肿

撞击患者超声检查的主要目的是鉴别早期疾病和发展为肌腱全层撕裂的进展期疾病。如果探测到肌腱撕裂，应描述撕裂的宽度、部位、肌腱边缘状态的评估，以及伴随的冈上肌肌腹萎缩的程度。超声检查的次要目的是确定是否存在部分撕裂以及肌腱病，这两个诊断的严格区别，更特别的是它们的治疗的差异尚未完全明确。在许多病例，这两个术语是可以互换的，或者至少是不一致的。有些关节镜医师可能将肌腱纤维化的区域视为部分撕裂，而其他医师将这种病变称为肌腱病。更重要的是评价作出鉴别是否对治疗有意义。

如果探测到部分撕裂，应描述撕裂的大小和部位。部分撕裂在许多中心不采用手术治疗。许多因素对治疗决定有影响，这些包括患者的年龄、残疾的程度和部分撕裂的大小。有些作者认为，大于肌腱横截面 50% 的部分撕裂是可以修复的，而那些小于肌腱横断面 50% 的撕裂采用保守治疗。超声检查的第三个目的是分辨正常的肌腱和肌腱病，这是观察者内和观察者间最大的变异发生的地方，但也是不能做出准确的鉴别诊断，对于患者的处理很少有影响。

诊断冈上肌撕裂的阶梯式步骤：简单五步

由于大多数冈上肌撕裂累及前缘或肌腱实质，采用有组织的步骤来识别和评估这些撕裂。

第一步：在横轴切面定位冈上肌前缘

获得冈上肌腱前缘的标准影像的方法已在前面的章节描述，正如概述的那样，横切面影像通过将探头置于肩关节前侧面，探头由内到外轻微向上倾斜获得。

> **要点**
>
> 在前间隔部位肱二头肌腱近端进入结节间沟之前的部分是重要的标志，冈上肌的前缘是圆滑的向前突出的肌腱前缘，紧贴肱二头肌腱的外侧。

冈上肌腱与肱二头肌腱 / 前间隔要么紧密接触，要么分开有一定距离。

第二步：在冈上肌前缘和肱二头肌腱之间有缺口吗？

> **实用技巧**
>
> 在正常情况下，冈上肌前缘和肱二头肌腱之间最多只有一小的间隙，内含有喙肱韧带和一些液体。冈上肌腱前缘应是光滑的、圆形的，回声正常。

如果间隙增大和（或）冈上肌前缘变得界限不清、失去正常的回声结构，冈上肌前缘撕裂可以诊断（图 2.14）。充满液体的撕裂一般较慢性撕裂容易识别，而慢性撕裂仅有的征象可能是肩峰下 - 三角肌下滑囊形态的改变。一个更慢性的撕裂，滑囊凹陷进入撕裂造成的缺损（图 2.15）。撕裂的大小是测量从肱二头肌腱到正常组织的距离。如果发现撕裂，应该在冠状面上确认，这对于诊断大的撕裂是困难的（图 2.16）。如果肱二头肌腱到冈上肌之间的距离是正常的，检查继续到第三步。

第三步：冈上肌中部有缺损吗？

保持探头在横轴切面，探头向外侧移动 2 ～ 3 cm 检查冈上肌的中部和后部。在三角肌和肱骨头之间应有一层厚度大致一致的实质性肌腱。肌腱厚度的损失，尤其是在肌腱的中、后部出现缺口的形态提示肌腱中间部撕裂（图 2.17），这些也被称为新月形或足迹撕裂。和前缘撕裂一样，液体的存在使得撕裂更容易探到。不伴有液体的慢性病损是

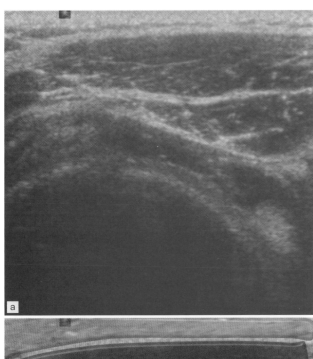

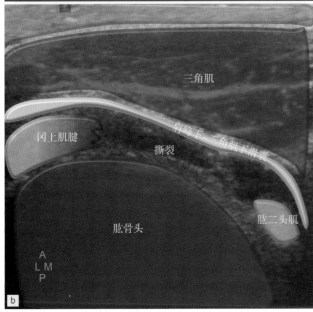

图2.14　冈上肌腱游离缘撕裂声像图。肱二头肌长头腱和冈上肌腱之间有缺口，内有些液体及碎片，注意撕裂造成的缺口处滑囊及表面的三角肌凹陷

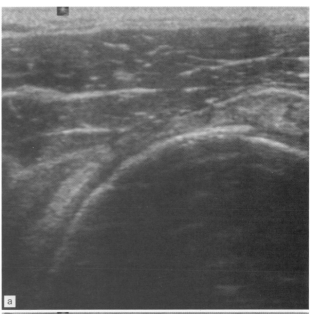

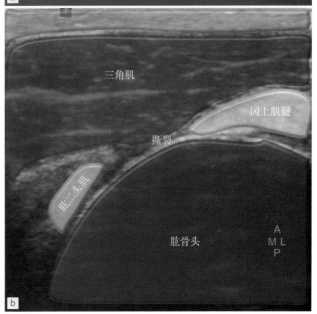

图2.15　冈上肌腱游离缘撕裂声像图。肱二头肌长头腱和冈上肌腱之间有缺口，这是一慢性撕裂，滑囊内仅有少量的液体，注意撕裂造成的缺口处滑囊及表面的三角肌凹陷

很难诊断的，在这些病例，肩峰下-三角肌下滑囊应仔细检查寻找凹陷，这是滑囊陷入撕裂造成的缺损（图2.17）。在同样位置，探头也需要上、下移动，这样全部肌腱的中部（内侧/外侧）都能评估到。上面概述的两步将探查到大多数中等大小的撕裂。任何撕裂都应在冠状面上确认。接近冈上肌腱外侧止点较小的撕裂在横轴切面上可能很难看到，为了探查到这类病损，探头需要旋转到冠状切面扫查。

第四步：在冠状面上肌腱/滑囊是一个正常的圆凸形结构吗？

如果在横轴切面上未探查到缺口，旋转探头到肌腱的长轴（冠状面），获得冠状面的图像，这一视图与肌腱在MRI冠状面上的影像是相似的。如果通过前两步未探查到撕裂，可能是撕裂较小，累及肌腱最远端（外侧）部分的附着部（图2.18），或者撕裂是线性的，在冠状面上撕裂大于横切面。在冠状面上确认撕裂包括和横切面上一样寻找肌腱结构

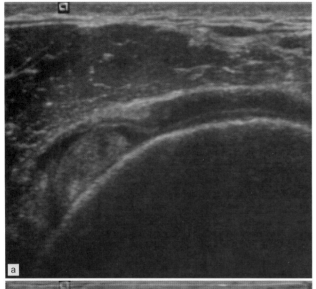

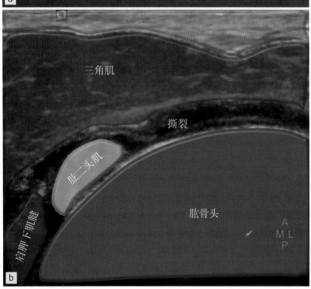

三角肌

撕裂

肱二头肌

肩胛下肌腱

肱骨头

A
M
L
P

图 2.16   大的游离缘撕裂,最可能延伸到中央部,在肱二头肌长头腱外侧没有肌腱,肱二头肌长头腱内侧是肩胛下肌腱,撕裂处有少许液体,注意肱骨头关节面软骨表面的强回声线,这是由于没有表面的冈上肌腱声波的吸收,到达关节面的声波增加的缘故

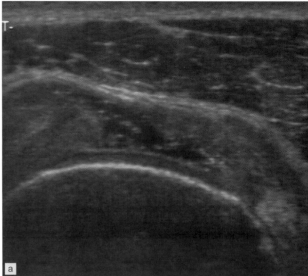

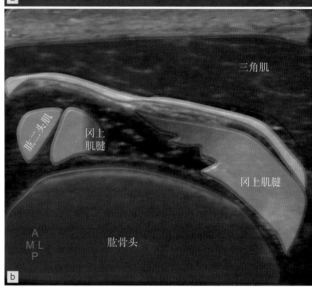

三角肌

肱二头肌

冈上肌腱

冈上肌腱

肱骨头

A
M
L
P

图 2.17   冈上肌腱中间部撕裂声像图,在邻近肱二头肌长头腱可见些残留组织,可能反映完整的肩袖细带,在肌腱中有液体充填的缺损,注意关节面软骨回声增强

的缺损,也包括寻找肩峰下 - 三角肌下滑囊的异常形态。在缺损充满液体的病例,撕裂常容易探查到(图 2.19)。在无液体存在时,撕裂造成的缺损可能被滑囊陷入充填。

> **实用技巧**
>
> 肩峰下 - 三角肌下滑囊轮廓的改变可能是撕裂在冠状面上仅有的征象(图 2.20)。

肩峰下 - 三角肌下滑囊的正常形态是向上的圆

凸形,如果滑囊变扁平或向下凸出,应怀疑撕裂的存在,尽管并不是所有的都是全层撕裂。

第五步:在动态检查肌腱表现是怎样的?

如果上述的四个步骤都未探查到缺损,明显大的全层撕裂是不可能存在的,但是,有一些陷阱。偶尔,有回声的滑囊组织可充填肌腱缺损,很像完整的肌腱,使得撕裂难以在静态检查评价。为克服这一点,冈上肌腱也应动态检查。

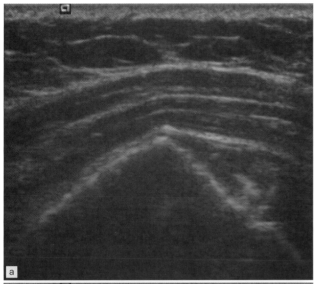

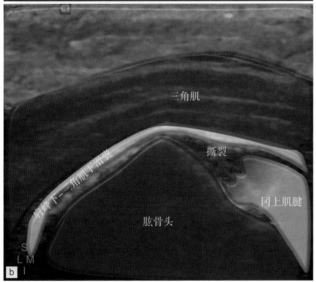

图 2.18 冈上肌腱冠状切面（长轴）声像图显示小的肩袖撕裂，撕裂在紧靠附着点的位置，线索是表面的肩峰下 - 三角肌下滑囊有些变扁，这是最难识别的撕裂

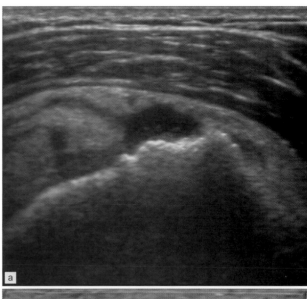

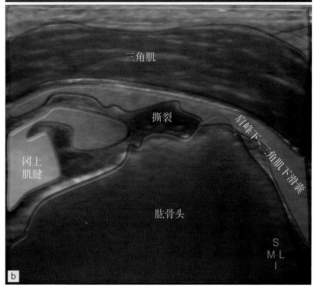

图 2.19 冈上肌腱中部中等大小撕裂。冠状面声像图显示液体充填缺损，肌腱断端稍回缩，肩峰下 - 三角肌下滑囊增厚，有骨性起止点病提供有用的线索

实用技巧

动态检查包括患者轻轻地活动和探头的施压动作，后者被称为超声触诊。

实用技巧

完整的肌腱组织在整个过程中是同步移动，并且是不可压缩的。

患者的活动是简单的，手放在臀部的口袋上的位置和锁臂位置之间移动。甚至更复杂，检查者握住患者的上臂轻轻外展。在两种情况下，肌腱的移动与周围结构，尤其是肩峰下 - 三角肌下滑囊的关系应观察到。

充满滑膜组织的撕裂肌腱显示纤维排列紊乱或不同步移动，异常的组织更容易被压缩。

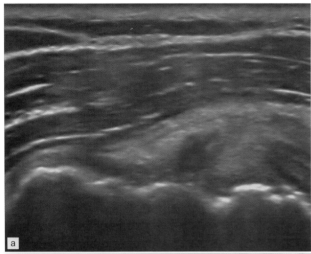

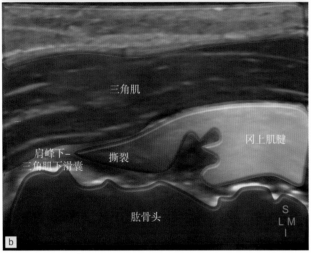

图 2.20 冈上肌腱大的全层撕裂冠状面声像图。有明显的骨性末端病，注意肩峰下 - 三角肌下滑囊变扁

探查到撕裂：报告大小、部位和肌肉萎缩

如果发现全层撕裂，应报告其大小、部位和形态。最常见的是在两个平面上描述撕裂的大小：前后径和内外径。撕裂分为小的、中等的和大的三种类型。中等大小的撕裂是在 1 ~ 3 cm 之间。如果有明显的回缩，由内向外撕裂的范围可能难以精确测量，但这些撕裂是大的撕裂，测量上的差别对于治疗可能没有实质性的影响。撕裂的大小也可用记录前后有多少完整的肌腱组织存留来描述（前侧的冈上肌，后侧的冈下肌）。如果是大的撕裂，也应评价伴随的肌肉萎缩的程度。

用于评价冈上肌肌肉部分的探头位置在技术章节已经描述过了。有几个特征用于评价肌肉萎缩。

正常的肌肉一般应显示为低回声结构，有界限清楚的中央肌腱和正常的肌肉纹理（在横切面上是满天星形态）。肌肉的体积和回声应与表面的斜方肌比较。

> **要点**
>
> 脂肪浸润导致肌肉整体回声增加和中央腱界限丧失，肌肉萎缩导致肌肉体积缩小，周围脂肪增加。

肌肉萎缩没有普遍接受的超声分类，但是可应用 Goutallier 的 CT/MRI 分类。这种分类将脂肪性萎缩分为 5 级（0 ~ 4 级）：0 级是正常的肌肉；1级：偶有脂肪条纹；2 级：脂肪成分小于肌肉体积的 50%；3 级：脂肪占肌肉体积的 50%；4 级：脂肪成分大于 50% 的肌肉体积。但应注意，不是所有作者都同意明显的脂肪性萎缩排除了手术修复的可能性。有些研究表明：尽管有高级别的脂肪萎缩，肩袖修复后功能可有改善。

探查到非全层撕裂，下一步怎么办？

其他技术和技巧：伴随的征象

> **要点**
>
> 肩袖损伤患者如果有合适的显示，在静态和动态仔细评估肌腱的前缘和中部，绝大多数的肩袖全层撕裂可以探查到。

探查部分撕裂和肌腱病是更困难的，肌腱回声降低的区域可能代表其中任何一个。如果肌腱结构清晰地中断，尤其是有液体从盂肱关节方向或者滑囊方向延伸进入肌腱，部分撕裂的诊断很容易做出（图 2.21，图 2.22）。如果肌腱纤维表现为异常回声，而纤维中断不明显，诊断可能是肌腱病。

在很多实践中，重要的鉴别诊断是在全层撕裂和无全层撕裂之间，进一步将患者细分为部分撕裂、肌腱病和正常对于治疗无影响。这是因为许多有撞击症状的没有肩袖全层撕裂的患者将行肩峰下减压治疗，不管肌腱的状态。在其他实践中，大的部分撕裂的治疗与全层撕裂是一样的，采用肌腱修复结合肩峰下减压（图 2.23）。为了最好地帮助患者，超

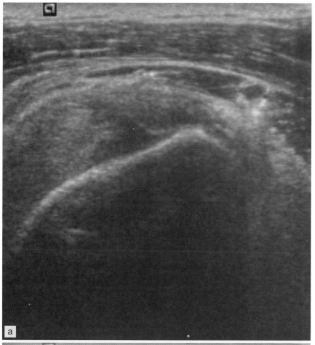

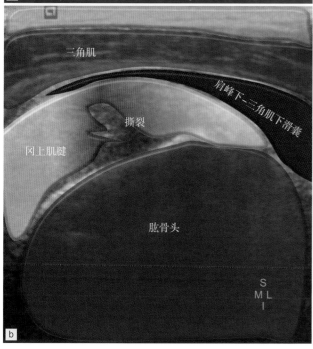

图2.21 肩峰下-三角肌下滑囊注射后获得的冠状面声像图。冈上肌腱关节面部分撕裂，在关节面有一个三角形/金字塔形缺损，尖端向上延伸，但未突破滑囊面

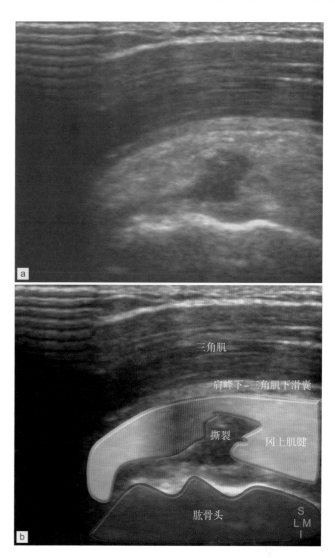

图2.22 冠状面声像图显示冈上肌腱关节面侧部分撕裂，大的基底向上延伸，但未突破肌腱的滑囊侧表面，并存在轻微的骨性起止点病。

声医师熟悉本地的做法是很重要的。

冈上肌腱关节面侧的部分撕裂最常发生于肌腱止点或足迹的内侧缘，这些所谓的边缘撕裂或PASTA病损显示为一回声减低的区域，不幸的是这一区域特别易于发生各向异性（图2.24），需要细致的技术来消除这种各向异性。不管探头的位置，真正的局限性肌腱病始终是应在两个平面上可见的。

各向异性伪像不是不变的。向外侧移动探头、采用不同的角度，以及患者轻轻移动肩关节均可帮助消除伪像，显示其下的肌腱是正常的。三角肌的分隔形成的伪像也能投影到肌腱上像一个撕裂。

注意肩袖损伤常伴有的其他发现可提高诊断的准确性，最有用的伴随征象是骨性起止点病的存在（图2.25）。如果肩袖肌腱足迹的骨性轮廓完全正常，明显的肩袖损伤可能性不大，尽管急性创伤性肩袖撕裂是例外。

冈上肌腱滑囊侧部分撕裂不如关节面侧撕裂常见，虽然这也反映出诊断它们的极大困难（图2.26）。冈上肌腱滑囊侧表面邻近肌腱止点的部分撕裂越来越多得到认识，在有肩峰下-三角肌下滑囊增厚的情况下，滑囊侧表面的撕裂更难诊断。动态

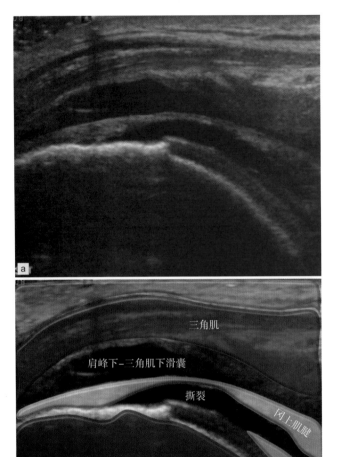

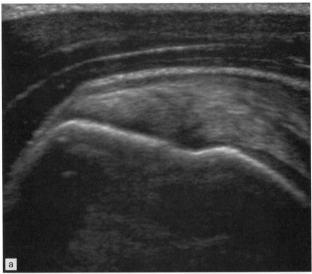

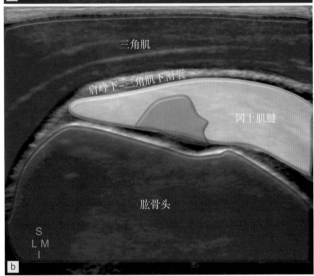

图 2.23　肩峰下 - 三角肌下滑囊注射后获得的冠状面声像图。冈上肌腱广泛损伤，残留一薄层肩袖组织分隔滑囊和关节，滑囊的注射有助于显示这些病损的性质

图 2.24　在冈上肌腱足迹的内侧面显示假性低回声，各向异性类似 PASTA 病损 / 边缘撕裂。移动探头证实这种低回声不是在所有位置都存在，因此代表伪影，注意正常的骨性轮廓

评估是有用的，轻微活动上臂和肌腱可帮助将移动的肌腱组织与静止的滑囊分开。

如果肩峰下 - 三角肌下滑囊有积液存在，可用于协助诊断。在坐位时，液体最常沿着外侧面下垂至滑囊的下隐窝，检查者另一手轻轻挤压滑囊将液体挤到更高的位置，这有助于描绘出肌腱上表面缺损的轮廓，这一手法也能帮助鉴别滑囊侧表面的部分撕裂。

许多诊断性检查结合超声引导的滑囊局麻药物和类固醇激素注射，这种注射可作为一有用的诊断和治疗目的。如果注射局麻药物后患者的症状减轻，支持阳性的撞击试验和肩峰下 - 三角肌下滑囊炎的诊断。

实用技巧

这些情况下注入滑囊内的液体可用于诊断，取决于注入的液体量。在注射液体后进一步检查滑囊的表面，看有无注入的液体帮助显示滑囊表面的缺损是很值得的（图 2.27，图 2.28）。

多数病例肌腱内的高回声区代表钙化，尽管肌腱瘢痕可能相似。偶尔，在无症状的人群邻近肌腱止点部位可见短线状的高回声，这些高回声沿着肌腱走行的长轴方向排列，无临床价值。大的、更圆形的高回声通常代表钙盐沉积，它们大小不同，密

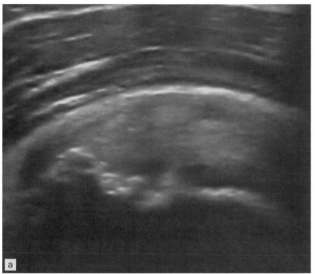

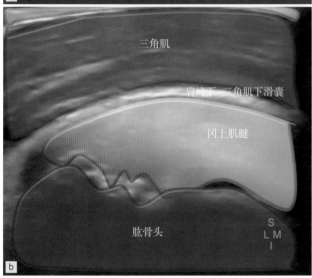

图 2.25　广泛的肌腱末端病而肩袖完整，冠状面声像累及图显示冈上肌腱关节面侧骨性不规整和低回声改变

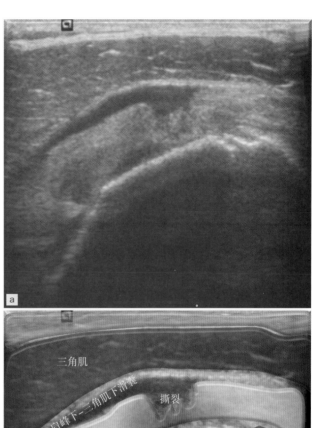

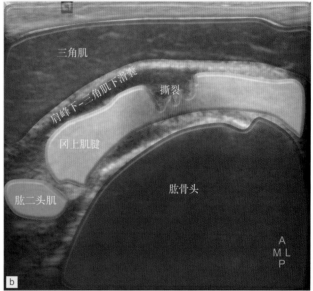

图 2.26　滑囊侧冈上肌腱部分撕裂声像图。滑囊内有液体存在，勾画出撕裂，在关节侧有少量完整的纤维残留

度有变化。有些界限清楚、更实质性、粉笔样；而其他的，尽管也致密，但更呈糊状或液体样。不是所有钙化都是有症状的，如有症状存在，可能是由于撞击或钙盐沉积的刺激效应。

如果肌腱内反射均匀一致地丧失可诊断弥漫性肌腱病，这不容易诊断，但与表面的三角肌对比可能有帮助。冈上肌正常情况下回声明显高于表面覆盖的肌肉，如果这种区别不是很明显，应该怀疑肌腱病。临床关联是重要的，偶尔与对侧对比是有用的，除非病变是双侧的。

虽然进行肩关节超声检查最常见的原因是寻找冈上肌腱撕裂，但冈上肌内其他异常或者邻近肌腱和韧带异常可能是肩部疼痛重要的原因。

冈上肌腱病

多数表现为撞击的年轻患者没有冈上肌腱撕裂。在许多病例，症状是由于肩峰下-三角肌下滑囊炎伴有或不伴有冈上肌腱病。

病因

肌腱病的病因尚未完全清楚。生物力学失调结合细胞凋亡加速导致肌腱变性、微小撕裂和促进炎症通路的启动。虽然术语意味肌腱炎症过程的肌腱炎的使用被摒弃，这种观点主要是因为缺乏炎症细

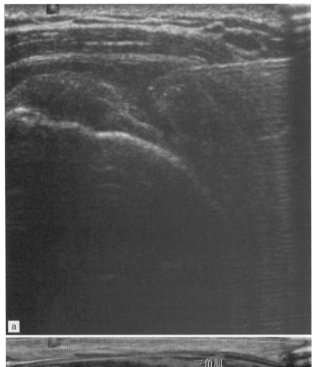

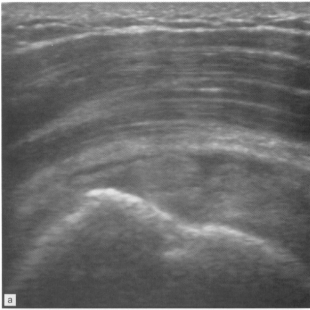

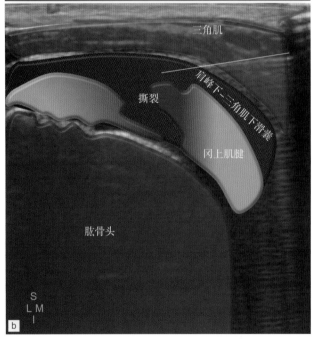

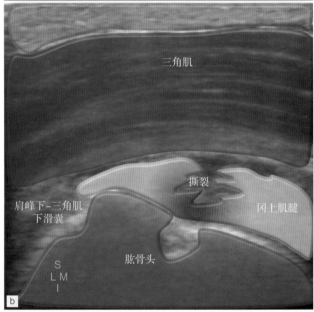

图 2.27　大的滑囊面撕裂声像图。液体注入滑囊,显示穿刺针在声像图的右上方,有一尖朝向关节表面的倒三角形 / 金字塔形撕裂,滑囊注射帮助确定滑囊与其下的关节不相通

图 2.28　冈上肌腱滑囊面部分撕裂,向关节面延伸,但未突破,有骨性末端病存在

胞反应,但是许多提示炎症的化学因子在肌腱疾病是存在的,包括细胞因子、前列腺素、神经肽和生长因子,因此,炎症过程的概念可能不能完全否定。肩袖肌腱病的生物力学机制已在前面讨论过。不管何种原因,喙肩弓和肱骨头之间的间隙缩小导致肌腱和周围滑囊之间的力学撞击。

临床表现

　　文献已对临床综合征作了很好地叙述。典型的患者病例报告在典型的位置出现疼痛,常涉及上臂过头的动作和上臂到达后侧的动作。患者常指示疼痛的部位是沿着三角肌外缘、冈上肌止点的下方,可能反映出伴有滑囊的累及。文献描述有几种临床体征结合患者的症状可作出合理的、可信的诊断。虽然没有一个有足够的敏感性或特异性允许肯定的诊断,但是临床上多数患者通过简单的保守治疗,临床症状将减轻。对于那些症状无缓解的患者,常计划更深层次的治疗，因此，对于患者是哪种疾病有一个清晰的概念变得很重要。虽然无力的存在是提示撕裂的重要体征，但已经公认临床上鉴别肌腱病和肩袖撕裂是困难的。影像学在这些患者中可起到重要作用。

影像学表现

肩袖肌腱病的影像学诊断不是直接的，肌腱的影像学表现有相当大的可变性，正常和病变的肌腱影像学表现之间是有重叠的。因此，超声发现将从完全正常的影像表现到滑囊、肌腱（或者两者）有阳性表现，对于 MRI 也是如此。

超声提示肌腱病的特征包括肌腱增大和弥漫性反射消失（图 2.29）。一般来说，冈上肌腱较表面的三角肌回声更高，如果这种差别消失，肌腱病可能存在。肌腱的形态可与无症状的对侧肌腱比较，这有助于支持诊断。多普勒信号的改变，通常对其他肌腱病的诊断有很大的帮助，但冈上肌腱病缺乏这种改变，原因尚不清楚。缺乏腱鞘可能是一种解释，而髌韧带和跟腱也缺乏这种解剖结构，常表现为非常显著的多普勒信号增加。

因此，在大多数患者中，超声和 MRI 影像学检查诊断肌腱病应该谨慎。典型的临床表现结合肌腱内无明显变化，可能预示肌腱病的存在，滑囊内注射局麻药物有阳性反应有助于诊断。庆幸的是，和前面已经概述的一样，有疼痛弧综合征而肌腱表现正常的患者与有疼痛弧综合征又有肌腱病影像学表现的患者之间的鉴别对于治疗的影响相对较小。

在少数患者中，可发现肌腱病的具体原因，包括钙化性肌腱病、血清阳性和血清阴性关节炎、痛风、黄色瘤以及其他沉积性疾病。药物诱发的肌腱病可从患者的病史中提示。其他易感的系统性疾病包括糖尿病和肾衰竭。

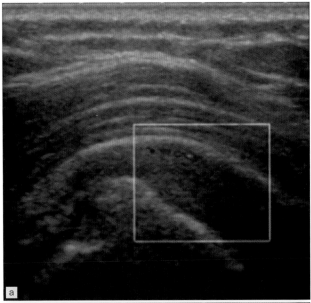

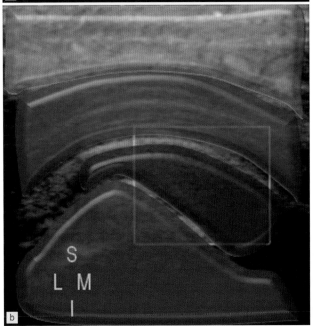

图 2.29　冈上肌止点的冠状面声像图。肌腱完整，呈弥漫性低回声，多普勒信号增加，尤其是在滑囊和肌腱之间的界面，肌腱的总体回声较表面的三角肌低，这些表现提示冈上肌腱病，但这种诊断要谨慎，因为肌腱形态的变化相当大

钙化性肌腱病

肩袖肌腱内的钙化可有多种方式。有些病例有多发的小斑片状钙化存在（图 2.30），最常出现在邻近肌腱止点的部位，而这些钙化不总有症状。在其他病例中，在肌腱内的钙盐沉积常凝聚成很大的团块（图 2.31），部分这种凝聚成团的钙化由周边致密的壳和中央液体状或糊状的内容物组成。慢性劳损可变成更坚硬的钙化，偶尔甚至骨化。

肌腱内的钙化不总是有症状的。当有症状存在时，症状可能是由于肌腱内的团块效应导致撞击所致。急性钙化性肌腱病的典型表现是不常见的，包括急性发作的剧烈疼痛、关节活动受限、伴有发红和非常剧烈的压痛，后面的表现类似化脓性关节炎，常容易混淆。急性起病的原因可能是由于焦磷酸钙晶体从肌腱析出进入滑囊或关节，诱发严重的炎症反应。

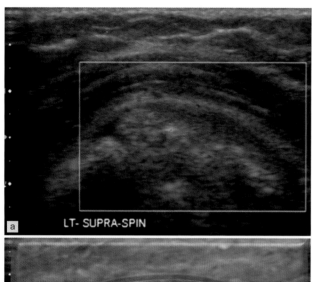

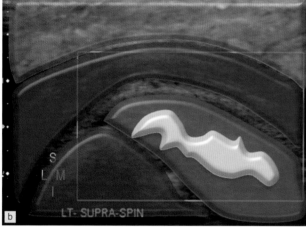

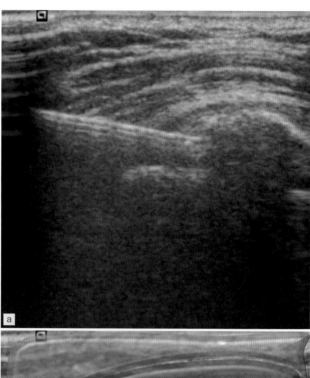

图 2.30　广泛的、边界不清的钙化几乎完全占据冈上肌腱，无声影，提示钙化基质不是很致密。

钙盐沉积的超声表现取决于其组成，更实质性的病损表现为边缘强回声并伴有声影，这些病例显示内容物是困难的。液性或糊状病损也表现为强的回声，但声影不是很明显，内容和后壁可很好地显示。鉴别实质性和液性的病损对于制订治疗计划是重要的，但有时不能很好地区别，以致需要穿刺。X线平片有时是有用的，特别是在识别骨性或者更实质性的凝聚团块的时候。

钙化性肌腱病患者可能对简单的肩峰下 - 三角肌下滑囊注射有反应。如果注射后症状没有得到明显的缓解，可尝试穿刺抽吸（鼓泡）。超声引导的钙盐穿刺抽吸将在后面的章节叙述。

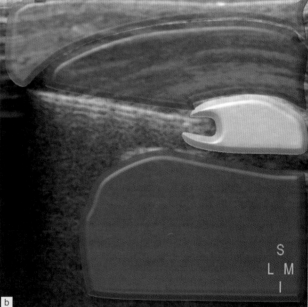

图 2.31　钙盐凝集在冈上肌腱内，仅可见强回声的边缘，有后方声影，单次穿刺显示穿刺针在钙化灶的外侧面，针尖在钙化灶内难以识别

参考文献

Almekinders L. Impingement syndrome. Clin Sports Med 2001;20(3): 491–504.

Burkhart SS, Esch JC, Jolson RS. The Rotator Crescent and Rotator Cable: An Anatomic Description of the Shoulder's 'Suspension Bridge'. YJARS 2011;26(2):256–7.

de Jesus JO, Parker L, Frangos AJ, et al. Accuracy of MRI, MR arthrography, and ultrasound in the diagnosis of rotator cuff tears: a meta-analysis. AJR Am J Roentgenol 2009;192(6):1701–7.

Harvie P, Ostlere SJ, Teh J, et al. Genetic influences in the aetiology of tears of the rotator cuff. J Bone Joint Surg Br 2004;86(5): 696–700.

Lintner D, Noonan T, Kibler W. Injury Patterns and Biomechanics of the Athlete's Shoulder. Clin Sports Med 2008.

Mehta S, Gimbel J, Soslowsky L. Etiologic and pathogenetic factors for rotator cuff tendinopathy. Clin Sports Med 2003;22(4): 791–812.

Walton J, Murrell GAC. Clinical tests diagnostic for Rotator Cuff tear. Tech Shoulder Elbow Surg 2012;13(1):17.

Yamamoto A, Takagishi K, Osawa T, et al. Prevalence and risk factors of a rotator cuff tear in the general population. J Shoulder Elbow Surg 2010;19(1):116–20.

肩关节 2：肩峰下 - 三角肌下滑囊、肩袖间隔和其他肩袖肌腱

3

Eugene McNally 原著

马建城　沈宇宙　陈　芸 译

肩峰下 - 三角肌下滑囊炎

解剖和临床表现

    肩峰下 - 三角肌下滑囊（SASD）是体内最大的滑囊，并且在肩峰下撞击的患者中扮演着很重要的作用，肩峰下撞击的患者在手臂外展时感觉的不适感可能是由于滑囊炎症引起的。上臂外展，尤其是外展 30°～ 60°之间时诱发疼痛通常是在三角肌外侧而不是冈上肌腱本身。患者不能向患侧侧卧，夜间常痛醒。各种临床体征有助于诊断肩峰下撞击，但不能清楚地分辨滑囊炎还是肌腱撕裂。有时很难区

分肩峰下撞击和颈椎病引起的神经受压。通过滑囊注射局麻药物缓解疼痛对诊断非常有帮助。

超声表现

    肩峰下 - 三角肌下滑囊疾病一般有两种超声表现：有些病例表现为滑囊积液；其他的病例表现为滑囊囊壁明显增厚，而滑囊内的游离液体较少。

滑囊积液

    正常的滑囊是一个薄的、被几层明亮的脂肪包绕的低回声线状结构，其厚度一般不超过 1 mm，但偶尔超过 1 mm。当有液体存在时，可见脂肪层被

液体隔开，可探测到低反射的液体。很重要的一点是不要对超声探头过度施压，否则可能导致这些少量的液体被挤离视野而被忽略。如果患者是坐位检查时，检查滑囊下垂部位的少量液体是重要的，探头应该扫查三角肌的边缘，使下部的隐窝能观察到（图 3.1）。另一个有用的、可发现少量滑囊积液的部位是肱二头肌腱前侧（图 3.2）。当在肱二头肌腱周围探测到液体，要注意辨别这些液体是位于肱二头肌腱鞘内部还是肩峰下 - 三角肌下滑囊内。肱二头肌腱鞘内的液体是围绕肱二头肌腱，向远侧延伸较多（图 3.3）；而肩峰下 - 三角肌下滑囊的液体局限在前侧滑囊下端而不会包绕肌腱。

虽然非常少量的液体也可以认为是正常的，但滑囊内存在液体常提示滑囊炎。尽管滑囊和关节内大量积液常提示肩袖全层撕裂，但这并不意味着肩袖撕裂是存在的。相反，如果滑囊内存在大量液体而盂肱关节腔内仅有少量甚至无积液，则提示肩袖全层撕裂的可能性不大。同样，当滑囊内注射大量液体后，如果盂肱关节内液体无增多或者未蔓延至肱二头肌腱鞘内，提示肩袖全层撕裂导致盂肱关节

与滑囊相通是不可能的。

一旦滑囊内探查到液体，就应试图利用液体的存在来评估冈上肌撕裂，检查者的另一只手将滑囊内的液体挤压至滑囊的上部。通过让患者移动上臂，尤其是上抬上臂，可使液体移到滑囊的其他部位，这样可显示肌腱滑囊侧表面的异常，否则可能不明显。

如果肩峰下 - 三角肌下滑囊存在大量的液体，特别是当同时伴有滑囊内衬明显增厚时（图 3.4），应该考虑肩峰下撞击以外的其他病因，可能的诊断包括类风湿关节炎、晶体沉积病、感染和出血。晶体沉积病通常特别疼痛，当在增生的滑膜和滑囊液

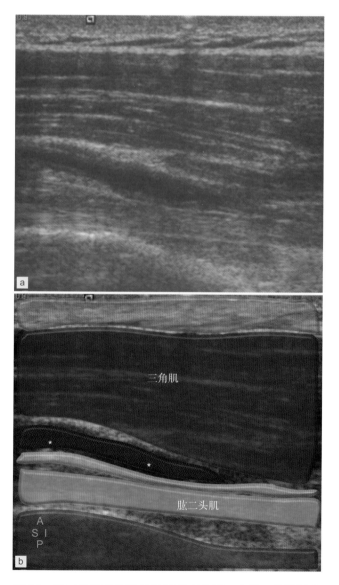

图 3.2 肱二头肌长头腱长轴切面声像图。在肱二头肌腱表面显示明显的液体（*），而其深面无液体，这种积液的形态和部位表明液体在滑囊内，而不是在肱二头肌腱鞘内

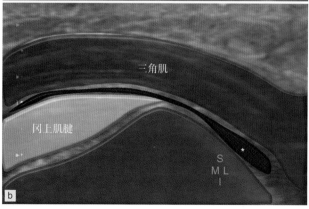

图 3.1 冈上肌冠状面声像图。探头在肱骨大结节外缘周围移动扫查显示滑囊最下垂部位的少量液体（*）

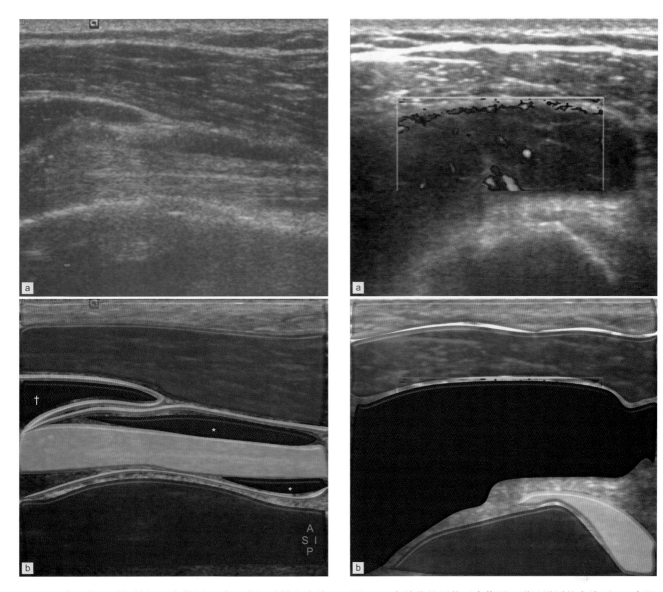

图 3.3　肱二头肌腱长轴切面声像图。肱二头肌腱鞘和肩峰下－三角肌下滑囊内液体。滑囊积液较肱二头肌腱鞘内积液更靠近端、更表浅并位于三角肌深面，而肱二头肌腱鞘内积液靠远端并且包绕肌腱

图 3.4　肩关节的冠状面声像图。明显增厚的肩峰下－三角肌下滑囊有多普勒信号增加，提示滑囊炎；然而，这种类型更多提示是一种典型的炎性滑囊炎而不是机械性的，当遇到这种类型，应该考虑炎性关节病

体内出现多个强回声灶，常提示晶体沉积病，这种病可发展为冻结肩。滑囊内出血也可表现为有回声，这可能是由于外伤、血友病或滑膜血管瘤畸形所致。不常见的原因包括其他滑膜为基础的病变，包括感染、色素沉着绒毛结节性滑膜炎、滑膜骨软骨瘤病。

滑囊增厚

　　肩峰下－三角肌下滑膜炎患者更常见的超声表现是滑膜内衬的增厚，而不是滑囊内大量积液的存在。值得注意的是，有疼痛症状的滑囊疾病患者的滑囊可能看起来正常，在这些病例，关节镜可显示

明显充血的薄层滑膜。大多数人的正常滑囊为薄层的低回声线位于高回声的滑囊周围脂肪层的下方。增厚的滑囊在滑囊的任何部位都可以看到，但常见的部位是在肱二头肌腱长轴的表面，前侧间隙的周围（图 3.5），最常见的部位是在冠状面冈上肌腱的表面（图 3.6），这个部位的滑囊紧靠喙肩韧带。

　　滑囊增厚的范围也相当大。有些病例，增厚的滑膜很细微，难以与正常区分，而另一些病例，滑囊的滑膜明显增厚，可突起靠近喙肩韧带。正如一些有症状的患者滑囊正常或稍扩张，而有些滑囊明显增厚的患者却无症状。局灶性滑膜增厚或与对侧

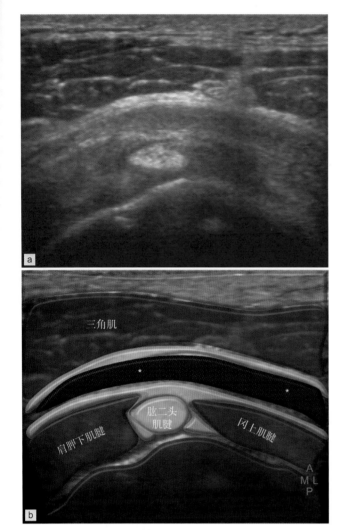

图 3.5　肩关节前侧横切面声像图。探头位于肩袖间隔，注意喙肱韧带与三角肌肌外膜深部纤维的分离，其间的组织代表增厚的肩峰下 - 三角肌下滑囊（*）

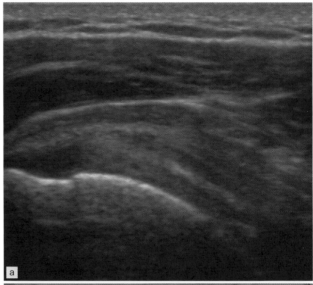

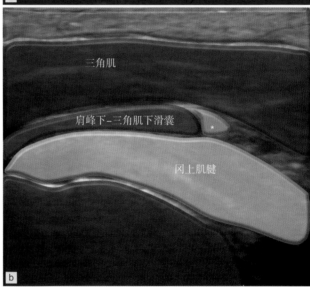

图 3.6　肩关节冠状面声像图。紧靠喙肩韧带（*）有肩峰下 - 三角肌下滑囊增厚。韧带的位置可以通过滑囊轮廓变化确定。当上臂外展时，增厚的滑囊顶住韧带，甚至可能突然通过其下方，并伴随有可听见或可触及的咔嗒声

对比滑囊厚度相差 > 2 mm 更有显著性意义，撞击的动态评估以及患者的症状支持撞击的诊断。不管滑膜增厚的程度，如果患者肩关节能完全外展并且无疼痛，撞击的诊断不太可能。

滑囊撞击的动态评估

通过上臂的活动能使稍扩张的滑囊更容易探查到。已有文献报道，肩关节动态评估是静态检查的重要辅助手段，用于探查更细微的肩袖病变和滑囊疾病。在上臂外展的过程中，观察滑囊形态的改变，观察滑囊是撞击肩峰的外侧缘还是撞击喙肩韧带（图 3.7）。

喙肩韧带寻找：将探头横切置于肩关节前侧，探头的内侧端位于喙突上，超声很容易找到喙突这

个骨性标志，但如果需要，也可以用手触到喙突。在这个位置，探头的外侧端向上转动而内侧端不动，当肩峰进入视野，可以见到一个典型的均质的、排列有序的纤维结构的韧带组织（图 3.8），即喙肩韧带。然后，保持韧带在视野中，旋转探头 90°至横切面，在横切面上，韧带为一小的卵圆形明亮回声结构。随着经验积累，喙肩韧带横切面图像可以很快定位而不需要在长轴切面扫查。在韧带外侧可见低回声的滑囊。然后患者上臂外展，当滑囊进入韧带下方时观察滑囊有无增厚或隆起。有些病例，滑囊的隆起非常引人注目，滑囊不能进入喙肩韧带的

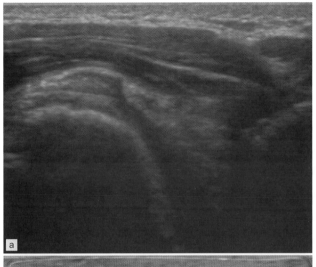

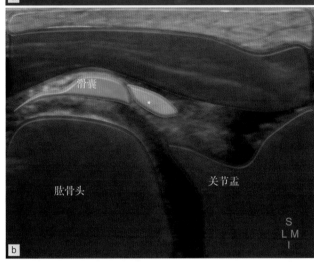

图3.7　肩关节冠状面声像图。增厚的滑囊紧靠喙肩韧带（*），这种相对轻微的滑囊增生只在上臂外展的过程中可见

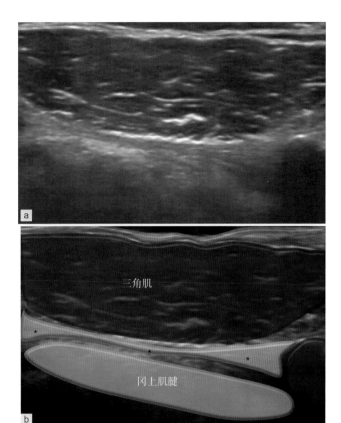

图3.8　喙肩韧带长轴切面声像图（*）。探头的一端置于喙突表面，探头的外侧端向上旋转直到韧带进入视野，三角肌位于韧带表面，冈上肌位于韧带深面

深面，从而进一步外展受阻。而其他的滑囊隆起很细微，滑囊进入韧带深面不受影响。少数病例，滑囊进入韧带深面开始时受阻，然后进入韧带深面时可听到或触及到咔嗒声。很重要的是不要给探头过度施压，这可能阻碍滑囊正常活动或可阻碍滑囊进入韧带下方时弹响的出现。

肱二头肌长头腱

肱二头肌长头腱脱位

　　将探头横切置于肱二头肌沟表面评价肱二头肌腱和前间隔，肱二头肌沟是肱骨近端前侧的凹陷，容易定位。肌腱应位于肱二头肌沟内，周围通常有少量的液体。如果肱二头肌沟内无肌腱，则说明肌腱脱位或断裂，在这种情况下，探头应向内侧移动观察能否找到移位的肌腱（图3.9）。应识别肱二头肌短头以确保不将它误认为是移位的肱二头肌长头，鉴别较容易，因为，肱二头肌短头可追踪到近端的起点位于喙突。

　　文献报道肱二头肌长头腱有四种内侧移位或半脱位形式（图3.10）。如果发现肱二头肌腱内侧移位，需要观察它是位于肩胛下肌腱表面还是深面，或者位于肩胛下肌腱内。如果移位的肌腱位于肩胛下肌腱的表面，提示单纯的喙肱韧带撕裂而肩胛下肌腱完好（图3.9）；如果移位的肌腱位于肩胛下肌腱的深面则表明肩胛下肌腱也撕裂，至少是上部撕裂（图3.11）；由于严重的肩胛下肌腱病，肱二头肌长头腱可内移到肩胛下肌腱内，这种情况不常见；最后，也可识别肱二头肌长头腱部分半脱位，当上臂外旋时，在肱骨结节间沟前内侧看到肌腱，上臂内旋时，肌腱回到肱二头肌沟的中央（图3.12）。

　　由于肱二头肌长头腱起自盂上结节边缘，易发生损伤。超声很难探查肱二头肌腱关节内部分的损

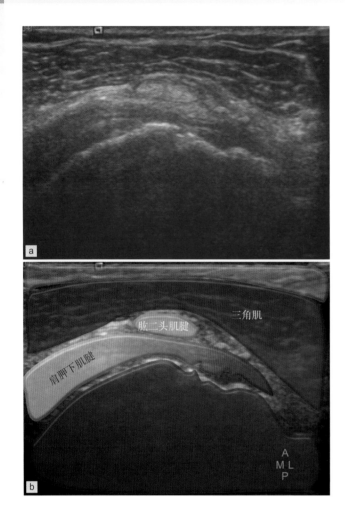

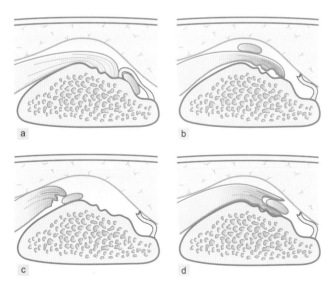

图 3.9　肩关节前侧横切面声像图。肱二头肌腱向内侧脱位。肩胛下肌位于肱二头肌腱和深面的肱骨之间。骨表面是不规则的，提示肌腱末端病

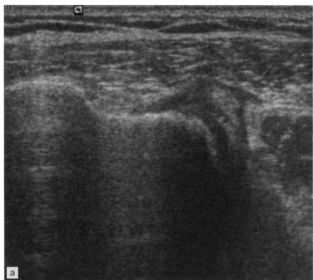

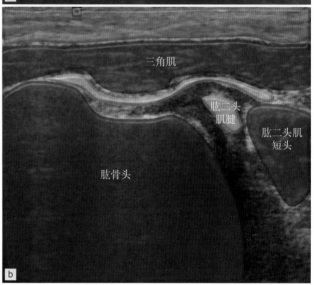

图 3.11　肩关节前侧横切面声像图。肱二头肌腱变细、而且完全从肱二头肌沟脱出。肱二头肌腱和肱骨之间无肩胛下肌腱隔开，提示肩胛下肌腱和肩袖间隙联合撕裂

伤，MRI 和 MR 关节造影是显示肱二头肌腱在盂缘起始部损伤的较好手段。

肱二头肌长头腱断裂

　　如果肱二头肌长头不在上方的肱二头肌沟，也没有内侧移位，最有可能的是它已经断裂。应在肩袖间隙远端的肱二头肌沟内寻找撕裂的肌腱断端，大多数病例，可作出明确的肱二头肌腱断裂的诊断。有些病例，特别是在肌腱严重退变或肱二头肌沟狭窄且不规则，肌腱断端很难清楚显示，超声检查结果也是不明确的。肱二头肌腱断裂后，肱骨结节间沟内也可出现有回声的残留碎片，很像薄而完

图 3.10　肱二头肌长头腱内侧半脱位的类型示意图。(a) 高位的肱二头肌腱；(b) 单纯的肩袖间隙撕裂而肩胛下肌腱完好，肱二头肌位于肩胛下肌表面；(c) 肩袖间隙和肩胛下肌同时撕裂，肱二头肌位于肱骨头表面；(d) 间隙撕裂伴肱二头肌腱移位至肩胛下肌腱内

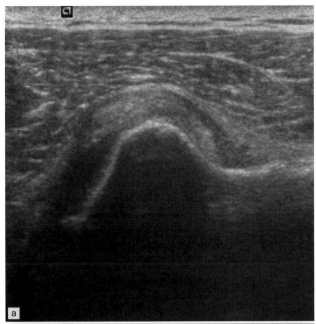

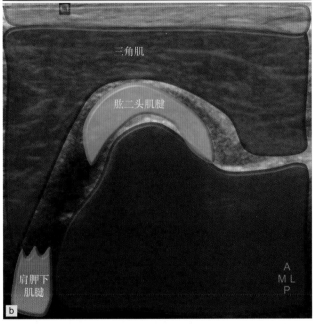

图3.12　高位肱二头肌腱声像图。肱二头肌腱向内上方移位、并跨在肱二头肌沟的内侧壁上（*）而未完全脱位，在其内侧可见液体积聚，此部位应该是肩胛下肌腱所在处，表明肩胛下肌腱撕裂

整的肌腱。有几种技巧可用来确定可疑的肱二头肌腱断裂。首先，最有用的是沿着肱二头肌长头的肌腹从远端向近端追踪扫查，无论肌腱撕裂还是肌肉肌腱结合部的回缩都明显地不同于相邻的完好的肱二头肌短头；其次，肱二头肌长头腱断裂后，肌肉肌腱结合部的位置也将处于胸大肌腱止点水平下方，而正常情况下结合部常位于胸大肌腱止点水平上

方；最后，让患者对抗阻力屈曲前臂常导致肱二头肌长头肌肌腹隆起，在肌腱断裂的情况下，肱二头肌长头肌肌腹的隆起更明显，即所谓的大力水手征（Popeye征）。有些病例，诊断仍是困难的，特别是肌腱先前有病变，断裂的肌腱断端现在已经黏附于肱二头肌沟壁上，从而限制了远端的肌腱回缩的程度，使许多相关的征象变得模糊。

肱二头肌腱病变

如果肱二头肌腱在肱二头肌沟上部的位置正确，应该进一步检查肌腱有无腱鞘炎、肌腱病、肌腱部分撕裂和喙肱韧带的病变。反复轻微的创伤会导致肱二头肌腱病变，肌腱增厚变圆，横切面上回声降低，内部回声不均（图3.13）。在纵切面方向上可发生肌腱分裂，虽然有时候肱二头肌腱的分裂可能是一个正常变异（图3.14）。当分裂肱二头肌腱是病理性的，在肌腱和周围的腱鞘常有多普勒信号增加。腱鞘炎最早的征象之一是肌腱周围液体的增加，这通常在腱鞘的低位较明显，因为这个部位腱鞘出了肱二头肌沟，能自由的扩张，因此，仔细检查这个部位至关重要。值得重视的是，液体的存在并不一定提示肌腱病，因为腱鞘内出现液体也可能是由于盂肱关节积液所致。探查到多普勒血流增加是有帮助的，如果这种多普勒血流信号增加在腱鞘而不是关节的其他部位，局部肱二头肌腱病变的可能性更大（图3.15）。有时，很难区别腱鞘的滑膜炎和复杂的有回声的滑液。在一般情况下，增厚的滑膜是不可压缩的，而滑液可通过超声触诊被挤压至其他部位，滑液往往聚集在腱鞘下垂的部位，通常在位置较低的部位。但滑膜炎也可能会在此积聚，不同于滑膜增生产生的液体，当抬高肢体，液体会离开此部位。由于与邻近的关节相通，关节内的游离体可滞留于肱二头肌腱鞘内，应注意不要与肌腱钙化相混淆。

肩袖间隙

解剖

肩袖间隙的解剖在前面描述过。简而言之，它是由维持肱二头肌长头从关节内到肱二头肌沟上部这一段稳定性的韧带组成。如果没有这个稳定机制，

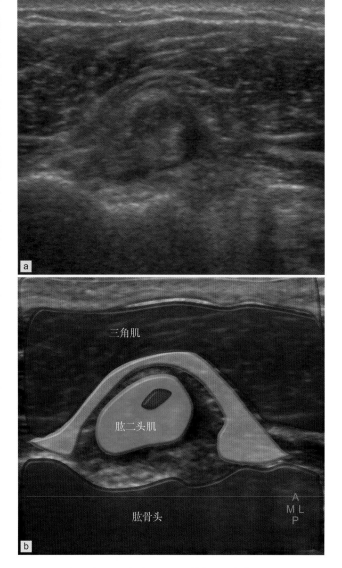

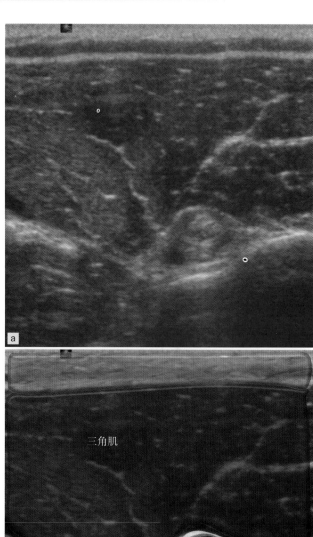

图 3.13 肱二头肌沟内肱二头肌腱横切面声像图。肌腱局灶性回声减低提示肌腱病，腱鞘内肌腱周围见少量液体和一些增厚的滑膜

图 3.14 肱骨前侧横切面声像图。可见肱二头肌腱明显的裂隙，但没有肌腱病变的其他征象，这可能是一种正常变异。偶尔可见到一小的附属的肌腱条索

肱二头肌很容易向内侧脱位，涉及的主要韧带是喙肱韧带和盂肱上韧带。

肩袖间隙撕裂

　　肩袖间隙正常情况下是维持肱二头肌腱、冈上肌和肩胛下肌的密切位置关系。这些结构之间的位置异常需要进一步分析，因为这往往提示存在损伤。如果肱二头肌腱内侧移位而肩胛下肌完好，则提示肩袖间隙存在撕裂（图 3.10），这最常出现在内侧支韧带和盂肱上韧带，肩胛下肌上缘和肱二头肌腱靠近（图 3.16），肱二头肌腱和冈上肌前缘的间隙加大，这与冈上肌腱前缘撕裂的征象类似，是此间隙增大不常见的原因，这种病例的冈上肌腱前缘保持圆滑的轮廓。肩胛下肌腱和肱二头肌腱之间的异常缺口的第三个鉴别点，累及肩胛下肌腱上缘的撕裂，而肩袖间隙正常。和冈上肌腱撕裂一样，肩胛下肌腱上缘的正常轮廓有助于诊断。

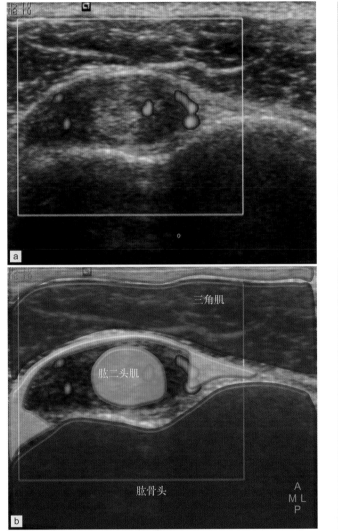

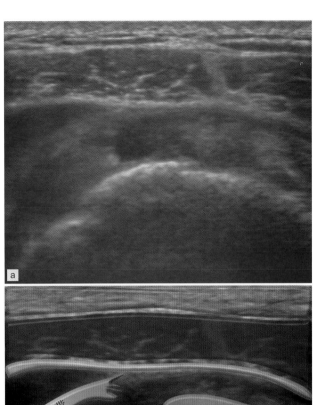

图 3.15　肱二头肌腱腱鞘横切面声像图。显示肌腱周围积液伴有腱鞘多普勒信号增加，这种表现提示腱鞘炎

图 3.16　肩袖间隙横切面声像图提示肩袖间隙有撕裂，肱二头肌腱和相邻的冈上肌分离，在肱二头肌腱表面可见纤维样的韧带撕裂

粘连性关节囊炎（冻结肩）

评估肱二头肌腱的最后一个步骤是评估喙肱韧带本身。正常的韧带是内部为纤维组织样的明亮结构，围绕肱二头肌腱，厚约 2 mm。粘连性关节囊炎，常称为冻结肩，表现为肩关节疼痛、僵硬。早期症状主要是疼痛，并逐渐转变为关节僵硬而疼痛减轻，但肩关节各个方向的活动受限。外旋受限最早出现，但最后恢复，主动和被动活动受限，并且在全麻下持续存在，表明关节囊的限制是其原因。粘连性关节囊炎是一自限性疾病，需要 1～2 年缓解。粘连性关节囊炎的病因还不清楚，在糖尿病及脑血管意外患者更常见。粘连性关节囊炎关节造影的特征性表现为关节的总容量减少，正常的连接滑囊如肩胛下肌滑囊不能充盈。

文献报道粘连性关节囊炎超声有几种表现，但大多数是非特异的，这些表现包括受累的韧带变厚、回声降低、多普勒信号增加，尽管这可能局限在疾病早期阶段。在有些病例，韧带的病变更靠近端，接近喙突。虽然文献报道在喙肱韧带内和周围的超声阳性表现在患者中出现的比例较大，但临床经验表明，这些都不是完全可靠的。MRI 研究也表明，许多粘连性关节囊炎的患者主要表现在腋隐窝关节囊增厚而不累及前间隙，这些病例超声检查也没有显示前间隙的异常表现。

大多数粘连性关节囊炎患者的超声表现完全正常。然而，超声诊断医师将发现在检查肩胛下肌时肩关节外旋受限，这有助于诊断。有些患者同时存在几种病变，超声评估变得非常困难，肩峰下撞击可伴有继发性冻结肩。

超声引导下的关节内注射作为一个治疗技术，这一技术将在第八部分"介入操作"中详细介绍。穿刺针从关节后方入路插入，向关节内注入 30 ～ 40 ml 含有局麻药物、可的松和生理盐水的混合液体使关节囊扩张。

肩胛下肌腱病变

单独的肩胛下肌腱断裂是相对少见的。断裂常合并进展期的肩袖疾病。在肌腱变性的情况下，强力外旋能够导致单独的创伤性肌腱断裂。少数病例与肩关节脱位和喙突下撞击症有关。在急性病例中，患者主诉在用力过伸或外旋后突发疼痛和无力，偶尔会发生骨性撕脱。

肩胛下肌腱完全断裂的主要超声表现为三角肌前部和肱骨头之间的肌腱组织缺失（图 3.17）。在矢状切面上，肩胛下肌腱止点小面部位空虚，或者只有少量液体和少量的腱性条索（图 3.18）。在急性病例中，肌腱断端周围常有相当量的液体出现，诊断较容易。在慢性病例中，肌腱断裂造成的缺损被增厚的滑膜和肉芽组织填充，或者无过多的组织和液体，超声诊断可能很困难。其他组织，主要是肩峰下 - 三角肌下滑囊可能填充缺损，甚至很像一薄层的完整肌腱，这些病例，反复进行外旋和内旋能有助于分辨完好的肌腱结构和周围的滑囊。

由于肩胛下肌腱是肩袖间隙的重要组成部分，肩胛下肌腱断裂常伴有肩袖索完整性的丧失和肱二头肌腱的移位。肱二头肌长头向内侧移位并且可位于关节内。

肩胛下肌腱是片状的肌腱，与冈上肌腱和胸大肌腱类似，肌腱的全层撕裂并不涉及肌腱的整个宽度。肌腱部分撕裂最常发生在肌腱的上缘部位（图 3.19），然而，中、下部的撕裂越来越多地被认识（图 3.20）。短轴（矢状面）声像图对于显示哪部分肌腱受累是很重要的。不同于冈上肌，单独的累及后缘或前缘的部分撕裂是不常见的，当它们发生时，可能更常见累及关节面。

肌腱病和喙突下撞击

肩胛下肌腱病及肌腱钙化和冈上肌腱相似，其病因、超声表现以及治疗方法也类似。另一个可能

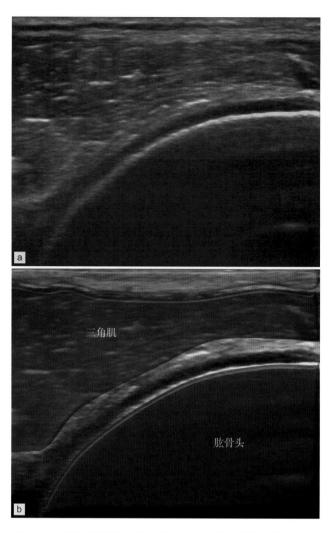

图 3.17 肱骨前侧横切面声像图。三角肌和肱骨头关节面软骨之间未见到肩胛下肌腱，提示肩胛下肌腱完全断裂

重要的因素是喙突下撞击的概念。喙突下撞击被分类为前侧撞击综合征伴肩袖间隙病变的一种。肩胛下肌腱穿行于喙突和肱骨头之间，如果这个间隙狭窄，肌腱可发生撞击。狭窄最常继发于喙突的骨性畸形，这种畸形可能是先天性的，也可能是既往创伤所致。已有学者提出在横切面上如果喙肱之间的距离小于 9 mm 将易于发生喙突下撞击。

其他肌腱和肌肉

冈下肌

冈下肌腱撕裂通常由冈上肌腱撕裂延伸所致。冈上肌腱从前到后宽约 2.5 cm，如果冈上肌腱撕裂的范围超过这个数，要考虑累及冈下肌腱。传统的

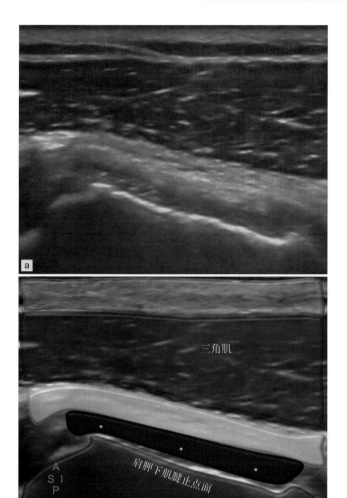

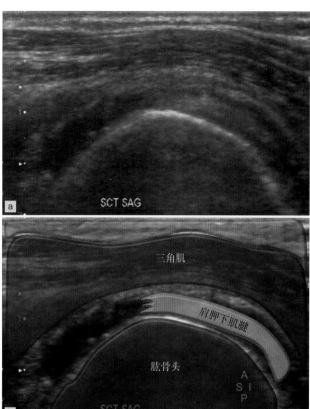

图3.18 肱骨前侧矢状面声像图。注意在肩胛下肌腱止点的肱骨前方部位出现的轻微凹陷，止点部位仅有少量液体，肌腱断裂回缩

图3.19 肩胛下肌矢状横切面声像图。肌腱中和下部存在，但变薄，上部（*）缺失，三角肌和肱骨头之间只存在少量液体，这提示了肩胛下肌上1/3全层撕裂

观点认为，冈上肌和冈下肌腱止于肱骨大结节不同的小面上，将探头置于横切面上可识别，但实际上，它们的止点可以是互相交叉重叠的。冈上肌腱止于上部小面和中间小面的前部，冈下肌止于中部小面，意味着这些肌腱附着于中部小面的前侧。因此，冈下肌撕裂合并冈上肌撕裂比我们目前所认为的更加常见。同冈上肌腱撕裂一样，在中部小面冈下肌腱的止点处出现缺损即可诊断冈下肌腱撕裂，同样，在冈下肌腱表面出现滑囊凹陷征也适用于诊断冈下肌腱撕裂。

冈下肌腱撕裂也可单独发生，常见的发生机制是肩关节伸展时牵拉所致，从快速行驶的摩托车上摔下，而肩关节处于伸展位受伤是已明确的病因。冈下肌腱撕裂可发生在止点处，也可发生在肌肉肌腱结合部，因此，追踪肌腱到肌腹发现这种损伤是重要的。冈下肌腱撕裂的超声表现和冈上肌撕裂相似，包括：液体充盈的缺损、滑囊凹陷征（图3.21）、肌腱回缩以及继发型肌萎缩。

冈下肌萎缩可继发于肌腱撕裂，但更常见的病因是失神经性支配性损伤，涉及的神经是来源于C5、C6的肩胛上神经和臂丛神经的上干。神经压迫综合征将在第4章讨论（图3.22和图4.6）。

小圆肌

单纯的小圆肌腱撕裂无疑是不常见的。小圆肌最常受累的是继发于腋神经被撞击所致的肌肉萎缩。四边孔综合征将在下一章讨论。

腋神经在四边孔内的撞击可导致单纯的三角肌或小圆肌萎缩，也可这两块肌肉同时发生萎缩，这取决于神经受压的部位和累及的分支。病因包括肱骨头下脱位、肿块病灶；或者与冈下肌萎缩相似，许多患者没有明显的病灶压迫神经，在这些病例中，神经在有限空间的慢性牵引造成肌肉萎缩；中央型病因包括颈脊髓损伤和梅毒。

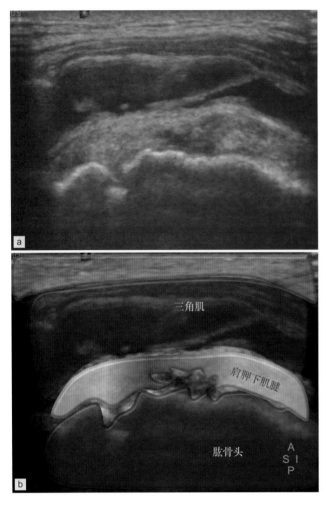

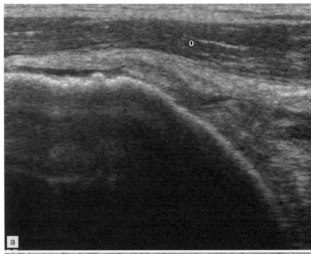

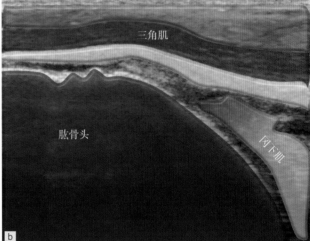

图 3.20 肩胛下肌腱横切面声像图。肌腱中 1/3 部分撕裂合并骨性末端病，这一病损可在无症状的患者中见到

图 3.21 肩关节后侧横切面声像图。三角肌深部外膜和肩峰下 - 三角肌下滑囊在肱骨头后方被压扁，冈下肌腱撕裂并回缩，使得三角肌与肱骨头靠近

胸大肌

胸大肌是前胸呈扇形的大块肌肉，解剖学上它包括锁骨头和胸骨头，胸骨头又进一步分为 7 ~ 8 块，其中的一些起于下位肋的肋软骨（图 3.23），这些有时被称为肋骨头。功能性上，胸大肌分为上部和下部；上部包括锁骨头和上方的 3 ~ 4 块胸骨头，下部是其余的部分。

块状的肌肉结合形成一个薄而强大的肌腱止于肱二头肌长头腱的内侧、肱骨干的前内侧面。下方的 2 ~ 3 块肌肉共享一个单独的肌腱，结合腱包含前层和后层（图 3.24），前层由肌肉的上部组成，下部肌肉组成下层。尽管这两层在下方有融合，但是在它们的止点部位这两层是分开的。胸大肌腱在肱二头肌长头和短头的前侧止于肱骨干，深部有喙肱肌以及肌皮神经。

由于下方肌肉相对较长，以及羽状肌肉呈锐角

达到肌腱的后层，使得下部的肌腱和肌肉更易于受伤。男性损伤明显超过女性，运动损伤超过工伤。仰卧推举时上臂外展、外旋是牵拉下部肌肉最常见的损伤机制之一。

胸大肌损伤可分为 6 级：Ⅰ级损伤是肌肉起点部的损伤，占胸大肌损伤总数的不足 5%；Ⅱ级损伤是胸大肌肌腹的损伤，相对来说也不常见；Ⅲ ~ Ⅵ级损伤分别是肌肉肌腱结合部损伤、肌腱本身损伤、肌腱止点损伤和肌腱止点的撕脱性损伤。最常见的损伤部位是累及肌腱止点部，次常见的部位为肌肉肌腱结合部（图 3.25）。但其他学者发现，肌肉肌腱结合部是最常见的（图 3.26）。

肌腱损伤可进一步的分为真性撕脱和肌腱实质的撕裂。肌腱的部分撕裂远少于肌腱的完全撕裂。部分撕裂可累及任何一层，如损伤累及一层肌腱被

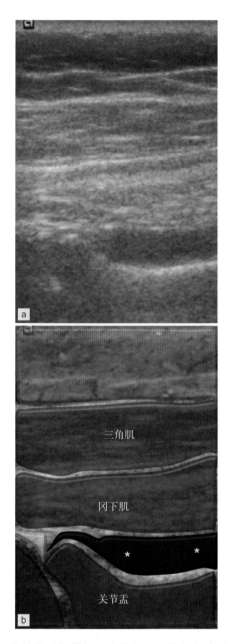

图 3.22　肩关节后侧横切面声像图。一拉长的囊肿（*）从后上关节盂唇向内侧，在冈盂切迹处膨大，注意冈下肌弥漫性反射增强提示继发肩胛上神经受压所致的肌肉萎缩

认为是部分厚度损伤，如损伤累及一层的部分被认为是部分宽度损伤。部分厚度全宽度的撕裂是一层的完全撕裂。肌腱和肌腱止点的损伤通过手术治疗。有些肌肉肌腱结合部的损伤通过手术治疗，其余的损伤行保守治疗。

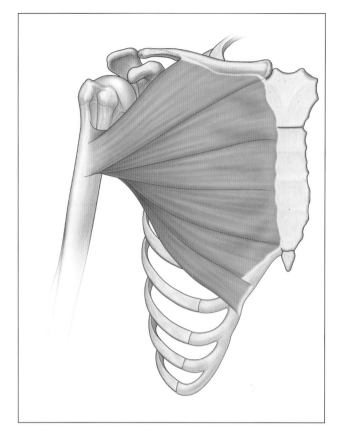

图 3.23　胸大肌示意图。胸大肌是大扇形肌肉，有锁骨、胸骨、肋骨三个起点

胸小肌

　　胸小肌的损伤最常累及胸骨头，并且最常发生在肌肉肌腱结合部。大多数病例都有急性损伤史，通常发生在举重训练时，尤其是仰卧推举动作。

三角肌和斜方肌

　　三角肌和斜方肌的撕裂相对不常见，多见于在肩关节手术后。在肩关节置换术时三角肌从肩峰和锁骨处分离，尽管重新缝合，但是这造成了一个潜在薄弱区，并且在过度的康复训练中很有可能出现肌肉撕脱。小的三角肌撕裂合并冈上肌撕裂是常见的，但是很多无临床意义。类固醇局部注射是有指征的。进展的肩袖关节病引起的肩峰肱骨撞击将导致三角肌附着点的继发性侵蚀，导致肌肉萎缩和附着点撕脱。

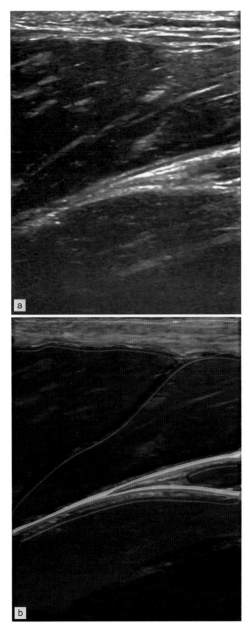

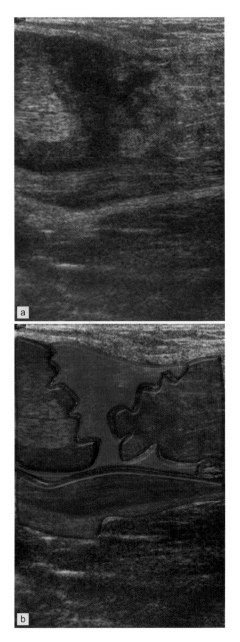

图 3.24　胸大肌声像图显示胸大肌由多个部分组成，最上部分起自锁骨，其余的 6 ~ 7 个部分起自胸骨和肋软骨，它们汇聚在一起形成双层肌腱

图 3.25　胸大肌的横切面声像图。肌腹接近肌肉肌腱结合部的撕裂，这是明显的 Ⅱ 级损伤，肌腱断端分离

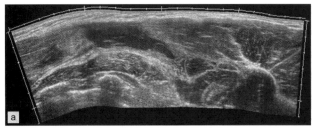

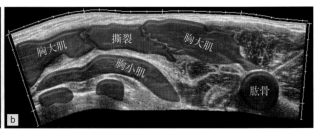

图 3.26　胸大肌横切面全景声像图。胸大肌肌肉肌腱结合部的内侧有一撕裂，肌腱正常止于肱骨（H）

参考文献

Arai R, Mochizuki T, Yamaguchi K, et al. Functional anatomy of the superior glenohumeral and coracohumeral ligaments and the subscapularis tendon in view of stabilization of the long head of the biceps tendon. J Shoulder Elbow Surg 2010;19(1):58–64.

Arai R, Sugaya H, Mochizuki T, et al. Subscapularis Tendon Tear: An Anatomic and Clinical Investigation. Arthroscopy. Elsevier 2008; 24(9):997–1004.

Buck FM, Dietrich TJ, Resnick D, et al. Long Biceps Tendon: Normal Position, Shape, and Orientation in Its Groove in Neutral Position and External and Internal Rotation. Radiology 2011;261(3):872–81.

Christopher Patton W, McCluskey G. Biceps tendinitis and subluxation. Clin Sports Med 2001;20(3):505–29.

De Maeseneer M, Boulet C, Pouliart N, et al. Assessment of the long head of the biceps tendon of the shoulder with 3T magnetic resonance arthrography and CT arthrography. Eur J Radiol 2012; 81(5):934–9.

Gaskill TR, Braun S, Millett PJ. The rotator interval: pathology and management. Arthroscopy 2011;27(4):556–67.

Hudson VJ. Evaluation, Diagnosis, and Treatment of Shoulder Injuries in Athletes. Clin Sports Med 2010;29(1):19–32.

Hunt SA, Kwon YW, Zuckerman JD. The rotator interval: anatomy, pathology, and strategies for treatment. J Am Acad Orthop Surg 2007;15(4):218–27.

Nho SJ, Strauss EJ, Lenart BA, et al. Long head of the biceps tendinopathy: diagnosis and management. J Am Acad Orthop Surg 2010; 18(11):645–56.

Piatt BE, Hawkins RJ, Fritz RC, et al. Clinical evaluation and treatment of spinoglenoid notch ganglion cysts. J Shoulder Elbow Surg 2002; 11(6):600–4.

4 肩关节 3：肩袖之外

Eugene McNally 原著

谢海琴　康　斌　译

肩关节周围骨性疾病

肱骨头骨性不规整

在进行肩袖超声检查时可遇到很多骨性异常，其中有一部分是常见的外伤病变，包括肱骨大结节骨折和 Hill–Sachs 病损，其他的病变认识较少。肱骨头病变的位置有时可以为查找病因提供线索。

肱骨头前部骨质缺损可能是由于 Hill-Sachs 病损所引起的，这可能是由于肩关节后脱位时肱骨头撞击后侧盂唇所致。肱骨头骨性异常也可出现在肩胛下肌腱深面，这有时候被称为 Welch 病损，虽然病因未明，但是在无症状的人群经常可发现这种改变，因此，一般不认为这种改变具有临床意义，这种改变通常位于肌腱止点的内侧而不是肌腱止点处。

更靠近外侧的骨性异常常见于肱二头肌肌间沟周围，这可能是肌腱起止点病变的结果，最常见于伴有慢性肩袖疾病的患者。有些病例，骨性异常的程度很明显，以致造成肱二头肌沟狭窄，限制肱二头肌长头的活动，导致肱二头肌腱病和撕裂。

肱骨大结节骨折

超声比 X 线平片更易发现肱骨大结节骨折（图 4.1），肱骨大结节骨折是手臂伸展位摔倒所引起，是肩部持续性疼痛的常见原因，而 X 线平片无异常发现，这种撕脱骨折可累及冈上肌在肱骨大结节上的止点，甚至是不常见的累及肩胛下肌腱的止点。超声显示骨皮质中断伴局部压痛，骨折块移位程度的评估有一定的可靠性，但不如 CT 扫查准确，骨折移位一般在 1 ~ 8 mm 之间，骨折移位越大导致肩峰下撞击越明显。超声也有助于确定附着于骨折

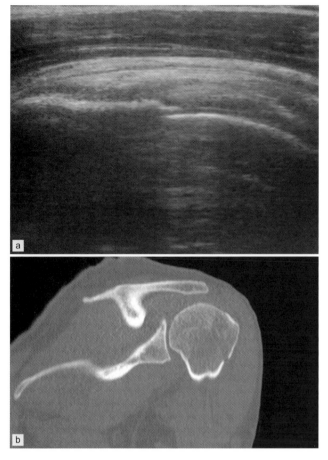

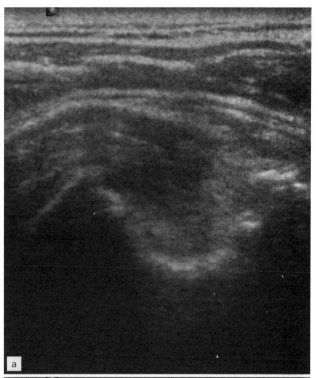

图 4.1　肩关节冠状位声像图。肱骨大结节处骨皮质有一小台阶，与骨折一致。超声（a）比 X 线平片更敏感，CT（b）确诊为肱骨大结节骨折

冈上肌足迹止点病变

冈上肌止点部位的骨性不规整是常见的，确切病因仍未肯定，开始可能是牵拉引起的肌腱末端病，然后继发液体进入扩大骨缺损，在有些病例，骨缺损可能很大。骨性不规整的存在并不一定表明有冈上肌的撕裂，但除了急性撕裂，遇到明显的冈上肌病损而其下方的骨性结构完全正常是不常见的。

Hill–Sachs 损伤

肱骨头后侧的骨性异常可能是由于先前的肩关节前脱位引起。典型的 Hill–Sachs 损伤是由于肱骨头的后外侧面撞击盂唇前缘所造成（图 4.2）。除了找到病损，还应评估损伤的大小，尤其是要观察是否在肱骨头外旋过程中损伤与后侧盂缘之间有可能发生交锁。大的损伤将影响手术决策。常规的超声

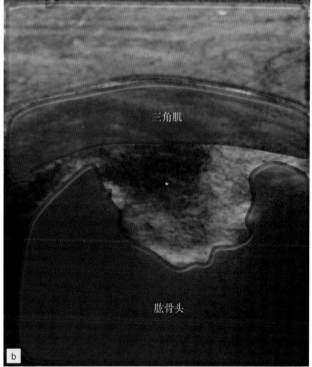

图 4.2　肩关节后侧横切面声像图。肱骨头存在一个大的 Hill–Sachs 骨缺损（＊），动态评估确定病损是否与盂唇后缘发生交锁，报告病损的直径有助于手术决策

检查过程中容易提供病损骨性边缘的距离和损伤的深度，也有助于评估在外旋过程中 Hill–Sachs 损伤的位置与后侧盂缘的关系，尽管对于复发性肩关节前脱位患者，对这一动作有恐惧感，这可决定是否

在生理外旋角度内损伤与后侧盂唇缘发生再撞击的潜在可能性。对于大的损伤和有潜在可能发生撞击的损伤，外科手术时需对前侧关节囊进行紧缩。

在肩关节脱位的患者也应该评估肩袖，因为高达 1/3 的患者伴有肩袖撕裂。首次肩关节脱位的患者肩袖撕裂的发病率比复发性肩关节脱位的患者更高。在肩关节脱位时，女性发生肩袖撕裂比男性常见。

肩关节后上方撞击

肱骨头后外侧骨损伤一个较少见的病因是肩关节后上方撞击，这是由于肱骨头的后上部撞击后上方盂唇所造成的，这种损伤最常见于投掷运动，也可见于网球发球时。虽然已经认识到，在大多数患者中超声对盂唇进行完整的评估是不可能的，但对于后上方撞击的患者，超声对进行检查还是有一定作用。在模拟投掷动作过程中可评估肱骨头和盂唇的位置关系。在投掷运动的击发动作时，肱骨头骨性不规整部位与盂唇接触提示后上方撞击。血管通道也可引起骨性不规则病变，这些病变通常很小且位置不同。盂唇的损伤将在下一节讨论。

盂唇和盂肱韧带

盂唇

盂唇的大部分在超声检查时可探查到，但有些最重要部位，即盂唇上部，超声难以探查到。超声在诊断前下方盂唇疾病和后上方撞击方面取得了进展。较瘦的患者其盂唇的后部和后上部可部分观察到，盂唇超声上显示为一三角形明亮回声结构，呈现典型的纤维软骨声像。在体型较大的患者，超声可靠地评估盂唇后部更是非常困难。和检查膝关节半月板和髋臼盂唇一样，难以确切排除盂唇撕裂。和关节镜相比，在这个部位的超声检查可以很好地分辨正常盂唇和异常盂唇（撕裂或退化），然而其确切的临床价值还有待确定。

类似于膝关节半月板和髋臼盂唇，肩关节盂唇损伤后易形成盂唇旁囊肿，囊肿是特征性充满液体的，大多数表现为无回声区伴散在强回声点。囊肿公认的部位是来源于后上盂唇，但其他部位，包括三角肌和肩胛下肌腱之间、三角肌和肱二头肌腱之

间，以及喙肩韧带下方也有报道。来源于关节后上盂唇的囊肿最常沿着关节盂的后唇向内侧延伸进入肩胛冈盂切迹，囊肿在此部位扩张并可压迫切迹中的肩胛上神经，主要导致冈下肌的萎缩，偶尔亦可造成冈上肌的萎缩。患者主诉疼痛及无力，通过囊肿抽吸术后症状可有明显改善。冈下肌萎缩最常见的原因是神经的慢性牵拉所致，而无囊肿存在。

盂肱韧带

肩关节囊在几个部位被加强，在前侧加强的纤维形成盂肱韧带。当关节囊扩张时，盂肱韧带部位没有因积液而发生关节囊移位，因为液体优先在它们之间扩张。盂肱韧带在几种临床疾病中变得重要。盂肱上韧带可显示为肩袖间隙的一部分，形成肩袖间隙内下缘，在进入肱二头肌肌间沟后达肱二头肌长头腱的深面。盂肱上韧带撕裂可作为肩袖间隙撕裂的一部分，也可在粘连性关节囊炎（冻结肩）中形成炎症。肩关节前脱位的患者可有盂肱中、下韧带损伤。盂肱下韧带的前支是最重要的韧带，因其附着于前下部盂缘，此区域能行超声检查，但一般认为，超声评估肩关节前下方盂唇不如 MRI 或 MR 关节造影。盂肱下韧带的后支对于关节内不稳定的患者是很重要的，这部位的关节囊炎导致肩关节内旋受限（束带现象），依次导致肱骨及关节盂的非正常接触，易使上部及后上部盂唇发生撕裂。尚无关于关节囊炎时盂肱下韧带后分支的超声一致表现的描述。

盂肱关节

积液

盂肱关节腔可在几个区域进行扫查评估。扫查肩关节积液最佳切面是探头横切面置于关节的后方。关节的边缘、肱骨头、关节盂、后关节囊以及囊内的后侧盂唇均可识别。关节积液表现为后侧关节囊膨出。与其他关节一样，应评估是单纯的积液还是复杂的积液（图 4.3）。复杂的积液提示感染或出血。存在多普勒信号可提示滑膜炎。

肩关节前侧的肱二头肌腱腱鞘代表关节腔向前的延伸，这一部位的积液提示肱二头肌腱腱鞘炎或更常见的是关节本身积液。肱二头肌腱腱鞘和能够

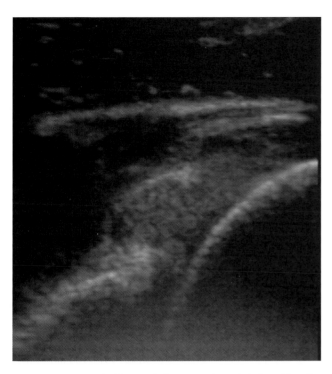

图 4.3　肩关节后部横切面声像图。注意积液内的反射回声，这通常提示出血或化脓性关节炎

显示肩关节的其他部位比较有助于这种鉴别。肱二头肌腱腱鞘内有明显的多普勒血流信号，而超声能够显示盂肱关节的其他部位未发现活动性滑膜炎表现，更多可能是肱二头肌腱局部的病变。探查关节积液的另一个部位是腋下隐窝，探头沿肱骨干近端内侧追踪到关节囊即可定位，追踪关节囊到关节盂的附着部位，评估关节囊的腋下隐窝内的积液以及伴随的滑膜增厚。在上肢抬高时，这部分关节最容易显示，但该体位可能压迫腋下隐窝内的内容物。

　　关节的前部因位置较深最难显示，然而，肩胛下隐窝位于肩胛颈和肩胛下肌腱之间，肩胛下隐窝与盂肱关节相通，注意勿将该部位的积液和滑膜增厚误诊为肩峰下 - 三角肌下滑囊异常。

肩关节半脱位

　　在观察关节积液的同时，可观察盂肱关节的对位情况，通过肱骨头后缘和后侧关节盂的相对位置关系来判断肩关节是否有前脱位或后脱位，和对侧肩关节对比可判断是否存在异常。通过观察静态和模拟投掷运动动态期肱骨头和关节盂的相对位置来评价肩关节的静态和动态不稳定。对于肩关节面软骨，超声不是盂肱关节面软骨广泛评估的有用手段。

肩锁关节

　　肩锁关节超声检查最好是将探头置于冠状切面从上方进行扫查。正常情况下，锁骨远端略高于肩峰，关节的边缘是光滑的，肩锁上韧带为一薄层冠状位走向的高回声纤维束，从锁骨远端表面至肩峰，表面扁平或稍凸出。偶尔在肩峰端表面可见一凹陷或裂隙，为肩峰骨的表现，即肩峰的正常二次骨化中心融合失败所致，这易于引起肩峰下撞击。

　　创伤后肩峰骨溶解是肩锁关节损伤不常见的后遗症，其发病机制尚未明确。声像图上表现为锁骨远端明显不规整并伴有关节滑膜炎，这种改变要与原发性炎性关节病或骨髓炎相鉴别。

侵蚀性关节病

　　肩锁关节发生类风湿关节炎、银屑病性关节炎和其他炎性关节病，以及化脓性关节炎并不少见。所有这些疾病都应寻找多普勒信号增多的滑膜炎及骨侵蚀，这些特征也见于关节感染，超声指导下的穿刺可提高诊断阳性率。

半脱位 / 脱位

　　肩锁关节半脱位是由于肩锁关节表面和深层的韧带断裂所致。肩关节半脱位的程度及分级取决于喙锁韧带受累的程度。如果这些韧带也断裂了，即可发生全脱位。喙锁韧带难以显示其全貌，因为其深部到止点走行的平面与探头成斜角。检查时先将探头置于横切面进行扫查，在肱骨头内侧定位喙突，然后探头旋转至矢状位，可见下方圆形骨性表面喙突和上方的锁骨，在这一切面上，可见喙锁韧带为一垂直的或斜行的回声带。

　　肩关节半脱位或全脱位时，锁骨远端与肩峰的距离增宽。与对侧正常的肩锁关节对比有助于评估半脱位的程度，脱位的程度根据 Tossy 分级分为：Tossy 1 级是指在休息时无明显异常，只在应力试验时出现异常活动，正常的关节间隙宽 5 ～ 6 mm，两侧对称；Tossy 2 级是指关节间隙超过 1 cm 或移位超过无症状侧的 50%；关节间隙超过 2 cm 即为 Tossy 3 级，Tossy 3 级的关节间隙宽度可达未损伤侧的 5 倍宽。

　　静止检查做完后要增加动态检查，嘱患者将患侧的手从同侧的膝关节上移动到对侧的肩关节，如此反复活动探头从肩锁关节上方扫查发现半脱位。肩锁韧带断裂时，锁骨的远端向上移位（图4.4）。在更严重的关节脱位时，附着在锁骨上的三角肌和斜方肌也可发生撕裂，伴有锁骨经过肌肉出现纽扣孔样改变，在探头上施压常诱发患者的特征性疼痛。

高弓撞击

高弓撞击是指在外展大于90°时发生的撞击。肩锁关节退行性变是常见的病因，疼痛常局限于关节的上方。在退行性关节病中可见滑膜积液、骨赘形成和骨侵蚀性改变，尽管这些特征并不总是伴有症状。高弓撞击很可能是由于下方的骨赘撞击滑囊和冈上肌腱所造成的。肩锁关节侵蚀性改变更常见于慢性损伤而不是炎症。

Geyser（间歇泉）现象

肩锁关节进展期骨关节炎伴有肩袖撕裂和明显的关节积液的患者，积液可从盂肱关节进入肩峰下-

三角肌下滑囊，继而进入肩锁关节，引起肩锁关节囊进行性向上膨隆（图4.5），显著时可在锁骨上窝形成一很大的滑囊囊肿，这种关节囊向上的扩展称之为间歇泉（Geyser）现象，可误认为实质性包块。

胸锁关节

胸锁关节骨关节炎最常见的临床表现是可见触及无痛性质硬的肿块，肿块是由骨赘、纤维血管翳及关节半脱位所造成的。横切面影像可将这种常见的原因和其他少见的病因，如感染、真正的肿块区分。胸锁关节为滑膜关节，系统性滑膜疾病如类风湿关节炎可以累及到此关节。因胸锁关节关节病引起的疼痛有时被称为第三类撞击。

检查胸锁关节时，采用前侧途径，探头应沿着锁骨放置，横斜行跨过关节。可以两侧关节对比。前上方半脱位是常见的类型。在急性损伤患者，胸

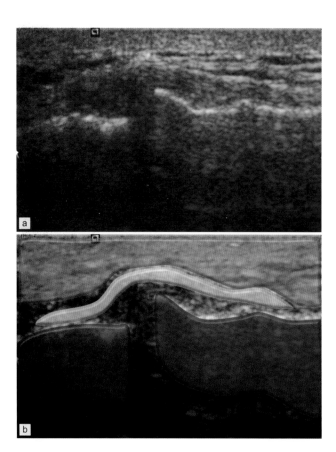

图4.4　肩锁关节冠状面声像图。轻微的肩关节半脱位，锁骨略高于肩峰。即使轻微的半脱位存在，在冠状位上超声引导下关节内注射是可行的

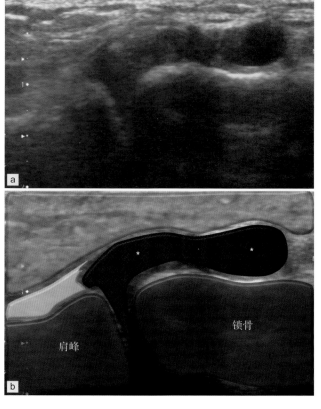

图4.5　肩锁关节上方冠状面声像图。有一个中等大小的以低回声为主的混合回声囊肿从关节的上方（*）延伸出来，这类囊肿最常见于当伴有冈上肌腱撕裂时，肩关节积液通过撕裂的缺口进入滑囊，然后通过关节进入上方软组织形成囊肿。液体的这种通路有时被称为间歇泉现象

锁关节脱位可以是前脱位，也可是后脱位，后脱位更重要，因为它易导致血管损伤。

神经压迫及相关综合征

臂丛神经

臂丛神经由 C5、C6、C7、C8 及 T1 神经根组成，这些神经根从前斜角肌和中斜角肌之间穿过，再穿过锁骨和胸小肌深面到达上臂。最简单的区分臂丛神经根的方法是在前斜角肌和中斜角肌之间定位三根排列成行的神经根，从外向内分别是 C5、C6 和 C7。更靠下方可找到 C8 和 T1 神经根，因为它们从椎间孔出来，位置较低。C8 和 T1 神经根形成下干。第 7 颈椎水平可通过横突上的单个结节（后结节）而不是两个结节（前结节和后结节）来识别。C7 神经根从第 7 颈椎椎体的上方出来。

臂丛神经可因直接或间接外力造成损伤。上臂外展时神经间接压迫锁骨称为胸廓出口综合征，这种情况在有颈肋或附属束带存在时特别常见。邻近组织的新生物或血肿也可造成压迫。臂丛神经根可在高能量创伤时发生撕脱，尤其是机动车事故，特别是从摩托车上摔下。创伤后血肿和脊膜膨出多发生在紧靠神经根从椎管穿出的位置。臂丛神经干、束或分支的分离可见于穿通性损伤。

臂丛神经炎通常会累及 C5/6 神经根，导致水肿及冈上肌和冈下肌的萎缩（Parsonage–Turner 综合征），发病机制尚未明确，发病时间较短且可恢复正常。

胸长神经和胸背神经

胸长神经可在腋中线肩胛骨外侧缘的前方定位。胸长神经沿着前锯肌表面走行并支配该肌肉，该神经可有血管伴行，多普勒可帮助定位该神经。更靠后方的另一神经是胸背神经。

肩胛上神经 / 冈盂切迹 / 冈下肌萎缩

冈下肌撕裂时可发生萎缩，但更常见于因去神经支配而萎缩。受累的神经是肩胛上神经，来源于 C5/6 神经根，臂丛的上干。肩胛上神经进入冈上窝，经过冈盂切迹，在上肩胛横韧带下方进入冈下窝。神经压迫可以是因为肿块病变，但更常见的原因是神经在桥接韧带下方的慢性反复牵拉所造成的。投掷运动特别易发生这种损伤，孤立性的冈下肌萎缩已公认是许多投掷运动员的疾病。最常见的肿块病变引起的压迫是来源于邻近的后上盂唇撕裂形成的腱鞘囊肿（图 4.6），这可见于伴有肩关节后上方撞击的患者（图 4.7）。腱鞘囊肿向内侧通过狭窄的颈到达冈盂切迹，在此处膨大，压迫邻近的神经。囊肿可继续扩张穿过切迹导致冈上肌萎缩。

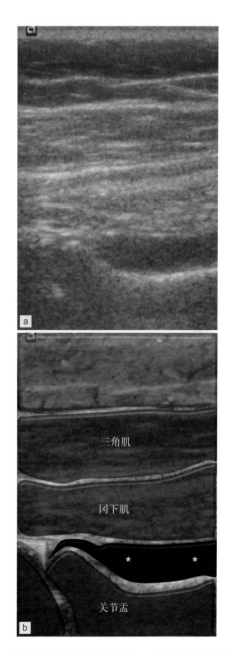

图 4.6 肩关节后方横切面声像图。一长条状的囊肿（*）从后上盂唇伸出，向内走行，在冈盂切迹处扩张。注意冈下肌弥漫性回声增高提示继发于肩胛上神经压迫所致的肌肉萎缩

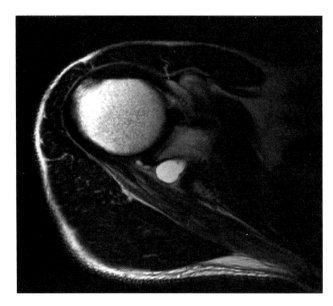

图 4.7　MRI T2 加权横断面图像。可见一窄颈的囊肿从后上盂唇伸出并向内延伸，囊肿在冈盂切迹处膨出，MRI 显示与表面的三角肌内侧结构比较存在冈下肌萎缩

腋神经 / 四边孔综合征

在大圆肌与三角肌之间可识别腋神经及伴行的旋肱动脉。在大多数患者，使用低频率的探头可以更好地显示神经血管束。采用多普勒扫查首先找到伴行的血管。当上臂外旋时，动脉受压，血流减少，是四边孔撞击综合征的一个征象。正常的血流范围是较宽的，但血流的丧失也可见于无症状的患者。

四边孔内腋神经的撞击可导致三角肌或小圆肌

的萎缩，或两者都萎缩，这取决于受压的部位及受累的神经分支。病因包括肱骨头向下脱位、肿块病变，甚至类似于冈下肌萎缩，许多患者无明显的病损压迫神经，这些病例中，神经在限制的空间内的慢性牵拉导致肌肉萎缩。中枢性病变包括颈脊髓损伤和脊髓空洞。

参考文献

Bryan W, Wild J. Isolated infraspinatus atrophy. Am J Sports Med 1989;17:130–1.

Chen A, Rokito A, Zuckerman J. The role of the acromioclavicular joint in impingement syndrome. Clin Sports Med 2003;22(2):343–57.

ElMaraghy AW, Devereaux MW. A systematic review and comprehensive classification of pectoralis major tears. J Shoulder Elbow Surg 2012;21(3):412–22.

Mochizuki T, Sugaya H, Uomizu M, et al. Humeral Insertion of the Supraspinatus and Infraspinatus. New Anatomical Findings Regarding the Footprint of the Rotator Cuff Surgical Technique. J Bone Jt Surg 2009;91(Suppl 2, Part 1):1–7.

Safran MR. Clinical Sports Medicine Update: Nerve Injury About the Shoulder in Athletes, Part 1: Suprascapular Nerve and Axillary Nerve. Am J Sports Med 2004;32(3):803–19.

Safran MR. Nerve Injury About the Shoulder in Athletes, Part 1: Suprascapular Nerve and Axillary Nerve. Am J Sports Med 2004;32(3):803–19.

Safran MR. Nerve Injury About the Shoulder in Athletes, Part 2: Long Thoracic Nerve, Spinal Accessory Nerve, Burners/Stingers, Thoracic Outlet Syndrome. Am J Sports Med 2004;32(4):1063–76.

Simovitch R, Sanders B, Ozbaydar M, et al. Acromioclavicular joint injuries: diagnosis and management. J Am Acad Orthop Surg 2009;17(4):207–19.

Tagliafico A, Succio G, Serafini G, et al. Diagnostic performance of ultrasound in patients with suspected brachial plexus lesions in adults: a multicenter retrospective study with MRI, surgical findings and clinical follow-up as reference standard. Skeletal Radiol 2012;42(3):371–6.

Zehetgruber H, Lang T. Distinction between supraspinatus, infraspinatus and subscapularis tendon tears with ultrasound in 332 surgically confirmed cases. Ultrasound Med Biol 2002;28(6):711–17.

第二部分

肘

5

上臂和肘关节：
解剖和扫查方法

Eugene McNally 原著

李 辉 魏妮娅 谢海琴 陈 芸 译

上臂解剖

通常将上臂的解剖划分为两个间室最好掌握，即屈肌间室和伸肌间室，每个间室又以三角肌在肱骨中段外侧面的止点水平为界，粗略地分为近端和远端结构。

部位 1：上臂前间室近端

上臂内侧的神经血管束是开始扫查上臂近端的解剖标志，神经血管束包含了肱动脉、静脉，以及前方的正中神经和后方的尺神经（图5.1），在此可找到一些小的皮神经。前臂内侧皮神经位于浅前方，而上臂内侧皮神经位于浅后方。在更高的水平，桡神经也在此间室内，它位于肱动脉后侧，然后桡神经由内向外横过肱骨后侧进入后侧间室。喙肱肌位于神经血管束的前外侧。在上臂较高处，三角肌止点水平之上，可见胸大肌及其在肱骨上的肌腱止点，深面是肱二头肌的长短头，覆盖在喙肱肌表面（图5.2）。另一个重要的结构是肌皮神经，它从喙肱肌后部穿出进入喙肱肌和肱二头肌之间。

背阔肌腱止点位于血管神经束的后方，是上臂前后间室的分界。紧贴背阔肌后方的是大圆肌，大圆肌向前行走止于肱骨的前侧，形成四边孔的底（与小圆肌不同，小圆肌止于肱骨的后侧）。

部位 2：上臂前间室远端

随着探头移向远端，可见肱肌起源于肱骨前外侧面（图5.3），向远侧肱肌逐渐变大，喙肱肌逐渐变小止于肱骨内侧，在喙肱肌止点以下，肱肌和肱二头肌在前间室占主导（图5.4），在此水平，尺神经稍向后移，位于肱三头肌内侧头表面的一个小袋中（图5.5）。正中神经仍和肱动脉伴行。肌皮神经从喙肱肌穿出，在前侧的肱二头肌和后侧的肱肌之间向远端走行。

部位 3：上臂后间室近端

上臂后侧间室包括肱三头肌的三个头和三角肌。但上臂近端，肱三头肌的内侧头还未出现。肱三头肌长头起自肩胛骨盂下结节，占据伸肌间室的中间

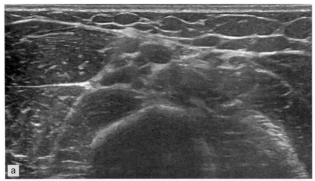

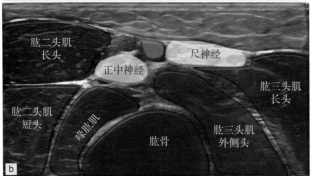

肱二头肌
长头

正中神经

尺神经

肱三头肌
长头

肱二头肌
短头

喙肱肌

肱骨

肱三头肌
外侧头

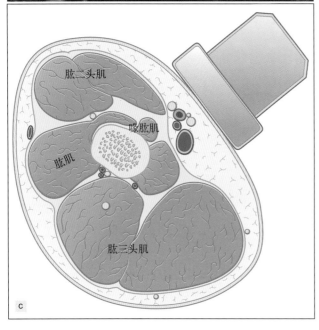

肱二头肌

喙肱肌

肱肌

肱三头肌

图 5.1　上臂内侧横切面声像图。肱动脉和周围神经是有用的解剖标志

1/3。外侧头起自肱骨后方。在近端肱三头肌外侧是三角肌，三角肌跨越前后两个间室，内侧是背阔肌腱。桡神经穿过大圆肌下方进入肱骨后侧的桡神经沟中。

部位 4：上臂后间室远端

　　肱三头肌内侧头起点较外侧头和长头低，在

大圆肌止点水平之下，桡神经沟下方，因此，在桡神经走行到肱骨后侧之前，神经的后侧是肱三头肌长头，而不是肱三头肌内侧头。随着桡神经走行到肱骨外侧，肱三头肌三个头均出现在上臂后侧间室（图 5.6），此时桡神经走行于上臂前后间室之间，即前侧肱肌和后侧肱三头肌外侧头之间，并有前臂后侧皮神经伴行。

　　向远端追踪桡神经，桡神经在肱肌外侧缘继续向下走行进入前间室，其外侧先是肱桡肌（图 5.7），之后是桡侧腕长伸肌，前臂的这两块肌肉将在第十章更详细的叙述。

　　肱三头肌腱主要由长头肌腱构成，随后外侧头肌腱汇入，止于尺骨鹰嘴的后方，内侧头的肌肉肌腱结合部位置较低，其纤维可追踪到尺骨鹰嘴。

肘关节解剖和扫查方法

　　由于肘关节解剖结构复杂，肘关节是很难行全面超声检查的关节之一。为了简便起见，将描述局部入路的标准切面。通常患者有局部的临床症状，这种方法对于处理最常见的临床表现有帮助。

患者体位

　　评估肘关节最简单的方法就是患者与检查者面对面坐着，这个体位可以让患者伸直肘关节在诊疗床上，可直接进行双侧肘关节对比。肘关节外侧区检查可让患者做祈祷动作，内旋肘关节，使伸肌总腱进入视野。肘关节内侧区检查可让患者肩关节向患侧倾斜，前臂旋后位进行检查。肘关节前区的扫查很容易。肘关节后区的检查可让患者屈肘，内旋肩关节，手掌置于诊疗床上，即所谓的"螃蟹位"。

体位变化

　　作为一种选择，患者可躺在诊疗床上，受检侧手臂置于检查者旁边，该体位很方便检查肘内侧。将屈曲的肘关节拉至腹部也易于接近肘关节后侧。此外，这一体位对于追踪神经是有用的，可从臂丛追踪到终末支。这一体位特别易于追踪尺神经，尤其是在肘管的走行。由于在介入操作时患者有晕倒的风险，这时可采用侧卧位。

　　对于有肘关节积液的儿童，一种选择是让患儿

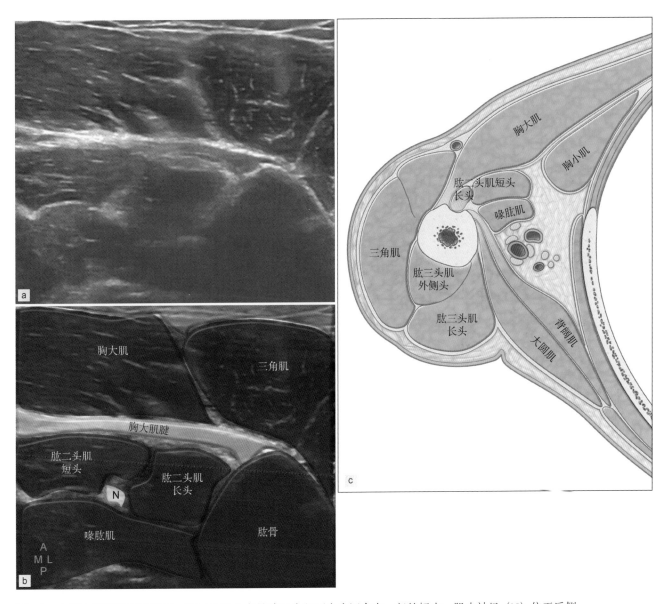

图 5.2　上臂内侧横切面声像图。肱三头肌止点是肱二头肌两个头汇合在一起的标志，肌皮神经（N）位于后侧

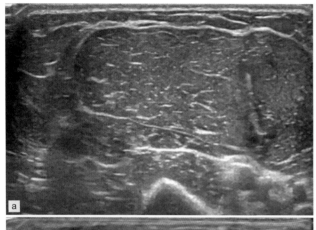

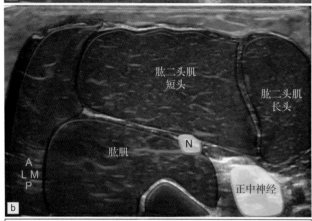

肱二头肌短头
肱二头肌长头
肱肌
A L M P
N
正中神经

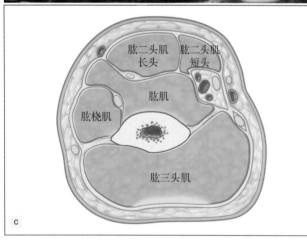

图5.3 上臂前侧间室横切面声像图。肱二头肌和肱肌是前间室的主要成分，肌皮神经（N）在两块肌肉之间

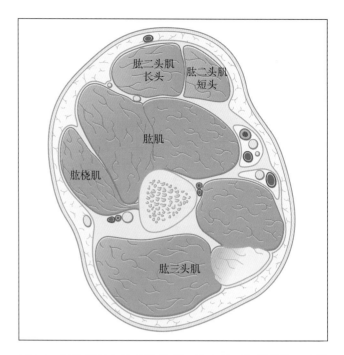

肱二头肌长头
肱二头肌短头
肱肌
肱桡肌
肱三头肌

图5.4 尺神经已与肱动脉分离，并走行于相邻的肱三头肌内侧头内侧的间室，桡神经已走行于肱骨的外侧面

3．辨认和追踪桡神经及其主要分支

扫查方法

　　伸肌总腱位于形成肘近端外侧膨隆两块肌肉的深面，前侧是肱桡肌，后侧是桡侧腕长伸肌，在其深面是前臂伸肌间室其余肌纤维的汇聚处，这就是伸肌总腱。大多数病例伸肌总腱的单个肌腱很难区分，而在有些病例，每一肌腱均可辨认。若存在异常，区分各个独立肌腱的简单方法是将探头移向远端肌肉分开处，甚至可追踪至腕关节处，腕关节部位肌腱是固定的，很容易记住。每一肌肉都可以向近端追踪到其起点。伸肌总腱的前侧深部是桡侧腕短伸肌，这是网球肘最常累及的肌腱。前侧浅部是指伸肌腱，尺侧腕伸肌构成构成伸肌总腱后部。伸肌总腱后方大块的肌肉是肘肌。

　　肘关节外侧区的检查包长轴和横轴（图5.8），定位伸肌总腱的好方法是先将探头横向置于上臂远端外侧，肱骨外上髁上方，向远端扫查追踪肱骨外侧骨缘至肱骨外上髁下方急骤下降的位置，外上髁下方的空隙即是伸肌总腱充填（图5.9），然后探头旋转90°，显示伸肌总腱的长轴，在此方向，伸肌总腱是一个细长、又有条纹的三角形回声结构。正常情况下，伸肌总腱只有少量多普勒信号。通过操

　　坐在父母的腿上，检查者面对父母，单膝对着父母的任何一侧。在超声检查肘关节后区和穿刺时，父母应抱紧孩子。

标准部位1：肘关节外侧区

影像目的

　　1．辨认伸肌总腱。
　　2．辨认桡侧副韧带和相连的纤维软骨。

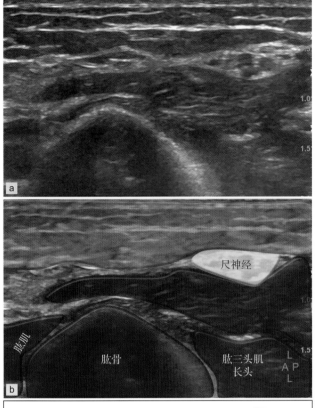

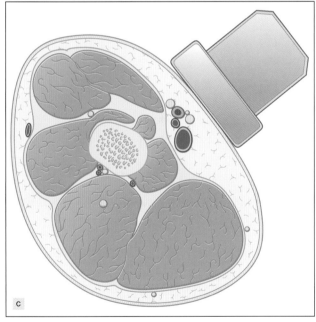

图 5.5　尺神经，上臂下段

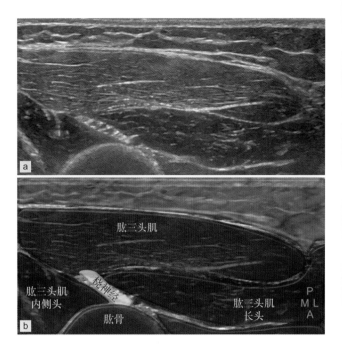

图 5.6　上臂后侧间室内的肌肉

助获得其长轴切面影像。另一个帮助辨认的标志是外侧半月板，又称外侧皱襞，这是一纤维组织皱襞，通常呈三角形，类似于膝关节半月板，位于桡骨头和肱骨小头关节面之间，轻微内外翻肘关节有助于显示半月板附着于桡侧副韧带深面，可作为桡侧副韧带的定位标志。

桡侧副韧带是肘关节外侧韧带复合体的三个组成部分之一，其他两个是环状韧带和外侧尺侧副韧带（LUCL）。虽然桡侧副韧带近端是骨性附着于肱骨，但远端却附着于环状韧带，因此，超声检查显示远端无明确的骨性附着，不能误认为是损伤。外侧尺侧副韧带和桡侧副韧带共同起自肱骨外上髁，但与后者分开向远侧走行于桡骨小头后侧止于尺骨旋后肌嵴（5.11）。定位外侧尺侧副韧带最好的方法是横断面扫查，外侧尺侧副韧带走行贴近肘肌的前角或前外侧角，或者远端附着于环状韧带。

肘关节外侧的另一个重要解剖结构是桡神经。在肱骨远端水平，桡神经穿过屈伸肌间室之间的筋膜后，走行于桡侧腕长伸肌和肱肌之间，向远端追踪，桡神经走行于肱肌外侧缘，在跨过肘关节后，桡神经穿过一组连接邻近肌肉的纤维束带的深面，并横过肘前的复杂动脉交通支（称为 Henry 束带）。在桡骨头水平，桡神经分成浅支（感觉支）和深支（运动支）（图 5.12），运动支又称骨间背侧神经，

作训练，肌腱的这一标准切面声像图很容易获得。

桡侧副韧带位于伸肌总腱的深面，有时与伸肌总腱很难分辨（图 5.10），仔细观察伸肌总腱的深部会发现深部纤维方向和伸肌总腱有略微不同。桡侧副韧带起自肱骨外上髁止于桡骨头，而伸肌总腱更靠后。沿着桡侧副韧带走行方向轻微移动探头可帮

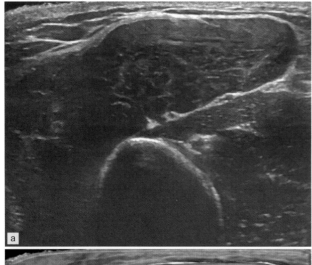

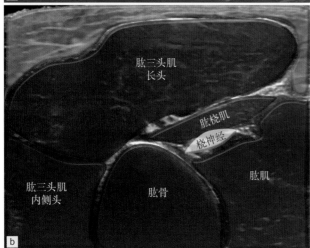

肱三头肌
长头

肱桡肌

桡神经

肱三头肌
内侧头

肱骨

肱肌

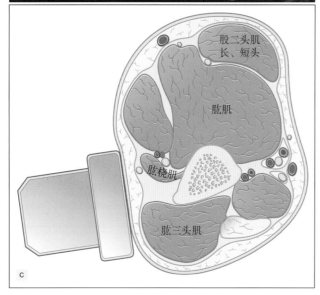

股二头肌
长、短头

肱肌

肱桡肌

肱三头肌

图5.7 上臂下段前外侧横切面声像图。桡神经在进入肘关节前方之前走行于肱桡肌和肱肌之间

穿行于旋后肌的两个头之间。桡神经走行过程中的这些结构都可对神经造成压迫。

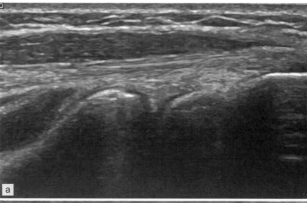

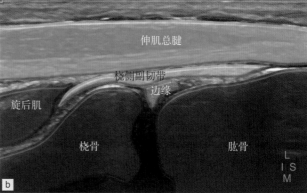

伸肌总腱

桡侧副韧带
边缘

旋后肌

桡骨

肱骨

L
I
S
M

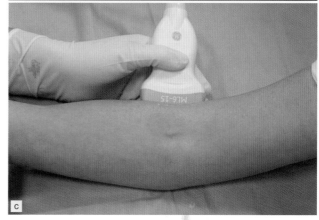

图5.8 肘关节外侧区纵切面声像图（a，b）和扫查伸肌总腱起点的体位（c）

标准部位2：肘关节内侧区

影像目的

1. 识别屈肌总腱。
2. 识别尺侧副韧带。
3. 识别和追踪尺神经。

扫查方法

肱骨内上髁是屈肌总腱的起点，与外侧相比，屈肌总腱在此很快转变为肌肉，因此，屈肌总腱肌肉成分较多，肌腱成分相对较少（图5.13），向前膨

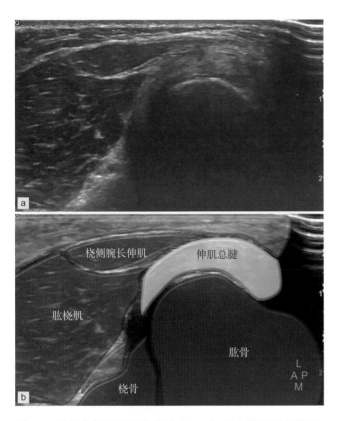

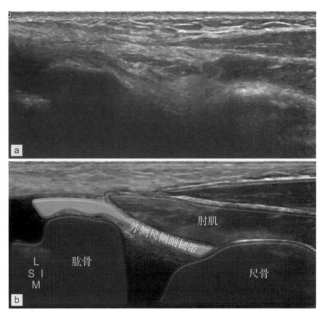

图5.11　外侧尺侧副韧带声像图。外侧尺侧副韧带伴随肘肌

隆的肌肉是旋前圆肌，屈肌总腱位于其深面。屈肌总腱的组成结构超声难以辨认，如有必要，可以采用上述的辨认伸肌总腱一样的方法，将探头移向前臂中部，直到肌肉相互分开走行，然后分别追踪各个肌肉直到汇入屈肌总腱。屈肌总腱最前侧的部分是桡侧腕屈肌和指浅屈肌，尺侧腕屈肌的特殊形态容易辨认，它由两个头组成，在尺神经表面形成一个弓状解剖结构（图5.14）。指深屈肌的起点位于尺侧腕屈肌的深部。

与桡侧副韧带类似，尺侧副韧带位于屈肌总腱深面，比桡侧副韧带更厚，功能更加重要。尺侧副韧带由三部分组成，即前部、后部、横部（图5.15），前部最大、最显著，起自肱骨内上髁下表面，止于尺骨冠突内侧的结节。检查尺侧副韧带最好在长轴切面并且屈曲肘关节时进行（图5.16），屈肘的角度因人而异，有时可达屈曲90°。

与评价其他部位的韧带一样，除了观察尺侧副韧带的内部结构，通过尺侧副韧带的应力试验获得更多的信息。尺侧副韧带应力试验可采用多种方法获得。传统的方法是检查者在患者腕部施加外翻的应力，观察评估韧带的完整性，让患者外展患侧上臂，用他或她的另一只手帮助防止外旋。如果肘关节在屈曲位，不必固定上臂，检查者的另一只手可以施加外翻应力。另一种方法是检查者右手持探头置于韧带之上，检查者左肘关节置于患者腕关节内侧，左手置于患者上臂外侧，检查者用左肘关节施

图5.9　肘关节外侧区伸肌总腱（CEO）起点横切面声像图。肌腱填充了外上髁下方的空间

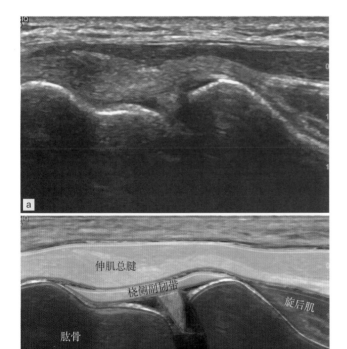

图5.10　桡侧副韧带声像图。伸肌总腱（CEO）最深层纤维是桡侧副韧带（RCL）。仔细调整探头角度可显示桡侧副韧带的纤维走向与CEO不同，但是这并不总是明显的

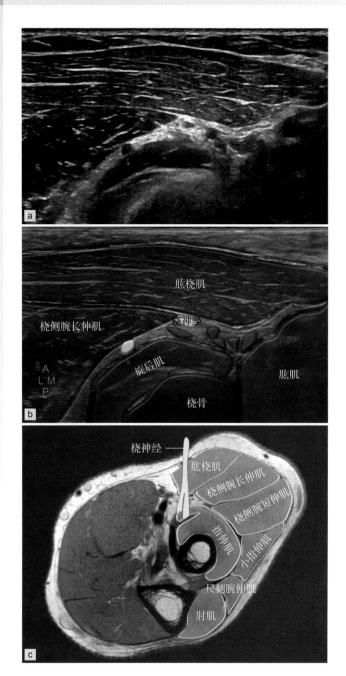

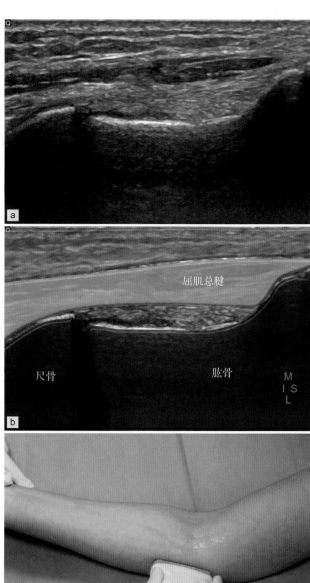

图 5.12　肘关节以下桡神经分出感觉和运动神经（骨间背侧神经）下方的横切面声像图（a，b）和 MRI（c）

图 5.13　肘关节内侧区屈肌总腱（CFO）纵轴切面声像图（a，b）和长轴图像和检查体位（c）

加外翻的应力，而左手固定患者的上臂不动。

　　尺神经是肘内侧区的重要神经，横切面超声表现是典型的低回声神经纤维束，周围环绕一高回声纤维结缔组织外膜。在上臂，尺神经位于肱动脉后方，后逐渐向浅层走行，通过尺神经沟进入肘部，尺神经沟是一个纤维骨性通道，位于内上髁的后方，其顶部是 Osborne 韧带和肱三头肌内侧头（图5.17），底部是后内侧关节囊及屈肌总腱起始部的加强纤维。尺神经穿出尺神经沟后，进入尺侧腕屈肌两侧头之间，它们的峡部形成一肌桥覆盖尺神经

（图 5.18）。在前臂，尺神经在尺侧腕屈肌深面走行进入腕部。

　　检查尺神经时，应在尺神经沟的近、远端观察横切面上尺神经的直径变化，以了解有无神经受压。另外，将探头横切置于尺神经上，屈曲肘关节，观察有无神经半脱位。在大多数患者，屈曲肘关节时可以看到神经有些向内侧移动，但由于 Osborne 韧带的作用，神经被限制在内上髁后侧的正常位置。15% 的患者，屈曲肘关节时尺神经可继续向内、向前移位，跨过内上髁到前侧并发出弹响，当肘关

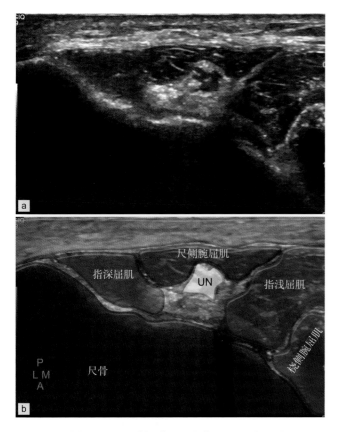

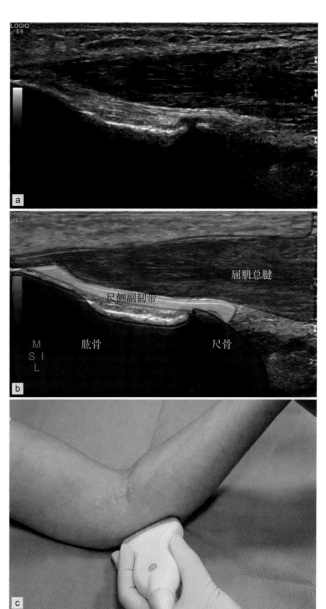

图 5.14　肘窝下方的尺神经横切面声像图。尺神经（UN）走行于尺侧腕屈肌两个头连接部的深面

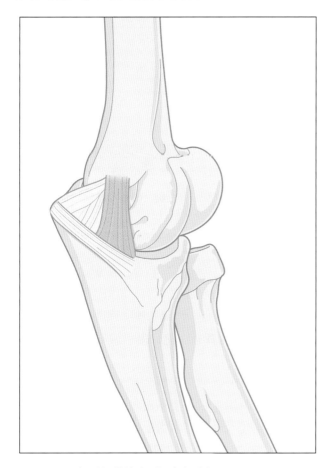

图 5.15　尺侧副韧带前束（深色部分）

图 5.16　尺侧副韧带（UCL）纵切面声像图（a，b），肘关节屈曲有助于定位韧带（c）

伸直时，神经可回到正常位置。在有些病例，尺神经的半脱位伴有肱三头肌内侧头或者肱三头肌副内侧头的半脱位，造成双重弹响。

标准部位 3：肘关节前区

影像目的

1．辨认肱二头肌腱和周围滑囊。
2．识别肱肌腱。
3．识别和追踪正中神经的重要分支。

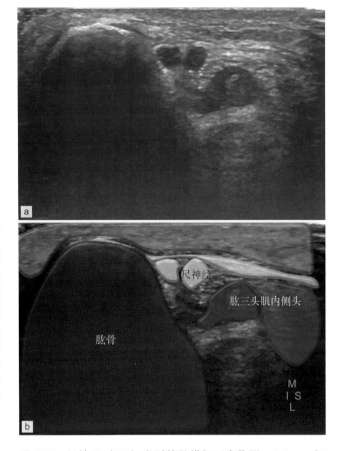

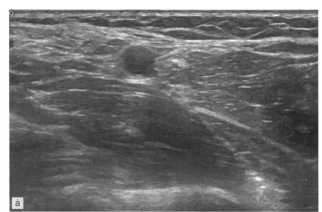

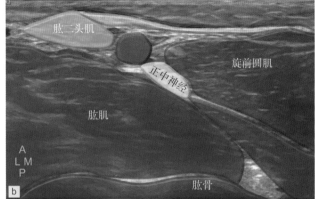

图 5.17   尺神经（UN）在肘管的横切面声像图。Osborne 韧带横跨于尺神经之上

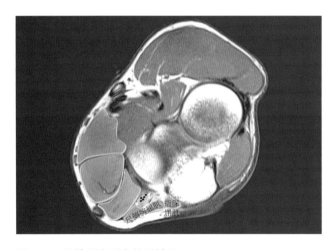

图 5.18   尺神经沟下方的尺神经

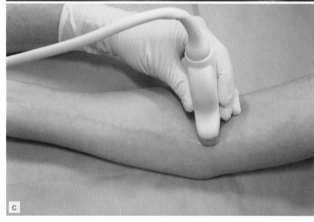

图 5.19   肘前窝横切面声像图（a，b）。显示肱二头肌腱、动脉和正中神经之间的关系。注意肱二头肌腱膜桥接这些结构。检查前区肘窝的体位（c）

扫查方法

肘关节前区重要的解剖结构有肱二头肌腱、肱肌腱、肱动静脉和正中神经（图 5.19）。超声检查从上臂远端可识别肱二头肌的两个头开始横切，向远端追踪直至两个头肌肉肌腱结合部，肱二头肌的两个肌腱紧贴在一起穿过肘窝，止于桡骨粗隆。在很多病例中，采用小心地屈 / 伸肘或旋前 / 旋后动作将两个头分开，表明肱二头肌两个头在功能上有所不同。

由于肱二头肌腱向深部走向止点的行程是斜行的，在矢状面扫查时不能很好地显示肱二头肌腱远端部分。有些人可通过调整探头的方向与肌腱走行平行以获得满意的声像图。对于那些体型较大的易于发生肌腱损伤的人，想获得满意的图像是很困难的。

响尾蛇（侧击）体位

　　有几种方法能更好地显示肱二头肌腱，最有用的方法是探头从尺侧扫查肌腱，患者屈曲肘关节25°，探头横切于前臂尺侧面。然后探头上端与肱骨成一定角度（图5.20），尺骨强反射的表面很容易识别，其形态比桡骨要尖。尺骨定位后，探头向前外侧移动直到更圆形的桡骨位于图像中央，然后保持桡骨在视野内，探头向近端移动，直到显示一肌腱止于桡骨粗隆，这即是肱二头肌腱。在这一位置肌腱与探头平行，可更清楚显示肌腱。若不能清楚显示肌腱，探头在横切面上微调，直到显示肌腱平直

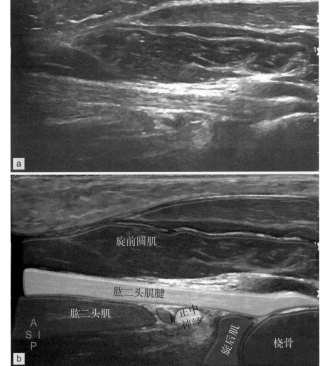

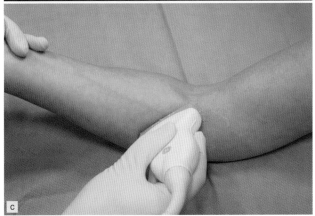

图5.20　响尾蛇体位肱二头肌腱止点声像图（a，b）。扫查肱二头肌肌肉 - 肌腱结合部（MTJ）接近于探头的位置（c）

及其内部结构及止点清晰为止。

　　如果探头移动太快，肱二头肌腱可能会被略过，首先进入视野的肌腱是肱肌腱。若有疑问，腕关节旋前与旋后转动桡骨，肱二头肌腱止点会随之运动。如果仔细观察肌腱在前臂旋前和旋后中没有移动，则为肱肌腱。肱肌肌肉肌腱结合部较肱二头肌低，其肌腱被肌肉包绕止于尺骨粗隆。为了寻找解剖标志，将探头转为横切，在这一位置，肱肌在横切面上有其特征的表现，即明显的内、外侧肌肉成分和中央形成的肌腱，向远端走行止于尺骨粗隆。一旦正确定位了肱二头肌腱，前臂旋前和旋后动作有助于显示肱二头肌腱止点，以及可能存在的两个滑囊。

　　为帮助记忆前臂旋前 / 旋后动作和它在帮助识别肱二头肌腱远端止点中的作用，作者将这一体位称为"响尾蛇体位"。

眼镜蛇体位

　　响尾蛇体位这个名称也是区别于众所周知的但不常用的眼镜蛇体位，眼镜蛇体位也是有助于识别肱二头肌腱远端止点的一种方法。为获得眼镜蛇体位，患者尺骨鹰嘴置于检查床上，手臂朝上，探头置于前臂背侧桡骨粗隆水平，前臂旋前，肱二头肌腱远端止点进入视野。

　　在前肘窝中央识别正中神经，正中神经紧邻旋前圆肌前缘下方。正中神经位于肱动脉内侧，而肱动脉位于肱二头肌腱的内侧。在上臂远端，正中神经位置浅表，逐渐走行于旋前圆肌深面。在肘关节水平稍上方，正中神经穿过以肱二头肌腱膜为顶的一纤维肌肉管道（图5.18）。将探头横切置于旋前圆肌近端部分的表面来定位肱二头肌腱膜，探头向远端移动时可见一薄层韧带出现在表层，追踪它横过肱动脉和正中神经并与肱二头肌腱纤维混合。在此水平远端，正中神经穿行于旋前圆肌两个头之间，在此分出骨间前神经和固有正中神经。之后正中神经走行于前臂指深、浅屈肌之间进入腕管，而骨间前神经与骨间前动脉伴行走向深面骨间膜表面。

　　正中神经走行过程中有几个部位容易受压。其一是在上臂远端，由肱骨远端内侧正常变异形成的外生骨疣，被称为髁上突，一连接髁上突顶端和肱骨的韧带，即Struthers韧带，形成一纤维骨性管道，有潜在压迫正中神经的可能；正中神经也

可在穿过肱二头肌腱膜或在旋前圆肌两个头之间受压。

标准部位4：肘关节后区

影像目的

1. 辨认肱三头肌及其肌腱。
2. 辨认后方脂肪垫和关节后隐窝。
3. 辨认是否存在尺骨鹰嘴滑囊。

扫查方法

检查肘后部的方法有几种。由于患者常面对检查者坐着，一个简单的动作是患者手掌朝下撑在诊疗床上，然后前臂内旋同时屈肘，又称"螃蟹位"（图5.21）。这一体位易于检查肘关节后区，如有关节积液存在，可在肱骨远端后区与后方脂肪垫之间识别，这个体位也能很好地观察关节内游离体。在常规的"螃蟹位"时，由于受重力作用，少量的关节积液流到肘前方而容易漏诊。一个变换体位是反"螃蟹位"，通过"螃蟹位"肩关节外旋90°，手悬在空中获得，关节积液由于重力作用流到肘关节后方，即使是少量积液也易被检出。然而，不是所有患者都能摆出这个体位，尤其是肘关节疼痛和僵硬的患者。一个替代检查肘关节后侧的方法是患者背对检查者坐着，前臂交叉于胸前，同时屈曲肘关节检查。如有必要，患者可仰卧位，前臂交叉置于腹部检查。

肘后区的主要结构是肱三头肌腱，如前所述，该肱三头肌由三个头构成，每一部分均参与肌腱止点。长头和外侧头肌腱先汇合止于尺骨鹰嘴，内侧头肌腱位置较低，可识别分开止于尺骨鹰嘴内侧面。横切面声像图上，肱三头肌呈椭圆形，有时内、外侧头难与临近肘肌、尺侧腕屈肌区别。

纵切面声像图上，肱三头肌腱深面的三角形高回声脂肪垫以及关节囊和滑膜腔很容易识别。后方脂肪垫位于囊内、滑膜腔外，当有关节积液存在时，脂肪垫后移。

旋转探头为横切并向内侧移动可显示位于尺神经沟内的尺神经，如前所述，尺神经位于连接内上髁与尺骨鹰嘴的Osborne韧带的深面，尺神经继续走行于尺侧腕屈肌两个头之间。有时在屈肘时，肱

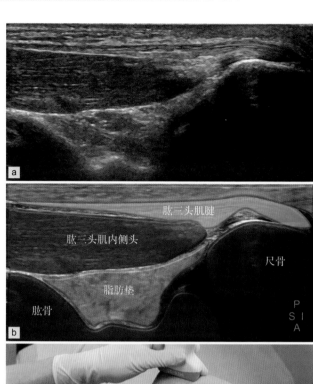

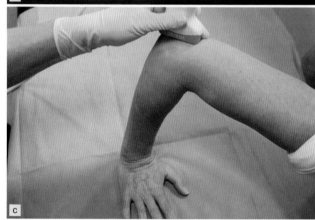

图 5.21　肘关节后区解剖，长轴纵切面声像图（a，b）和螃蟹体位（c）

三头肌的内侧头很明显，可使将尺神经向内侧推移，引起尺神经脱位。

肘关节水平之下，在肘后方可遇到很多其他结构。在桡骨头水平，桡骨和尺骨有一三角形的间隙分开，间隙内有浅面的肌肉和一组韧带，肌肉是肘肌，外侧向远侧走行的韧带是外侧尺侧副韧带，肌肉和韧带深面是环状韧带后部、上尺桡关节以及主要肘关节的隐窝。

尺骨鹰嘴滑囊是位于尺骨鹰嘴和浅筋膜之间，作为衬垫，防止浅方组织受压。对大多数患者来说，鹰嘴滑囊不过是一个潜在的腔隙，一旦出现炎症，腔隙迅速充满液体，检查时应注意探头不能用力按压，否则，滑囊间隙可能被压闭。

肘关节外侧区疾病

6

Eugene McNally *原著*

陈　然　谢海琴　陈　芸　译

肘关节外侧区疾病

肱骨外上髁炎

肘关节外侧疼痛最常见的病因是伸肌总腱的肌腱病或末端病。"网球肘"这一术语来源于这一疾病的早期描述，它在很大程度上已被广泛使用。尽管本病的名称是"网球肘"，它更常发生在非职业网球运动员，涉及多种职业和运动。在高尔夫球运动员中，网球肘比高尔夫肘（屈肌总腱肌腱病）更常见。

疼痛的特征性部位是在外上髁，患者也可能出现肌肉无力，尤其是握力的下降。

实用技巧

汤姆森试验（Thompson's manoeuvre）：患者肘关节伸直，前臂旋前位，抗阻力背伸腕关节导致疼痛，并向前臂放射，即为阳性。

要点

肘关节外侧区疼痛的鉴别诊断包括伸肌总腱肌腱病、桡侧副韧带滑膜皱襞的损伤、剥脱性骨软骨炎、肱桡关节炎、桡管综合征、颈椎神经根病变和肘部后外侧区旋转不稳定。

病理上，伸肌总腱出现血管成纤维细胞增生和黏液变性，桡侧腕短伸肌腱最早受累。

超声解剖和超声检查方法在前面章节已有描述。伸肌总腱肌腱病的超声特征性表现包括肌腱回声消失和正常的肌腱网状纤维结构紊乱。伸肌总腱前部受累较后部常见，深部受累较浅部常见，这反映了桡侧腕短伸肌特征性受累。随着病情进展，异常血管长入（新血管形成或血管生成），常可发现异常的多普勒信号（图 6.1）。有些患者血管增生异常明显，在 MRI T2 加权影像上肌腱内的高信号被认为是异常的血管。随着肌腱变性的进一步发展，将出现肌腱纤维断裂，可见肌腱分层或部分撕裂（图 6.2）。疾病的进展可以累及相邻的肌腱。桡侧副韧带也可能被累及，通常认为，桡侧副韧带受累，保守治疗效果不佳。随着疾病更进一步发展，肌腱可能开始从骨膜附着点分离，最终发生断裂（图 6.3）。在有症状的患者中，多普勒信号增加与肌腱分层区域具有明显的相关性（图 6.4）。

肌腱末端病这一术语是用来描述肌腱起止点病理改变，（伸肌总腱）病变位于肱骨外上髁的起点处。有时，肌腱末端病与肌腱病不同，但在临床实践中，这两种病变常常并存且合并。当肌腱起点部位出现骨的病变时，就可以诊断慢性肌腱末端病。这种病变包括钙化，钙化有几种形式：线性钙化或团块状钙化。随着钙盐沉积成熟形成骨化。肌腱附

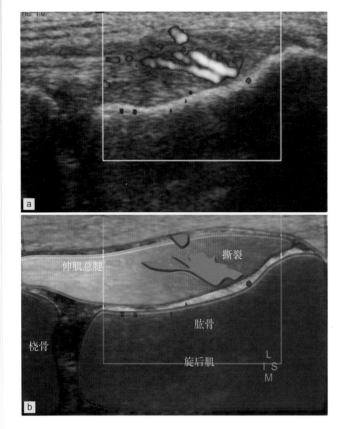

图 6.1 肘关节外侧区冠状面声像图。多普勒信号增多是外上髁炎有用的指标，注意回声减低

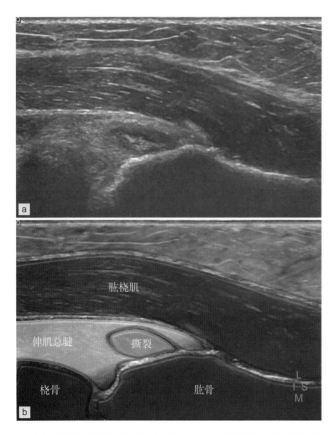

图 6.2 肘关节外侧区冠状面声像图。伸肌总腱的肱骨附着处有撕裂

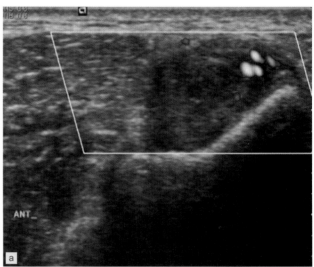

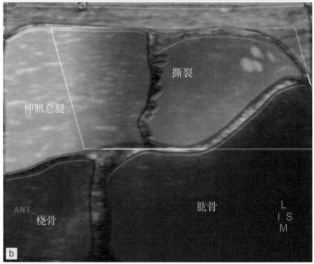

图 6.3 肘关节外侧区冠状面声像图。伸肌总腱起点部位广泛分层伴有肱骨附着处的部分撕脱，提示疾病相对晚期和进展期

着部位的骨性不规整导致骨赘形成，在 X 线片上可见到骨赘（图 6.5）。应该注意，肌腱末端病的骨性病变可持续存在，并发展成为慢性，因此，不一定伴有活动性。肌腱起止点多普勒信号的增多是活动性病变非常有帮助的征象。

实用技巧

对于伸肌总腱末端病患者的诊断，超声报告应明确诊断，并注明具体所累及的肌腱，试图鉴别单纯的肌腱病和肌腱分层 / 部分撕脱。多普勒血流丰富和桡侧副韧带的侵犯有助于疾病分期。

尽管在大多数病例中，这种疾病由于紊乱的生物力学机制所致（如前所述），但是有些病例可能是继发于系统性疾病、药物治疗和晶体沉积，尤其是

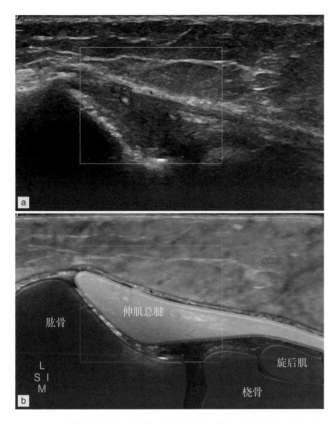

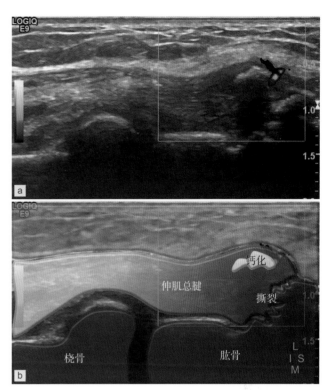

图 6.4　肘关节外侧区冠状面声像图。伸肌总腱外上髁起点处回声减低伴有多普勒信号丰富，提示肱骨外上髁炎

图 6.5　肿胀的伸肌总腱起点伴有钙化提示慢性病变

痛风。一旦确定了诊断，治疗围绕识别和处理病因。对于持续性疼痛，超声可用来引导干针（dry needle）治疗、自体血液或富含血小板血浆的介入治疗（图 6.6），这在介入操作部分的章节有更详细的介绍。

桡侧副韧带和皱襞

桡侧副韧带起自肱骨外上髁，近端走行于伸肌总腱的深面，在桡骨颈外侧止于环状韧带（图 6.7）。除了伸肌总腱肌腱病中同时受累和创伤，单独侵犯此韧带的疾病相对少见，因此，相对不常需影像学检查。桡侧副韧带较尺侧副韧带不易被识别，但在伸肌总腱深面可以找到它。

实用技巧

定位桡侧副韧带的一个有用的标志是识别高回声三角形关节半月板结构或滑膜皱襞（图 6.8）。

当有撕裂或部分撕裂时，韧带内的异常发现包括韧带正常的明亮反射回声结构的消失、增厚，以及韧带纤维结构中断。

偶尔，肘关节外侧区的症状可能是由于外侧半月板 / 滑膜皱襞的增厚继发撞击所致。除了疼痛的表现外，患者还可能出现关节的弹响。有时这种情况可伴有桡骨头软骨软化。有临床症状的患者，滑膜凸缘切除后病理提示滑膜炎伴纤维化。后外侧滑膜皱襞（滑膜凸缘）的增厚也有文献报道。肘关节外侧的稳定主要依靠外侧副韧带，肘关节外侧的肌肉肌腱结构对于肘部外侧结构的稳定作用也强于内侧结构。

外侧尺侧副韧带

肘关节外侧除了桡侧副韧带和环状韧带外，还有第三个韧带结构，即外侧尺侧副韧带（lateral ulnar collateral ligament，LUCL）。外侧尺侧副韧带也起源于肱骨外上髁，并与桡侧副韧带的近端附着点有共同的纤维组成，外侧尺侧副韧带在远端止于尺骨粗隆的顶端。

实用技巧

定位外侧尺侧副韧带的最佳方法是横切面扫查，外侧尺侧副韧带走行贴近肘肌的前角或前外侧角，在此处止于环状韧带。

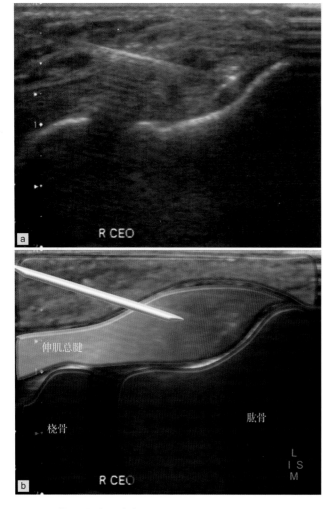

图 6.6　伸肌总腱末端病的干针治疗过程中肘关节外侧区冠状面声像图

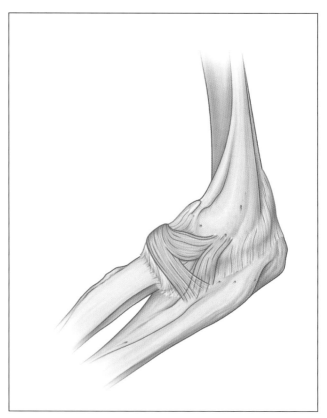

图 6.7　肘部外侧区的示意图。外侧韧带复合体由三部分组成，最前方是桡侧副韧带，止于横向走行的环状韧带；第三个部分是外侧尺侧副韧带，它与桡侧副韧带在近端有共同纤维，止于尺骨的旋后肌嵴

　　外侧尺侧副韧带的功能是防止桡骨小头向后移位，在桡骨小头的后方，它形成一个吊索样结构，像母亲的上臂支撑着婴儿的头。桡骨小头与外侧尺侧副韧带的关系最好用 MRI 评价，尤其是磁共振关节造影更好。桡骨小头向后侧脱位最易损伤外侧尺侧副韧带，同时也常累及外侧韧带复合体的其他成分。偶尔，肘关节扭伤单纯累及该韧带，患者主诉疼痛和不稳定，导致尺骨鹰嘴的异常活动，继而可导致鹰嘴关节软骨软化。与这些异常发现有关的一系列症状/体征称为肘关节后外侧区旋转不稳定。虽然韧带表面局限性压痛对疾病的诊断有帮助，但这种损伤的超声表现尚未完全明确。

环状韧带

　　环状韧带是肘关节外侧韧带复合体的第三个组成部分，它环绕桡骨头，将桡骨头稳固在邻近的尺骨上，韧带的前后两端均附着在尺骨上。在横轴切面上，韧带本身像一条吊索环绕桡骨头周围，在外侧与桡侧副韧带的纤维混合在一起。

　　环状韧带的损伤最常见于儿童，常被称作"牵拉肘"。当儿童的肘关节处于伸展位时，父母提拉孩子或旋转孩子的手，常导致损伤。此时，环状韧带向近端牵拉，直至部分滑过桡骨头。桡骨头是半脱位还是完全脱位取决于韧带损伤的程度。在大多数病例中，"牵拉肘"的诊断是临床病史结合 X 线片上显示桡骨头和肱骨小头对位关系消失相一致而做出诊断。但在非常幼小的儿童中，由于桡骨头和肱骨小头的大部分尚未骨化，X 线检查很难发现，偶尔需要超声检查对疑难病例进行诊断。

实用技巧

在牵拉肘的儿童中，超声很难显示移位的环状韧带，但是，肱桡关节间隙轻微的增宽为诊断提供了一条有价值的线索（图 6.9）。

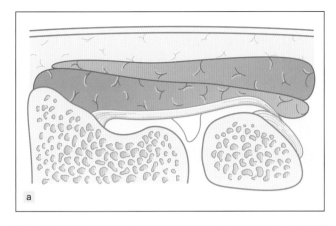

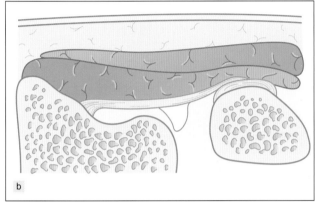

图 6.8 桡侧副韧带的示意图。桡侧副韧带很难与覆盖于其上的伸肌总腱区分（a），韧带有最深层的纤维组成。纤维软骨半月板和滑膜皱襞附着于环状韧带的关节面侧，这是定位桡侧副韧带的有用标志。桡侧副韧带止于环状韧带。当肘关节被拉伸时，环状韧带会向近端移位，桡骨头可能会出现轻微的半脱位（b）

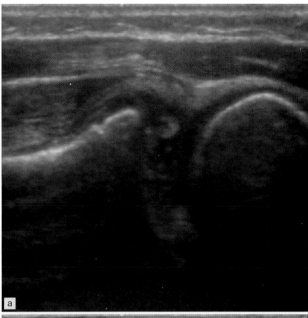

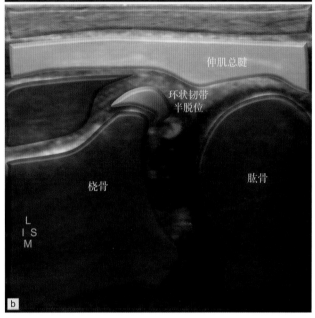

图 6.9 儿童肱桡关节矢状位。桡骨头半脱位，肱桡关节出现轻微的增宽。这是由于环状韧带向近端移位所致。这种情况叫做"牵拉肘"

环状韧带断裂的第二种情况是与外侧韧带复合体完全撕裂协同发生，这常继发肘关节后脱位。

软骨疾病

对于肘关节外侧综合征的患者，如果伸肌总腱和侧副韧带的检查未提示病因，应该仔细关注肱骨小头，这一点在儿童中特别适用，尤其是年轻的体操运动员。

Panner 病（幼年型肱骨小头骨软骨病）

儿童肱骨小头的损伤可以分为两类。在第一个十年中发现的肱骨小头异常被称为 Panner 病，这种病一般认为有非常好的预后，最常见的转归是疾病自行消退。它可能仅仅是钙化的一种变异。

剥脱性骨软骨炎（osteochondritis dissecans）

剥脱性骨软骨炎是在第二个十年早期出现。尽管有学者认为，与其他部位典型的剥脱性骨软骨炎一样与血管疾病有关，但过度的训练是其病因。患者的主诉常常是活动时出现疼痛，当关节内出现游离的骨软骨碎片时，可进展为机械交锁。与幼年型肱骨小头骨软骨病不同，剥脱性骨软骨炎会不断进展。

普通 X 线平片、超声和磁共振均可用于评估剥脱性骨软骨炎，CT 的作用不大。普通 X 线平片检查时需要仔细检查肱骨小头最模糊的透光区。尽管超声检查不能完整显示肱骨小头关节面的全貌，但它确实能够直观显示病变最常发生在肱骨小头前下关节面（图 6.10）。轻微的肘关节过伸可促进关节面软骨的显示。结合儿童对超声检查很少紧张的优势，超声检查是儿科肘关节疼痛一项重要的影像筛查技术。

除了评估病变的稳定性外，骨骺状态与病灶的大小是整体分类的重要依据。病变可分为三期，其中Ⅰ期又可以细分为 ⅠA、ⅠB 两期，ⅠA 期病变仅累及软骨下骨板，X 线平片和超声检查都是正常的，而 MRI 是唯一能探测到早期 ⅠA 期和 ⅠB 期病变的影像学技术，早期的软骨裂隙是 ⅠB 期可以探测到的仅有的异常病变。ⅠA 和 ⅠB 期病变的治疗都需要负荷保护和休息，3～6 个月内避免进行体育活动。Ⅱ期病变累及到髁表面，并伴有骨裂隙，骨裂碎片仍在原位或仅有很小的的移位。Ⅲ期病变是一完全性的骨游离碎片。Ⅱ期病变常发展为Ⅲ期病变，关节镜手术可以改变转归。试图在原位修复病灶常常是不成功的。

> **要点**
>
> 对于肱骨小头剥脱性骨软骨炎患者，应该评估尺侧副韧带，以便发现内侧隐匿的不稳定。

桡神经受压

概述

肘关节部位的桡神经损伤并不多见，由于临床症状具有非特异性，因此，诊断常被延误。如果引起症状的常见病因被排除，应该考虑到一些相对不常见的病因。以伸肌总腱为例，即便病变已经被证实，也需要考虑到是否同时伴有神经压迫的可能性，这在肘关节内侧比外侧更常见。

与其他神经的超声检查一样，桡神经的检查需要贯穿其全程，即由臂丛扫查到其终末分支。只有超声可以相对轻松地跨越这么大的范围进行神经的检查。

桡神经损伤最常见的部位是位于上臂的桡神经沟内，常常继发于肱骨干骨折。在桡神经沟平面以下至肘关节水平，桡神经沿着肱骨远端的外侧从后侧间室出来，向前方走行进入桡管，桡管是肱肌与肱桡肌之间的虚拟管道，桡神经穿过此管道后发出它的第一根重要分支。桡管近端起始于肱骨小头上方，向下延伸约 5 cm 到达旋后肌水平。在整个走行路径中，桡神经可能被纤维束带、肌腱边缘或者明显的血管等结构压迫（图 6.11）。桡神经的压迫可能是来自肱三头肌外侧头的纤维弓形结构、肱桡关节周围的纤维束带，或是桡侧腕短伸肌的腱性边缘。Henry 束带由桡神经和多根血管以及桡侧返动脉血管弓共同组成，如果该血管明显增粗，可压迫桡神

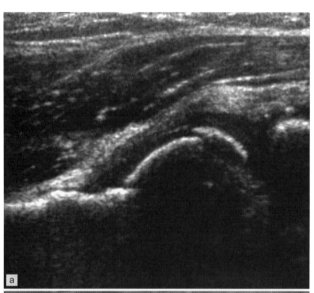

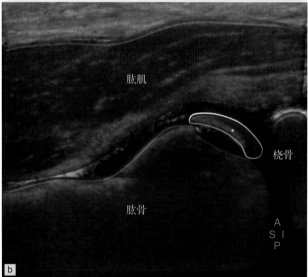

图 6.10　肘关节前侧矢状面声像图。肱骨小头前侧有一骨软骨病变（*），骨软骨碎片被轻微抬起，软骨下骨皮质有一台阶，这是剥脱性骨软骨炎最常累及的部位

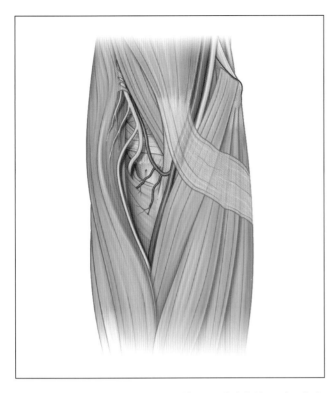

图 6.11 桡神经走行示意图。在其进入肘关节前区时，它穿过肱桡肌纤维束的下方，在发出桡神经浅支和骨间背侧神经之前与桡侧返动脉扇形分支相伴行，桡神经深支依次穿行于旋后肌两头之间

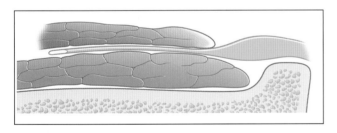

图 6.12 骨间背侧神经在旋后肌两头之间行程示意图，浅头增厚的前缘，即 Frohse 韧带，可压迫神经

经。在桡管的远端，旋后肌的近端边缘处，桡神经分为深、浅两支，桡神经深支或骨间背侧神经是运动神经，支配旋后肌和大部分手腕和手指的伸肌，它穿行于旋后肌（图 6.12）两头之间，进入前臂的后侧间室。在旋后肌内，骨间背侧神经可能会被旋后肌浅头前缘形成的纤维拱形结构（图 6.12），[被称为 Frohse 韧带（图 6.13）] 压迫。在旋后肌远端，桡神经穿出旋后肌的部位出现的纤维束带也可压迫桡神经。所有这些部位桡神经的压迫症状都会在剧烈的肌肉收缩运动后加剧。运动员，尤其是在运动中主要依靠上肢发力的运动员，这些天然的撞击区

域可能因肌肉肥大而进一步压迫神经。桡神经及其分支的受压也可来源于创伤、占位性病变以及炎性疾病。

> **要点**
>
> 桡管综合征特征性表现为肘关节和前臂外侧的疼痛，与肱骨外上髁炎的临床表现相类似。如果运动神经受累，则会出现垂腕

骨间背侧神经的选择性受压也可出现运动麻痹，导致手和腕伸肌力量的减弱。然而，在单纯性骨间背侧神经损伤中，只出现垂指而不是垂腕。

桡神经的浅支是感觉支，支配腕部及手部的背侧和外侧的感觉。桡神经浅支本身的受压呈现一种感觉障碍综合征，由于出现明显的临床症状相对较少，诊断可能比较困难，与腕管综合征相似，疼痛常是夜间出现。慢性外侧疼痛不伴有运动无力表现，伸肌总腱超声检查未见异常就应该迅速查找有无桡神经受压。Wartenberg 综合征是桡神经在穿过第一和第二伸肌间室时受压所出现的症状。

> **实用技巧**
>
> 超声上，桡神经不像尺神经和正中神经边界非常清楚，它常显示为由一组分开的纤维束构成。

在肘关节周围，应从肱骨外侧缘追踪桡神经进入肘前窝，在此，桡神经进入桡管，注意桡神经管径大小的变化。继续向远端追踪，桡神经分为两支，较靠前、靠中央的是桡神经本身，较靠后、靠外的是骨间背侧神经。继续追踪骨间背侧神经穿过旋后肌的两头之间，进入伸肌间室。

> **要点**
>
> 神经受压的主要超声表现是受压近端神经膨大、受压水平变细，如果运动支受累，还会伴有受累的肌肉萎缩。Tinel 征也可存在，但出现在受压水平的近端。

在萎缩期之前是肥厚期，出现肌肉的水肿和增生肥大，但在这个时期，超声显像不如 MRI 那么清晰。然而，特定区域肌肉的压痛可为疾病诊断提供线索。

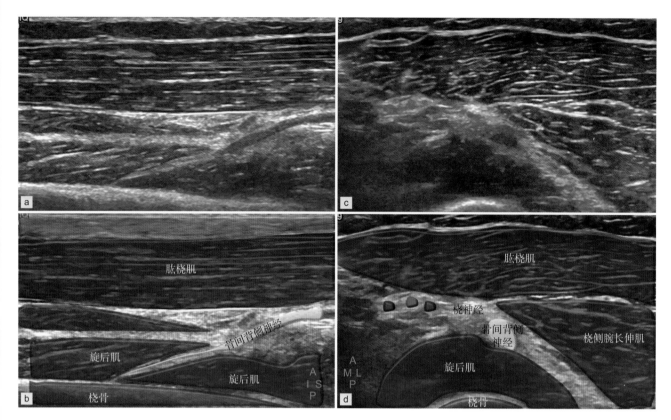

图 6.13 骨间背侧神经长轴和短轴切面声像图。在旋后肌两头近端的肿胀压迫下面的结构

参考文献

Cain EL, J Dugas JR. History and examination of the thrower's elbow. Clin Sports Med 2004;23(4):553–66.

Ciccotti MG, Charlton WPH. Epicondylitis in the athlete. Clin Sports Med 2001;20(1):77–93.

Izzi J, Dennison D, Noerdlinger M, et al. Nerve injuries of the elbow, wrist, and hand in athletes. Clin Sports Med 2001;20(1):203–17.

Loftice J, Fleisig G, Zheng N, et al. Biomechanics of the elbow in sports. Clin Sports Med 2004;23(4):519–30.

Porter S, McNally E. Elbow. In: Karantanas AH, editor. Sports Injuries in Children and Adolescents. Berlin: Springer; 2011: p. 113–23.

Stevens KJ, McNally E. Magnetic resonance imaging of the elbow in athletes. Clin Sports Med 2010;29(4):521–53.

肘关节内侧区疾病

7

Eugene McNally *原著*

胡阿珍　丛潇怡　谢海琴　陈　芸 *译*

屈肌总腱末端病

　　屈肌总腱肌腱病不如伸肌总腱肌腱病常见。虽然与运动和职业关联性不同，但表现的特征是相似的，这一病变与高尔夫运动尤其相关，因此，高尔夫肘这一术语被广泛采用。其他名称，如内侧网球肘和屈肌 - 旋前圆肌扭伤也在沿用。

要点

屈肌 - 旋前圆肌扭伤是一有用的术语，它引起了对旋前圆肌损伤的关注，旋前圆肌覆盖屈肌总腱。

　　与伸肌总腱肌腱病相反，屈肌总腱肌腱病在抗阻力屈曲时疼痛加重。

　　超声表现与伸肌总腱肌腱病相似。如前所述，屈肌总腱的形态不同于伸肌总腱。

实用技巧

与伸肌总腱相比，由于屈肌总腱肌肉肌腱结合部更靠近端，整体的超声形态是多肉质的表现（图7.1）。

　　屈肌总腱的这种普遍低回声特性不能误解为肌腱病。肌腱病的征象包括屈肌总腱真正的腱性部分正常纤维结构的消失，多普勒信号增加是常见的，是病变区引起注意的有用征象。进展期的征象包括肌腱分层引起的肌腱部分撕裂，最终导致肌腱从内上髁分离（图7.2）。急性期的改变，特别是由于创伤，也可累及旋前圆肌。肌腱病慢性改变包括钙化和肌腱附着部骨性不规整，提示肌腱附着点的末端病。

实用技巧

屈肌总腱肌腱病与尺神经炎有密切关系，许多患者两者的症状是相互重叠的。

　　这是因为肘管的底部接收屈肌总腱背侧的一些纤维，因此，屈肌总腱肌腱病可激惹表面的尺神经。由于症状在临床上难以鉴别，因此，对于肘关节内侧疼痛的患者应该进行这两个结构的检查。鉴别诊断还包括尺侧副韧带（UCL）损伤、旋前圆肌损伤和正中神经神经病等。

尺侧副韧带

　　肘关节的稳定性依赖于骨和韧带结构的完整性。内侧稳定性在大部分屈、伸活动范围取决于软组织的完整性，骨性结构只在小于 20°和大于 120°时维持肘关节稳定性。内侧韧带复合体是由三部分组成，最重要的是前支，即通常所指的尺侧副韧带，解剖学上，尺侧副韧带呈扇形附着于内上髁的下面，止于尺骨冠突内侧的结节。

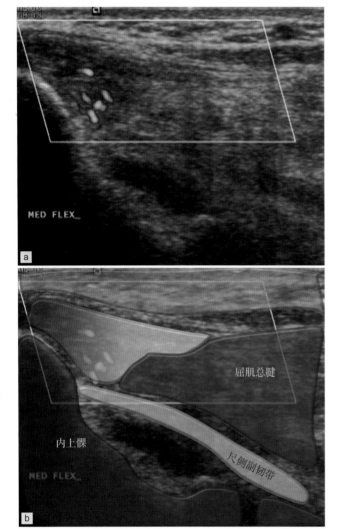

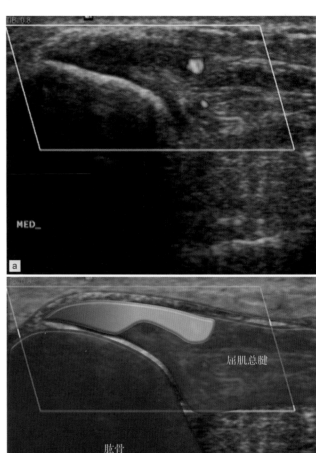

图 7.1 肘关节内侧区冠状面声像图。近心端屈肌总腱内上髁炎时会出现回声减低和多普勒信号增加

图 7.2 肘关节内侧区冠状面声像图。另一侧内上髁炎表现为回声减低和多普勒信号增加

已有大量关于投掷运动生物力学的研究，尤其是在北美洲，那里投掷运动在儿童后期和青少年时期扮演重要角色。

过头的投掷运动分为若干期，每个期承受应力的结构不同，这些期分为：预备初期、击发早期和后期、加速早期和后期、减速和投掷后的弧形动作。投掷技术差可导致外翻应力增加，从而导致肘关节尺侧张力增加。

> **要点**
>
> 对投掷运动周期中出现症状的点的了解为最有可能受伤部位提供有用的线索。

在击发后期，尺侧副韧带承受的应力最大。尺侧副韧带在尺骨鹰嘴后内侧与相邻的内上髁后侧之

间的剪切损伤，继发肱桡关节受压。

> **要点**
>
> 如果内侧不稳定性变成慢性，后遗症包括过度负荷时肘关节伸直外翻、尺骨鹰嘴骨折、尺神经炎和最终的尺骨滑车关节炎。

尺侧副韧带损伤包括部分和完全撕裂，完全撕裂较部分撕裂更易诊断，完全撕裂可以是近端或远端，而部分撕裂易发生在远端，可仅局限于韧带的关节面侧从尺骨冠突结节分离（图 7.3，图 7.4，图 7.5）。虽然 X 线平片偶尔能识别肌腱起止点骨赘，但对韧带撕裂的诊断很少有帮助。超声和磁共振成像均可用于诊断，而对微小的损伤 MRI 关节造影术优于 MRI。

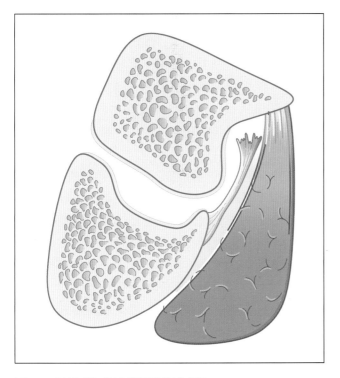

图 7.3 尺侧副韧带近端断裂的示意图

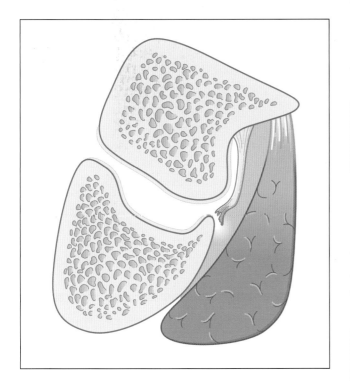

图 7.4 尺侧副韧带尺骨附着点撕裂的冠状面示意图

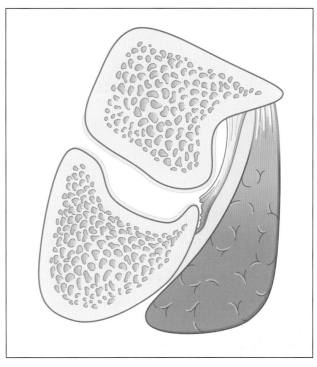

图 7.5 远端尺侧副韧带附着点部分断裂示意图。韧带从尺骨冠突内侧的结节部分撕脱，关节液或造影剂在韧带和尺骨之间通过

的紊乱而无其他表现，因此诊断较难，局部疼痛是诊断的一个重要方面。

> **实用技巧**
>
> 尺侧副韧带的拉伤仅表现为韧带功能不全，韧带的应力试验对于发现微小的损伤非常重要。

韧带应力试验的方法已经在技术部分阐述。

肘关节内侧牵拉损伤可能会导致外侧结构的挤压损伤。尺侧副韧带撕裂可能伴有外侧的骨软骨挤压损伤。虽然不是严格意义上的剥脱性骨软骨炎，但是类似的病变在肱骨小头可能很明显。

> **实用技巧**
>
> 当发现肱骨小头骨性病变时，建议要仔细检查内侧韧带复合体。反之亦然。

神经卡压

肘关节周围神经卡压和挫伤很常见，这是因为主要的神经干相对比较表浅，并且靠近其下的骨性

尺侧副韧带撕裂的超声表现包括正常纤维结构的紊乱、体积增大和松弛度增加。急性期可见游离的液体位于撕裂部位，从关节腔进入关节周围软组织中。部分撕裂的超声表现除了存在韧带纤维结构

结构，这两者的结合使得神经在遭受直接打击或骨折的急性损伤时容易发生损伤。此外，由于三条主要的神经干穿过肘关节周围狭窄的肌肉纤维性或骨性纤维管道，在反复的收缩 / 松弛运动过程中，这些神经容易在此部位受压或被撞击。所有这三条神经干也穿过肌肉管道，这也是导致神经受压的潜在结构基础，桡神经穿过旋后肌的两个头之间，正中神经穿过旋前圆肌，而尺神经通过尺侧腕屈肌的两个头之间。在投掷过程中极活跃的肌肉活动特别容易导致动态卡压综合征。

　　神经卡压综合征中有三个主要的超声表现，最重要的是神经本身的改变，神经在受压部位变细，在受压部位的近端变粗（图 7.6）。肿胀的神经通常失去一些反射性，检查时有压痛，导致 Tinel 征阳性。神经受压的其他表现包括内部回声的改变、移动减弱和神经被膜血管增加。神经受压第二个重要表现是受压水平的病因。在许多病例中，表现并不

明显，任何软组织肿胀都可导致神经受压，肌腱病、腱鞘炎，或是邻近关节炎引起的滑膜延伸、肿块、肿瘤或出血，都应考虑在内。多数病例表现为明显的肿块，但少数是微小的病变（例如：有些病例骨性纤维管道边缘的增厚可能是压迫的原因）。这些微小的病变是很难发现的，但是神经直径的改变可有助于发现，与对侧比较可有助于诊断。神经受压的第三个超声表现是神经受压本身引起的效应，这主要取决于受压迫的神经是感觉、运动或两者兼用。运动功能的丧失导致肌肉去神经支配，肌肉失神经支配的早期征象是微小的，尤其是超声上，但是在 MRI 上却很容易发现。在病变早期，肌肉可肿大和水肿。如果没有肌肉痛或不与无症状侧对比，就难以发现这些征象；晚期阶段，发生肌肉萎缩，肌纤维被脂肪组织代替，进而导致弥漫性回声增强（图 7.7），这种变化在超声上易于发现。如有疑问，MRI 是检测去神经支配早期变化的好方法。

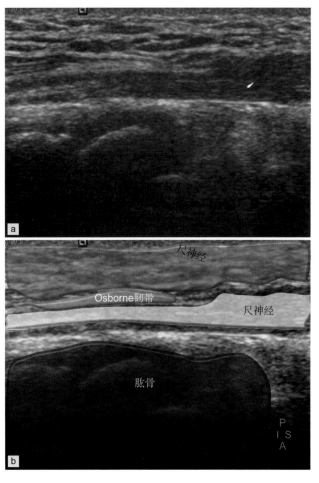

图 7.6　肘关节后内侧区长轴旁矢状面声像图。显示尺神经在肘管内受压，受压的近端神经肿胀

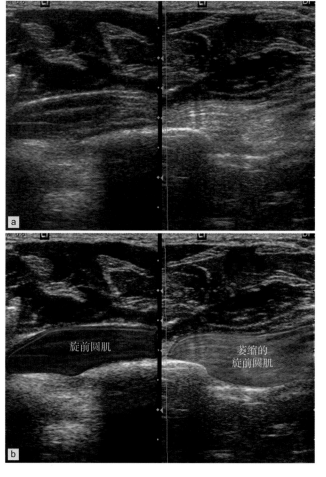

图 7.7　前臂远端前侧横切面声像图。双侧对比提示旋前圆肌萎缩，这继发于正中神经的分支 - 骨间掌侧神经受压

尺神经卡压

尺神经卡压是肘关节周围最常见的神经卡压综合征。尺神经卡压尤其常见于投掷运动和一些肘关节频繁活动的职业，因为在投掷过程中肘管张力增加，在屈曲时，肘管内的压力增加，增加了自然的压迫倾向，在投掷运动击发后期尤其如此。尺神经疾病会呈现肘关节内侧和前臂疼痛和不适，前臂和手内侧可出现短暂的麻木和感觉异常。运动员可能会抱怨在投掷时手臂笨拙或沉重，且易疲劳和投掷速度的下降。

肘管位于肱骨内上髁后方，在内上髁和尺骨鹰嘴之间。

> **实用技巧**
>
> 肘管的底是由关节囊以及来自尺侧副韧带后束和屈肌总腱的纤维组成的，因此，内上髁炎和尺神经受压的症状之间存在着密切关系也就不足为奇了。

肘管的顶是由近侧被称作 Osborne 韧带的支持带和远侧被称为弓状韧带的尺侧腕屈肌两个头之间的峡部纤维腱膜构成。肘关节屈曲时，由于尺侧腕屈肌的腱膜拉紧，肘管内的空间会自然变小。在肘关节屈伸过程中，尺神经也会相应地拉长约 5mm。空间的缩小和神经的拉长两者同时作用时会导致尺神经受压 / 牵拉进一步增加。而支持带的增厚、异常的肘滑车上肌出现、弓状韧带处肌肉增大都会使尺骨神经受压加剧。

尺神经受压也可由于创伤或者慢性伸直外翻的超负荷运动所致，当尺骨鹰嘴内侧缘形成骨赘时可压迫邻近的尺神经。少见的原因则包括 Struthers 弓（内侧肌间隔与肱三头肌内侧头之间增厚的筋膜带）、尺侧腕屈肌两个头之间的筋膜带以及屈肌 - 旋前圆肌深部腱膜等部位受压。尺神经也可因占位病变、瘢痕、后内侧关节炎或滑膜炎等原因受压。

尺神经的超声检查主要依靠横切面检查。如同其他部位神经一样，尺神经的神经束呈低回声的结构，周围是高回声的神经被膜结缔组织，形态与肌腱相似，神经纤维一般较大并且较连续，而肌腱纤维较小且不连续。不像界限不清的桡神经，尺神经纤维自身会紧凑并且形成界限清晰的神经束。尺神经的超声检查应该从臂丛神经追踪到上臂、肘部、前臂，然后进入腕尺管到手部。患者仰卧位，手臂外展有助于检查。MRI 对于尺神经这种大范围的检查虽可行，但是费时。当探头滑过神经受压区域诱发症状时，超声触诊也可诱发相当于临床上的 Tinel 征。

神经受压最常见的表现是受压水平之上神经的肿胀（图 7.8）。应评估在肘管上方、肘管的近、远端，以及肘管下方神经的直径（图 7.9），并与对侧对比。正常情况下，神经在进入肘管后有所缩小。神经的正常值尚未建立，而腕管综合征已有正常值，值得一提的是，对侧的神经也可能受压而无临床症状。

神经受压的继发表现包括神经内部回声结构的改变、移动减弱和神经被膜血管增加。如果神经在通过骨性纤维管道时有动脉伴行，与对侧比较检查动脉血流频谱的变化有助于证明局部压迫存在。

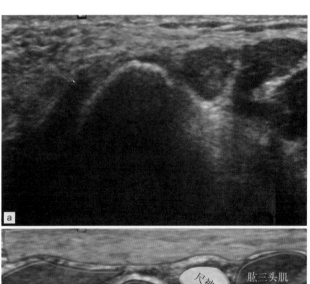

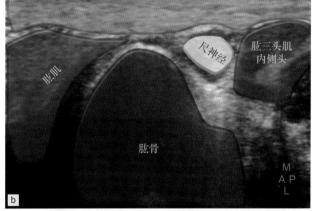

图 7.8 肘关节后内侧区横切面声像图。注意肘管内尺神经受压，神经的近端肿胀

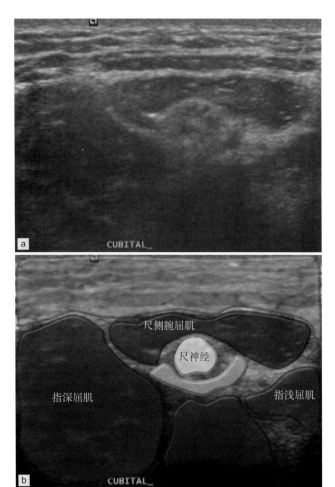

图 7.9 肘关节后内侧区横切面声像图。正常尺神经位于尺侧腕屈肌两个头之间的下方

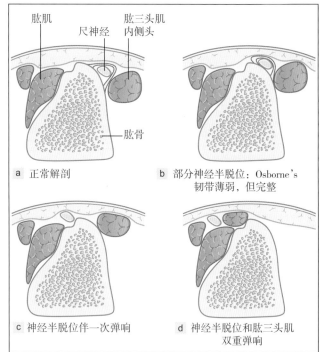

图 7.10 正常类型（a）；尺神经被 Osborne 韧带约束限制；Osborne 韧带松弛（b）；尺神经向前方移动，但未半脱位；尺神经前脱位（c）；大多数患者未意识到；有些患者会有一个可触及和听到的弹响；有报道少数患者有双重弹响（d）；这是由于尺神经连同肱三头肌内侧头或肱三头肌的半脱位引起

实用技巧

此外，在不同的体位下检查肘关节可引起压力的变化从而使神经压迫的表现突出。

有些人无肘部支持带 /Osborne 韧带，在屈肘时尺神经可发生半脱位。如果肱三头肌内侧头突出或内上髁骨性异常存在，这种现象会加剧。半脱位时可伴有可闻及的弹响，甚至是双重弹响，此时肥大的肱三头肌内侧头或肱三头肌副肌也会半脱位（图 7.10）。当有广泛的软组织松弛时，半脱位也会频繁出现（图 7.11，图 7.12）。虽然在无症状人群中半脱位并不罕见，反复的半脱位甚至完全脱位可导致摩擦性神经炎。半脱位也被认为夸大了神经受压的其他原因的影响。

正中神经卡压

肘部正中神经受压远不如尺神经受压常见。正中神经受压最常见的部位是在腕关节的腕管内。

要点

在肘关节上方正中神经受压最常见的原因是由于髁上突造成，在肘关节下方是由于旋前圆肌两个头之间受压造成。

髁上突是从肱骨内侧长出的一个异常骨赘，骨赘本身在 X 线平片上能够识别，然而，神经压迫需要另外的连接骨赘和内上髁的 Struther 韧带的存在，这就形成一骨性纤维管道，正中神经和肱动脉从其中通过。正中神经在这一水平受压会导致旋前圆肌功能丧失和萎缩。由于正中神经支配旋前圆肌的分支在肘关节水平以上发出，因此，正中神经在肘关节水平或肘关节以下平面受压不会导致旋前圆肌萎

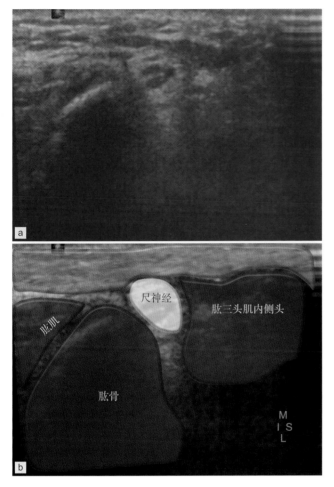

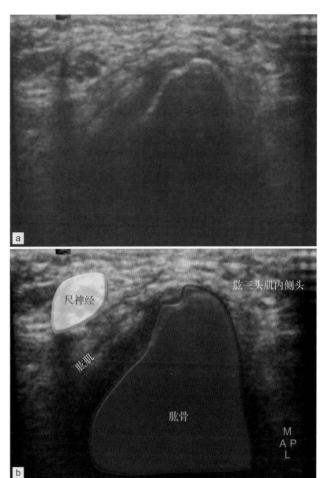

图 7.11　肘关节后内侧横切面声像图，尺神经位于在尺神经沟内，其后面是肱三头肌内侧头

图 7.12　肘关节屈曲时，尺神经向前方脱位

缩。旋前圆肌综合征是肘关节下方最常见的压迫性神经病，这一疾病是正中神经在旋前圆肌的两个头之间受压所致（图 7.13），患者表现为前臂掌侧的疼痛，并伴有正中神经分布区域的麻木和感觉异常，病情会因为训练加强和肌肉肥大而加剧，症状也会随前臂的反复运动而变得严重（图 7.14）。前臂旋前和旋后的运动尤其容易发生。

　　肘部周围其他几个潜在的正中神经压迫可检查到。正中神经在进入肘前窝时位于肱二头肌腱和肱动脉内侧，在此增厚的肱二头肌腱膜可压迫正中神经（图 7.15）。压迫也可来自附属的纤维束带伴有异常的肱二头肌第三个头、指浅屈肌近端的弓形结构、拇长屈肌的副头（Gantzer 肌）以及异常的血管。肱二头肌桡骨滑囊扩张导致桡神经压迫。

　　正中神经的主要分支是骨间前神经，骨间前神经受压引起 Kiloh-Nevin 综合征（前臂骨间前神经综合征）。骨间前神经是运动神经，神经受压导致拇长

屈肌、第二、三指的指深屈肌和旋前方肌功能障碍，这一疾病的诊断具有挑战性，原因是累及的肌肉在肘关节远端。

实用技巧

患者呈现与肌肉无力相关的腕部和手部的综合征，应考虑肘部神经压迫综合征。

　　在早期阶段，超声难以识别肌肉水肿，虽然这种情况在没有肿块或血肿是不常见的，但它可能发生在前臂肌肉发达的运动员身上。

　　其他需要考虑的肘部周围神经包括肘肌皮神经和前臂外侧和内侧皮神经。这些神经的损伤是少见的，但可在针刺治疗屈肌总腱疾病时出现。前臂外侧皮神经的受压有时候是因为肱二头肌腱病引起的，因为神经邻近增大的肌腱，这一情况称为 Bassett 病变。

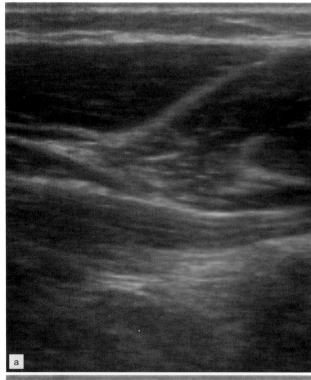

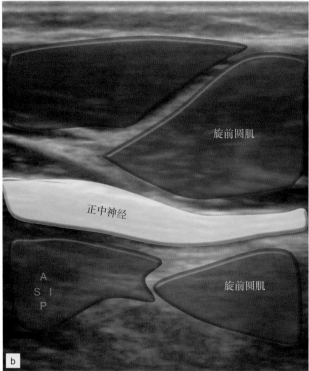

图7.13   肘关节前区矢状切面声像图。正中神经在经过旋前圆肌两个头之间受压，近端神经肿胀

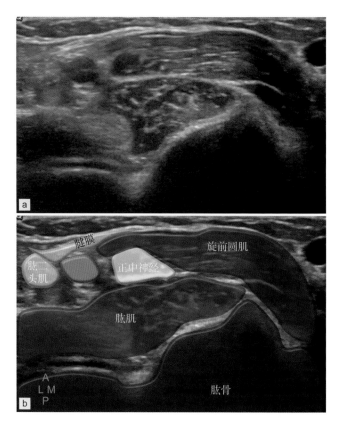

图7.14   肘关节前区横切面声像图。正中神经刚好在旋前圆肌上方肿胀

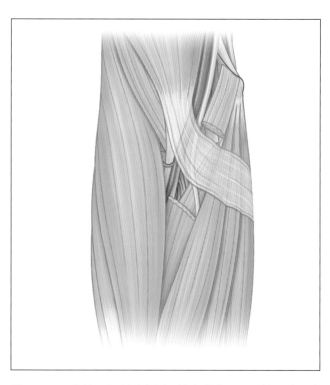

图7.15   正中神经行程示意图。撞击的常见原因是上臂远端撞击肱骨髁上突。在肘关节前区正中神经可与肱二头肌腱腱膜以及旋前圆肌的两个头之间撞击

参考文献

Cain EL, Dugas JR. History and examination of the thrower's elbow. Clin Sports Med 2004;23(4):553–66.

Izzi J, Dennison D, Noerdlinger M, et al. Nerve injuries of the elbow, wrist, and hand in athletes. Clin Sports Med 2001;20(1):203–17.

Loftice J, Fleisig G, Zheng N, et al. Biomechanics of the elbow in sports. Clin Sports Med 2004;23(4):519–30.

Stevens KJ, McNally EG. Magnetic resonance imaging of the elbow in athletes. Clin Sports Med 2010;29(4):521–53.

8 肘关节前区疾病

Eugene McNally 原著

谢海琴　康　斌 译

章节大纲	
概述	肱二头肌腱断裂
肱二头肌腱病	肘部滑囊炎

概述

　　肘关节前区超声检查感兴趣的主要结构是肱二头肌腱和肱肌腱。肱二头肌腱来自两个肌腹，两条肌腱紧贴在一起止于桡骨粗隆，肱二头肌的两个头很容易区分，但肌腱紧贴在一起，尽管两条肌腱在接近止点部位是更加分离。

> **实用技巧**
>
> 在肘关节前区识别肱二头肌腱和肱肌腱非常重要，如果只见到一条肌腱，说明另外一条断裂，通常是肱二头肌腱断裂（如图 8.1）。

　　除了肌腱断裂，影响肱二头肌腱的主要病理改变是肌腱病、肘部和骨间滑囊炎，肱肌腱的肌腱病罕见。

肱二头肌腱病

　　肱二头肌腱病最常见于误用损伤所致，尽管常有背景易感性，如糖尿病、系统性关节病、肾病以及偶尔的药物使用。患者表现为肘关节前区疼痛，但并常触及肿块，提示肌腱和腱鞘结合部肿大。

> **要点**
>
> 有时主要表现为包块，有些慢性肱二头肌腱病的患者怀疑长了肿瘤。

　　病变早期出现腱鞘积液和滑膜增厚。起初，肌腱是正常的，表现为典型的网状反射结构，横切面评估最好，如果能获得良好的纵切面图像，也能很好地评估（图 8.2）。最后，肌腱内部回声的改变提示肌腱局部变性，导致肌腱分层和部分撕裂（图8.3）。增生类型更常见，典型的表现为肌腱肥大、肌腱内部纤维结构紊乱、腱鞘积液膨胀以及多普勒信号增加。

肱二头肌腱断裂

　　肱二头肌腱断裂通常是急性事件，与特殊的损伤或拉伤有关。患者感觉急性疼痛，常听到"砰"的一声和出现肌无力，即可出现局部青肿，在抗阻力屈曲肘关节时，肌腱断裂后肌腹自由回缩而隆起，形成了典型的"大力水手"征。另一个在超声诊断中有用的体征是挤压试验。

> **实用技巧**
>
> 在肌腱完好情况下挤压肱二头肌肌腹诱发前臂旋后运动。

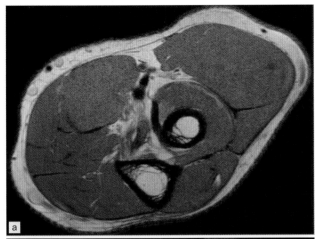

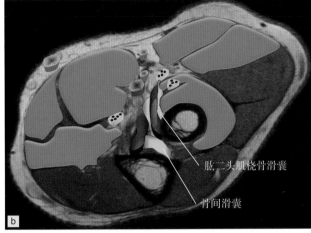

图 8.1 肘关节前区结构的 MRI 横断面图像。两条肌腱应总能被识别：肱肌腱止于尺骨，而肱二头肌腱止于桡骨。肘窝滑囊围绕肱二头肌腱，但并不总能显示

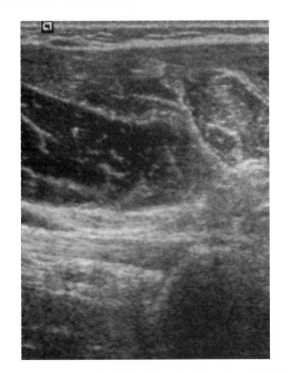

图 8.2 肱二头肌腱止点斜冠状面声图像。肱二头肌腱远端较难显示，获得这一图像的技术已在第五章叙述

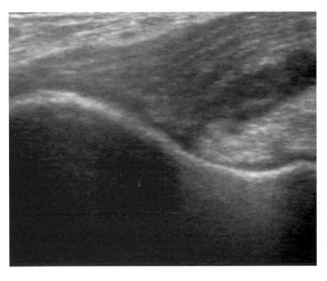

图 8.3 肱二头肌腱远端止于桡骨处肌腱肿胀、回声紊乱，这种表现提示肱二头肌腱病，肱二头肌桡骨滑囊有少许积液

　　体型较瘦的人，可触及肌腱的回缩断端，运动时发现其未附着于远端（图 8.4）。

　　这一系列的临床特征表明肱二头肌腱断裂，临床上一般是可直接诊断。影像学检查的作用是证实肱二头肌的两个头均累及，并能识别肌腱回缩的程度，这将影响外科的决策。肌腱回缩的程度取决于肱二头肌腱膜是否受累。肱二头肌腱膜是连接肱二头肌肌腹 - 肌腱结合部近端至旋前圆肌表面的一层结缔组织结构。如果腱膜保持完好，肌腱收缩的程度较小（图 8.5）；如果腱膜也撕裂，断裂的肌腱回缩可达上臂远端，常在肘关节水平以上（图 8.6）。

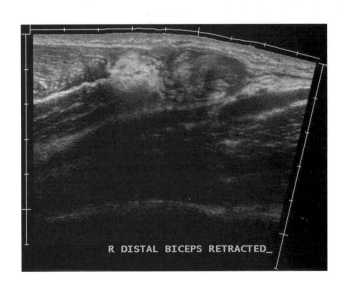

图 8.4 肘关节前区矢状面全景声像图。肱二头肌腱断裂并回缩出鞘，断端位于关节的近端，并可触及

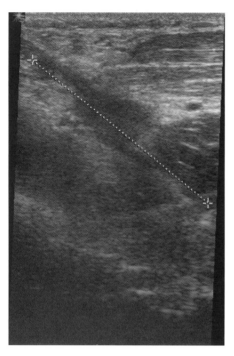

图 8.5　回缩的肱二头肌腱声像图。肌腱仍在肌间沟内，但不再紧贴桡骨粗隆

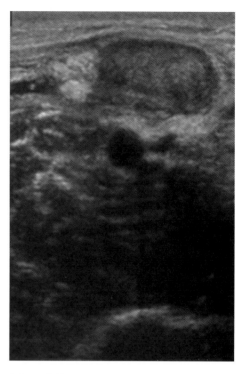

图 8.7　横切面声像图显示增大的、肿块样的断裂肌腱远端

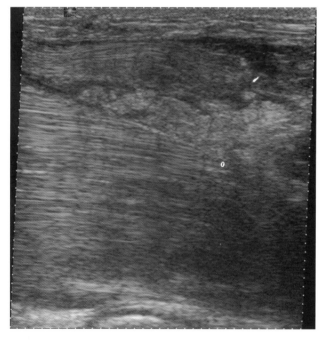

图 8.6　肘关节前区纵切面声像图。滑囊明显扩张，提示肌腱断裂，肌腱回缩导致明显膨隆

横切面声像图上，断裂的肌腱呈肿块样回声（图 8.7）和不均质回声，特别是有反射的血肿存在时更是如此。

实用技巧

肌腱止点的位置与肘关节的关系可以用来判断腱膜是否撕裂。

直接观察腱膜也可行。

肘部滑囊炎

肱二头肌桡骨滑囊在接近肱二头肌止点部位包绕肌腱。当有滑囊炎存在时，滑囊积液扩张，滑膜增厚，并可见肱二头肌腱远端穿行于滑囊。

要点

如果肱二头肌桡骨滑囊明显扩张，患者可能出现神经卡压症状，通常受累的是桡神经感觉支（桡神经浅支），但偶尔也可累及骨间背侧神经。

第二个滑囊常位于肱二头肌桡骨滑囊的内侧，尺桡骨近端之间，被称为骨间滑囊（图 8.1）。此滑囊扩张较少见，可由于反复的旋前、旋后撞击引起，骨间滑囊较小，超声难以扫查到。在眼镜蛇体位

（见第五章）超声检查肱二头肌止点时，偶尔可见滑囊向后突出。据称骨间滑囊扩大时可导致正中神经受压。肘关节前区疼痛的其他原因还包括桡神经和正中神经受压、肱肌腱病、肘关节前区腱鞘囊肿或滑囊囊肿。

参考文献

Cain EL, Dugas JR. History and examination of the thrower's elbow. Clin Sports Med 2004;23(4):553–66.

Izzi J, Dennison D, Noerdlinger M, et al. Nerve injuries of the elbow, wrist, and hand in athletes. Clin Sports Med 2001;20(1):203–17.

Loftice J, Fleisig G, Zheng N, et al. Biomechanics of the elbow in sports. Clin Sports Med 2004;23(4):519–30.

Skaf AY, Boutin RD, Dantas RWM, et al. Bicipitoradial bursitis: MR imaging findings in eight patients and anatomic data from contrast material opacification of bursae followed by routine radiography and MR imaging in cadavers. Radiology 1999;212(1):111–16.

Stevens KJ, McNally EG. Magnetic resonance imaging of the elbow in athletes. Clin Sports Med 2010;29(4):521–53.

9 肘关节后区疾病

Eugene McNally 原著

王美薇 陈 芸 译

概述

肘关节后区疼痛的鉴别诊断包括尺骨鹰嘴滑囊炎、肘关节疾病、肱三头肌疾病以及比较少见的原因，包括尺骨鹰嘴应力骨折和后侧撞击综合征。

尺骨鹰嘴滑囊炎

肘关节后区局限性疼痛最常见原因之一是尺骨鹰嘴滑囊炎。尺骨鹰嘴滑囊炎是一临床诊断，因为增大的滑囊在尺骨鹰嘴之上这一典型的部位易于触及。偶尔，在肢体发达的患者，滑囊稍微增大临床上难以触及到，超声检查对这些病例有帮助（图9.1）。

尺骨鹰嘴滑囊炎常由于反复的摩擦引起，由于尺骨鹰嘴滑囊的特殊部位使其尤其易受伤，引起滑囊内出血。伴有炎性滑膜炎的疾病也常累及尺骨鹰嘴滑囊（图9.2）；尤其与穿透伤有关的化脓性滑囊炎也可发生。

尺骨鹰嘴滑囊炎的超声表现和其他部位的滑囊炎一样，滑囊边界清楚与否取决于滑囊周围脂肪炎性的程度。

要点

尺骨鹰嘴滑囊的内容物在单纯的滑囊炎可以表现为清亮的无回声液性暗区，如有出血或感染，也可以表现为混合的回声。

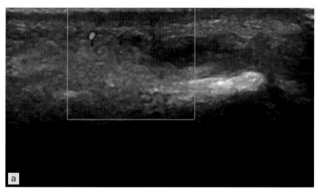

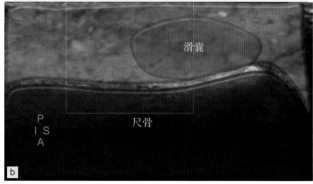

图9.1 肘关节后区矢状面声像图。鹰嘴表面一边界模糊、低回声为主的团块。肿大的鹰嘴滑囊是肘关节周围最常见的肿块

90

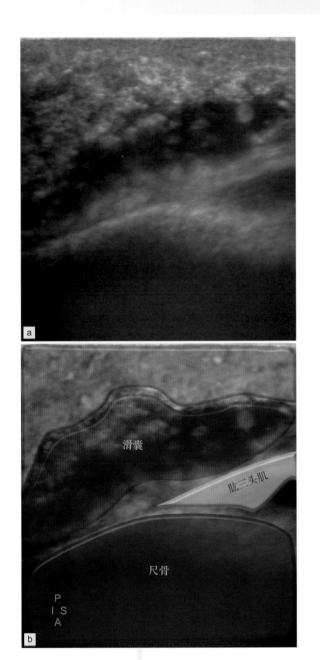

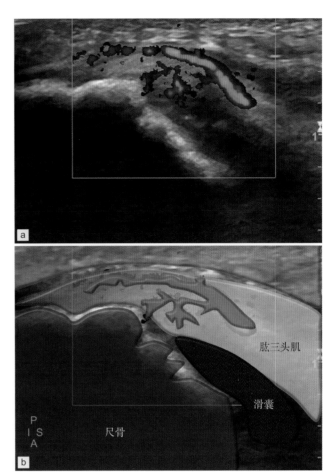

图 9.3　肘关节后区矢状面声像图。肱三头肌腱止点部位异常回声和多普勒血流信号增多，符合肱三头肌腱末端病

图 9.2　肘关节后区矢状面声像图。尺骨鹰嘴表面边界模糊的积液，尺骨鹰嘴滑囊炎的另一个例子

滑囊壁的厚薄取决于伴随的滑膜炎的程度。如滑膜有增厚，多普勒血流信号可表明疾病是活动期，或是静止期，多普勒血流信号代表纤维血管翳。对于单纯的滑囊炎及炎性滑囊炎有时行穿刺和类固醇激素注射，尽管后者是有争议的，可并发继发感染和皮下脂肪萎缩。

肱三头肌腱病及断裂

肱三头肌腱病明显地较肱二头肌腱病少见（图9.3）。正常结构消失、分层以及多普勒血流信号增

多是其特点（图9.4）。过劳综合征是最为常见的病因。超声探查对于骨科金属植入物撞击所致的肱三头肌腱病特别有帮助，而 MRI 由于存在金属植入物而不能用。肱三头肌腱断裂也是少见的，和肱二头肌腱断裂一样，肱三头肌腱断裂常提示易发生肌腱变性的潜在疾病，如糖尿病、系统性关节炎、肾衰竭或者药物使用，特别是类固醇。肱三头肌腱断裂可合并尺骨鹰嘴滑囊炎、感染或者继发于局部的类固醇注射。由于肱三头肌内侧头有独立的止点，内侧头常是完整的，因此，撕裂最常见是部分的，累及外侧头和长头的结合部。

超声表现包括肌腱肿胀、近端移位导致的松弛和高回声的血肿。

实用技巧

肱三头肌断裂时，关节积液可通过断裂的肌腱进入后区软组织内，手动挤压肘关节或轻度屈伸肘关节可加快液体的流动，扩大断端距离。

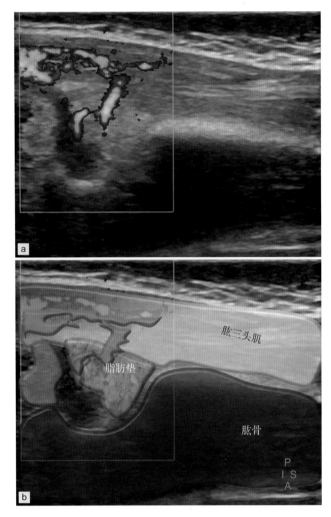

图 9.4　肘关节后区矢状切面声像图。肱三头肌腱止点异常回声和多普勒血流增多，关节内有少量积液，周围有一些有回声的软组织，经证实是肱三头肌止点感染

许多急性创伤后肱三头肌断裂的病例，肌腱断端有一小的尺骨鹰嘴的骨性碎片附着，使得断裂肌腱的远端很容易定位。

肱三头肌半脱位已在前面描述，它可与尺神经半脱位同时存在，半脱位涉及肱三头肌内侧头，偶尔涉及一内侧头副头。

肘关节滑膜炎及关节积液

肘关节滑膜炎可表现为肘后区疼痛（图 9.5）和活动受限，尤其是不能完全伸直。肘关节超声检查在后区关节腔可发现关节积液（图 9.6）、滑膜增厚以及软骨或者骨软骨游离体（图 9.7），尤其是在肘关节动态屈伸活动时检查易于发现（图 9.8）。附着于关节内的游离小体很难与骨性结构区分。

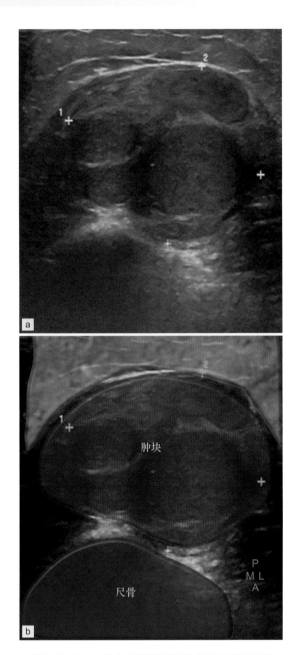

图 9.5　肘关节后区一较大的滑膜源性肿块符合滑膜囊肿

实用技巧

一简单微创的探查隐匿的关节内游离体的方法是在超声检查关节时在肘后区关节腔注入生理盐水。

游离体可以移动，有关节积液扩张时更明显。对肘关节滑膜炎患者进行超声引导下的关节穿刺和关节内注射类固醇激素治疗时，在注射过程中和注射后关节的筛查是有用的补充，尽管类固醇微粒的正常超声形态是可识别的，不小心注入的气泡不要误认为是游离体，如有疑问，鉴别方法是气泡很快移动到关节的最表浅部位。

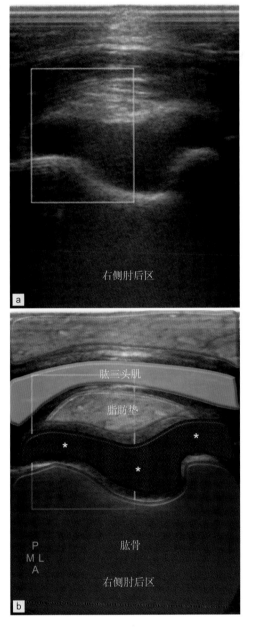

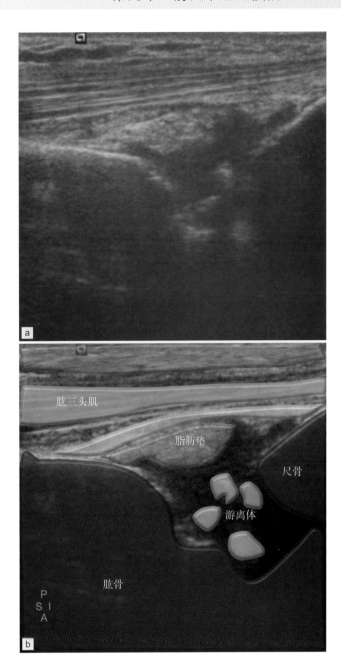

图9.6 肘关节后区横切面声像图。一个大范围的肘关节积液（*），肘后脂肪垫向后推移，积液不是完全透声的，混合回声的积液可能是由于感染或出血

图9.7 肘关节后区矢状切面声像图。一低回声关节积液以及肘后脂肪垫移位，在积液中有多个高回声游离体。多发游离体提示原发或继发的骨软骨瘤

要点

儿童肘关节化脓性关节炎是常见的，肘关节自发性化脓性感染仅次于髋关节。

在这种情况下，关节穿刺对于确定诊断是重要的。

肘关节活动受限，尤其是旋前和旋后，是相当常见的临床表现，有时很难确定其真正的病因。X线平片用于检查骨性异常，尤其是肱桡关节及尺骨滑车关节的对线。软组织的钙化也是关节活动受限的一个病因，与X线平片和MRI相比，超声能在早期发现病变。超声能够探查到软组织钙化、骨化，以及腱鞘囊肿或滑囊囊肿等软组织结构的撞击，尽管最常见的原因仍是单纯的关节积液或滑膜炎。

肘关节后区疼痛的其他原因

有一些骨性原因引起肘关节后区疼痛，超声难以发现，但是在超声检查过程中可根据疼痛的部位、

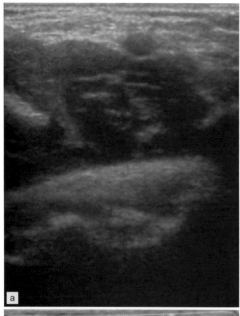

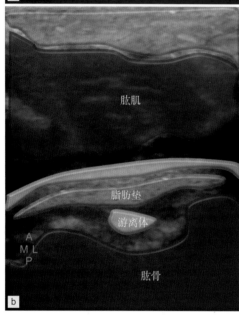

图9.8 肘关节前区横切面声像图。肘关节前区关节腔内有一高回声病灶，为游离体

病史和排除其他疾病等来推断可能的病因。尺骨鹰嘴应力性骨折在投掷运动员、举重运动员和体操运动员中已有报道，尤其是投掷运动有扭转因素时容易发生。

肘关节后内侧撞击综合征与内侧屈肌或韧带疾病相伴随发生。尺骨鹰嘴与肱骨后内侧区的撞击可导致软骨软化，最终出现全层软骨缺损和软骨下骨水肿。

> **要点**
>
> 肘关节后内区撞击引起的关节面软骨的损伤，超声常常不能显示，但反应性的骨刺和继发性的骨赘形成提示诊断。

超声还可评价移位的尺神经所致继发性尺神经撞击与这些骨赘的关系。

参考文献

Cain LE, Dugas JR. History and examination of the thrower's elbow. Clin Sports Med 2004;23:553–66.

Loftice J, Fleisig G, Zheng N, et al. Biomechanics of the elbow in sports. Clin Sports Med 2004;23(4):519–30.

Rineer CA, Ruch DS. Elbow tendinopathy and tendon ruptures: epicondylitis, biceps and triceps ruptures. J Hand Surg 2009;34.3: 566–76.

Stevens KJ, McNally EG. Magnetic resonance imaging of the elbow in athletes. Clin Sports Med 2010;29(4):521–53.

第三部分

腕

10

前臂及腕关节：解剖和扫查方法

Eugene McNally 原著

李 辉 陈 芸 译

前臂解剖

前臂的解剖学在某种意义上和上臂一样简单，只有两个间室，即屈肌间室和伸肌间室，由骨间膜分开，不一样的是屈肌和伸肌分别起自内侧和外侧，向远端行程中旋转，在前臂中部屈肌间室占据前臂前侧，伸肌间室占据前臂背侧。识别前臂一个特定肌肉最简单的方法是从腕部肌腱开始。腕部的肌腱各自分开，占据已知的腱鞘。腕部的解剖和记住肌腱的方法将在后一节中描述。一旦探查到肌腱，即可沿肌腱向近端追踪到肌肉的位置。

屈肌间室

屈肌间室主要的两块肌肉是指浅屈肌（FDS）和指深屈肌（FDP），占据间室中心区域，是前臂掌侧肌肉隆起的主要部分；在指浅、深屈肌的表面有三块肌肉：尺侧腕屈肌（FCU）、掌长肌和桡侧腕屈肌（FCR）（图 10.1）；屈肌间室的最后一块肌肉是拇长屈肌（FPL），它起自桡骨，在前臂中远段沿指深屈肌走行。

正中神经、尺神经和桡神经浅支三个主要的神经干均位于前臂前侧，尽管严格意义上，桡神经浅支是位于伸肌间室的外侧部分，但非常靠前侧。桡神经和尺神经有相应的动脉伴行。正中神经在中央，位于指浅、深屈肌之间。正中神经偶尔也有一恒定的动脉伴行。骨间掌侧神经和其伴行的动脉贴近骨间膜，位于指深屈肌和拇长屈肌之间。

伸肌间室

在伸肌间室可分辨三组肌肉：背侧两组（浅层和深层）和外侧一组。外侧间室的肌肉是肱桡肌和远侧的桡侧腕长伸肌（ECRL）和桡侧腕短伸肌（ECRB）（图 10.2），桡侧腕长、短伸肌的肌腱最终形成第二伸肌间室。背侧伸肌间室浅层包含指伸肌

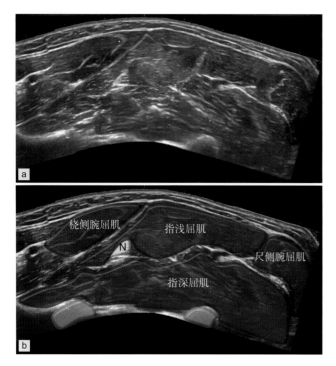

图 10.1　屈肌间室横切面解剖声像图。正中神经（N）走行于中间

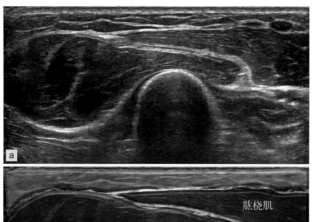

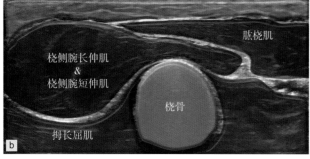

图 10.2　前臂桡侧轴切面解剖

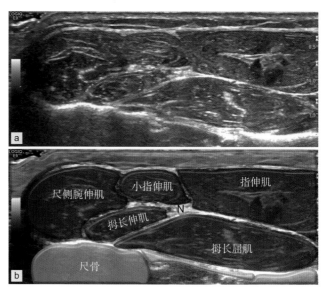

图 10.3　伸肌间室横切面解剖，骨间背侧神经（N）走形于中间

（EDC）、小指伸肌（EDM）和尺侧腕伸肌（ECU）（伸肌间室 4，5，6）（图 10.3）。背侧伸肌间室深层包括拇长展肌（APL）和拇长伸肌（EPL），它们分别组成伸肌间室 1 和 3。靠近远端，拇长展肌接收来自拇短伸肌（EPB）的另一部分纤维，形成伸肌间室 1。在前臂近端，伸肌间室从桡侧到尺侧依次为间室 2、1、3、4、5 和 6。很显然间室 1 和 2 不是理想的排列，在到达远端时，即腕关节的上方水平，要相互交叉。

骨间背侧神经（PIN）尽管不是特别大，但它是伸肌间室的主要神经，它是桡神经的主要运动分支，在肘关节水平以下形成，穿过旋后肌的两个头之间进入后侧间室。不像骨间掌侧神经，骨间背侧神经不是位于骨间膜的表面，而是位于浅层肌肉（EDC、EDM 和 ECU）和深层肌肉（APL 和 EPL）之间。骨间背侧神经可追踪到远端腕关节水平，在此，它位于指总伸肌的深面。

神经支配的肌肉

神经卡压综合征在影像学上有两种表现形式，在神经受压的水平，神经通常会肿大，多数病例可以看到造成压迫的病变；在神经受压的远侧，神经所支配的肌肉可出现萎缩，肌肉萎缩的超声特征出现通常较晚，磁共振显像很敏感，能够获得失神经支配阶段的水肿期，而超声检查不能显示。因此，熟悉前臂肌肉的神经支配对于认识肌肉萎缩的正确类型有帮助。

桡神经

桡神经支配以下的肌肉：肱三头肌（内侧头和

外侧头）、肘肌、肱桡肌、桡侧腕长伸肌。骨间背侧神经支配的肌肉有：桡侧腕短伸肌（ECRB）、旋后肌、指伸肌、小指伸肌、尺侧腕伸肌、拇长展肌、拇短伸肌、拇长伸肌和示指伸肌（EI）。

尺神经

尺神经支配以下肌肉：尺侧腕屈肌和指深屈肌（内侧半）。通过尺神经深支支配：小鱼际肌、小指对掌肌（ODM）、小指展肌（ADM）、小指屈肌（FDM）、第三和第四蚓状肌、骨间背侧肌（DI）、骨间掌侧肌（PI）和拇收肌（AP）。通过尺神经浅支支配掌短肌。

正中神经

正中神经支配以下肌肉：旋前圆肌、桡侧腕屈肌、掌长肌和指浅屈肌。通过骨间掌侧神经支配：指深屈肌（外侧部）、拇长屈肌和旋前方肌。

腕关节解剖和超声检查方法

概述

检查腕部和手部最常用的体位是患者坐在检查者对面，双手置于检查床上，易于全面评估和双侧对比。由于手部轮廓高低不平，需要足够多的耦合剂，因此，在手下放一个可吸收垫是必要的。

与其他关节一样，患者的症状指引检查的进行，如存在特殊的局部症状，超声检查的效率是最高的。如果疼痛症状很广泛，磁共振检查更有帮助。因此，根据每个部位特殊的检查目的，将腕关节检查分成几个部分。

腕关节背侧疼痛患者的检查开始于伸肌腱，肌腱从桡侧到尺侧排列成六个间室，每一间室与特定的病理有关。与其他部位的肌腱一样，伸肌腱的检查最好是在横切面进行。

腕部掌侧的肌腱也是按间室排列，最大的间室是腕管，腕管内包含指浅屈肌腱、指深屈肌腱、拇长屈肌腱和正中神经。指屈肌腱享有一大的滑膜间室，拇长屈肌腱有自己的滑膜鞘。其他三个屈腕的肌腱是桡侧腕屈肌腱、尺侧腕屈肌腱和掌长肌腱。桡侧腕屈肌腱在舟状骨和大多角骨结节内侧，止于第二掌骨基底部，尺侧腕屈肌腱附着于豌豆骨。

体位变化

对于一些介入治疗的患者，尤其是有焦虑和晕厥风险的患者，可以改变体位，让患者俯卧位，上臂置于头上方，即所谓的"超人"体位，这一体位可以检查手和腕关节几乎所有部位。另外，如果需要介入治疗，患者取卧位，而不是坐位，并"观察"操作过程，患者的焦虑可得到缓解。

部位 1：腕关节桡侧伸肌

影像目的

1．识别伸肌间室 1 和 2。
2．定位及追踪拇长伸肌。
3．定位舟月韧带背侧部分。

扫查方法

腕关节桡侧的疼痛是常见的，超声可探测到多种原因，这些原因就包括常见的疾病，如 de Quervain 腱鞘炎（狭窄性腱鞘炎）和背侧腱鞘囊肿等。超声检查从识别间室 1、间室 2 和间室 3（图 10.4）开始。识别这三个间室有两种方法：最简单、初学者最易掌握的方法是识别桡骨背侧一个叫做 Lister 结节的骨性隆起（图 10.5）。手掌平放在检查床上，探头横向置于前臂的中间，确定了尺、桡骨的骨性边缘后，探头沿桡骨背侧向远端移动，在接近腕关节前可以看到一骨性隆起，这就是 Lister 结节，它是第二（桡侧）和第三间室（尺侧）的分界线。第二间室内有两根肌腱，第三间室内只有一根肌腱。然后，探头向桡侧移动定位第一间室，第

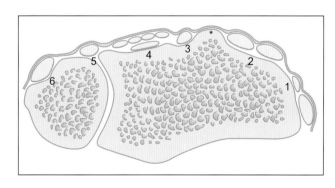

图 10.4　腕部伸肌间室 1 ~ 6 示意图。Lister 结节（*）是有用的标志，它分隔间室 2 和间室 3（各个肌腱的名称见正文）

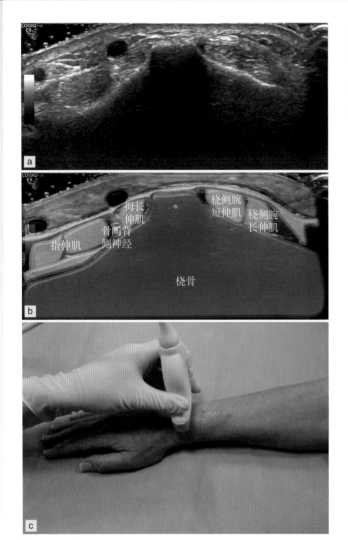

图 10.5　腕部伸肌横切面解剖。Lister 结节隔开间室 2 和间室 3
*Lister 结节

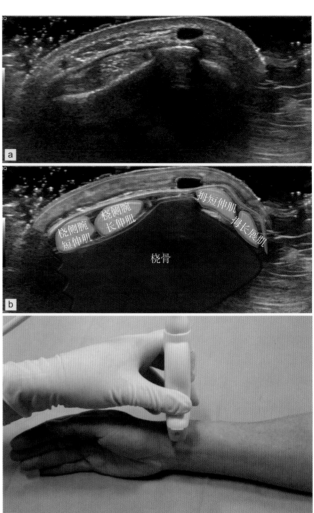

图 10.6　腕部伸肌横切面解剖。第一间室位于径向切面桡骨末端，靠近间室 2

一间室也有两根肌腱。值得注意的是要找到第一间室，探头要在桡骨背侧和桡侧（外侧）的交界处移动（图 10.6）。

　　随着熟练程度的增加，可以直接跳过前面的方法开始检查，患者将手的尺侧置于检查床上，在这一位置，伸肌间室 1 就位于桡骨最上方的边上非常表浅的位置，将探头横向置于腕关节最上方，可显示伸肌间室 1 和其内的两根肌腱，即拇长展肌腱和拇短伸肌腱，两个肌腱有腱鞘环绕，并在伸肌支持带内。伸肌支持带是一个边界清楚的纤维结缔组织结构，连接所有 6 个伸肌间室。识别第一间室支持带很重要，因为伸肌支持带增厚可能是硬化性腱鞘炎患者首先遇到的异常改变。正常情况下，支持带在声像图上表现为一薄层线样低回声结构，覆盖于靠近桡骨茎突尖端的肌腱（图 10.7），将探头旋转

90°可更好地显示支持带和肌腱的长轴。如果难以识别，支持带是不可能增厚的了。向远端追踪附近的桡神经浅支可见其经过第一间室的表面。

　　在间室 1 可识别许多变异，最常见的是两根肌腱共用一个间室；偶尔，两个肌腱中间有一个隔膜将间室分成两个；另一种变异情况是间室内不是两根肌腱，而是显示许多分散的腱性条索。

　　回到横切面，稍稍向尺侧移动探头显示间室 2，这时，患者更容易将其手掌放在检查床上休息。间室 2 内有两根肌腱：桡侧腕长伸肌腱和桡侧腕短肌腱。桡侧腕短伸肌腱更靠近尺侧，止于第三掌骨基底部，而桡侧腕长伸肌腱止于第二掌骨基底部，它们形成了背侧解剖学上鼻烟窝的背侧面。保持探头在横切面向上追踪，可显示在前臂背侧间室 1 的肌腱横过间室 2 的背侧，这一部位被称为"交叉点"

长伸肌腱，拇长伸肌腱是间室 3 唯一的结构，在前臂的远端，它位于 Lister 结节的尺侧。由于拇长伸肌是拇指的伸肌，它利用 Lister 结节作为滑轮，并且跨越间室 2 到达其止点。保持探头在横切面上，从 Lister 结节的上方开始向远端追踪拇长伸肌腱，当肌腱绕过结节后，要保持探头在横切面上追踪拇长伸肌腱依次跨越桡侧腕短伸肌腱和桡侧腕长伸肌腱（图 10.9）。由于 Lister 结节的滑轮机制，拇长伸肌腱易发生磨损，尤其是 Lister 结节存在骨性不规整的病变时，如侵蚀性关节病。

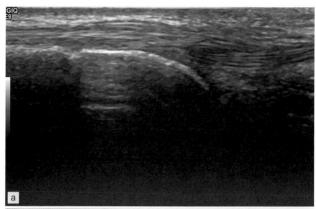
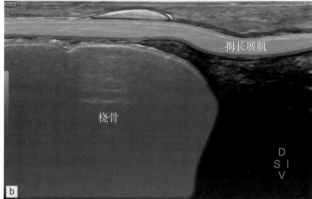

图 10.7　间室 1 长轴切面声像图。一层薄的伸肌支持带覆盖其上

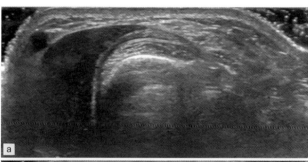
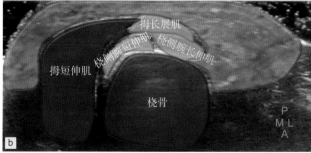

图 10.8　在前臂远端间室 1 跨越间室 2 时发生交叉综合征

（图 10.8），摩擦性肌腱病可发生在此，称为交叉综合征，是划桨者特别常见的疾病，摩擦音是其常见表现，并可在超声探头下感觉到。

在这一切面的第二个影像目的是识别和追踪拇

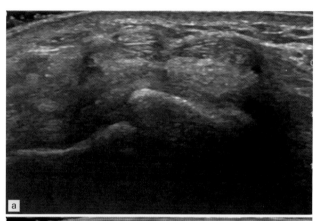
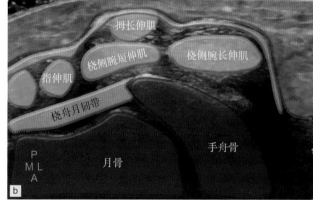
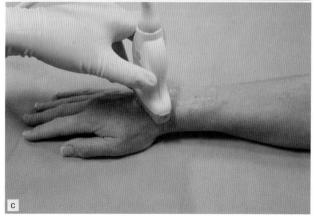

图 10.9　拇长伸肌腱跨越间室 2 的横切面声像图。注意旋转探头维持在拇长伸肌腱的短轴切面

另一个引起腕关节桡背侧疼痛的原因是隐匿性腱鞘囊肿，这最常发生于舟月韧带的背侧。找到舟月韧带和排除腱鞘囊肿对伴有腕部疼痛的患者是很重要的。舟月韧带最好在横切面上定位。首先，将探头置于前臂远端，获得尺、桡骨远端两根骨的影像，然后，探头向远端移动，越过桡腕关节，直到这两块骨头的影像消失并出现近排腕骨三块骨头的影像，这三块腕骨是大多角骨、月骨和舟骨。保持探头在横切面上向桡侧移动（如向拇指方向移动）到舟月关节的表面，在舟骨近端和邻近的月骨之间的间隙可见一小的、但边界清晰的条索状高回声韧带，这就是舟月韧带的背侧支（图 10.10）。在此可探查到韧带的损伤，而更重要的是，舟月韧带可作为探查腱鞘囊肿的一解剖参照点。如有背侧腱鞘囊肿存在，超声可显示来源于舟月韧带的一无回声的液体聚集。偶尔，腕关节充满滑液的隐窝很像腱鞘囊肿，但不发生在这一部位，即使存在，充满滑液的隐窝易于被压缩，而不像腱鞘囊肿张力高。舟月韧带的应力试验检查可通过将患者腕关节桡偏和尺偏活动，注意观察舟月关节间隙的任何变化，这可能提示韧带功能紊乱。

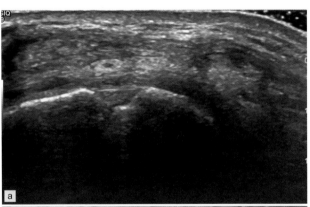

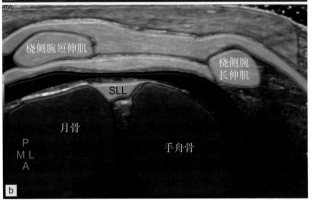

图 10.10　横切面显示手舟骨与月骨连接处短而强韧的舟月韧带（SLL）

部位 2：腕关节尺侧伸肌

影像目的

1．识别第 4 ～ 6 伸肌间室。

2．寻找尺侧腕伸肌腱半脱位。

3．定位远侧桡尺关节（DRUJ）和邻近的三角纤维软骨复合体（TFCC）。

扫查方法

尽管应用超声精确评估三角纤维软骨复合体仍有挑战，但是对引起腕部尺侧疼痛的很多原因都适用于超声检查诊断。在腕部伸肌方面，影像目的包括识别第 4 ～ 6 伸肌间室和远侧尺桡关节（图 10.4）。

伸肌间室 4 的检查方法是桡侧检查的延续。探头置于腕关节背侧中央保持在横切面，伸肌间室 4 内有指伸肌腱，它位于 Lister 结节的尺侧，拇长伸肌将它和 Lister 结节分开，它是最大的伸肌间室，其内有示、中、环及小指四个伸肌腱以及示指固有伸肌腱（图 10.11）。伸肌间室 4 与其他伸肌间室不同的是其有较厚的支持带环绕，支持带三面环绕间室形成一 "C" 形低回声结构，不能将其误认为是腱鞘炎。有一些变异可以识别，尤其是在几个伸肌腱之间发生交叉连接，常见的包括从环指伸肌腱发出一条至小指伸肌腱。

紧接着伸肌间室 4 的是伸肌间室 5（图 10.11），其内仅有一根肌腱，即小指伸肌腱，小指伸肌腱止于小指的伸肌装置。伸肌间室 5 位于远侧尺桡关节的背侧，是远侧尺桡关节的一个很好的标志。小指伸肌腱可能相当细小而不易被识别，轻轻活动小指可使肌腱的显示变得容易。小指伸肌腱可以是成双的两根，或者是向远端走行时变成两个，在掌指关节的近侧有来自指伸肌腱的小指部分的加入（图 10.12）。

此处的外侧，尺骨头的后侧比较容易探查，保持探头在横轴平面上向尺侧移动（图 10.13）即能显示尺侧腕伸肌腱（ECU），它是伸肌间室 6 唯一的肌腱。尺侧腕伸肌腱的特征是它位于尺骨头的尺侧缘的肌腱沟内，它由一被称作尺侧腕伸肌腱腱鞘深层（subsheath）的纤维支持带限制在沟内。腱鞘深层对于在完全旋前和旋后的过程中保持肌腱在位是必需的，否则，可能会出现肌腱半脱位。应检查支持带

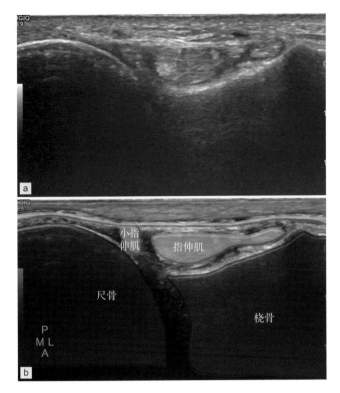

图 10.11 伸肌间室 4 和间室 5 的横切面声像图，伸肌间室 5 只有一根小指伸肌腱。隔室 5 内只有一个小指伸肌腱，它是远侧尺桡关节一个很好的标志

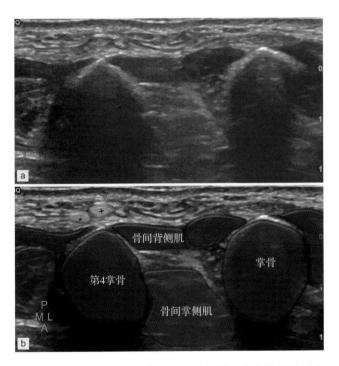

图 10.12 掌指关节近侧横切面水平解剖。小指伸肌腱（*）有指伸肌腱到小指的一条肌腱（+）加入

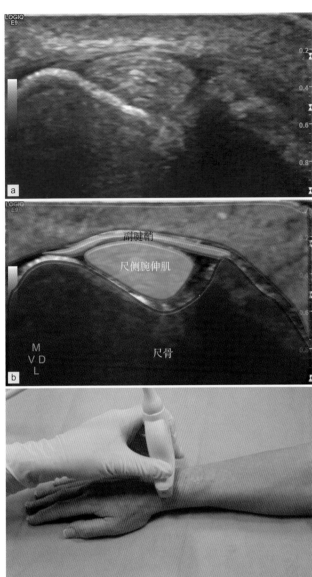

图 10.13 伸肌间室 6 横切面解剖。尺侧腕伸肌腱被一称为尺侧腕伸肌腱副腱鞘的短支持带限制在尺骨沟内

床上，手在空中能自由活动，在患者进行前臂旋前和旋后动作时，检查者要将探头保持在尺侧腕伸肌腱的横切面上。有些肌腱的半脱位是正常的，两侧对比检查有助于确定脱位的程度是否是生理性。一旦排除了肌腱半脱位，在纵、横切面上追踪肌腱到其在第五掌骨基底部的止点。

有人提出尺侧腕伸肌腱可作为显示三角纤维软骨盘的一个窗口。然而，三角纤维软骨盘位置较深，与肌腱下面有一定距离，因此，三角纤维软骨盘在许多患者显示较差（图 10.14 和图 10.15）。

尺侧腕伸肌腱深面是尺侧副韧带，此韧带常有变异，通常是一相当细小的结构。其他腕背侧可识

的两个附着点是否有损伤或缺损，肌腱可能出现半脱位。在肌腱横切面上旋前和旋后动作的动态检查。为使检查变得容易，让患者将肘关节屈曲置于检查

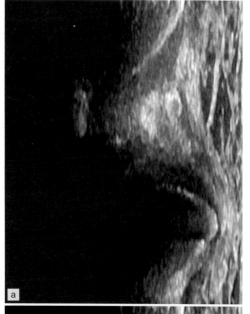

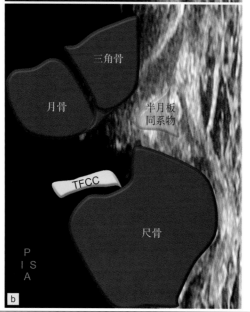

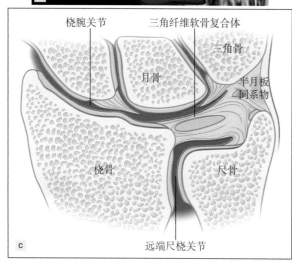

图 10.14　腕尺侧冠状切面解剖声像图（a，b），半月板同系物位于尺侧副韧带深面，三角纤维软骨复合体（TFCC）还在深层，很难显示；腕关节冠状面解剖示意图（c）显示半月板同系物与三角纤维软骨复合体和关节内韧带的关系

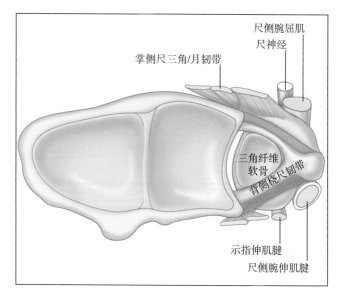

图 10.15　腕部尺侧横切面解剖显示复杂的掌、背侧韧带支撑三角纤维软骨复合体，这些韧带保持三角纤维软骨复合体的张力，赋予其弹簧垫效应

别的主要韧带包括桡腕背侧韧带，它是一个扇形韧带，顶点位于三角骨，还有一个强大的横韧带附着于三角骨，经过腕关节背侧止于手舟骨。

部位 3：腕关节背侧

影像目的

1. 识别桡腕关节。
2. 识别腕骨间关节。
3. 识别背侧关节外韧带。

扫查方法

　　腕关节由三个间室组成，所有三个间室在腕部背侧和掌侧均可显示，腕部背侧相对浅表，可提供最好的视图。最靠近侧的间室是远侧尺桡关节，尺骨远端圆形的表面位于伸肌间室 5 的深面，是一容易辨认的关节标志（图 10.16）。旋前和旋后腕关节可使关节内容物显示更好。

　　旋转探头至矢状面，由尺桡关节向远端扫查可显示桡腕关节（图 10.17）。月骨的圆形轮廓与桡骨形成的关节是一非常特征性的标志。纵切面声像图上，围绕滑膜腔的高回声关节囊、韧带和疏松结缔组织的深面可见低回声的滑膜腔延伸越过近排腕骨。在关节腔内可见少量液体，将探头旋转至横切面，保持在关节间隙水平，容易看见关节液（图 10.18）。

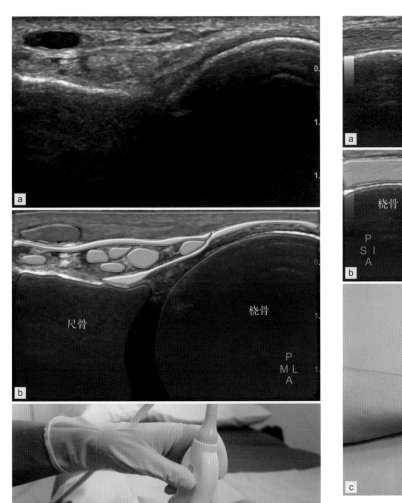

图 10.16　远侧尺桡关节横切面声像图。伸肌间室 5 是尺桡关节很好的标志

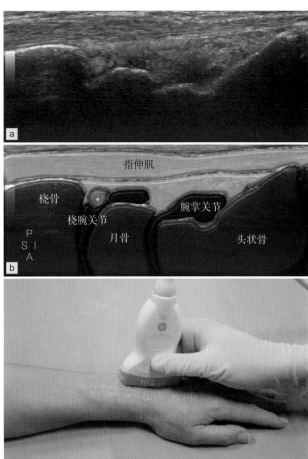

图 10.17　桡腕关节和腕骨间关节长轴切面声像图。可见桡月三角韧带（*）横过关节

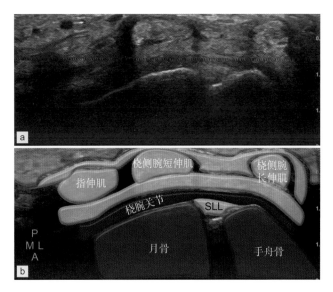

图 10.18　桡腕关节横切面声像图。舟月韧带（SLL）也显示清晰

大量关节液是疾病的表现，尤其是出现丰富的多普勒信号血流时。偶尔在关节外韧带之间可探及很明显的滑膜隐窝，当滑膜隐窝扩张时很容易被压缩，与腱鞘囊肿不一样。

　　远侧间室是腕骨间关节，最好从长轴（纵）切面开始扫查，关节的滑膜腔也显示为一低回声线，在远排腕骨下延伸。尽管关节腔在远侧部分可扩张，但与桡腕关节相比，关节腔通常仅有很少的液体，正常情况下没有多普勒血流信号存在。覆盖关节掌侧和背侧的血管吻合位于关节外，不能误认为是滑膜内的血流。

在腕关节掌侧可以识别几个韧带增厚，最明显的是起自桡骨茎突横过几块腕骨的韧带，这中间最大的是桡月三角韧带和桡舟头韧带（图10.19）。在腕骨间关节水平，手舟骨和三角骨之间的背侧也有一横韧带。另外，在桡骨、尺骨和近排腕骨间还有几个小的韧带，这些短韧带的基本功能是加强三角纤维软骨复合体，它们包括背侧的尺三角韧带，一般认为这些短韧带的掌侧部分更重要。

三角纤维软骨复合体也有来自横向的尺骨茎突和桡骨掌、背侧缘之间的韧带加强，它们是背侧和掌侧的尺桡韧带，这两韧带在附着点的中央位置会合，常以一联合韧带附着于尺骨茎突（图10.15）。

在腕关节背侧，从三角骨发出三条韧带，最近端并且最容易识别的是桡月三角韧带；远侧的是舟月三角韧带；更远侧还是一韧带，延伸到三角骨背侧，越过头状骨，以多个小束的形式止于大多角骨、第一和第二掌骨基底部（图10.20）。

部位4：腕关节桡侧屈肌

影像目的

1．定位桡侧腕屈肌（FCR）及追踪至手舟骨结节下方。

2．定位舟月韧带的掌侧部分。

扫查方法

在腕关节桡侧掌面，桡侧腕屈肌腱是最浅表、最靠近桡侧的肌腱（图10.21）。定位桡侧腕屈肌腱，首先要将探头放置在横切面上，显示靠近桡骨前外侧缘的强回声的肌腱结构，桡侧腕屈肌腱可容易追踪到舟骨结节水平。桡侧腕屈肌腱的更远端部分超声难以显示，因为肌腱沿舟骨边缘走行进入纤维骨性隧道。有几种手法有助于显示该部分肌腱：第一，探头向内侧移动，然后向桡侧倾斜（图10.22）；第二，调整探头使声束与肌腱垂直；最后是腕关节屈曲有助于显示。在大多数情况下，由于肌腱止于第二掌骨基底部，可以得到较好的视图。肌腱也发出一些纤维条索止于第三掌骨基底部。

腕管桡侧靠尺侧的两根肌腱是拇长屈肌腱，它

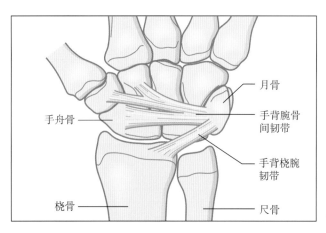

图 10.19

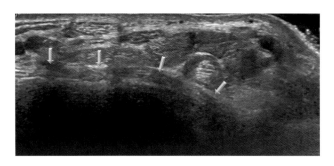

图 10.20　腕关节掌侧三个主要的关节外韧带：桡月三角韧带、桡舟头韧带和腕骨间掌侧横韧带

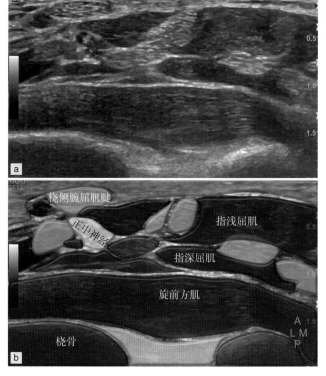

图 10.21

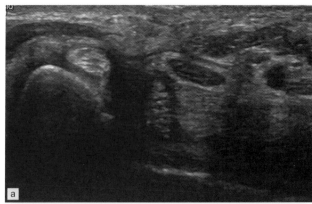

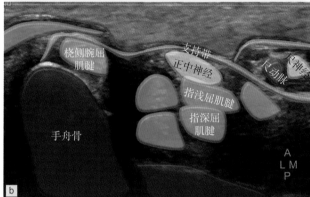

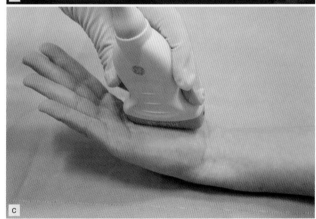

图 10.22 （a，b）腕关节掌侧桡骨桡侧轴切面解剖声像图。注意桡侧腕屈肌腱为强回声，位于舟骨的近端。（c）观察桡侧腕屈肌腱远端部分的位置，探头内移，向桡侧倾斜（屈腕也有帮助）。

止于拇指远节指骨基底部。它穿过屈肌支持带，有自己的滑膜鞘与其他手指的屈肌腱分开。让患者活动拇指可帮助定位腕管内的拇长屈肌腱。

隐匿的腱鞘囊肿也可来源于舟月韧带的掌侧部分，用定位舟月韧带背侧部分的方法定位其掌侧部分。掌侧的腱鞘囊肿常从韧带向桡动脉延伸。腕关节掌侧有三个主要的关节外韧带，两个起自桡骨，一个为横韧带（图 10.23）。

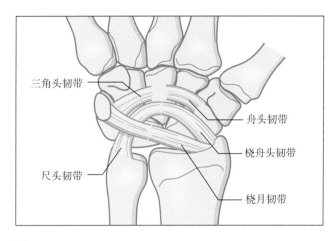

图 10.23

部位 5：腕关节尺侧屈肌

影像目的

1. 识别腕管的内容物。
2. 识别腕尺管（Guyon 管）的内容物。
3. 识别尺侧腕屈肌（FCU）。

扫查方法

腕关节掌面尺侧的疼痛有几种常见的病因可以识别。要定位的重要结构包括腕管及其内的正中神经、腕尺管及其内的尺神经、尺侧腕屈肌腱和三角骨豆状骨关节（图 10.24）。腕管内侧骨性边界由钩状骨和三角骨组成，外侧骨性边界是手舟骨，其顶部是由一个薄层纤维束带组成，即屈肌支持带。

腕管内含有 9 根肌腱和正中神经（图 10.25），8 根是指屈肌腱（4 根浅屈肌腱和 4 根深屈肌腱），第九根是拇长屈肌腱（图 10.26）。腕管的底由关节外韧带组成，主要是掌侧桡月三角韧带和关节囊。

正中神经可从前臂远端指浅、深屈肌肌腹之间开始追踪。经过训练，腕管内的正中神经能够与肌腱相鉴别，但从没有肌腱的前臂远端开始是更有帮助的。将探头横向置于前臂中段容易定位正中神经，因为在此部位神经的周围是肌肉，神经容易识别。随着探头向远端移动，正中神经开始移到指浅屈肌腱桡侧旁，在腕管内位置表浅，位于指浅屈肌腱的桡侧，示指深屈肌腱浅方，邻近掌长肌腱。在进入腕管前，正中神经发出一掌侧皮神经支支配手掌桡侧的皮肤，这一分支较小，只能显示它的近端从正

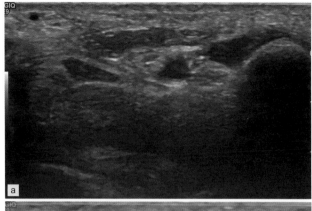

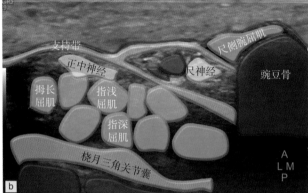

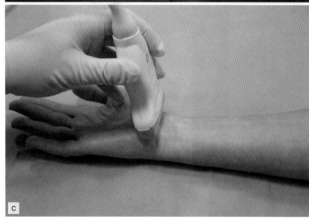

图 10.24　腕关节尺侧横切面解剖。尺侧腕屈肌止于豌豆骨，腕尺管位于其外侧

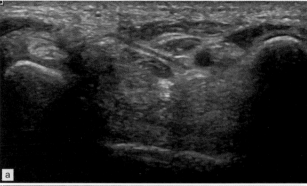

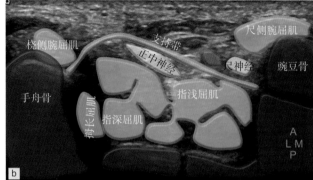

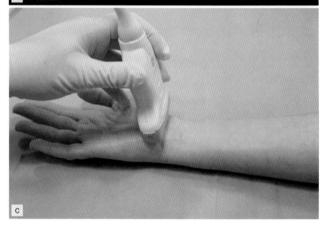

图 10.25　探头位置和腕管解剖

中神经桡侧发出的部分。在腕管远侧，有时在腕管内，正中神经分为内侧束和外侧束。正中神经返支发自腕管内，支配大鱼际肌肉。该位置常有变异，在腕管减压过程中识别变异很重要。

　　在进入腕管前，正中神经在旋前方肌的表面，旋前方肌很容易识别，因为肌肉的纤维方向是横行的，不同于其他屈肌是纵行的。旋前方肌是一短的肌肉，是测量正中神经的一个标志，正中神经在腕管外和腕管内的横切面面积的比较有助于腕管综合征的诊断。

　　尺神经穿过腕尺管（腕关节尺侧尺神经自身的

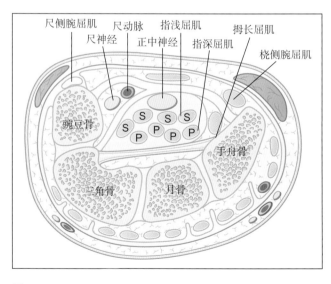

图 10.26

管道）。腕尺管的底是由屈肌支持带本身组成，支持带止于豌豆骨 - 三角骨关节开口水平的下方，腕尺管的顶部也是屈肌支持带的延伸，连接到豌豆骨。腕尺管内有尺神经、尺动脉和几条伴行的静脉。腕尺管内也可含有来自邻近小指展肌的肌肉纤维。豌豆骨 - 三角骨关节位于腕尺管的尺侧，来自豌豆骨 - 三角骨关节的滑膜囊肿可延伸进入管内压迫神经。

在腕管外，尺侧腕屈肌腱由于其在前臂远端掌侧、尺侧的位置表浅，容易找到，该肌腱较大，可通过追踪其在豌豆骨上的止点识别（图 10.25）。越过豌豆骨，其远端止点是韧带样、呈条索状止于钩骨的钩部和第五掌骨的基底部。后两个止点有时被称为"豆钩韧带"和"豆掌韧带"。尺侧腕屈肌腱是很容易触及的肌腱之一，一个有用的标志是尺动脉，它位于尺侧腕屈肌腱的桡侧。

部位 6：手掌中心区

影像目的

1. 定位蚓状肌和骨间肌。
2. 熟悉每一层的组成成分。

扫查方法

手掌的横切面解剖复杂，由许多分层排列的小肌肉组成，它们统称为手内在肌。认识每一块肌肉并记住它们的名字是困难的，幸运的是实践中很少有必要这样做。在掌侧，指浅、深屈肌腱位于掌骨的表面，是容易识别的标志（图 10.27）。蚓状肌起自四个手指的屈肌腱，止于伸肌扩张部（一维持肌腱在位的纤维层），因此，它们无骨性附着。共有四个蚓状肌，四根指深屈肌腱每根都有一个蚓状肌附着，示指和中指的蚓状肌是单羽的，环、小指的蚓状肌是双羽的。因此，第三蚓状肌是双羽的，分别来自中、环指的屈肌腱。桡侧的两个蚓状肌由正中神经支配，而尺侧的两个蚓状肌由尺神经支配。位于蚓状肌表面、邻近屈肌腱的是指间血管神经束。

在掌骨之间可见两层肌肉，它们是背侧和掌侧骨间肌，骨间背侧肌位于深层（图 10.12，图 10.28）。有四组成对的骨间肌位于每一掌骨间隙内，所有骨间肌都是双羽的，每一条起自邻近的掌骨，它们止于近节指骨，也有部分组成至伸肌腱扩张部。

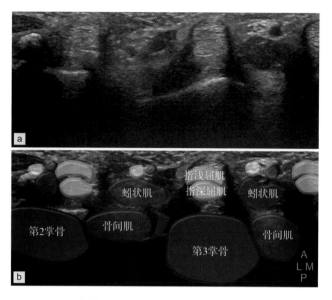

图 10.27　手掌横切面解剖。成对的指浅、深屈肌腱提供了很好的标志。蚓状肌位于肌腱旁边，血管神经束位于蚓状肌的表面

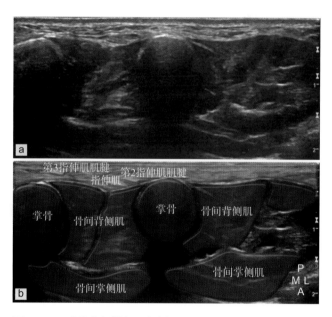

图 10.28　手掌背侧横切面解剖

第二、三组骨间肌止于中指近节指骨，第一和第四组骨间肌分别止于示指和环指的基底部，第一和第五列无骨间肌附着。

骨间掌侧肌位于骨间背侧肌的表面，它们是三块单羽的肌肉，起自掌骨。有些解剖学家将拇短屈肌当作第四个掌侧骨间肌（图 10.30）。

其他到拇指和小指的肌肉形成了大鱼际和小鱼际隆起。

部位 7：大鱼际和小鱼际

影像目的

1．识别大鱼际的肌肉。
2．识别小鱼际的肌肉。

扫查方法

大鱼际由四块肌肉组成，最浅表的肌肉是拇短展肌，位于皮下，是大鱼际隆起最主要的组成部分（图 10.29），它起于屈肌支持带和手舟骨，止于拇指近节指骨基底部的桡侧。紧贴拇短展肌深面内侧的是拇短屈肌（FPB），外侧的是拇对掌肌。拇对掌肌也起自屈肌支持带，止于第一掌骨的桡侧，正如名称所述，在拇指对掌的过程中，拇对掌肌对屈曲第一腕掌关节是很重要的。拇短屈肌有两个部分，大的位于表面，而小的部分则位于易于识别的拇长屈肌腱的深面。拇短屈肌的深部有时也被认为是第一骨间肌。

拇长屈肌腱位于另一重要的肌肉（拇长收肌）之上，拇长收肌形成了掌骨表面肌肉隆起的主要部分。拇长收肌有两个头组成，斜头起自头状骨和第二、三掌骨的基底部，横头起自第三掌骨掌侧面。

小鱼际主要是由小指屈肌组成，小指对掌肌位于其深面，再外侧是小指展肌（图 10.30）。

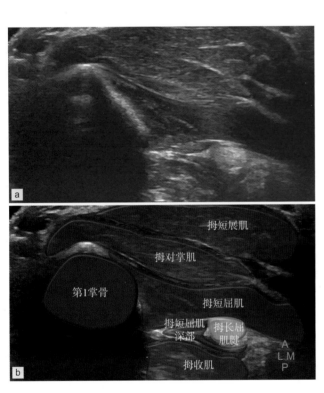

图 10.29 大鱼际横切面解剖

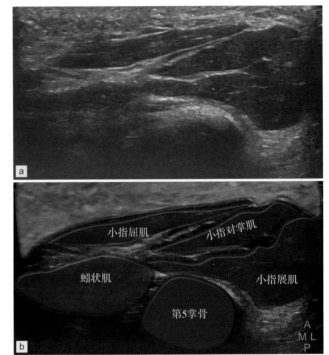

图 10.30 小鱼际横切面解剖

11

腕关节桡侧疾病

Catherine L. McCarthy *原著*

胡阿珍　陈香梅　陈芸 *译*

肌腱疾病

De Quervain 病（桡骨茎突狭窄性腱鞘炎）

De Quervain 病是第一伸肌间室拇长展肌腱和拇短伸肌腱由于过度使用导致的腱鞘炎。低强度慢性微小创伤导致在桡骨茎突水平伸肌支持带局限性增厚，被认为是该病的发病基础，这导致第一伸肌间室狭窄伴有拇长展肌腱和拇短伸肌腱撞击和继发性炎症。De Quervain 病最常发于 30 ~ 50 岁年龄组、反复使用拇指的人群，如钢琴家、打字员等。婴儿腕好发于新手妈妈，因为母亲托抱婴儿头的时候需要腕关节反复的屈伸，并有拇指的抗阻力外展。患者表现为拇指活动时桡骨茎突周围的疼痛，典型的表现是在抓握重物时疼痛加剧。

横切面扫查能很好地显示伸肌支持带、腱鞘内容物和分隔的存在。一厚层耦合剂有助于显示腕关节的轮廓，避免因探头压力过大造成滑液的移位。

由于水肿改变；拇长展肌腱和拇短伸肌腱表现为典型的肌腱肿胀、呈低回声结构，由于在限制的纤维骨性隧道内被挤压，两者很难区分开，位于桡骨茎突表面的伸肌支持带可增厚而呈低回声，这可能是需要进行松解的指征。腱鞘积液和滑膜增厚使腱鞘扩张，这在伸肌支持带远侧肌腱周围显示最佳（图 11.1，图 11.2）。动态扫查显示拇指伸展时在支持带下方不规则的肌腱滑动。

> **实用技巧**
>
> 注意不要将伸肌支持带与腱鞘内的液体相混淆，伸肌支持带位于桡骨茎突水平，是不可压缩的，而腱鞘积液在桡骨茎突远端，是可压缩的。

虽然桡骨茎突狭窄性腱鞘炎可伴有腱鞘内过量的液体，但有一小部分的患者表现为增生的类型，只有少量液体，而更多的是滑膜增厚。支持带增厚是主要的超声表现。

> **要点**
>
> 对于所有腕关节桡侧疼痛的患者，超声检查应寻找伸肌间室 1 的伸肌支持带是否增厚。

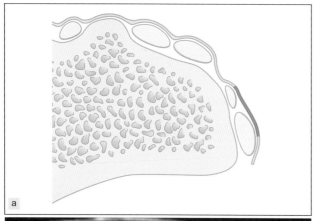

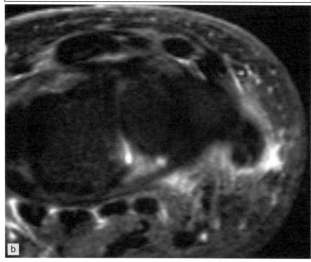

图 11.1　（a）伸肌支持带覆盖六个伸肌间室，在 De Quervain 病中覆盖第一伸肌间隔的部分支持带（红色）增厚。（b）MRI 显示第一伸肌间室腱鞘积液和支持带水肿

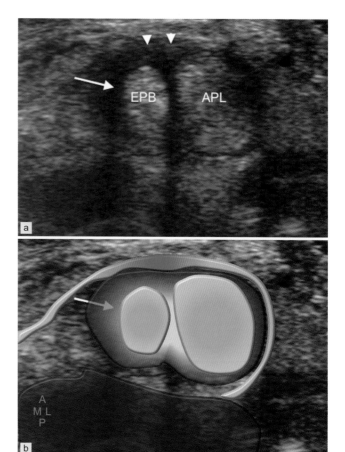

图 11.2　桡骨茎突狭窄性腱鞘炎声像图。横切面声像图显示无回声可压缩的液体（箭）和有回声的增厚的滑膜（箭头）使拇长展肌腱（APL）和拇短伸肌腱（EPB）腱鞘扩张

在急性期，由于炎性发热，腱鞘滑膜和支持带存在血流信号增加（图 11.3）。

桡骨茎突狭窄性腱鞘炎患者更常见第一伸肌间室内有一垂直的分隔，两根肌腱各占一小间室，易于发生局限性肌腱摩擦。附属的分隔声像图表现为一垂直的薄层线样低回声（图 11.3）。当有分隔存在时，炎症过程可选择性地累及其中的一根肌腱，识别这一分隔临床上很重要，因为分隔对于注射类固醇药物的弥散是一屏障，需要外科手术对两个管道减压。第一伸肌间室的分隔和硬化性腱鞘炎可提示类固醇注射治疗时更加疼痛，因为注射的类固醇药物和局麻药弥散有限。

桡骨茎突狭窄性腱鞘炎的临床诊断通常比较简单，超声检查的价值是确定诊断、排除肌腱变性或撕裂、评估支持带、扫查第一伸肌间室是否存在分隔和指导腱鞘内类固醇药物注射或注射有阻力的病

例指导注入支持带分隔内。

近端交叉综合征

近端交叉综合征也被称为"划桨手前臂"或"交叉综合征"，是由于桡侧腕长、短伸肌腱与拇长展肌和拇短伸肌肌腹 - 肌腱结合部的摩擦所致，典型病例见于需要腕关节反复屈、伸的职业或运动活动的人群，如划船、举重。患者表现为前臂远端桡背侧疼痛和肿胀，在桡侧腕长、短伸肌腱与拇长展肌和拇短伸肌肌肉 - 肌腱结合部交叉的水平，表现有桡侧腕长、短伸肌腱鞘积液和滑膜炎（图 11.4，图 11.5）。交叉的部位通常在 Lister 结节近端约 4 cm 处。超声检查时有摩擦音是有用的体征。

实用技巧

交叉综合征的腱鞘炎可不局限于肌腱交叉的部位，可向远端延伸超过桡腕关节。

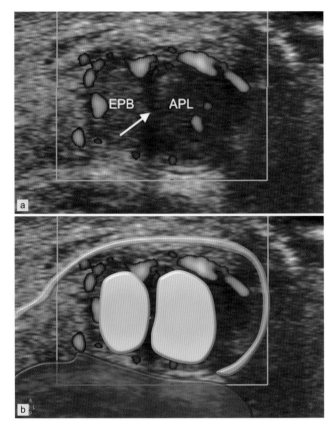

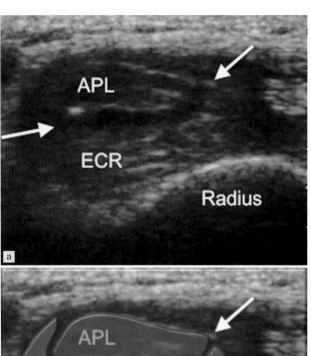

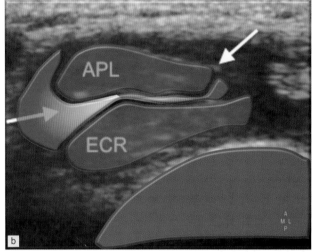

图 11.3　桡骨茎突狭窄性腱鞘炎声像图。横切面多普勒声像图显示拇长展肌腱（APL）和拇短伸肌腱（EPB）滑膜鞘血流信号增加，肌腱周围无积液符合硬化性腱鞘炎，在两根肌腱之间有一薄层垂直的低回声分隔（箭）

图 11.4　近端交叉综合征声像图。横切面声像图显示拇长展肌腱（APL）和桡侧腕伸肌腱（ECR）在交叉位置有腱鞘积液（箭头）

第一和第二伸肌间室之间正常的脂肪分隔回声消失。真正的滑囊积液是少见的。临床症状与手舟骨骨折、第一腕掌关节骨关节炎、腱鞘囊肿和桡骨茎突狭窄性腱鞘炎相似。

远端交叉综合征

远端交叉综合征是桡侧腕长、短伸肌腱（第二间室）与拇长伸肌腱（第三间室）在 Lister 结节远端交叉引起的，远端交叉综合征通常不是由于过度使用所致。桡侧腕长、短伸肌腱深面通常由于骨关节炎、腕部舟月骨进行性萎陷、Colles 骨折等出现的骨刺撞击导致第二伸肌间室腱鞘炎。由于拇长伸肌腱在离开第三间室时 Lister 结节所施加的滑轮的生物力学效应，以及跨越桡侧腕伸肌腱，加上第三间室支持带的可能的限制作用，危及拇长伸肌腱。超声显示第二、三伸肌间室在交叉部位肌腱变性、腱鞘炎与肌腱深面骨刺的撞击以不同的结合方式出现。偶尔，第三交叉综合征是指桡神经越过第一伸

肌间室时两者摩擦所致（Wartenberg 综合征）。

拇长伸肌腱鞘炎

拇长伸肌腱在第三伸肌间室沿着 Lister 结节的尺侧走行，拇长伸肌腱与 Lister 结节的摩擦导致腱鞘炎，表现为 Lister 结节周围的局限性疼痛，比较少见的表现是在拇指活动时有摩擦音。在 Lister 结节水平，第三伸肌间室支持带下方有限的空间限制了拇长伸肌腱鞘的扩张，非常大量的积液病例除外。更常见的是腱鞘积液聚集在 Lister 结节的近侧和与桡侧腕长伸肌腱交叉的远端（图 11.6）。

拇长伸肌腱鞘炎见于桡骨远端骨折和有骨科内置物撞击的患者，如不进行治疗，可发展为肌腱撕裂。完整的伸肌支持带引起骨性纤维管道内的压力增高，加上拇长伸肌腱的支配血管在 Lister 结节水

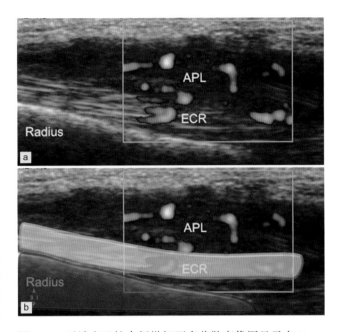

图 11.5　近端交叉综合征纵切面多普勒声像图显示在 Lister 结节近侧 4cm 水平拇长展肌腱（APL）与桡侧腕伸肌腱（ECR）交叉部位腱鞘炎伴有血流信号增加

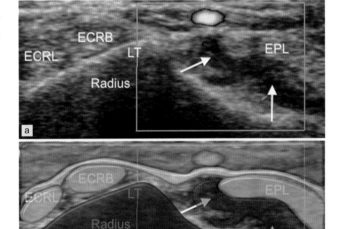

图 11.6　拇长伸肌腱鞘炎。横切面声像图显示在 Lister 结节（LT）近侧积液及滑膜增厚（箭）使拇长伸肌腱鞘扩张。第二伸肌间室的桡侧腕长、短伸肌腱正常

平是分水岭，使肌腱断裂的风险增加。对于继发于桡骨远端掌侧钢板内固定所致的拇长伸肌腱鞘炎或肌腱撕裂，超声检查可显示螺钉尖端穿破桡骨远端背侧骨皮质而撞击肌腱。由于常使用双皮质螺钉，有些会累及桡骨远端背侧骨皮质，骨质疏松导致螺

钉容易穿破皮质进入软组织撞击肌腱。

由于桡骨远端复杂的形状，标准的 X 线片也不能充分地显示螺钉的长度。典型的螺钉在超声上表现为由多条平行的斜行高回声线（相当于螺钉的螺纹）构成的高回声结构（图 11.7）。手指活动时动态扫查可显示穿出的螺钉撞击肌腱，探头压在穿出的螺钉尖端引起疼痛有助于确定诊断。

拇长伸肌腱撕裂也常见于类风湿腱鞘炎，主要是由于与 Lister 结节的摩擦所致。

桡侧腕屈肌腱鞘炎

桡侧腕屈肌腱位于屈肌支持带的一分隔内，行走于手舟骨和大多角骨掌侧的一独立的纤维骨性管道内。桡侧腕屈肌腱鞘炎最常见于中年女性，表现为腕关节掌桡侧的疼痛和肿胀。由于正中神经掌侧支与肌腱很接近，也有报道出现大鱼际皮肤的刺痛。

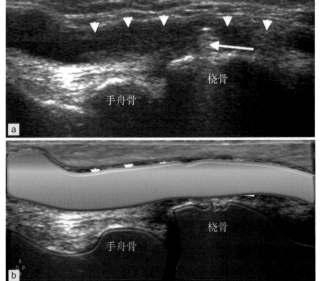

图 11.7　拇长伸肌腱撕裂声像图。纵切面声像图显示因螺钉尖端穿破桡骨远端背侧骨皮质（箭）撞击拇长伸肌腱而发生的拇长伸肌腱断裂，出现拇长伸肌腱鞘空虚（箭头）

要点

桡侧腕屈肌腱鞘炎的主要原因是舟骨-大多角骨关节骨关节炎继发的掌侧骨赘在腕关节屈伸活动时撞击肌腱背侧所致。

超声检查的价值是确认腱鞘滑膜积液和伴随的桡侧腕屈肌腱的变性，肌腱变性表现为肌腱肿胀、回声不均匀，肌腱内可存在裂隙，尤其是在肌腱的背侧，邻近的骨赘侵犯肌腱也可识别（图 11.8）。可存在屈肌支持带及腱周软组织的增厚。临床症状常和掌侧的腱鞘囊肿相似，超声可排除腱鞘囊肿。

创伤

舟月骨分离

在腕关节运动时，舟月韧带是近排腕骨最基本的稳定装置，该韧带在背侧和掌侧较厚，而中央薄而弱。背侧舟月韧带显示为连接高回声手舟骨和月

骨骨皮质的三角形纤维高回声结构，位于指伸肌腱的深面（图 11.9）。

实用技巧

当前臂俯卧位（手掌朝下）、腕关节稍屈曲时，舟月背侧韧带在横切面显示最好，背侧舟月关节是手舟骨和月骨之间的"V"形结构。

要定位舟月背侧韧带，Lister 结节是初始的有用标志。探头移向远侧，在桡腕关节间隙的远侧可见手舟骨的近端，然后探头移向尺侧显示邻近的高回声月骨骨皮质。

在正常受试者身上，高分辨率超声能 100% 正确识别出舟月背侧韧带。在第二项正常受试者的研究中，97% 受试者舟月背侧韧带全部可见，3% 受试者部分可见。这些研究发现强有力地支持超声探查到正常的舟月背侧韧带，从本质上否定了舟月骨分离的存在。

近期研究也表明，超声探查舟月背侧韧带撕裂取得了满意的结果。以腕关节三间室磁共振关节造影为"金标准"，以及尸体磁共振关节造影（*n*=4）

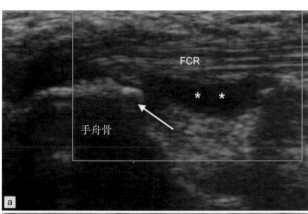

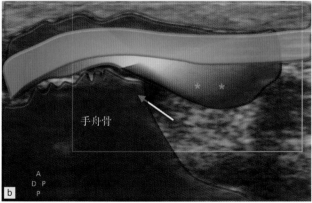

图 11.8 桡侧腕屈肌腱鞘炎。纵切面声像图显示液体（*）扩张桡侧腕屈肌腱（FCR）腱鞘及来自手舟骨的骨赘（箭）侵犯肌腱

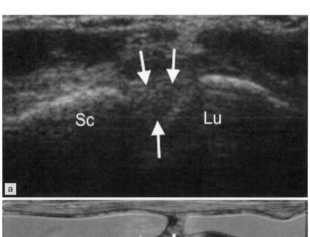

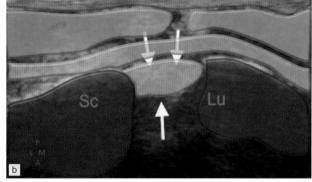

图 11.9 舟月背侧韧带。横切面声像图显示正常的舟月背侧韧带为一三角形纤维回声结构（箭之间），位于高回声的手舟骨（Sc）和月骨（Lu）骨皮质之间

与解剖切面的研究为参照，94% 的患者超声能准确发现舟月背侧韧带撕裂。

舟月韧带断裂超声表现为韧带部位的异常低回声结构，手舟骨和月骨间正常连续的高回声纤维韧带结构断裂或缺失（图 11.10，图 11.11）。可见邻近的液体进入韧带区域或伴有腱鞘囊肿存在。

实用技巧

一旦舟月韧带的解剖位置确定，探头应与韧带垂直以消除各向异性，因为探头与韧带不垂直造成的假性回声降低可能被误认为是撕裂。

尽管由于缺乏可重复的测量的解剖标志，舟月间隙的准确测量受到限制，但舟月间隙距离的增加并伴有腕关节尺偏支持舟月韧带撕裂的诊断（图 11.12）。在中立位，平均的舟月背侧间隙是 4.2 mm（2.3 ～ 6.3 mm）。与对侧腕关节对比有助于发现细微的差别。

要点

尺偏位动态扫查可显示舟月关节间隙明确增大，这支持舟月韧带完全断裂的诊断。

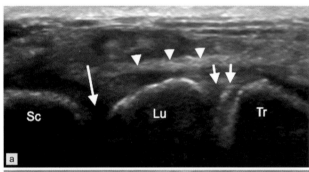
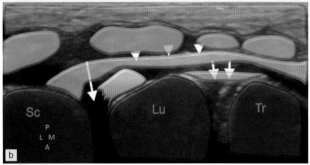

图 11.10　舟月韧带断裂。横切面声像图显示手舟骨（Sc）和月骨（Lu）之间韧带区为低回声（大箭），而无正常的纤维韧带回声结构。月骨和三角骨（Tr）之间的月三角背侧韧带的正常纤维回声结构（小箭）可作对比。更表浅的高回声纤维束是桡三角背侧韧带（箭头）

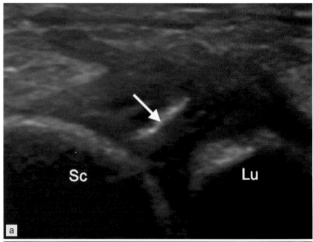
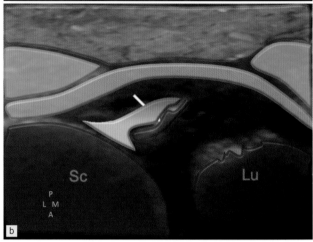

图 11.11　舟月韧带断裂。横切面声像图显示舟骨（Sc）和月骨（Lu）之间的舟月韧带纤维完全缺失，伴有邻近的积液和小的骨皮质撕脱骨折线性回声（箭）

当舟月背侧韧带为低回声或缺失，如果桡三角背侧韧带完整，在横切面声像图上显示为舟月关节间隙更表面的一层高回声纤维结构。注意不要将桡三角背侧韧带误认为是舟月背侧韧带。桡三角背侧韧带在手舟骨、月骨和舟月背侧韧带的表面，从桡骨斜行走向三角骨（图 11.10）。韧带纤维的部分显示和不规整表明韧带部分撕裂或磨损。

薄的舟月掌侧韧带由于位置较深不易清晰地显示，并且很难与掌侧的桡腕韧带区分开。一项研究显示，舟月掌侧韧带在 81% 的正常受试者中是完全可见，而在 12% 的正常受试者中是部分可见。

隐匿性手舟骨骨折

手舟骨是隐匿性腕部骨折最常见的部位，在首次 X 线平片上为阴性的比例高达 20% ～ 25%。诊断延误有很高的并发症发生率，如手舟骨近端的缺血

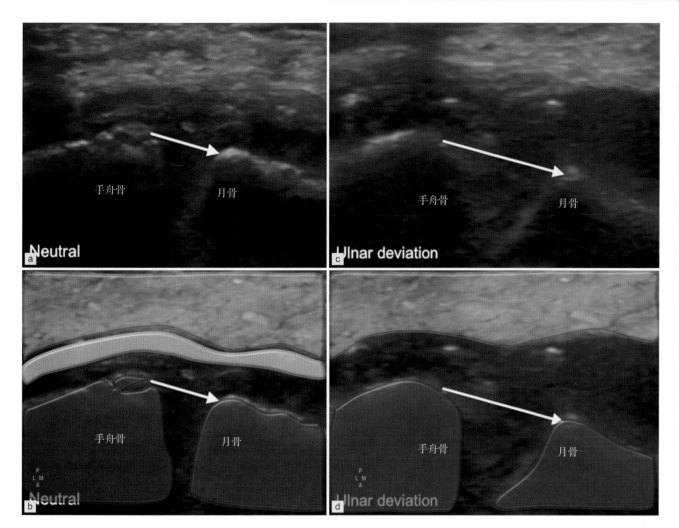

图 11.12 舟月韧带断裂。中立位（Neutral）横切面声像图（a，b）和尺偏位（Ulnar deviation）（c，d）显示舟月韧带缺失，舟月间隙增宽（箭头）并伴有尺偏，这是舟月韧带撕裂的间接征象

坏死、骨折不愈合和继发性骨关节炎。除了手舟骨桡侧腰部的小突起（相当于手舟骨结节）是不规则的，手舟骨的骨皮质超声表现为一薄层连续的高回声线。超声检查可从掌侧、背侧和桡侧三个方向评价手舟骨骨皮质。探头与手舟骨的长轴一致可获得长轴切面最好的超声图像。手舟骨桡侧长轴切面显示一小脊，相当于手舟骨结节。尺偏拉长了手舟骨，提供手舟骨腰部最好的视图。

隐匿性手舟骨骨折首选的影像学诊断方法是 MRI。但是，对创伤后腕关节桡侧疼痛的患者进行超声检查时，应仔细扫查手舟骨的骨皮质，因为，一小的骨皮质不规则可提示隐匿性骨折的诊断。手舟骨骨折的超声表现包括局限性骨皮质不连续和高回声骨皮质的塌陷畸形（图 11.13）。有些作者认为，与手舟骨骨皮质平行的高回声线是提示骨膜掀起和骨膜下积液。正常的手舟骨结节和桡舟关节或手舟

骨、大小多角骨关节骨关节炎骨赘形成在超声上也表现为骨皮质不规则，因此，不能与骨折相混淆。因创伤后水肿和血肿形成造成的桡动脉向表面移位是隐匿性手舟骨骨折的间接征象，这可采用桡侧途径评估手舟骨骨皮质与桡动脉之间的距离并与对侧对比实现。这些软组织的变化也可发生在腕关节扭伤、韧带损伤或伴有炎症时，因此无特异性。也可存在桡腕关节或手舟骨、大小多角骨关节的积液或关节积血。已有报道采用动态超声扫查观察骨折端的移动，并可用来评估骨折端的稳定性。

超声采用骨皮质连续性中断合并桡腕关节或手舟骨、大小多角骨关节积液作为指标来诊断手舟骨骨折，其敏感性为 92%，探测手舟骨近端或腰部骨折的敏感性为 100%，该部位的骨折有很高并发症的潜在危险。基于骨皮质中断，超声诊断手舟骨腰部骨折的敏感性、特异性和准确率分别为 100%、98%

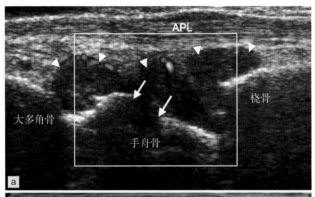

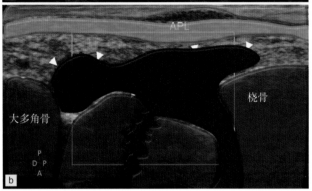

图 11.13 手舟骨骨折。纵切面声像图显示高回声的手舟骨骨皮质连续性中断和塌陷畸形（箭之间）。邻近一不能压缩的低回声血肿（箭头）使拇长伸肌腱（APL）轻度移位，轻度周围血流信号增加与创伤后滑膜炎相符

和 98%。Herneth 等采用骨皮质中断和（或）骨膜掀起作为骨折的指标与 X 线片对比研究，结果表明，超声探测隐匿性手舟骨骨折的准确率为 87%，而 X 线为 73%。

神经卡压

Wartenberg 病（前臂桡神经浅支卡压综合征）

Wartenberg 病是一影响桡神经浅支感觉神经的神经病。桡神经浅支远端从肱桡肌和桡侧腕长伸肌腱之间的深筋膜穿出，横过第一伸肌间室进入解剖鼻烟窝的皮下组织。由于其解剖部位易于发生损伤、激惹和受压。Wartenberg 病可继发于创伤、手铐、过紧的表带，或者是医源性的，如静脉输液或桡骨茎突狭窄性腱鞘炎的支持带松解造成桡神经浅支损伤。当前臂旋前同时腕关节屈曲并尺偏时，在肱桡肌和桡侧腕长伸肌腱之间可发生桡神经浅支的卡压。神经的张力增加可导致缺血、局部炎症和腕关节背侧疼痛，并向手和拇指的背侧放射。超声检查可

排除桡骨茎突狭窄性腱鞘炎、腕掌关节关节炎。高分辨率超声能显示神经的细微异常，如肿胀、回声降低和神经束样回声结构的消失。偶尔可见继发于先前的外科手术造成的瘢痕组织包绕神经或穿刺伤形成的神经瘤。沿着神经走行压痛位置的皮质激素注射常是一有效的治疗方法。

软组织肿块

隐匿性腕背侧腱鞘囊肿

隐匿性腕背侧腱鞘囊肿是一小的痛性腱鞘囊肿，常发生于腕关节背侧舟月韧带水平的关节囊，这些小囊肿临床检查不能触及，超声对于明确诊断有价值。疼痛是由于关节囊内的腱鞘囊肿施加的压力，或者是囊肿直接压迫骨间背侧神经的终末感觉支所致，骨间背侧神经的终末感觉支贴近舟月韧带走行。常有痛性腕关节屈伸受限。超声对探测舟月韧带背侧小的低回声病灶是有价值的（图 11.14）。

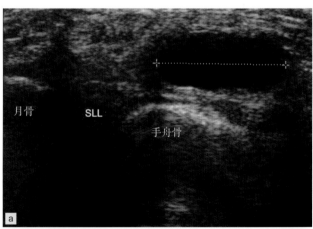

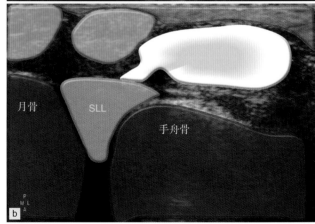

图 11.14 隐匿性背侧腱鞘囊肿。横切面声像图显示一边界清楚的无回声腱鞘囊肿（游标之间）穿过邻近的舟月背侧韧带（SLL）

J Bone Joint Surg Am 2004;86–A(7):1473–8.

实用技巧

在腕关节过屈位检查可增加小的背侧隐匿性腱鞘囊肿的发现率。

探头在囊肿的局部施压可引起患者的疼痛症状。

手术和病理研究证实，在舟月关节背侧关节囊有微小囊肿，这可能是在手术过程中没有实施背侧关节囊的广泛切除而囊肿复发的原因。

腕骨隆起

腕骨隆起是相当常见的骨性异常，是位于第二或第三掌骨基底部背侧的一个副小骨与掌骨融合或未融合所致。通常患者无症状，只是发现腕背一隆起。临床上硬的结节可与腱鞘囊肿相混淆。

参考文献

Bianchi S, van Aaken J, Glauser T, et al. Screw impingement on the extensor tendons in distal radius fractures treated by volar plating: Sonographic appearance. AJR 2008;191(5):199–203.

Blam O, Bindra R, Middleton W, Gelberman R. The occult dorsal carpal ganglion: Usefulness of MRI and US in diagnosis. Am J Orthop 1998;27(2):107–10.

Boutry N, Lapegue F, Masi L, et al. Ultrasonographic evaluation of normal extrinsic and intrinsic carpal ligaments: preliminary experience. Skeletal Radiol 2005;34(9):513–21.

Cardinal E, Buckwalter KA, Braunstein EM, Mih AD. Occult dorsal carpal ganglion: Comparison of US and MR imaging. Radiology 1994;193(1):259–62.

Choi SJ, Ahn JH, Lee YJ, et al. de Quervain disease: US identification of anatomic variations in the first extensor compartment with an emphasis on subcompartmentalization. Radiology 2011;260(2):480–6.

Dao KD, Solomon DJ, Shin AY, Puckett ML. The efficacy of ultrasound in the evaluation of dynamic scapholunate ligamentous instability.

Dias JJ, Hui AC, Lamont AC. Real time ultrasonography in the assessment of movement at the site of scaphoid fracture non-union. J Hand Surg Br 1994;19(4):498–504.

Finlay K, Lee R, Friedman L. Ultrasound of intrinsic wrist ligament and triangular fibrocartilage injuries. Skeletal Radiol 2004;33(2):85–90.

Fusetti C, Poletti PA, Pradel PH, et al. Diagnosis of occult scaphoid fracture with high-spatial-resolution sonography: a prospective blind study. J Trauma 2005;59(3):677–81.

Griffith JF, Chan DP, Ho PC, et al. Sonography of the normal scapholunate ligament and scapholunate joint space. J Clin Ultrasound 2001;29(4):223–9.

Hauger O, Bonnefoy O, Moinard M, et al. Occult fractures of the waist of the scaphoid: early diagnosis by high spatial resolution sonography. AJR 2002;178(5):1239–45.

Herneth AM, Siegmeth A, Bader TR, et al. Scaphoid fractures: evaluation with high spatial resolution ultrasound initial results. Radiology 2001;220(1):231–5.

Hodgkinson DW, Nicholson DA, Stewart G, et al. Scaphoid fracture: a new method of assessment. Clin Radiol 1993;48;398–401.

Jacobson JA, Oh E, Propeck T, et al. Sonography of the scapholunate ligament in four cadaveric wrists: correlation with MR arthrography and anatomy. AJR 2002;179(2):523–7.

Kwon BC, Choi SJ, Koh SH, et al. Sonographic identification of the intracompartmental septum in de Quervain's disease. Clin Orthop Relat Res 2010;468(8):2129–34.

Lee RP, Hatem SF, Recht MP. Extended MRI findings of intersection syndrome. Skeletal Radiol 2009;38(2):157–63.

Mahakkanukrauh P, Mahakkanukrauh C. Incidence of a septum in the first dorsal compartment and its effects on therapy of de Quervain's disease. Clin Anat 2000;13(3):195–8.

Nagaoka M, Matsuzaki H, Suzuki T. Ultrasonographic examination of de Quervain's disease. J Orthop Sci 2000;5(2):96–9.

Parellada AJ, Gopez AG, Morrison WB, et al. Distal intersection tenosynovitis of the wrist: a lesser known extensor tendinopathy with characteristic MR imaging features. Skeletal Radiol 2007;36(3):203–8.

Parellada AJ, Morrison WB, Reiter SB, et al. Flexor carpi radialis tendinopathy: spectrum of imaging findings and association with triscaphe arthritis. Skeletal Radiol 2006;35(8):572–8.

Platon A, Poletti PA, Van Aaken J. Occult fractures of the scaphoid: the role of ultrasonography in the emergency department. Skeletal Radiol 2011;40(7):869–75.

Taljanovic MS, Goldberg MR, Sheppard JE, Rogers LF. US of the intrinsic and extrinsic wrist ligaments and triangular fibrocartilage complex: Normal anatomy and imaging technique. Radiographics 2011;31(1):e44.

Taljanovic MS, Sheppard JE, Jones MD, et al. Sonography and sonoarthrography of the scapholunate and lunotriquetral ligaments and triangular fibrocartilage disk. J Ultrasound Med 2008;27(2):179–91.

12 腕部尺侧疾病

Catherine L. McCarthy 原著

黄珍砾 康 斌 译

肌腱疾病

尺侧腕伸肌腱不稳定

尺侧腕伸肌腱（ECU）穿过第六伸肌间室，即尺骨远端 2 cm 的一纤维骨性管道。

> **要点**
>
> 尺侧腕伸肌腱鞘深层是一支持带结构，与伸肌支持带分离，使尺侧腕伸肌腱在腕关节旋转及屈伸过程中维持在正确的位置。

正常腱鞘深层声像图表现为肌腱表面的一薄层弧形的低回声结构。

腱鞘深层的撕裂是由于急性创伤、慢性过度使用或者尺侧腕伸肌腱鞘的炎症改变（如类风湿关节炎）的结果。典型的尺侧腕伸肌腱不稳定发生于职业的网球和高尔夫运动员。前臂从旋后位反复、突然、有力的旋前动作，如网球的正面上手发球动作，引起尺侧腕伸肌腱的强力收缩和伸肌支持带的掌侧从尺骨上剥离，这导致尺侧腕伸肌腱向掌侧半脱位或脱位。典型病例的表现为在患者旋转前臂时在腕尺侧有痛性弹响。尺侧腕伸肌腱不稳定也见于病程较久的类风湿关节炎患者，病变引起尺侧腕伸肌腱鞘炎和远侧尺桡关节疾病，血管翳破坏支持带，尺侧腕伸肌腱向尺侧移位，使得尺侧腕伸肌的作用像是屈腕而不是伸腕，导致尺骨远端相对于桡骨是脱位的。

超声是显示肌腱在休息位和应力状态下与尺骨沟相对关系的理想方法。一些移位也可见于无症状的个体。在一项以移位占尺骨沟宽度百分比的研究发现，在腕关节屈曲时，可见尺侧腕伸肌腱移位超过尺骨沟掌侧缘达 40%。在另一项以肌腱移位相对于尺骨沟尺侧边缘的顶点的百分比为研究对象发现，在前臂旋后或腕尺偏时，可见肌腱移位超过尺骨沟边缘达 50%（或 5 mm），在腕屈曲时，移位达 45%。

在有症状的患者，可见肌腱半脱位，位于尺骨沟的尺侧边缘，肌腱由于张力的作用而变扁。在严重的病例，肌腱间歇性脱出肌腱沟而位于沟的表面。

> **实用技巧**
>
> 在前臂旋后、腕关节屈曲位置，采用短轴动态扫查尺侧腕伸肌腱来显示肌腱向掌侧半脱位（图 12.1）。

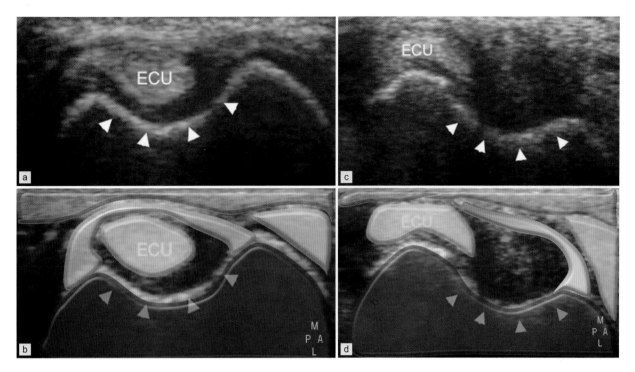

图 12.1　尺侧腕伸肌腱（ECU）不稳定声像图。横切面声像图（a，b）显示腕关节中立位时尺侧腕伸肌腱位于尺骨肌腱沟内（箭头）；在腕关节用力旋后、屈曲时，声像图（c，d）显示尺侧腕伸肌腱进行性变扁并向掌侧脱出尺骨肌腱沟（箭头）

　　肌腱的永久性脱位是不常见的，最好是在尺骨的后内侧横切面扫查，显示尺骨沟空虚，伸肌支持带通常变薄而不规则。

尺侧腕伸肌腱鞘炎

　　尺侧腕伸肌腱鞘炎继发于尺侧腕伸肌腱不稳定，多由于肌腱与尺骨的机械摩擦所致。患者表现为尺骨远端背内侧的局限性疼痛，偶尔在有肌腱半脱位存在时有弹响感觉。超声检查对识别腱鞘积液、滑膜增生和伴随的肌腱病、肌腱内撕裂（图 12.2）以及肌腱半脱位有价值（图 12.3，图 12.4）。

其他伸肌间室腱鞘炎

　　虽然第四、第五伸肌间室的腱鞘炎较少见，但所有伸肌间室均可发生腱鞘炎和肌腱病。正常的第四伸肌间室有比其他伸肌间室厚得多的支持带围绕，这不应错误的解释为腱鞘炎。真正的腱鞘炎是不均匀地充满间室（图 12.5），在多数病例伴有多普勒血流信号增加（图 12.6）。并且，腱鞘内滑膜炎将导致肌腱分离。

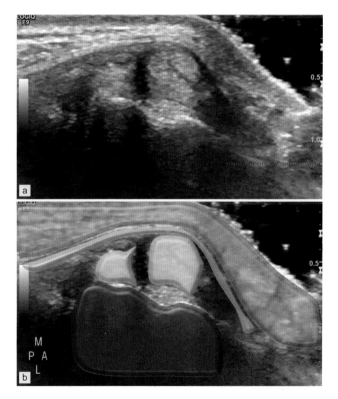

图 12.2　声像图显示尺侧腕伸肌腱纵行撕裂，腱鞘内有少量液体

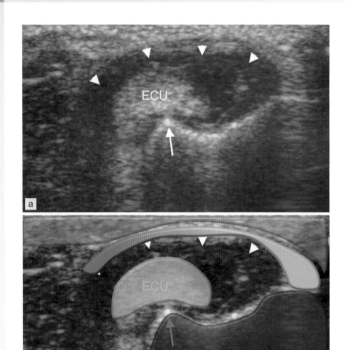

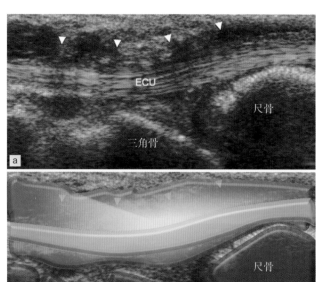

图 12.4　尺侧腕伸肌腱（ECU）腱鞘炎。纵切面声像图显示尺侧腕伸肌腱鞘积液和滑膜增生（箭头）

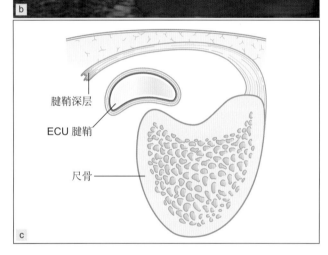

图 12.3　尺侧腕伸肌腱（ECU）腱鞘炎和不稳定。横切面声像图（a，b）显示尺侧腕伸肌腱向掌侧半脱位，位于尺骨肌腱沟的尺侧边缘（箭），肌腱与尺骨的机械性摩擦导致腱鞘炎伴有腱鞘积液和滑膜增生（箭头）

尺侧腕屈肌腱病

　　尺侧腕屈肌是除了掌长肌之外唯一没有腱鞘的腕部肌腱。尺侧腕屈肌腱最常见的疾病是钙化性肌腱炎，与反复的活动（如打字）有关，这种疾病常见于中青年女性，表现为在豌豆骨近侧腕掌尺侧的急性疼痛，症状与肌腱内钙盐沉积破裂进入邻近组织引起继发性急性炎症有关。超声检查显示，在肿胀的不均匀回声的肌腱内有高回声的钙化灶，钙盐沉积也可见于肌腱与豌豆骨掌侧之间的炎性腱周软

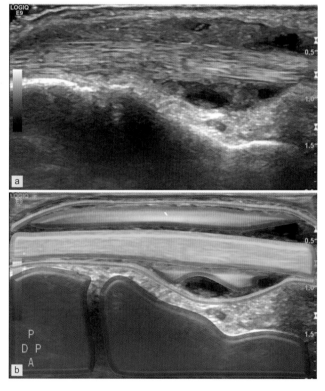

图 12.5　腕背侧矢状面声像图。增厚的滑膜和滑膜渗出物使指伸肌腱鞘扩张，伸肌腱本身正常

组织内。在急性期，钙盐沉积可能是半液体状的，多普勒成像显示充血。可见继发性的局部炎症引起的小的豌豆骨骨皮质侵蚀（图 12.7）。X 线平片用于证实诊断，典型的表现为尺骨远侧的钙化。由于钙

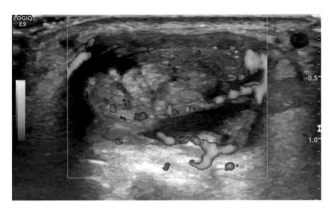

图 12.6 腕背侧横切面声像图显示指伸肌腱鞘的广泛性腱鞘炎伴有明显的多普勒血流信号增加

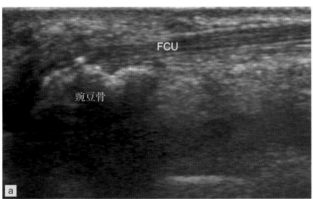

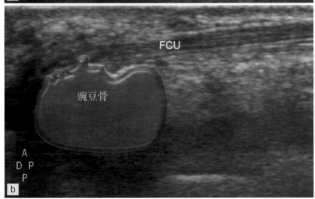

图 12.7 尺侧腕屈肌腱（FCU）止点肌腱炎。纵切面声像图显示尺侧腕屈肌腱止点部位增厚伴有豌豆骨骨皮质不规整

化在标准的正侧位 X 线片上被邻近的豌豆骨遮住，应拍摄斜位片来显示钙化沉积。临床鉴别诊断包括豆 - 三角关节的骨关节炎和腱鞘囊肿形成。

要点

尺侧腕屈肌腱病最常发生于钙化性肌腱炎基础上，超声检查显示在肌腱和腱周软组织内出现高回声钙盐沉积，X 线平片用于证实诊断。

在豌豆骨和皮下软组织间可发生软组织的撞击，这可能是反复使用电脑鼠标所致。

神经卡压

腕尺管综合征

腕尺管是腕掌尺侧的一小纤维骨性管道，也被称作为豌豆骨钩骨管道或远侧尺侧管道。管道的底是由屈肌支持带（腕横韧带）构成，桡侧壁是浅层腕掌韧带，尺侧壁是豌豆骨。

在腕尺管内，尺神经常位于尺动脉与豌豆骨之间，表面覆盖的浅层腕掌侧韧带较薄。腕尺管由三个解剖区组成：1 区是豌豆骨水平的管道近侧部分，其内的主要结构是尺神经主干，包含运动支和感觉支；2 区和 3 区邻近，更靠远侧，在钩骨水平，2 区是管道的深部，内有尺神经的运动支；3 区是管道的浅部，内有尺神经的感觉支。临床症状与尺神经受压的区域有关，患者表现为运动和感觉同时受累的是尺神经在 1 区受卡压，患者表现为纯运动支受累的是 2 区病变引起，患者表现为感觉障碍的是 3 区病变引起的。

在腕尺管内的尺神经病并不常见，主要的原因是腱鞘囊肿，占 30% ～ 40% 的病例。腱鞘囊肿来源于钩 - 三角关节或豆 - 三角关节，囊肿与关节之间有蒂连接（图 12.8）。囊肿扩大进入腕尺管时超声很容易识别，表现为边界清楚的、无血流信号的无回声液体积聚（图 12.9），囊肿与尺神经的关系最好在横切面评价。如果囊肿的蒂很薄而超声不易显示，囊肿的真正来源难以确定。MRI 检查有助于术前计划的制订。

要点

腕尺管综合征的病因包括腱鞘囊肿、职业性神经炎、骨折以及其他占位病变，如脂肪瘤、神经肿瘤和异常的肌肉，最常见的是副小指展肌（图 12.10）。

实用技巧

超声检查在探查异常的肌肉时是有用的，超声显示与正常肌肉回声结构一致的团块，在肌肉收缩时有移动。

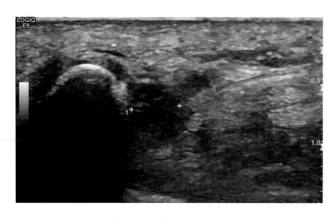

图 12.8 腕掌尺侧横切面声像图。显示一成分复合的滑膜囊肿从豆 - 三角关节延伸进入腕尺管，在这一位置，囊肿可压迫尺神经

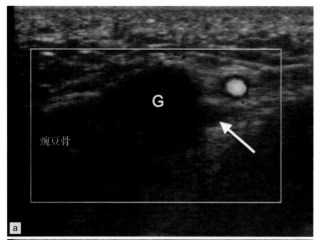

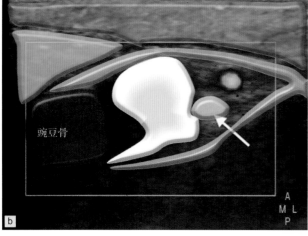

图 12.9 腕尺管综合征横切面声像图显示来源于豆 - 三角关节的腱鞘囊肿（G）压迫腕尺管内的尺神经（箭头），多普勒成像证实腱鞘囊肿无血流信号，并显示尺动脉血流信号

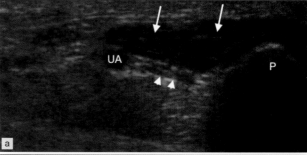

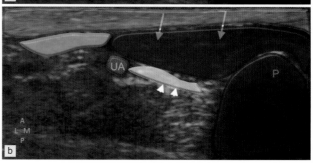

图 12.10 腕尺管综合征声像图显示附属的小指展肌。横切面声像图证实存在附属的小指展肌（箭）压迫腕尺管内的尺神经（箭头）。尺神经位于豌豆骨（P）和尺动脉（UA）之间

节脱位）可导致继发性尺神经神经病。

另一尺神经外部受压的部位是尺神经分支行走于钩骨钩的位置（锤子综合征）。拐杖对腕掌尺侧的慢性钝性损伤、在手工劳动和运动活动时反复使用工具（如骑自行车）可导致累及尺神经浅支或深支的尺神经病变。尺神经深支是两支中较大的一支，是纯运动神经，支配小鱼际和骨间背侧肌，神经可位于钩骨钩的尺侧，尺神经浅支更靠近桡侧，并与尺动脉伴行。尺动脉可由于钝性损伤导致动脉血栓或假性动脉瘤。

创伤性疾病

三角纤维软骨撕裂

三角纤维软骨复合体位于尺腕间隙，增加稳定和吸收腕尺侧的机械应力。复合体包括三角纤维软骨本身和其他支持结构，如半月板同系物、尺侧副韧带、掌侧和背侧尺桡韧带和尺侧腕伸肌腱鞘。三角纤维软骨超声显示为在尺骨茎突和三角骨间的倒三角形均匀的高回声结构（图 12.11）。半月板同系物显示为三角纤维软骨远侧的一三角形回声结构，延伸至条索状的尺侧腕伸肌腱深面。尽管多数病例由于软骨太深很难做出准确评估，但沿腕尺侧纵向

与对侧腕部对比检查有助于发现异常的肌肉（见 13 章）。尺动脉损伤伴血栓和假性动脉瘤形成也可延伸进入腕尺管，引起尺神经病变。Galeazzi 骨折脱位（盖氏骨折，桡骨中下段骨折伴下尺桡关

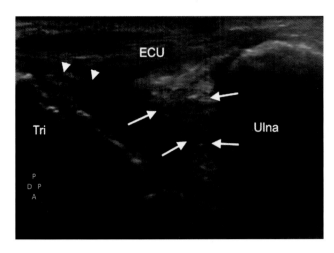

图 12.11 三角纤维软骨纵切面声像图。显示正常的三角纤维软骨为在尺骨（Ulna）茎突和三角骨（Tri）之间的、尺侧腕伸肌腱（ECU）深面的一倒三角形回声结构（箭之间），在三角纤维软骨（箭）的远侧可见部分半月板同系物（箭头）

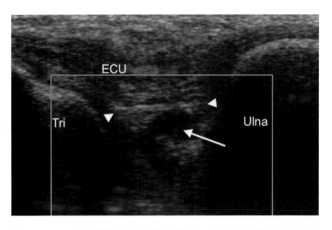

图 12.12 三角纤维软骨撕裂声像图。纵切面声像图显示三角纤维软骨内（箭头间）一低回声缺损（箭），关节镜检查证实为撕裂

冠状切面扫查，通过尺侧腕伸肌腱作为声窗，被认为是一个有用的初始显示三角纤维软骨的方法。

> **实用技巧**
>
> 半月板同系物在超声上不要误认为是三角纤维软骨复合体，三角纤维软骨复合体位于尺侧腕伸肌腱的深面，而半月板同系物更表浅。

三角纤维软骨复合体的宽基底靠近探头，尖端附着于桡骨。宽基底测量约 4.5 mm 宽，正常尖端平均 2 mm。应使用更多的掌侧和尺侧的纵切面扫查来完成检查。以作者的经验，横切面影像的价值有限。

> **实用技巧**
>
> 将腕置于垫子上，腕关节桡偏位扫查，利用尺侧腕伸肌腱作为声窗帮助显示三角纤维软骨，增加增益有助于显示纤维软骨盘附着于桡骨远端。

三角纤维软骨复合体的损伤是腕尺侧疼痛的一常见病因。三角纤维软骨复合体的撕裂纵切面超声声像图表现为三角纤维软骨复合体内低回声缺损或低回声线样裂隙（图 12.12）。三角纤维软骨的部分缺损伴有局部变薄（＜ 2.5 mm）提示撕裂。撕裂也可在横切面上显示，但不能提供更多的信息。来源于三角纤维软骨的腱鞘囊肿提示撕裂（图 12.13）。

超声探查三角纤维软骨撕裂的准确性各文献报

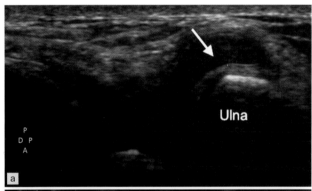

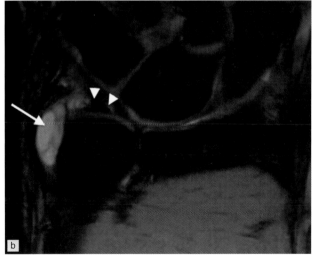

图 12.13 三角纤维软骨撕裂。纵切面声像图（a）和相对应的 T2 加权 MRI 图像显示一来源于三角纤维软骨的腱鞘囊肿（箭），MRI 能更好地显示腱鞘囊肿延伸进入三角纤维软骨撕裂的部位（箭头）

道结果不一。作者报道以三间室关节造影为"金标准"，超声的准确率为 64% ~ 85%，与关节镜检查相比较的准确率为 87.5%，与磁共振相比较的准确

率为 84.6%，与磁共振关节造影相关联的准确率为 81%。

作者的经验是超声观察三角纤维软骨的桡侧部分特别有限，小的桡侧撕裂超声难以显示。此外，尺骨茎突的声影可使部分三角纤维软骨模糊。有些作者建议，在扫查三角纤维软骨盘时将腕关节置于掌心向上的位置，这样使尺骨茎突旋转，移向远侧，提高显示桡侧附着部。超声很难鉴别创伤性撕裂与退行性撕裂，这可有治疗建议，但超声在发现伴随的病变是有用的，如尺侧伸腕肌腱的撕裂。

外部韧带损伤

超声的优点是能更详细地评估尺侧外部韧带，这有助于由于损伤造成的腕尺侧疼痛和不稳定的诊断。

尺三角背侧韧带被认为是背侧尺腕关节囊的增厚部分，纵切面超声显示为尺骨头与三角骨间背侧一有高回声的增厚关节囊。背侧尺三角韧带在 63% ～ 74% 的正常腕关节全部可见，21% 部分可见。

掌侧的尺月韧带和尺三角韧带起源于掌侧的尺桡韧带，在腕关节旋后、轻微背伸位，探头置于韧带的长轴扫查，超声可见韧带为一纤维回声结构（图 12.14）。这两个韧带在近侧无明显的分界，掌侧尺月韧带附着于月骨，位于掌侧尺三角韧带的桡侧，后者附着于三角骨。掌侧尺三角韧带在 88% 的正常腕关节全部可见，12% 部分可见。

隐匿性三角骨骨折

除非获得切线位 X 线片，否则三角骨背侧小的撕脱骨折在标准的 X 线片上难以显示。超声能显示这些小的高回声的骨折块，周围有低回声水肿和积液，并与患者的症状相关，这是背侧桡月三角韧带撕脱的结果。

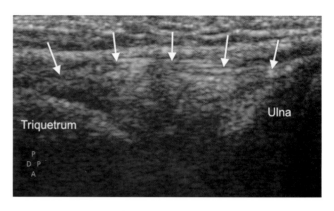

图 12.14　尺三角掌侧韧带纵切面声像图显示连接尺骨（Ulna）和三角骨（Triquetrum）的尺三角掌侧韧带为一高回声纤维结构（箭）

参考文献

Boutry N, Lapegue F, Masi L, et al. Ultrasonographic evaluation of normal extrinsic and intrinsic carpal ligaments: preliminary experience. Skeletal Radiol 2005;34(9):513–21.

Chiou HJ, Chang CY, Chou YH, et al. Triangular fibrocartilage of wrist: presentation on high resolution ultrasonography. J Ultrasound Med 1998;17(1):41–8.

Elias DA, Lax MJ, Anastakis DJ. Ganglion cysts of Guyon's canal causing ulnar nerve compression. Can J Surg 2001;44:331–2.

Finlay K, Lee R, Friedman L. Ultrasound of intrinsic wrist ligament and triangular fibrocartilage injuries. Skeletal Radiol 2004;33(2):85–90.

Gross MS, Gelberman RH. The anatomy of the distal ulnar tunnel. Clin Orthop 1984;196:238–47.

Holt PD, Keats TE. Calcific tendinitis: a review of the usual and unusual. Skeletal Radiol 1993;22:1–9.

Keogh CF, Wong AD, Wells NJ, et al. High-resolution sonography of the triangular fibrocartilage: initial experience and correlation with MRI and arthroscopic findings. AJR 2004;182(2):333–6.

Lacelli F, Muda A, Sconfienza LM, et al. High-resolution ultrasound anatomy of extrinsic carpal ligaments. Radiol Med 2008;113(4):504–16.

Lee KS, Ablove RH, Singh S, et al. Ultrasound imaging of normal displacement of the extensor carpi ulnaris tendon within the ulnar groove in 12 forearm–wrist positions. AJR 2009;193:651–5.

Pratt RK, Hoy GA, Bass Franzcr C. Extensor carpi ulnaris subluxation or dislocation? Ultrasound measurement of tendon excursion and normal values. Hand Surg 2004;9:137–43.

Taljanovic MS, Sheppard JE, Jones MD, et al. Sonography and sonoarthrography of the scapholunate and lunotriquetral ligaments and triangular fibrocartilage disk. J Ultrasound Med 2008;27(2):179–91.

Taljanovic MS, Goldberg MR, Sheppard JE, et al. US of the intrinsic and extrinsic wrist ligaments and triangular fibrocartilage complex: Normal anatomy and imaging technique. Radiographics 2011;31(1):e44.

Catherine L. McCarthy *原著*

魏妮娅　陈　芸 *译*

神经卡压

腕管综合征

腕管后方由腕骨和关节外韧带构成，前方由屈肌支持带或腕横韧带构成。屈肌支持带是一条薄的纤维组织，起于桡侧的手舟骨和大多角骨，止于尺侧的豌豆骨和钩骨钩。屈肌支持带是一个薄的（厚1～1.5 mm）轻微向外凸的低回声带，延伸覆盖腕管内的指浅屈肌腱、指深屈肌腱、拇长屈肌腱和正中神经。正中神经走行于示指指浅屈肌腱表面、拇长屈肌腱内侧。任何原因引起腕管内压力增高均会压迫正中神经。

要点

腕管综合征的病因包括解剖变异（先天性狭窄的管道、腕骨骨折对位不良、永存正中动脉和副肌）、系统性及内分泌疾病（糖尿病、妊娠、甲状腺功能减退和淀粉样变）和腕管内占位性病变。

典型的腕管综合征患者主诉手桡侧和桡侧三个半手指的烧灼痛、麻木和感觉异常。典型的症状发生在夜间，长时间手部劳动后加剧。病程较长的患者，可能会引起正中神经支配区域永久性的运动和感觉缺失和鱼际肌萎缩。

腕管综合征早期，不发生正中神经形态异常，超声检查通常无异常发现。

实用技巧

正常的正中神经不能排除腕管综合征。

随着病程发展，正中神经水肿伴随组织学上进行性脱髓鞘和纤维硬化。当存在异常时，腕管综合征超声发现可分为正中神经、屈肌支持带和腕管内容的改变。

正中神经改变

大小

不论受压的原因，正中神经在腕管近端典型的表现为肿胀，在通过屈肌支持带深面和腕管远端被压扁（图 13.1）。正中神经直径在腕管近端的急剧改变被称为"切迹征"（图 13.2）。

有两种方法用于测量正中神经的截面积：
（1）直接法：使用超声仪器的椭圆工具；
（2）间接法：由椭圆形面积公式 [（最大前后径）×（最大横径）×（π/4）]。两种方法之间的相关程度很高。探头的位置可能潜在影响正中神经横截面面积的测量。

倾斜探头或稍微改变腕的位置可获得理想的探头方向。

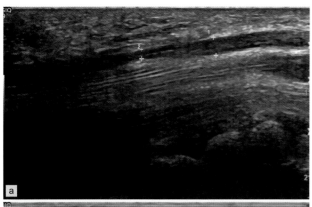

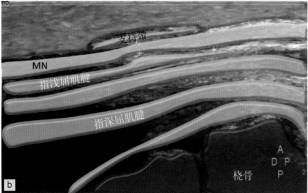

图 13.1   腕掌侧矢状切面声像图。正中神经（MN）的直径在经过屈肌支持带深面时有改变，与腕管综合征的表现一致，肌腱纤维的轻微分离明显

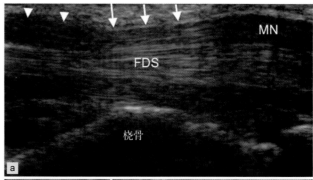

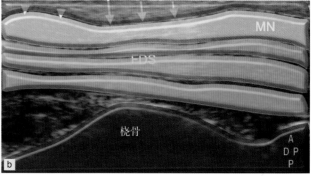

图 13.2   腕管综合征。纵切面声像图显示正中神经（MN）在腕管近侧肿胀，呈低回声（箭头），神经在屈肌支持带（箭）深面受压变扁，导致正中神经直径改变，被称为"切迹征"。正中神经位于指浅屈肌腱（FDS）的表面

关于最适合的正中神经大小来确定腕管综合征的诊断，文献尚无一致意见。

也有学者建议在 9 mm² 和 15 mm² 之间的范围可诊断腕管综合征。

偶尔，"切迹征"可能发生在屈肌支持带远端边缘（反切迹征），这些病例，神经在腕管远端被压扁，但在腕管近端无形状改变。"反切迹征"提示正中神经远端受压，这一点需要在报告中重点提及，这样才能正确的在手掌或远端进行电生理试验。

扁平率用于评价神经的远端扁平的程度，其计算方法是在腕管远端（钩骨水平）的神经的横径除以它的前后径。扁平率大于 3 是被用于诊断腕管综合征的另一发现。

超声表现

在评价神经的回声结构时应注意保证探头与神经长轴垂直，避免各向异性和误诊神经炎。

彩色多普勒成像中神经周围和神经内的血流增加。因为神经内的微血管结构紊乱和神经炎的炎性充血。

在屈肌支持带下、手指屈伸活动时可见受压的正中神经活动受限，但这是一种主观发现。

屈肌支持带改变

由于继发的腕管内压力增加，可见屈肌支持带向掌侧膨隆（图 13.3），这要在腕管远端（钩骨 - 多角骨水平）进行评价，在钩骨钩和多角骨结节之间作一连线，从该线到支持带的最大距离反映掌侧膨出的程度，距离超过 4 mm 视为有意义。

腕管内容物

腕管综合征最常见的病因是指屈肌腱腱鞘炎。超声表现为在腱鞘内低回声液体及滑膜炎分隔指屈肌腱（图 13.3），多普勒血流信号强弱取决于滑膜炎的活动性。

扫查腕管的近端和远端是很重要的，可避免假阴性诊断，因为在腱鞘炎时滑液在腕管外是相通的，此处腱鞘扩张的阻力较小。

腕管内占位性病变用超声很容易发现。腱鞘囊肿是最常见的占位病变，表现为边界清楚的内部无血流信号的无回声团块。腱鞘囊肿来源于腕管深部

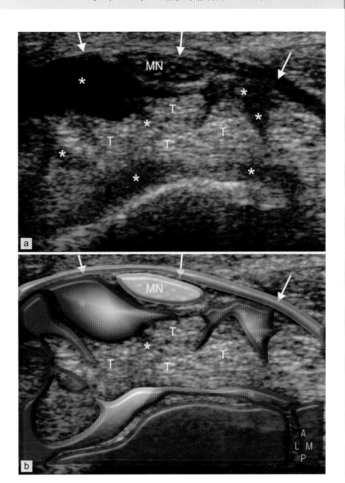

图 13.3 腕管综合征。横切面声像图显示屈肌腱（T）腱鞘内低回声的液体和滑膜炎（*），使屈肌腱分开。正中神经（MN）被压扁，屈肌支持带向掌侧膨隆（箭）

的腕关节，将正中神经和指屈肌腱向前推移靠近屈肌支持带。实质性的肿瘤包括脂肪瘤（图 13.4）、神经肿瘤、腱鞘巨细胞瘤。永存正中动脉也是腕管综合征的病因，正中动脉是尺动脉在前臂近端的分支，与正中神经伴行经过腕管，彩色多普勒超声可用于识别正中动脉。急性腕管综合征可继发于正中动脉血栓形成。穿透伤可发生创伤性神经瘤，但只累及正中神经的一部分（图 13.5）。

腕管内异常的肌肉与示指指浅屈肌肌腹的远端附着、蚓状肌的近端附着，或者一附属的屈肌有关。附属的肌肉有典型的肌肉回声结构，内有高回声线性分隔，在肌肉收缩和松弛时形状发生变化，屈伸手指时可以看见肌肉进、出腕管。异常的骨性隆起（如骨痂形成或月骨脱位）向腕管内突出的超声表现为强回声结构，后方伴有声影。

腕管综合征的治疗包括腕部夹板、非甾体类抗炎药、腕管内注射皮质类固醇和屈肌支持带的手术松解。支持带通常是在接近尺侧钩骨钩处分开。

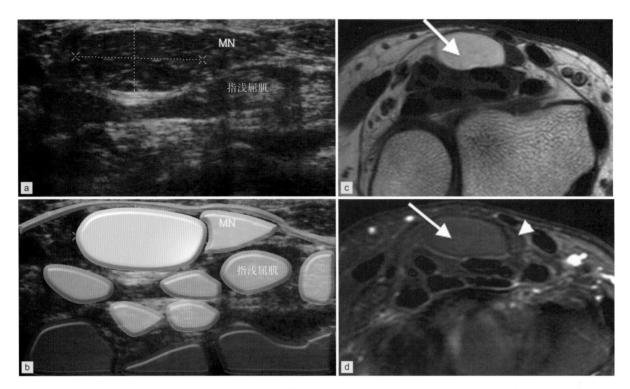

图 13.4 腕管综合征。横切面声像图（a，b）显示腕管内实质性肿块（游标标识）挤压并使正中神经移位。相对应的磁共振 T1 加权成像（c）、T2 脂肪抑制成像（d）证实腕管内有一脂肪瘤（箭），表现为 T1 高信号，T2 脂肪压制完全抑制。T2 正中神经信号增高（箭头）与神经内水肿一致

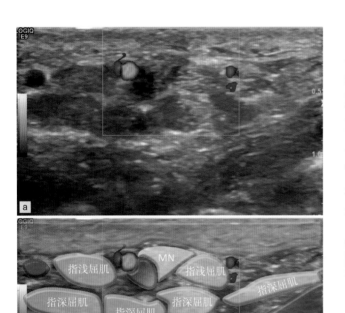

图 13.5 腕掌侧横切面图像。正中神经（MN）桡侧来源的一低回声病变，提示正中神经神经瘤，该患者之前有正中神经神经瘤切除病史，该病变提示神经瘤复发

腕管综合征手术后的超声评估是具有挑战性的，正中神经位于更浅表的、更靠内侧的位置。屈肌支持带的断端在手术时向两侧牵开，呈现增厚、回声降低。手术后持续存在症状可能是由于手术中屈肌支持带切开不完全或术后纤维瘢痕累及神经引起的。屈肌支持带未完全切开，超声可显示支持带的连续性存在和"切迹征"的存留。术后瘢痕组织超声显示为正中神经周围不规则的低回声组织。神经周围注射据说可松解粘连。

炎症性关节炎

本节只重点讲述与超声影像有关的腕关节关节炎因素。

滑膜炎

从腕关节背侧观察是评估腕关节滑膜炎的最好方式。桡腕关节和腕骨间关节的隐窝最好在纵向切面显像。这一部位的横切面图像可区分深部关节内关节液和浅部的伸肌腱鞘炎（图 13.6）。远侧尺桡

关节最好在横切面进行评估，通常在关节线水平更近侧的位置进行扫查，这一部位的关节囊易于扩张。多普勒超声在区分血供丰富的活动性滑膜炎和慢性纤维血管翳（图 13.7）时有价值。利用功率多普勒进行小规模的研究测量滑膜炎的血流来检测疾病的活动性和评估治疗反应。

关节积液

　　关节积液和滑膜增生有时鉴别比较困难，滑膜炎通常回声较高，活动期有多普勒信号（图 13.7），探头加压使滑膜组织变形，仅导致关节隐窝的部分塌陷，而关节积液是低回声的，无血供，探头加压时积液被挤开。

> **实用技巧**
>
> 由于关节液内存在蛋白质成分、晶体沉积、纤维蛋白（血液）或细胞碎片，关节液偶尔可有复杂的回声表现。

　　探头加压是非常有用的方法，使液体受挤压，而内部回声结构发生移动，移动的方式不同于实体组织。

　　超声在探测腕关节隐窝内积液和部位方面很有

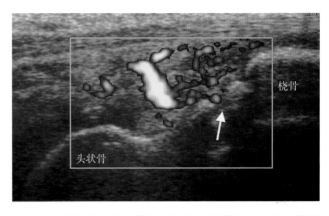

图 13.7　滑膜炎血流。纵切面能量多普勒超声显示实质性的、有血供的、不可压缩的混合回声结构，提示活动性滑膜炎。滑膜炎侵蚀月骨的背部（箭）

价值，可以鉴别关节滑膜炎和腱鞘炎，可用于指导腕关节积液穿刺抽液或滑膜活检；超声也用来指导关节内注射类固醇到合适的关节腔（图 13.8）。

软骨

　　超声可评估关节面软骨病变，如变薄、形态变不规则和边界的丧失。超声评价桡腕关节和腕骨间关节的关节面软骨受到限制，因为腕部许多关节面与超声探头的方向是垂直的。远侧尺桡关节的软骨超声显示较差。

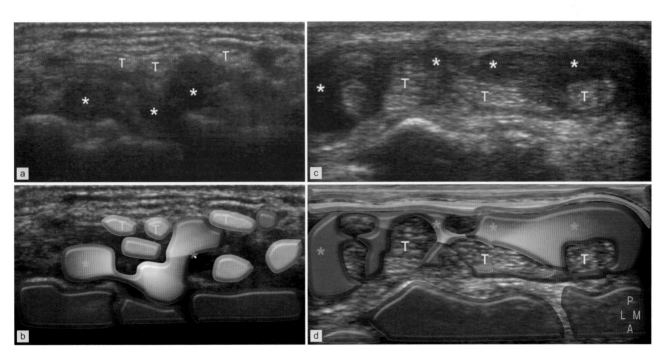

图 13.6　滑膜炎与伸肌腱鞘炎。横切面声像图（a，b）显示桡腕关节背侧隐窝滑膜积液（*），向后推移伸肌腱（T）。横切面声像图（c，d）显示伸肌腱鞘炎，显示伸肌腱（T）腱鞘内位置表浅的液体和滑膜增生（*）

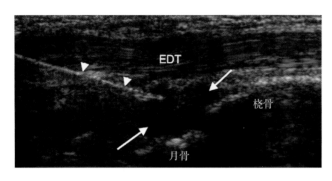

图 13.8　滑膜炎注射。纵切面声像图显示在关节内注射类固醇的针（箭头）在指伸肌腱（EDT）之间伸入低回声滑膜炎（箭）的区域

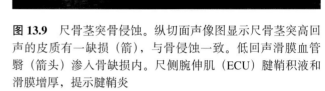

图 13.9　尺骨茎突骨侵蚀。纵切面声像图显示尺骨茎突高回声的皮质有一缺损（箭），与骨侵蚀一致。低回声滑膜血管翳（箭头）渗入骨缺损内。尺侧腕伸肌（ECU）腱鞘积液和滑膜增厚，提示腱鞘炎

> **实用技巧**
>
> 动态扫查可帮助显示腕背侧关节软骨。

　　例如，月骨背侧软骨最好在手腕弯曲时观察，而舟状骨软骨最好在腕关节尺偏时观察，并且探头纵向置于腕桡侧。

骨侵蚀

> **要点**
>
> 骨侵蚀在两个垂直平面均可显示，表现为边界清楚的局灶性骨皮质缺损。

　　骨侵蚀的缺损可被滑膜血管翳填充（图 13.7，图 13.9）。腕关节侵蚀性关节炎通常累及月骨和尺骨茎突背侧，其他常见的部位是三角骨和头状骨。随着骨侵蚀的加剧，变得腕骨边界模糊，相互难以区分。

腱鞘炎和肌腱撕裂

　　腱鞘炎在炎性关节病患者中是常见的。

> **要点**
>
> 早期超声探测类风湿关节炎患者的肌腱受累对于评估是否需要腱滑膜切除和防止肌腱进一步损伤和撕裂很重要。

　　在类风湿关节炎患者，拇长伸肌腱在腕部可发生断裂，主要是由于肌腱在部分侵蚀的 Lister 结节上摩擦造成的。环指和小指伸肌腱也可因与继发的、

背侧移位的尺骨头发生摩擦而发生断裂。动态超声检查对于确认肌腱的完全断裂和定位回缩的肌腱断端的位置有价值。

　　病程持久的类风湿关节炎患者可导致尺侧腕伸肌腱鞘炎和远侧尺桡关节疾病，超声检查可观察到尺侧腕伸肌腱不稳定。血管翳破坏了尺侧腕伸肌腱的腱鞘深层，导致尺侧腕伸肌腱向尺骨的掌侧移位，使尺侧腕伸肌的作用变成屈腕而不是伸腕，引起远端尺骨相对于桡骨是脱位的。尺侧腕伸肌向尺掌侧的半脱位最好是在前臂旋后和腕关节屈曲时，横切面动态扫查观察（见第十一章）。

钙化

　　关节内钙化显示为腕关节、三角纤维软骨和手腕韧带内强回声病灶，提示为晶体沉积性关节病，如焦磷酸钙盐沉积病（图 13.10）。强回声晶体沉积在关节软骨内与骨界面回声平行，形成双轮廓征。超声所见应通过 X 线平片确认。

软组织肿块

　　超声可用于确认肿块的存在，评估其位置及与邻近的血管、神经和肌腱的关系，鉴别囊性病变和实质性病变，评估肿块内部血管和排除正常解剖结构变异。对于腱鞘囊肿、神经源性肿瘤、脂肪瘤、副肌和异常的骨头，超声检查通常可明确诊断。

腱鞘囊肿

　　腱鞘囊肿是腕部最常见的肿块，这些囊性肿物

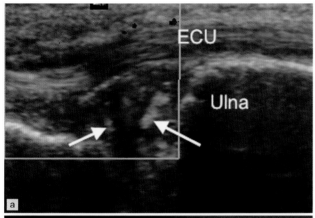

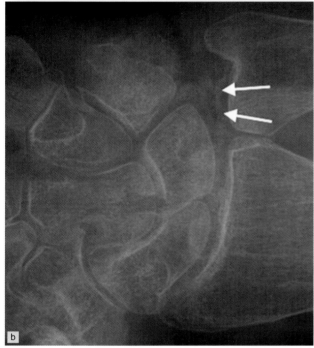

图 13.10 软骨钙化。焦磷酸钙盐沉积关节病患者纵切面声像图（a）显示腕关节尺侧和三角纤维软骨内强回声的钙化灶（箭）。X 线平片（b）证实广泛软骨钙化（箭）

通常附着于关节囊或腱鞘，充满黏液，被覆一层上皮内衬。黏稠的胶冻样内容物和缺乏滑膜内衬是腱鞘囊肿区别于充满滑液的滑膜囊或关节隐窝积液的特征。有两种理论阐明腱鞘囊肿的起源，第一种理论提出，腱鞘囊肿起初是滑膜腔的一突起，由于瓣膜机制的作用，继而造成液体内容物的浓缩和滑膜内衬的丧失；第二种理论认为腱鞘囊肿是关节周围结缔组织的变性，继发黏液变性而来。

腱鞘囊肿临床上常表现为无症状软组织肿胀或者邻近关节的痛性包块。肿块大小随着时间延长发生变化提示腱鞘囊肿的诊断，超声表现为一边界清楚的、无血流信号的、伴有后方回声增强的无回声团块（图 13.11）。慢性的腱鞘囊肿由于囊肿壁增厚、

内部分隔和分叶可表现为有回声的结构。有些学者认为，内部反射物质被认为是由于腱鞘囊肿内黏蛋白胶冻样内容物的炎症改变，使囊肿内部回声增高，囊肿内反复的出血继发纤维化也可解释囊肿内部回声增高。通常可见一个细的、有时扭曲的蒂，证实腱鞘囊肿起源于邻近的关节（图 13.11）。超声检查确认囊肿蒂的位置是重要的，因为手术时需要将囊肿连同蒂一起切除以防止复发。

> **实用技巧**
>
> 探头加压或探头触诊可用于鉴别囊性病变。

探头加压导致囊肿压缩，滑液被挤到关节隐窝或腱鞘内。实质性肿块和充满黏稠物质的囊肿不能被压扁。

腕背侧腱鞘囊肿

腕背腱鞘囊肿是最常见的（60% ~ 70%）。

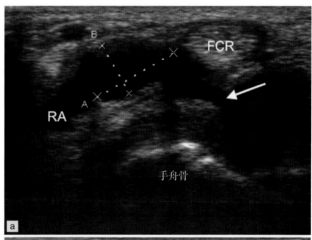

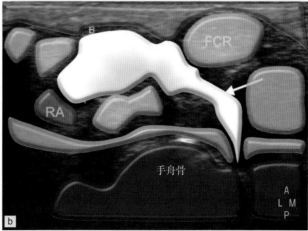

图 13.11 掌侧腱鞘囊肿。横切面声像图显示一边界清楚的无回声腱鞘囊肿（游标标识）位于桡侧腕屈肌腱（FCR）和桡动脉（RA）之间，可见一细蒂（a，箭头）延伸到舟大多角关节

这一部位的关节囊无背侧桡腕韧带加强，易受屈腕时剪切力的影响，囊肿可在伸腕肌腱之间扩大进入皮下组织，在此可增大得相当大。超声可识别表浅的囊肿有蒂与关节囊或偶尔与桡腕关节相连，尤其是痛性腱鞘囊肿更是如此，因为囊肿接近骨间背侧肌的远端部分。

背侧隐匿性腱鞘囊肿发生于背侧关节囊的舟月韧带水平，可导致腕桡侧疼痛，这已在第十章详细讨论了。

腕掌侧腱鞘囊肿

腕掌侧腱鞘囊肿通常位于腕部桡侧。典型的囊肿起源于舟 - 大多角关节，较少见起源于桡舟关节，囊肿在桡侧腕屈肌腱和桡动脉之间向近侧的桡骨远端膨胀（图 13.11）。囊肿常较大，可使桡动脉和桡神经的浅表感觉支移位。超声能清晰地显示囊肿与神经血管结构的关系。在横切面声像图上，桡动脉常贴近囊肿的掌桡侧。应注意不能将桡动脉误认为是囊肿的一个分叶，尤其是在考虑囊肿穿刺的病例，这一点通过彩色多普勒超声显示动脉血流很容易避免；识别动脉搏动，在探头加压时搏动更明显，在纵切面显示动脉覆盖于囊肿的掌侧。掌侧腱鞘囊肿也应与桡动脉掌侧支的假性动脉瘤相鉴别，后者最常继发于动脉与舟骨结节的反复、微小的损伤。

掌侧腱鞘囊肿的鉴别诊断也包括桡侧腕屈肌腱腱鞘炎，后者通常与舟 - 大小多角关节的骨关节炎有关，超声表现为肌腱增粗，呈低回声，腱鞘内积液。位于腕管内的掌侧腱鞘囊肿临床上不能发现，但能压迫正中神经。

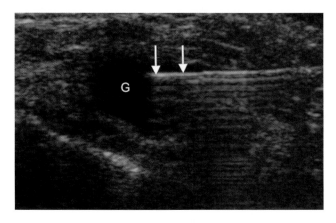

图 13.12　背侧腱鞘囊肿的穿刺和注射。横切面声像图显示在背侧腱鞘囊肿（G）进行囊肿穿刺和类固醇注射过程中超声确定针头的位置（箭）

腱鞘囊肿内注射类固醇激素被认为可引起囊壁纤维化而防止复发（图 13.12）。由于囊肿内容物黏稠，腱鞘囊肿穿刺时应选用大号针头（至少 17 ～ 19 G 针头）。

神经源性肿瘤

神经源性肿瘤超声表现为边界清楚的、低回声实质性占位病变伴后方回声增强，内部有血流信号，并与起源神经的近端和远端相延续。紧靠肿瘤的神经部分增粗，然后逐渐变细（图 13.13）。

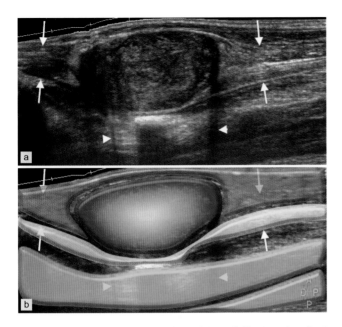

图 13.13 正中神经神经纤维瘤。纵切面声像图显示一典型的神经纤维瘤，表现为边界清楚的实质性病变，起源于神经中央，两端与神经相延续（箭），后方回声增强（箭头）和中央高回声结构，提示"靶征"，是中央胶原纤维聚集和周围黏液环所致

探头加压常诱发周围神经的麻刺感（Tinel 征），这有助于确定诊断。神经源性肿瘤的穿刺活检会对患者造成非常剧烈的疼痛，通常不做。

来源于神经鞘膜的两种主要的良性神经源性肿瘤是神经纤维瘤（图 13.13）和神经鞘膜瘤，后者又称为施万细胞瘤（Schwannomas）。

> **要点**
>
> 神经纤维瘤起源于神经中央，可见神经束穿过病变。神经鞘瘤起源于神经周围，通常偏心性生长，有包膜。

神经纤维瘤病灶内可有特征性高回声环或中央高回声，被称为"超声靶征"。病程长的神经鞘瘤可有坏死液化灶和钙化灶。

> **要点**
>
> 鉴别神经纤维瘤和神经鞘膜瘤对临床医生是有帮助的，因为神经鞘膜瘤通常能与起源的神经分离，手术切除较容易，而神经纤维瘤很难与起源神经分离，切除较困难，常需要切断神经束。

好发于腕部正中神经的一种不常见的神经肿瘤是纤维脂肪错构瘤，又称神经纤维脂肪瘤或神经内脂肪瘤，是一种发育异常性疾病，常发于 30 ~ 40 岁年轻人，表现为沿前臂远端和腕掌侧的无痛性肿块，病史较长，2/3 的病例合并示指和中指的并指与巨指畸形（脂瘤性营养异常性巨大发育），超声可见神经外膜纤维束间纤维脂肪增生浸润，正中神经梭形膨大，有大量脂肪回声的物体沉积于神经外膜，并且包裹、分隔低回声的线样神经束（图 13.14）。超声所见与 MRI 所见一致，横切面 MRI 显示神经束呈同轴电缆样形态，冠状和矢状切面显示神经束呈意大利通心粉样形态。

异常的肌肉

腕部肌肉异常常是一偶然发现，表现为无痛性肿块，如果位于腕管内或者邻近骨纤维管道可引起压迫性神经病。熟悉异常肌肉的常见部位有助于做出正确的诊断，避免与其他病变混淆。

> **实用技巧**
>
> 由于异常的肌肉与其他肌肉的回声结构相同，超声对异常肌肉的诊断是有用的。动态扫查可显示肌肉在收缩和松弛状态形态的改变。

扫查对侧腕部是有帮助的，因为异常的肌肉可能是双侧均有。

副小指展肌是腕部最常见的肌肉异常，可见于 24% ~ 47% 的正常人，副小指展肌起自前臂深筋膜、屈肌支持带或掌长肌腱，止于小指展肌和小指近节指骨的基底部。患者通常无症状，但它在腕尺管内收缩时可将尺神经压向豆钩韧带而引起尺神经病变。超声动态扫查有其优势，动态扫查时让患者外展小指，可见肌肉厚度增加，撞击尺神经。研究表明，有症状的患者和无症状的个体之间肌肉厚度存在差异，无症状个体平均厚度为 1.7 mm，而有症状患者平均厚度为 4 mm。

手部指短伸肌是指伸肌的解剖变异，出现在 1% ~ 3% 的人群，表现为腕背侧肿块，常误诊为腕背侧腱鞘囊肿，该肌肉起自桡骨远端、桡腕背侧韧带或背侧腕关节囊，位于伸肌支持带深面，止于示指或中指伸肌腱帽，该肌肌腹位于示指伸肌腱尺侧（图 13.15）。

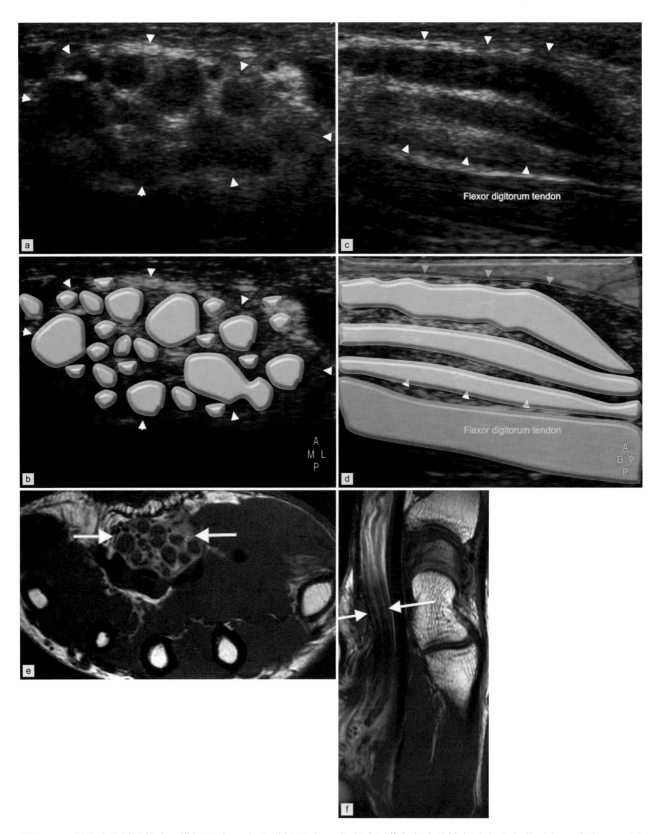

图 13.14　纤维脂肪样错构瘤。横切面（a，b）和纵切面（c，d）超声图像与相应的轴向（e）和矢状（f）T1 加权 MRI 图像显示正中神经增大，内有多条低回声的增厚的神经纤维束被高回声的脂肪分开（箭头之间）。在矢状面 MRI 图像上显示低信号线状神经像意大利通心粉样形态，而轴面图像显示为同轴电缆样形态（箭之间），脂肪分布于神经纤维束间呈现 T1 加权高信号

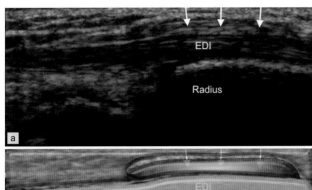

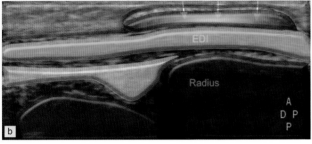

图 13.15 手部指短伸肌。纵切面声像图显示在手指抗阻力伸直时，副肌（箭）延伸到背侧，覆盖指伸肌腱（EDI）

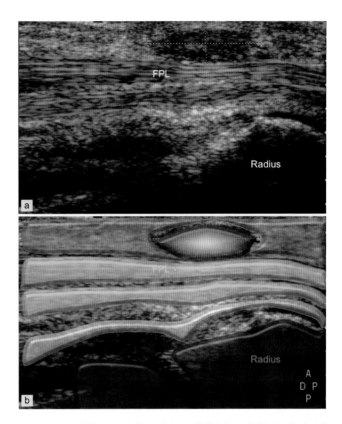

图 13.16 腱鞘巨细胞瘤。纵切面声像图显示来源于拇长屈肌腱（FPL）腱鞘的一边界清楚的实质性低回声肿块（游标标识）

> **实用技巧**
>
> 在手指对抗阻力伸直时引起指短伸肌收缩，动态扫查可见该肌肉增大，在第二、三伸肌腱之间向背侧隆起。

异常的示指指浅屈肌肌腹取代了正常的肌腱，常表现为腕掌侧的肿块，该异常的肌肉常延伸到腕管内，引起腕管综合征的症状。在示指屈、伸时超声扫查可见肌肉在腕管内来回移动。异常的示指指浅屈肌肌腹最好是采用超声进行评价。在屈、伸示指时，动态扫查可见该肌肉进、出腕管。

异常的近端起源的长蚓状肌在手指屈曲时也可被拉进腕管导致腕管综合征，在手指屈、伸活动时动态超声扫查也有助于诊断。

腱鞘巨细胞瘤

腱鞘巨细胞瘤（GCTTS），也被称为局限性色素沉着绒毛结节性滑膜炎，是一种起源于腱鞘滑膜、生长缓慢的良性肿瘤。

> **要点**
>
> 腱鞘巨细胞瘤易发生于掌指关节或其远侧，偶尔可发生于腕部。

腱鞘巨细胞瘤超声表现为边界清楚的实质低回声肿块，彩色多普勒成像显示血流丰富，紧贴腱鞘。

> **实用技巧**
>
> 由于腱鞘巨细胞瘤源自壁层腱鞘，而不是肌腱本身，在肌腱动态屈、伸时，肿瘤不随肌腱移动。

腱鞘巨细胞瘤逐渐增大，引起邻近骨骼受压侵蚀和肌腱移位。超声可见骨侵蚀的程度，表现为凹陷性骨皮质缺损，超声可显示肿瘤的实质性特征以及与邻近神经血管束的关系。但 MRI 通常用于证实诊断，由于含铁血黄素的存在，典型的腱鞘巨细胞瘤在 MRI 所有的序列图像上都表现为低信号。

脂肪瘤

> **要点**
>
> 脂肪瘤表现为质软的无痛性肿块，通常沿着手掌及鱼际生长。

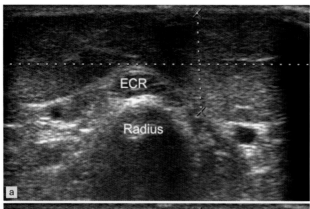

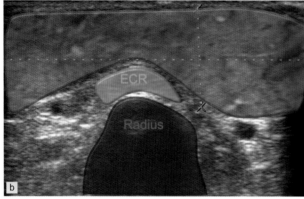

图 13.17 脂肪瘤。横切面声像图显示在桡侧腕屈肌腱表面一大而浅表的脂肪瘤（游标标识），回声与皮下脂肪回声类似

　　典型的脂肪瘤超声表现为一实质性肿块，有时边界不清，肿块回声类似于皮下脂肪，内部没有血流信号（图 13.17）。非典型特征或其他实质性肿块，特别是那些存在内部血流的肿块，超声不能明确诊断时需要 MRI 进一步评估。

参考文献

Aleman L, Berna JD, Reus M, et al. Reproducibility of sonographic measurements of the median nerve. J Ultrasound Med 2008;27:193–7.

Beggs I. Sonographic appearances of nerve tumors. J Clin Ultrasound 1999;27:363–8.

Beggs I. The ring sign. A new ultrasound sign of peripheral nerve tumours. Clin Radiol 1998;53;849–50.

Breidahl WH, Adler RS. Ultrasound guided injection of ganglia with corticosteroids. Skeletal Radiol 1996;25:635–8.

Buchberger W, Judmaier W, Birbamer G, et al. Carpal tunnel syndrome: Diagnosis with high resolution sonography. AJR 1992;159:793–8.

Cardinal E, Buckwalter KA, Braunstein EM, et al. Occult dorsal carpal ganglion: Comparison of US and MR imaging. Radiology 1994;193:259–62.

Chen P, Maklad N, Redwine M, et al. Dynamic high resolution sonography of the carpal tunnel. AJR 1997;168:533–7.

Choi SJ, Ahn JH, Lee YJ, et al. De Quervain disease: US identification of anatomic variations in the first extensor compartment with an emphasis on subcompartmentalization. Radiology 2011;260(2): 480–6.

Dao KD, Solomon DJ, Shin AY, et al. The efficacy of ultrasound in the evaluation of dynamic scapholunate ligamentous instability. J Bone Joint Surg Am 2004;86(7):1473–8.

Dias JJ, Hui AC, Lamont AC. Real time ultrasonography in the assessment of movement at the site of scaphoid fracture non-union. J Hand Surg Br 1994;19(4):498–504.

Duncan I, Sullivan P, Lomas F. Sonography in the diagnosis of carpal tunnel syndrome. AJR 1999;173:681–3.

Ghasemi-Esfe AR, Khalilzadeh O, Vaziri-Bozorg SM, et al. Color and power Doppler US for diagnosing carpal tunnel syndrome and determining its severity: a quantitative image processing method. Radiology 2011;261:499–506.

Gruber H, Glodny B, Bendix N, et al. High-resolution ultrasound of peripheral neurogenic tumors. Eur Radiol 2007;17:2880–8.

Harvie P, Patel N, Ostlere SJ. Prevalence and epidemiological variation of anomalous muscles at Guyon's canal. J Hand Surg 2004;29:26–9.

Jacobson JA, Oh E, Propeck T, et al. Sonography of the scapholunate ligament in four cadaveric wrists: correlation with MR arthrography and anatomy. AJR 2002;179(2):523–7.

Klauser AS, Halpern EJ, DeZordo T, et al. Carpal tunnel syndrome assessment with US: value of additional cross sectional area measurements of the median nerve in patients versus healthy volunteers. Radiology 2009;250:171–7.

Lee D, van Holsbeeck MT, Janevski PK, et al. Diagnosis of carpal tunnel syndrome. Ultrasound versus electromyography. Radiol Clin North Am 1999;37:859–72.

Lee RP, Hatem SF, Recht MP. Extended MRI findings of intersection syndrome. Skeletal Radiol 2009;38(2):157–63.

Lin J, Jacobson JA, Hayes CW. Sonographic target sign in neurofibromas. J Ultrasound Med 1999;18:513–17.

Lin J, Martel W. Cross sectional imaging of peripheral nerve sheath tumours: characteristic signs on CT, MR imaging and sonography. AJR 2001;176:75–82.

Martinoli C, Bianchi S, Gandolfo N. Ultrasound of nerve entrapments in osteofibrous tunnels. Radiographics 2000;20:199–217.

Martinoli C, Serafini G, Bianchi S, et al. Ultrasonography of peripheral nerves. J Periph Nerv Syst 1996;1:169–78.

Middleton WD, Patel V, Teefey SA, Boyer MI. Giant cell tumors of the tendon sheath: analysis of sonographic findings. AJR 2004;183: 337–9.

Ouellette H, Thomas BJ, Torriani M. Using dynamic sonography to diagnose extensor digitorum brevis manus. AJR 2003;181:1224–6.

Parellada AJ, Gopez AG, Morrison WB, et al. Distal intersection tenosynovitis of the wrist: a lesser known extensor tendinopathy with characteristic MR imaging features. Skeletal Radiol 2007;36(3): 203–8.

Parellada AJ, Morrison WB, Reiter SB, et al. Flexor carpi radialis tendinopathy: spectrum of imaging findings and association with triscaphe arthritis. Skeletal Radiol 2006;35:572–8.

Rodriguez-Niedenfuhr M, Vazquez T, Golano P, et al. Extensor digitorum brevis manus: anatomical, radiological and clinical relevance. Clin Anat 2002;15:286–92.

Sernik RA, Abicalaf CA, Pimentel BF, et al. Ultrasound features of carpal tunnel syndrome: a prospective case-control study. Skeletal Radiol 2008;37:49–53.

Steiner E, Steinbach LS, Schnarkowski P, et al. Ganglia and cysts around joints. Radiol Clin North Am 1996;34:395–425.

Teefey SA, Dahiya N, Middleton WD, et al. Ganglia of the Hand and Wrist: A Sonographic Analysis AJR 2008;191:716–20.

Toms AP, Anastakis D, Bleakney RR, Marshall TJ. Lipofibromatous Hamartoma of the Upper Extremity: A Review of the Radiologic Findings for 15 Patients. AJR 2006;186:805–11.

Wang G, Jacobson JA, Feng FY, et al. Sonography of wrist ganglion cysts: variable and noncystic appearances. J Ultrasound Med 2007;26: 1323–8.

Wong SM, Griffith JF, Hui AC, et al. Carpal tunnel syndrome: diagnostic usefulness of sonography. Radiology 2004;232:93–9.

Yesildag A, Kutluhan S, Sengul N, et al. The role of ultrasonographic measurements of the median nerve in the diagnosis of carpal tunnel syndrome. Clin Radiol 2004;59:910–15.

Zeiss J, Guilluiam-Hadet L. MR demonstration of anomalous muscles about the volar aspect of the wrist and forearm. Clin Imaging 1996; 20:219–21.

第四部分

手指

手指解剖和扫查方法 14

Eugene McNally *原著*

姚春晓　陈香梅　康　斌 *译*

概述

　　和腕关节超声检查一样，大多数患者手指病变的超声检查采用面对检查者的坐位，为防止患者焦虑或晕厥的危险，介入操作时患者取俯卧位，两手伸过头顶。

部位 1：拇指基底部

影像目的

　　1. 识别舟 - 大小多角关节（STTJ）和第一腕掌关节（CMCJ）。

　　2. 定位尺侧副韧带（UCL）和第一掌指关节（MCPJ）的腱膜。

扫查方法

　　超声检查拇指的基底部关节或第一腕掌关节时，患者最好面对检查者坐着，被检查的手尺侧放在检查床上（空手道位置）（图 14.1）。探头置于矢状切面并与拇指的长轴平行。第一掌骨作为标志，与较短的大多角骨鉴别比较容易，两者之间的关节即第一腕掌关节很容易找到，大多角骨将第一腕掌关节和邻近的舟状骨分开，位于第一腕掌关节和舟 - 大小多角关节之间，这两个关节的退行性变是桡侧疼痛的一常见原因。两个关节都可采用上述的矢状切面位置显示，可一起或分开注射，这取决于患者的症状和超声表现。

　　第一掌指关节桡侧和尺侧有侧副韧带加强，掌侧有掌板加强。由于尺侧副韧带常受损伤，因此，第一掌指关节尺侧副韧带的评估是一项常用的检查，损伤将在以后的章节详细描述。但识别韧带的方法、它的重要关系和韧带应力试验的方法将在本章介绍。

　　第一掌指关节尺侧副韧带的超声检查最好让患者手掌朝下置于检查床上，检查患者右手时，检查者坐在患者对面，左手握探头，右手握住患者疼痛的拇指，抬起拇指使手稍离检查床，患者拇指近节放在检查者中指上，允许检查者的右手拇指能活动患者的指间关节，检查者的示指置于患者第一掌骨的尺侧（图 14.2），在这一位置，检查者能用拇指轻轻地屈曲患者拇指的指间关节，并能用示指和拇指结合诱发尺侧副韧带的外翻应力试验。

　　尺侧副韧带损伤者超声检查的目的是：首先，确定韧带是否撕裂，其次是探查是否移位。如果韧带位于拇内收肌腱膜的近端表面，表明韧带移位了，可做这样的决定，首先，必须确定拇内收肌腱膜的位置，指间关节屈曲使腱膜覆盖尺侧副韧带，超声表现为一薄层韧带形态的腱膜移向皮下组织并覆盖尺侧副韧带。识别韧带是否位于腱膜深面或向近侧移位通常比较简单。一旦探查到撕裂的韧带和覆盖的腱膜，即可对损伤的程度进行分型，这将在后面的章节做更详细的叙述。但简单地说，如果韧带断裂，并且位于腱膜的深面，损伤可行保守治疗；如果韧带断裂并且移位（称为 Stener 病），手术治疗是

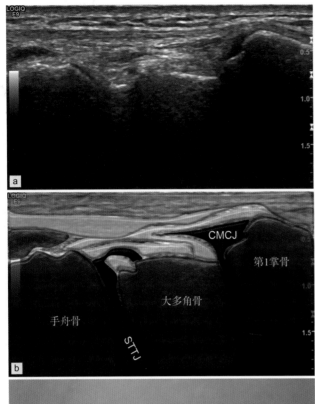

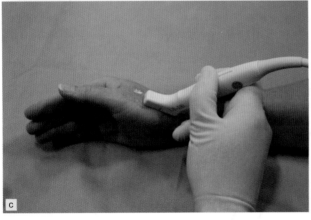

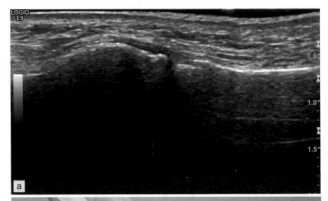

图 14.1　空手道体位检查第一腕掌关节（CMCJ）和舟 - 大小多角关节（STTJ），检查双手时手置于祈祷位置

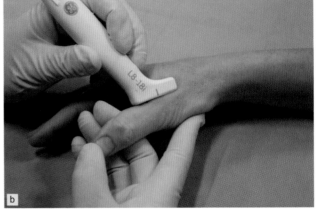

图 14.2　拇内收肌腱膜和尺侧副韧带定位、应力试验的体位

部位 2：指屈肌腱

影像目的

1．识别两根屈指肌腱。
2．识别环状滑车。
3．定位掌板和侧副韧带。

扫查方法

手指两根屈指肌腱并行至中节指骨的近端（图 14.3），在手掌部，肌腱进入掌骨头近侧的共同腱鞘前，两根肌腱容易分辨，在远侧，两根肌腱贴在一起像一根肌腱。固定近端指间关节（PIPJ）后，活动远端指间关节（DIPJ），可见指深屈肌腱单独活动，可见两根肌腱分开。由于两根肌腱的曲度稍有不同，探头加压也可使两根肌腱分开。话虽如此，这种方法鉴别肌腱在临床上不是特别重要。指浅屈肌腱在近节指骨的中部水平分为两束（图 14.4），并逐渐分开，分别走行于指深屈肌腱的桡侧和尺侧至其在中节指骨基底部的止点。观察这一解剖特点的最好超声扫查方法是将探头保持在横切面上沿肌腱追踪到远端。指深屈肌腱继续走行至其在远节指骨

较好的选择。

一旦确认了韧带的正确位置，下一步是轻轻地牵拉韧带。用示指指尖放在第一掌骨尺侧作为支点，检查者的拇指顶住拇指近节轻轻地施加外展应力。关节间隙轻度分离是正常的，这一动作有助于显示撕裂韧带的断端。也有人反对牵拉韧带，因为应力试验有使韧带发生明显移位的潜在风险，但这在临床常用的应力试验的力度下不易发生。桡侧副韧带位于关节的桡侧，无邻近的手指阻碍探头的摆放，超声很容易显示。

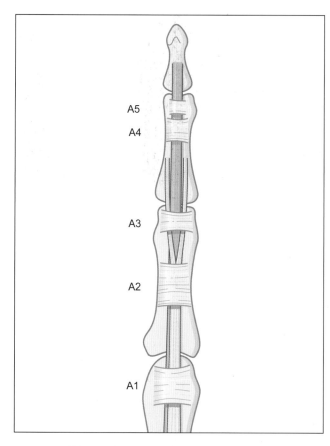

图 14.3　手指屈肌腱和环状滑车的关系示意图

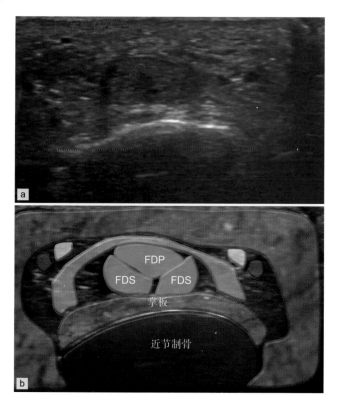

图 14.4　手指近节指骨远端水平屈肌腱横切面声像图，可见指浅屈肌腱（FDS）围绕指深屈肌腱（FDP），即将止于手指中节指骨

基底部的止点。

指屈肌腱和其共同的腱鞘在手指的走行过程中是靠一组称为屈肌腱滑车的纤维束带维持在位。滑车有两种类型：A 型或环状滑车是覆盖肌腱的半环形排列的纤维束带，而 C 型滑车的排列是不同的，纤维呈交叉或十字排列。这两类滑车中，环状滑车更重要，共有 5 个环状滑车：3 个位于肌腱的凸面，2 个位于肌腱的凹面；A1 滑车位于掌指关节水平，A3 滑车位于近端指间关节水平，A5 滑车位于远端指间关节水平，它们位于肌腱的凸侧，很少受损伤；与 A1 滑车有关的最常见的病变是纤维瘤，可导致扳机指；A2 和 A4 滑车分别位于近节和中节指骨的中部，它们位于肌腱的凹面，易受损伤，尤其是在攀岩运动时。C1 滑车位于 A2 和 A3 滑车之间，C2 和 C3 滑车以此类推。

环状滑车最好是在长轴切面上识别，将探头置于掌指关节水平，寻找覆盖肌腱的一薄层、长度不超过 5 ~ 6 mm 的低回声纤维带（图 14.5）。轻轻活动手指可见肌腱在滑车下自由移动。A2 滑车的形态与 A1 滑车相似，但更长，位于肌腱最低点的远端（图 14.6）。环状滑车的小腱鞘囊肿是常见的，但通常无症状。

手指关节的屈肌间室应该依次检查，应注意每一关节的前侧关节囊向近端延伸较远。在关节囊内有少量脂肪围绕滑膜和滑膜腔。正常情况下，关节内可见少量液体。附着于每一指骨基底部的是一三角形纤维软骨结构，近端通过结缔组织支架附着，这就是掌板，它们的作用是防止关节过伸，掌板最好是在矢状切面显示。

将探头从长轴矢状切面向两侧移动到冠状切面显示侧副韧带（图 14.7）。桡侧和尺侧副韧带都有两个部分，主要的侧副韧带向远端和前方走行，位于掌骨头和近节指骨之间，还有一附属的侧副韧带，位置更靠前，并与 A1 滑车交织在一起。韧带的两部分不易分辨，常常混合在一起。的确，伸肌腱帽有时能从掌骨头到 A1 滑车全程追踪。在关节的侧面横切面可显示两部分，常常被一个在掌骨头侧面的小凹陷分开。

尽管近端和远端指间关节的掌板较短而厚，但两个关节形态非常相似（图 14.8，图 14.9）。越过远端指间关节，屈侧是指腹，血管丰富的区域，背侧是甲床，指甲是低回声的，常见一小的韧带从指甲

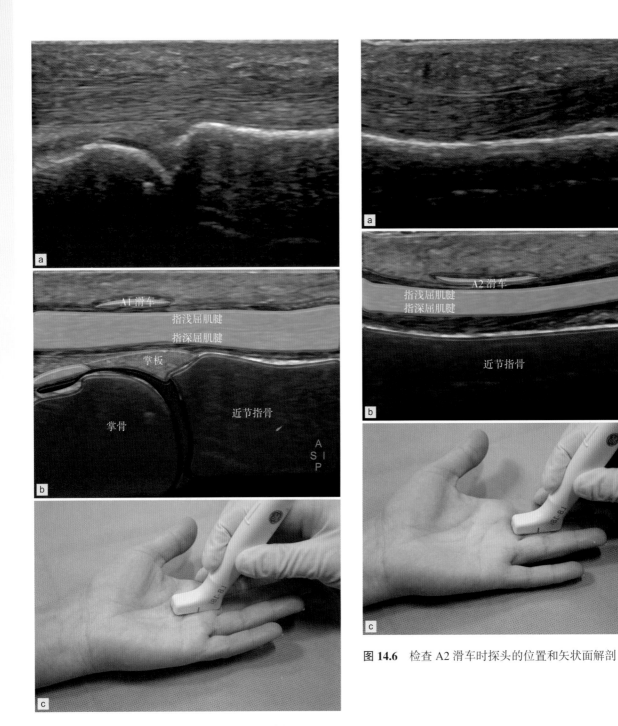

图 14.5　检查 A1 滑车时探头的位置和矢状面解剖

图 14.6　检查 A2 滑车时探头的位置和矢状面解剖

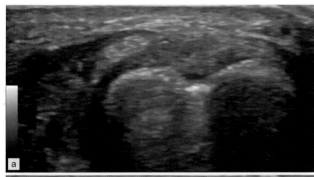

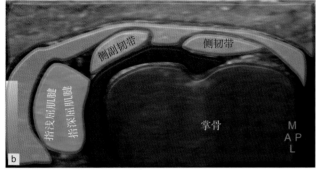

图 14.7 掌指关节桡侧横切面声像图显示分离的侧韧带和侧副韧带

基底部延伸到远端指间关节，这或许可解释在血清阴性关节炎指甲疾病与远侧指间关节受累之间的联系。

部位 3：指伸肌腱

影像目的

1. 识别和牵拉背侧腱帽。
2. 定位中央腱。
3. 追踪伸肌腱到其止点。

扫查技术

和手指屈肌结构相比，手指背侧的伸肌结构明显较小，因此，超声评价通常具有挑战性（图14.10）。伸肌腱常是成对的，尤其是在示指和小指，两根肌腱之间常有连接，形成复杂的排列，这在环指和小指伸肌腱最明显，现已公认有伸肌间室 4 的成分加入到伸肌间室 5，形成小指的单一伸肌腱，在远端也常有另外的纤维束加入。

指屈肌腱有滑车系统维持在位，而伸肌腱在掌指关节表面是靠伸肌腱扩张部或伸肌腱帽维持在位，这是一支持带，有骨间肌和蚓状肌的纤维成分加入。此外，还有一强支持纤维连接第二到第五伸肌腱，

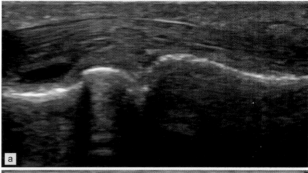

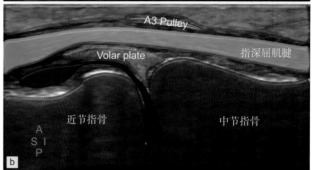

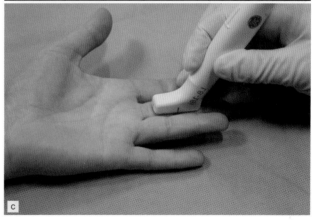

图 14.8 检查 A3 滑车（A3 Pulley）和近端指间关节掌板（Volar plate）的探头位置和矢状面解剖

称为联合腱。在伸肌腱远端，伸肌腱扩张部合并形成侧束沿中央腱索走行，止于中节指骨基底部。

伸肌腱扩张部的完整性测试是将探头横向置于掌骨头表面，让患者做握拳头动作（图 14.11），正常情况下可见肌腱略向侧方移动，如果伸肌腱扩张部在一侧撕裂，在应力试验时，肌腱将向另一侧发生显著移位。

手指伸肌腱的止点和手指屈肌腱相似，在近节指骨远端，肌腱分成 3 部分，中央腱束联合伸肌腱帽的侧束止于中节指骨的基底部（图 14.12），其余两索（桡、尺侧各一）向远端走行再结合形成一根肌腱止于远节指骨基底部。

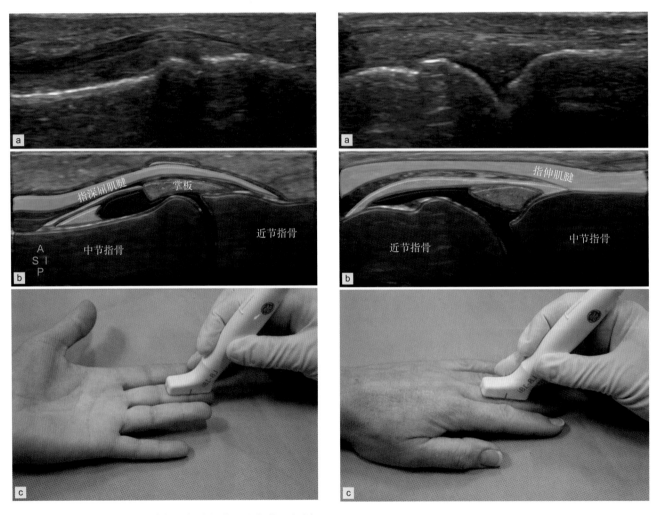

图 14.9　检查远端指间关节掌侧时探头的位置和矢状面解剖　　图 14.10　检查近端指间关节背侧时探头的位置和矢状面解剖

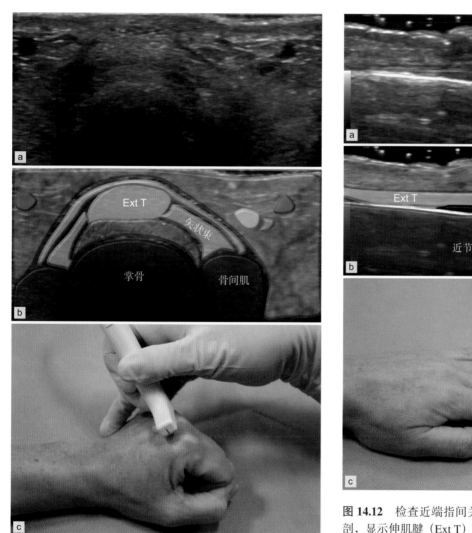

图 14.11　伸肌腱（Ext T）扩张部损伤应力试验时探头的位置和横切面解剖

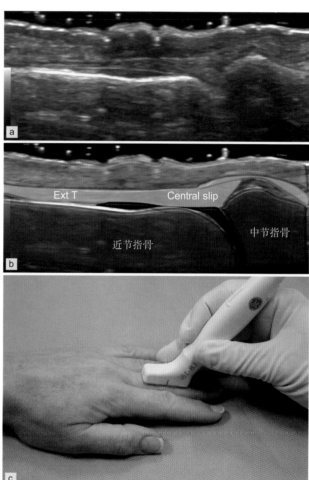

图 14.12　检查近端指间关节背侧时探头的位置和矢状面解剖，显示伸肌腱（Ext T）中央腱索（Central Slip）的止点

15 手指和手部疾病

Eugene McNally 原著

魏小燕 陈香梅 康 斌 译

概述

本章分为两部分，分别叙述发生在手指屈侧和伸侧的异常。每一部分都将分别介绍肌腱、韧带和支持带的疾病。手的屈肌腱和伸肌腱被分成几个区域以便于对损伤部位进行描述和规划治疗。覆盖关节处用奇数表示，从远端开始，伸肌腱被编号为1～7区，因此，1区覆盖远端指间关节，7区为腕关节，关节之间为偶数区。在屈侧，屈肌腱从远端到近端有5个区。

屈肌腱

解剖和临床

每个手指有两根屈肌腱，指浅屈肌腱和指深屈肌腱，每一肌腱都起自相对应的指浅和指深屈肌肌腹。

> **要点**
>
> 指浅屈肌腱是两根指屈肌腱中表浅的那根，但它先止于中节指骨的基底部，为此，指浅屈肌腱分为两条，走行于指深屈肌腱的两侧，到达它们在中节指骨近端的相应止点。

指深屈肌腱继续向远端走行，止于远节指骨的掌侧，指浅、深屈肌腱被包绕在同一个腱鞘内。血供来自相邻的指动脉，通过血管蒂或腱纽进入腱鞘。

和其他部位的肌腱一样，手指肌腱和腱鞘的疾病包括腱鞘炎、肌腱炎和肌腱断裂。腱鞘炎是指腱鞘的炎症。肌腱炎有时是指肌腱内的粘液变性，可不伴有症状。肌腱病是一个类似的术语，但在同一语境中表示有症状存在。其他学者不管是否存在症状都使用肌腱炎这一术语。

腱鞘炎

> **要点**
>
> 一个滑膜鞘包绕手指的两根屈肌腱，这些滑膜鞘与在腕管内环绕屈肌腱的腱鞘是分开的。

　　屈肌腱腱鞘炎可发生运动时的不适当使用。腱鞘内液体的增加和滑膜的增厚可以导致典型的"腊肠指"形态，这种类型尤其和血清阴性关节病有关，最典型的是银屑病性关节病。银屑病关节病的软组织表现可先于典型的银屑病皮疹的出现，因此，没有皮疹也不能排除该诊断。"腊肠指"的鉴别诊断包括感染性腱鞘炎，虽然这种病不常见，应该寻找创伤病史，尤其是咬伤和人咬伤通常是最严重的。感染可以为急性或慢性。腱鞘的慢性感染较少伴有发热和发红，在这些病例应该怀疑结核性指炎。其他少见的原因还包括雅司病和梅毒。

> **实用技巧**
>
> 腱鞘炎患者可能刚开始主诉手指僵硬，不能握拳，常怀疑是关节炎。

　　肌腱内的炎性改变表现为腱鞘内液体增加，随着病程进展，滑膜出现增厚，多普勒血流信号增加。

> **实用技巧**
>
> 腱鞘炎的最早超声表现是环绕肌腱的黑晕环。

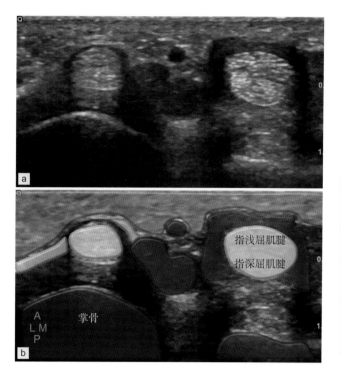

图 15.1　中指屈肌腱鞘炎的横切面声像图。显示一增厚的低回声晕环围绕正常的肌腱。与相邻的屈肌腱进行比较

　　这是由于肌腱和腱鞘之间有一薄层的液体（图15.1），这一征象在横切图像上能够很好地显示，受累的手指和未受累的手指进行对比检查尤其明显。

　　随着液体量的增加，腱鞘明显扩张（图 15.2），在长轴方向，液体和增厚的滑膜不是沿肌腱均匀分布的（图 15.3），最初受屈肌腱滑车的限制而呈分叶状，不要误认为是多发的腱鞘囊肿。随着疾病的进展，滑膜增厚的程度（图 15.4）和多普勒信号增加（图 15.5）。在此阶段，常伴随肌腱病，在肌腱实质内可见血管长入，同时伴随着肌腱内基质的改变。

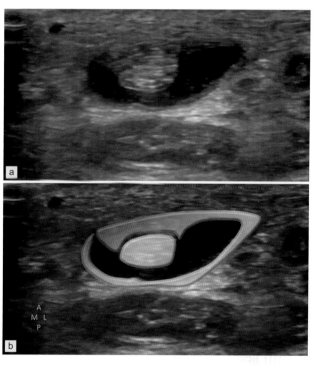

图 15.2　手指屈肌腱鞘炎横切面声像图。除了腱纽附着部外，液体环绕肌腱，注意腱鞘滑膜轻微增厚

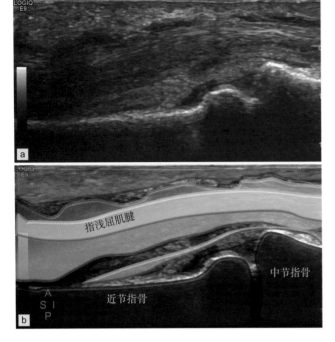

图 15.3　屈肌腱鞘炎的长轴切面声像图。注意围绕肌腱周围的低回声，受屈肌腱滑车的限制，腱鞘呈波浪状

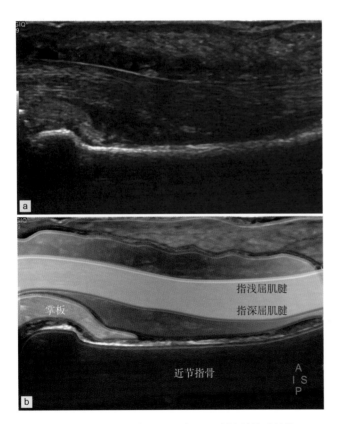

图 15.4　屈肌腱鞘炎声像图。注意屈肌腱锐利的反射缘

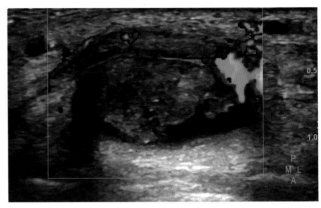

图 15.5　腕伸肌腱鞘炎横切面声像图。增多的多普勒信号提示活动性的炎性区域

肌腱断裂

屈肌腱断裂可发生在指浅屈肌腱和指深屈肌腱，而后者更为常见。

> **要点**
>
> 指深屈肌腱断裂最常见的部位是接近其在远节指骨基底部止点处。

这种损伤被称为球衣指或橄榄球指，反映了损伤的常见原因。示指的指深屈肌腱最易受球衣拉伤的影响，受伤的球员试图抓住对手的球衣，但仅用手指的指尖抓住，然后手指被强行伸展损伤。指深屈肌腱的止点从其附着的指骨上撕脱下来，并附带着小骨片，或者在肌腱远节指骨的止点处仅留一小的肌腱残端（1 区损伤），肌腱的残余部分向近端回缩（图 15.6）。75% 的病例累及示指。

临床表现有局部压痛、疼痛和肿胀，不能屈曲的远端指间关节。后者可在超声检查时通过固定近端指间关节进行评估。此外，在屈曲手指时，断裂的指深屈肌腱的近端和远端之间有不同步运动。轻微的手指运动也有助于区分部分断裂和完全断裂。在急性期，可疑的肌腱断裂的近端和远端之间的同步运动可以排除完全断裂。

> **实用技巧**
>
> 屈肌腱不是很牢固地附着于周围结构，因此，肌腱断裂后，断端回缩非常明显。

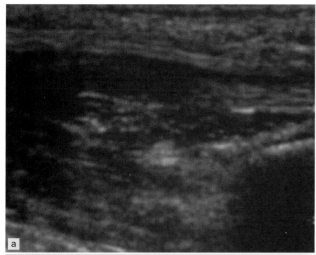

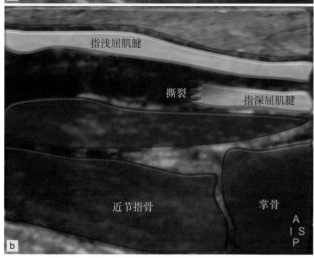

指浅屈肌腱

撕裂　　　　　　指深屈肌腱

近节指骨　　　　掌骨

图 15.6 手掌水平屈肌腱声像图。显示指浅屈肌腱是完好的，指深屈肌腱断裂，断端回缩

超声不仅用于证实肌腱断裂的存在，还用于精确定位肌腱的断端，这有助于外科手术计划的制订，因为，准确的肌腱断端定位可减少广泛性手术探查。在超声确定的部位作两个小切口就可以了，减少了术后粘连的风险。

屈肌腱断裂的位置也可以用区域法描述：1 区损伤是指浅屈肌腱和指深屈肌腱止点之间的区域；2 区损伤是指浅屈肌腱止点和远侧掌横纹之间的区域，这一段指深、浅屈肌腱紧贴在一起；3 区损伤是指A1 滑车水平和屈肌支持带之间的一段；4 区损伤指屈肌支持带内的屈肌腱部分；5 区是屈肌支持带近侧的一段。球衣指有自己的分类方法，由于常有一小的撕脱骨片附着于肌腱而影响肌腱回缩的程度。如果撕脱的骨片较大，回缩至 A4 滑车近侧是不常见的，这是 3 型损伤。4 型损伤罕见，指深屈肌腱

本身从撕脱的骨片上撕脱下来，肌腱断端回缩到手掌为 1 型，回缩至近端指间关节水平为 2 型。

和相应的指深屈肌腱相比，指浅屈肌腱需要跨过的关节较少，指浅屈肌腱闭合性断裂不常见，但可在肌肉收缩时强有力的被动伸直时发生，也不易发生与腕骨的磨损。开放性肌腱割伤是指浅屈肌腱断裂更常见的原因，通常累及肌腱的中间部分。

屈肌腱滑车

解剖

手的屈肌腱是由一组纤维鞘增厚形成的结缔组织支持带维持在位，它们的纤维呈环形和十字形排列，被称为 A 型和 C 型滑车（图 15.7）。滑车系统在维持肌腱贴附于指骨以发挥屈指的最大效能上起着重要的作用。临床上，环状 A 滑车最重要，用 A1 ~ A5 表示。A1、A3、A5 分别位于掌指关节、近端指间关节和远端指间关节水平，它们位于屈肌

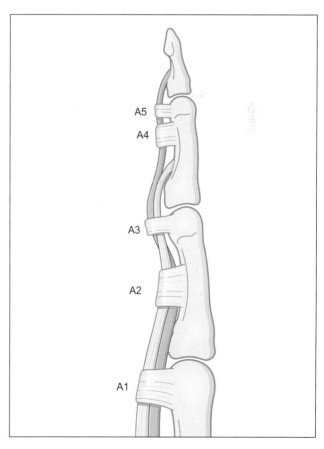

A5
A4

A3

A2

A1

图 15.7 环状滑车示意图。共有 5 组滑车，A1、A3 和 A5 在关节水平的肌腱凸侧。A2 和 A4 在肌腱凹侧，最易受损

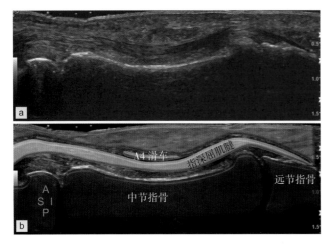

图 15.8   正常的 A4 滑车是一个低回声薄层结构，周围环绕着一层高回声的结缔组织。A2 和 A4 滑车位于肌腱最凹陷部分表面

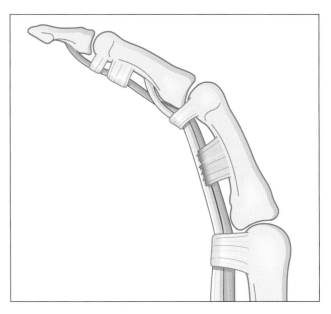

图 15.9   随着张力增加，A2 滑车断裂，屈肌腱与近节指骨分离，呈弓弦状态

腱的凸侧，不易受损伤。A2 滑车位于近节指骨中部，而 A4 滑车位于中节指骨的中部（图 15.8），它们位于屈肌腱的凹侧，更容易受伤。

A2 滑车是滑车中最大的一个，超声可直接观察到，需要注意任何与其有关的损伤。可通过手指抗阻力屈曲时，测量指深屈肌腱和其深面的指骨之间的距离来检测其功能，当滑车功能良好时，屈肌腱和指骨之间的分离距离很小。

滑车损伤

导致滑车断裂的经典损伤是攀岩运动员的屈曲抓握，掌指关节发生过伸，而指间关节屈曲，如果在这一位置手指的重量支撑突然增加，超过了滑车系统的承受能力就会发生断裂，屈肌腱从指骨上拉开、变短，这被称为弓弦状态。中指和环指是最易受损的。对哪个滑车最先断裂有不同的看法，但普遍认为损伤是从 A2 滑车的远端开始，随着屈肌腱弓弦状态进展，继而发生 A4 滑车撕裂（图 15.9）。

> **要点**
>
> 通过屈肌腱和指骨分离的距离评估的弓弦状态的程度，为哪个滑车受损提供线索。

屈肌腱和指骨间的间隙 < 3 mm 提示 A2 滑车孤立的损伤，间隙 > 5 mm 提示多个滑车受累，在此类损伤中很少累及 A1 滑车。有文献报道筛板或 C 型滑车的损伤，但不常见。

滑车断裂的超声表现

滑车损伤本身超声和 MRI 都可以显示（图 15.10）。在滑车动态应力成像方面，超声比 MRI 更有优势，患者把手背放在检查床上，探头放在 A2 滑车的长轴方向，检查者的一手指放在被检查指的远节上，患者手指屈曲时施加阻力（图 15.11）。在正常情况下，肌腱被完整的滑车系统所约束，深肌腱和指骨之间的间隙很小。

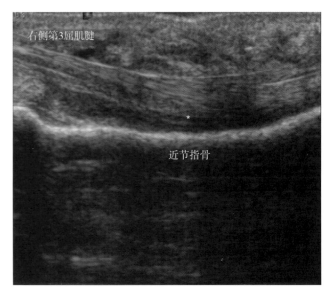

图 15.10   应力试验显示屈肌腱处于张力状态覆盖近节指骨，注意肌腱与深面的指骨分离（*），表明弓弦状态

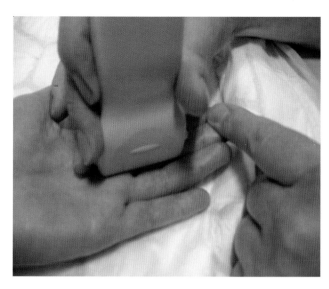

图 15.11 A2 和 A4 滑车的损伤可在手指抗阻力屈曲时评估。探头呈矢状切面置于 A2 滑车的位置，用检查者的指尖放在被检查手指远节上施加阻力

实用技巧

如果 A2 滑车断裂，肌腱就会近节指骨抬起，形成一间隙。

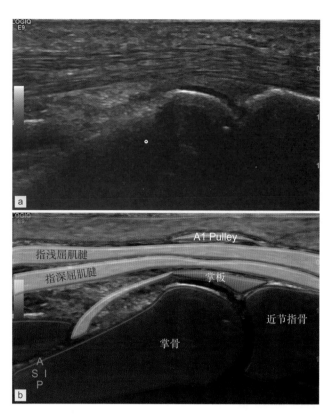

图 15.12 正常的 A1 滑车（Pulley）覆盖于掌指关节，它比 A2 滑车短。也是一个低回声结构，周围有一层稍高回声的组织包绕。注意 A1 滑车在肌腱凸侧上，不易受损

纤维瘤、腱鞘囊肿和扳机指

和 A2 ～ A5 滑车一样，A1 滑车是一呈拱形覆盖指屈肌腱的纤维支持带。正常的 A1 滑车在超声上容易识别，超声显示为一薄的低回声线，周围包绕着薄层高回声的包膜（图 15.12），最好是在矢状切面进行评估，测量从近端到远端的正常长度约为 1 cm。

实用技巧

由于 A1 滑车在掌指关节水平的肌腱凸侧的上方，极少发生撕裂，然而它是有症状的纤维瘤最好发的部位之一，引起的临床症候群称为扳机指。

滑车纤维瘤的病因学尚未完全明确，可能与慢性摩擦有关。有些纤维瘤是掌腱膜纤维瘤病的一部分。

扳机指是肌腱损伤加上 A1 滑车纤维增粗共同引起的（图 15.13）。在早期阶段，滑车的增厚仅能引起可触及的肿胀，下方的屈肌腱可以自由地正常移动。随着病情的进展，屈肌腱与增厚的滑车产生摩擦，受到慢性刺激，肌腱的不正常运动越来越明

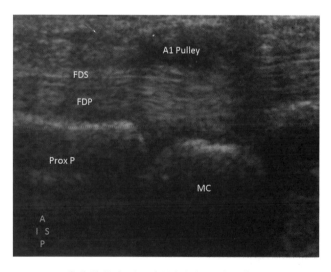

图 15.13 掌指关节表屈肌腱的矢状切面声图像。A1 滑车被一个边界不清的低回声团块代替，提示滑车纤维瘤

显。肌腱继续正常地通过滑车，但开始推挤滑车，导致滑车抬高。最后，肌腱内形成结节，引起弹响感，正常、顺利的肌腱运动丧失。弹响期接下来是扳机期，在此阶段，屈曲时肌腱可以从纤维瘤的下方向近端移动，但是，在其内部的结节占满了滑车近端的腱鞘，手指伸直时，肌腱不能向远端移动，

患者必须另外用手把结节推回纤维瘤的下方，从而使手指伸直（图 15.15）。这就是经典的扳机指症状。一些患者最早的表现是在肌腱内而不是滑车。

滑车纤维瘤虽然可以有多种表现，但大部分是中等程度的、边界清晰的（尽管不锐利）、混合的、低回声为主的结构（图 15.14）。有时，钙化明显（图 15.16）。纤维瘤可以发生在任何滑车上，Dupuytren 挛缩本身可延伸至手指的 A1 滑车水平。偶尔发生在儿童，拇指是最常发生的部位。

纤维瘤经常但不总是使下面的滑车变模糊。诊断依据典型的位置和病变的回声特性。手指的轻微屈、伸可识别是否存在伴随的肌腱结节。屈肌腱在通过受累滑车下面时的滑动情况也可检查。滑车或肌腱不正常的运动可能是肌腱结节的先兆。

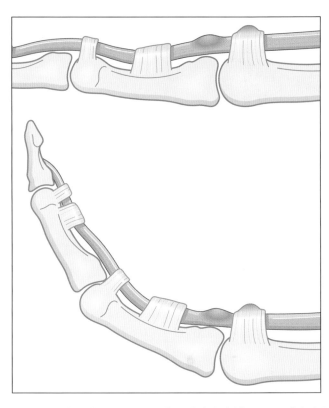

图 15.15　扳机指。继发于滑车纤维瘤的刺激，屈肌腱内出现结节。起初，结节从纤维瘤下面弹进、弹出，最后，结节在屈曲时可移动到纤维瘤的近侧，但如果患者不帮忙，结节不能向远侧移动，这就是扳机指的症状

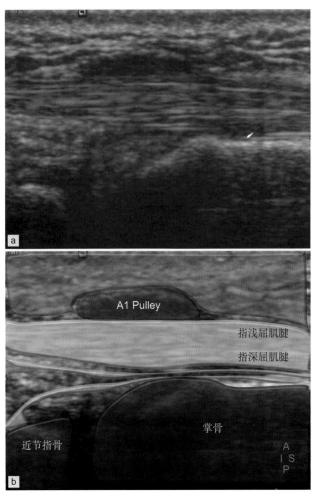

图 15.14　在 A1 滑车位置的小纤维瘤

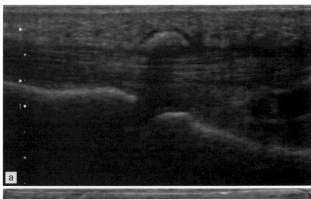

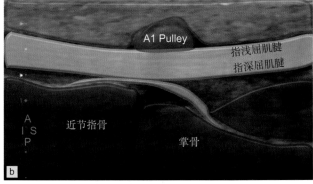

图 15.16　小的钙化滑车纤维瘤

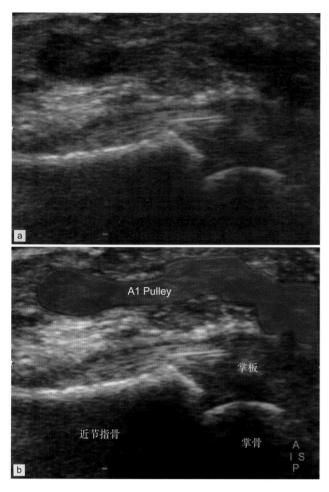

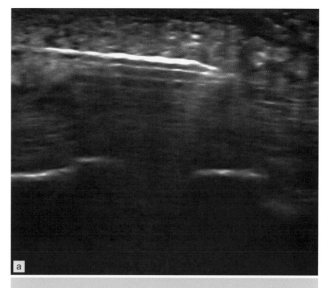

图 15.17　边界不清的纤维组织从手掌延伸到 A1 滑车水平，这种表现代代表滑车纤维瘤和掌腱膜挛缩症同时存在

滑车纤维瘤的治疗

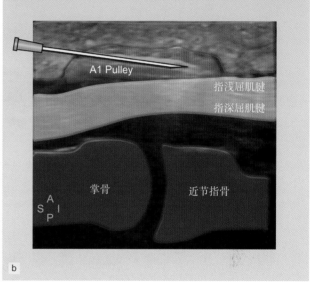

图 15.18　滑车纤维瘤的经皮切割的矢状面声像图。穿刺针横过纤维瘤而未损伤肌腱

> **要点**
>
> 一旦被检查出来，滑车纤维瘤可以通过直接经皮注射皮质醇类药物治疗或注射皮质醇和针刺法联合治疗（图 15.18）。

针刺的目的是试图使滑车松解，纤维瘤可从矢状切面的近端或远端入路进行穿刺，这取决于患者手的形状。如果选择远端入路，可以采用指神经环形麻醉阻滞。前面提到有些特殊的针，然而，标准的 18G 穿刺针足够穿透滑车纤维瘤，使滑车分离，从而松解屈肌腱。针穿过滑车时会产生很强的阻力感，然后，当针完全穿过了病变，阻力突然降低。推荐多个来回穿刺充分分开滑车。

根据患者手指的形状，将针头弯一小的角度可有帮助，这个弯一般放在针座与针的接合处，可以

用针套作为杠杆进行折弯。如果针穿刺时遇到阻力，可以在针的长轴方向加大弯曲的角度以达到最大的切割角。

滑车腱鞘囊肿

> **要点**
>
> 滑车腱鞘囊肿经常在手指的常规检查中发现，但大部分没有症状。

虽然腱鞘囊肿可累及每个屈肌腱滑车，但最常被观察到的腱鞘囊肿发生在 A2 滑车，多发的腱鞘囊肿并不少见（图 15.19）。腱鞘囊肿通常起于滑车

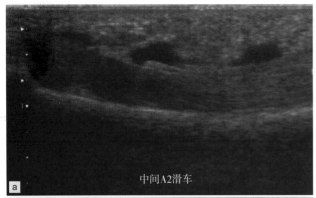

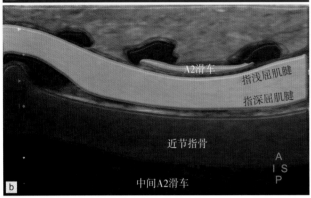

图15.19 多发的滑车腱鞘囊肿声像图。表现有时类似腱鞘炎

的一端，多发时，类似于腱鞘炎。大多数腱鞘炎病例，围绕在肌腱周围的腱鞘炎液体是可压缩的，并伴有多普勒血流信号增加。而滑车腱鞘囊肿没有这两种现象中的一个。如果这个病变被认为是引起患者症状的原因，可进行穿刺，虽然病变的大小实际上意味着只能抽到非常少的液体，更常采用的方法是开创减压。

侧副韧带和掌板

拇指尺侧副韧带

临床方面

拇指掌指关节尺侧副韧带的损伤很多年来一直使用猎人拇指这个传统的名字。这反映了猎人比赛时使用的扭转手法。现在，这种损伤更常见于滑雪运动员，在摔倒时，滑雪杖的束带作为杠杆作用给掌指关节施加一个过度的桡侧或外翻力，导致尺侧副韧带的扭伤或撕裂。

损伤

这种损伤是尺侧副韧带远端在拇指近节指骨基底部止点的撕脱损伤。

> **要点**
>
> 尺侧副韧带撕裂影像学目的是确定撕裂的韧带是在原位还是向近端移位。

最常见的情况是韧带保留在原位，通常采取保守治疗。如损伤当时有过度的外翻力作用（图15.20），韧带最大移位点撕裂的韧带可能从内收肌腱膜的下方拉出，正常情况下，内收肌腱膜覆盖韧带表面。当关节复位时，由于拇内收肌腱膜的影响，韧带不能恢复到它的正常位置。撕裂韧带的移位被称作Stener病变，如果不采取手术复位，撕裂韧带是不可能稳定愈合的。

在许多病例中，韧带撕脱包括一小骨片，这在X线平片上可看到，损伤的程度容易确定（图15.21）。如果没有骨片，全面的诊断则依赖于超声或MRI检查。

超声技术

仔细地检查识别内收肌腱膜和尺侧副韧带是必要的。首选的检查方法是患者面对检查者坐着，手掌部分朝下，探头放在拇指和示指之间的长轴冠状切面上从伸侧开始。检查者用另一只手将患者的拇指尖握在中指和拇指之间，示指置于受伤关节的桡侧（图15.22）。

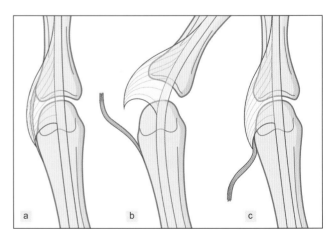

图15.20 Stener病变的病因。损伤前（a）；最大移位时（b）；近节指骨复位然而韧带仍移位于腱膜外（c）

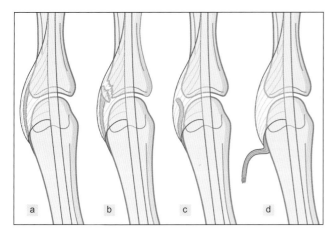

图 15.21 （a）正常解剖：尺侧副韧带位于内收肌腱膜的深面；（b）撕脱性骨折：X 线平片可以诊断；（c）韧带原位撕脱：需要借助于超声区分稳定损伤和 Stener 病变（d），韧带向近端移位，位于内收肌腱膜的外面

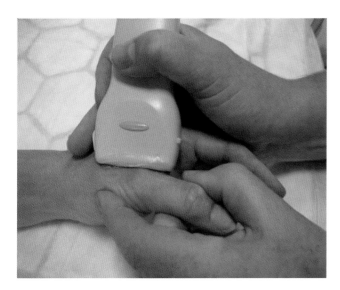

图 15.22 轻微屈曲拇指指间关节使腱膜移动，有助于把它和下面的尺侧副韧带分开。轻微外翻掌指关节进行应力试验检查拇指尺侧副韧带的损伤

> **实用技巧**
>
> 在这个位置，轻微屈曲拇指指间关节可用来识别拇内收肌腱膜的移动。

这个手法不能移动下面撕裂的尺侧副韧带，因此，可以分开评价。然后示指可更紧地固定患者的拇指，检查者的拇指作为支点轻微施加一个外翻力。正常情况下，可见掌指关节尺侧的间隙有些加大，当尺侧副韧带断裂时，间隙明显加大。

大多数韧带断裂后复位，经适当固定可以痊愈，

韧带出现肿胀，回声降低，但韧带仍位于内收肌腱膜下方的关节水平。同正常一侧比较，应力试验可显示关节间隙增宽。应力试验只能在不能确定韧带损伤的稳定程度时采用，在这些情况下，应力试验用来区分撕裂韧带和重新附着的陈旧性瘢痕韧带。应力试验时，韧带断端与其在指骨上的附着点之间的距离增加，断端很容易看到。鉴别只需要轻微的应力，对韧带损伤的治疗影响较小。应该避免用力的应力试验，尽管这种应力试验使稳定的韧带损伤转化为不稳定损伤的风险较低。

> **要点**
>
> 移位的拇指掌指关节尺侧副韧带损伤称为 Stener 病变。

> **实用技巧**
>
> 尺侧副韧带的断端超声能够识别，在掌骨头或掌骨头近侧水平断端卷缩伴有混合性的以低回声为主的团块。

团块和附着的韧带的外形有时类似溜溜球（图 15.23）。正常关节韧带的位置几乎没有实质性的组织，轻微移动拇指可见腱膜下韧带位置的间隙充满液体。与无移位的韧带损伤相比，Stener 病变相对少见。

侧副韧带和掌板损伤

解剖

很少用影像学方法来评估手指小关节的侧副韧带，这些韧带的解剖结构复杂，固有的侧副韧带分别位于掌指关节的桡侧和尺侧，韧带的方向有些偏离冠状切面，韧带的远端附着点较近端附着点更靠掌侧。此外，在固有的侧副韧带的掌侧还有一附属的侧副韧带，它部分附着固有的侧副韧带和掌板。掌板是关节掌侧面的纤维软骨的加强，它大致呈四边形，近侧指间关节的掌板附着于近节指骨基底部，掌指关节和远侧指间关节的掌板附着于相应的近侧骨上。在掌骨远端骨干的掌侧面有两条韧带附着于掌板上，即悬韧带。屈肌腱在关节囊外、掌板的掌侧走行，有 A1 滑车限制。

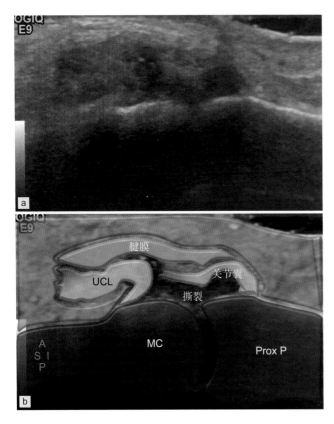

图 15.23 尺侧副韧带断端发生移位,在掌骨头部水平的近端形成一个团块。移位到这个位置,如果不进行手术复位,韧带不能愈合,这被称为 Stener 病变

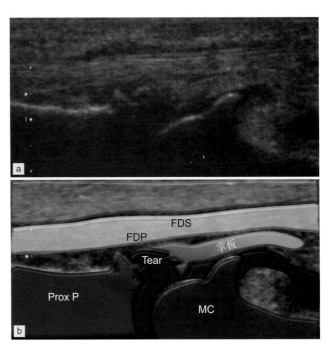

图 15.24 掌指关节矢状面声像图。掌板与其在近节指骨基底部附着点分离,也可见关节的退行性变

侧副韧带系统的损伤是常见的,但是很少需要影像学检查。最常见的病理表现是炎症和退化性关节病。

> **要点**
>
> 掌指关节的过度过伸可损伤掌板,伴或不伴有近节指骨基底部掌侧的骨折(图 15.24)。

静态超声影像显示掌板与其下面骨骼分离,伴或不伴有骨折块。和上述的拇指尺侧副韧带损伤一样,骨折块的存在用 X 线平片有助于诊断。如没有骨折块,超声是做出正确诊断的主要方法。轻微的屈伸运动可见掌板和邻近骨骼的同步运动消失。

伸肌腱

在扫查技术章节已经描述过,伸肌腱在很多重要方面不同于屈肌腱,它们也有类似的地方。伸肌腱没有腱鞘,因此,严格来说不会发生腱鞘炎,炎症反应可能发生在腱旁组织内或其周围(图 15.25)。

> **实用技巧**
>
> 如果伸肌腱病变或腱旁组织病变是局限性的,应该追寻穿透损伤和异物的病史(图 15.26)。

伸肌腱远侧部通常是单个的,不像屈肌腱是两根指浅和一根指深屈肌腱的联合。在某种意义上,有些伸肌腱是成对的,两根分离的伸肌腱并列走行,在到达近端指间关节时,它们试图模拟屈肌腱的排列,在这个位置,肌腱分为一个中央部分和两个侧束部分,中央部分叫做中央腱束,止于中节指骨基底部,两根侧束又重新结合成为一根伸肌腱止于远节指骨基底部。

伸肌腱虽然没有真正的滑车系统,但伸肌腱是由肌腱韧带样扩张形成的、被称为伸肌腱帽或背侧腱帽的组织维持在位。因此,伸肌腱系统的常见损伤是背侧腱帽/矢状束、中央腱束撕脱和远端止点的撕脱,这些损伤依次常称为拳击手指关节、纽扣指畸形和锤状指。

中央腱束断裂

在指间关节水平的伸肌腱包括一中央腱束和两个侧束。中央腱束止于中节指骨基底部。中央腱束断裂可能是由于过度屈曲损伤或穿透伤,最常见的

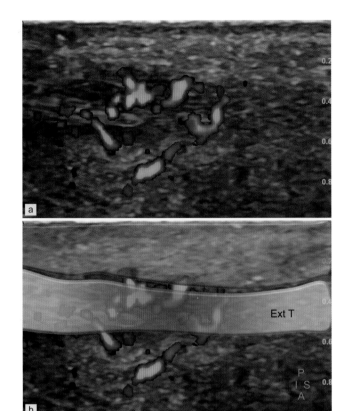

图 15.25 伸肌腱鞘炎声像图显示伸肌腱周围有增多的多普勒信号，由于没有滑膜鞘，液体很少积聚在伸肌腱（Ext T）周围

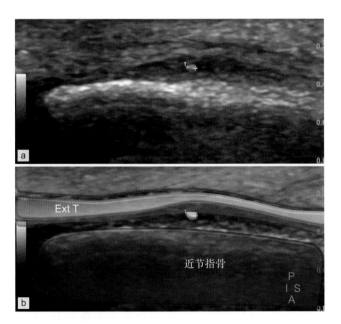

图 15.26 伸肌腱鞘炎声像图。在这个病例中，可见位于伸肌腱（Ext T）和下面指骨之间的异物刺激形成产生肉芽肿反应

临床线索是关节背面中央部位的压痛。有时，可触及肌腱的缺损。中央腱束的断裂可导致侧束向掌侧移位和近端指间关节的背侧移位，形成经典的纽扣畸形。

如果撕脱部分内包含有骨折片，可以用 X 线平片来诊断。

> **实用技巧**
>
> 如果没有骨折片，中央腱束的撕裂在超声上表现为正常的肌腱纤维回声消失，取而代之的是一个边界不清的低回声团块。

关节的半脱位很明显，轻微的关节屈曲有助于证实肌腱断裂。

锤状指

锤状指是由伸肌腱在远节指骨止点处的撕裂引起的。它有时也被称作棒球指或下垂指。损伤最常见的原因是指尖撞击在球上，导致手指的强力屈曲所致。临床上，如果固定患者的近端指间关节，患者不能伸直远端指间关节。如果伴有撕脱性骨折，X 线平片可做出诊断。超声检查显示肌腱的远端止点处，或者更可能的是在止点稍近侧部位连续性中断，有一小的肌腱残端附着于骨上。有些断端有明显的回缩，但是肌腱的断端一般停留在靠近 1 区的位置。

背侧腱帽损伤

背侧腱帽由内、外侧矢状束附着于其下的掌骨头（图 15.27）。矢状束的断裂大多与拳击有关，当拳头撞击时发生断裂。帽状腱膜撕裂后，伸肌腱在屈指时出现半脱位，通常可触及，一般不需要影像学检查。

> **要点**
>
> 只有在临床诊断困难的病例或者大或肥胖的手检查有困难时使用超声，超声可很容易显示背侧腱帽损伤时肌腱的异常运动。

探头横切面方向置于受累掌骨头上，有时需要患者轻微伸腕有助于使患者能更紧地屈曲手指（图 15.28）。伸肌腱通常位于掌骨头中央沟的中央位置或轻微偏向一侧（图 15.29）。当患者紧紧地屈曲手指时，伸肌腱移过掌骨头（图 15.30）。矢状束的撕裂也能直接看到。

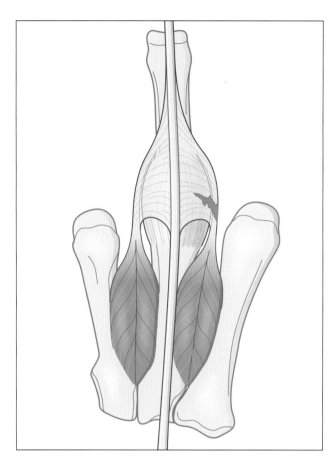

图 15.27　伸肌腱扩张部示意图。背侧腱帽由多个部分组成，包括骨间肌。背侧吊索保持在屈指时伸肌腱在正常位置。腱帽的一部分撕裂易于发生肌腱半脱位

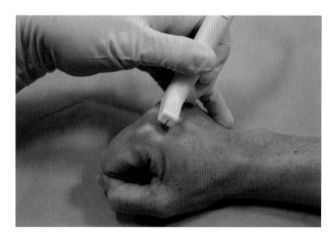

图 15.28　可用手指的主动屈曲来进行背侧腱帽的应力试验。探头置于伸肌腱的横轴切面上，患者反复性握拳和放松

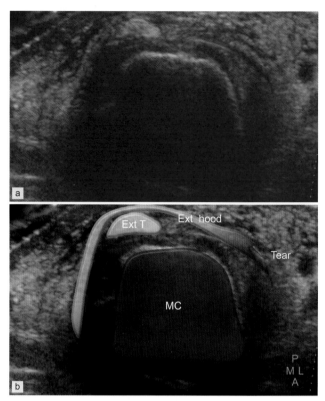

图 15.29　伸肌腱正常位于深面的掌骨头的中央或稍微偏离中央。松弛状态；背侧腱帽有撕裂

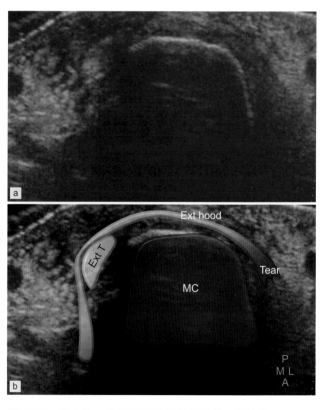

图 15.30　应力位，伸肌腱移位到掌骨头的一侧边缘

手部小关节

　　高分辨率超声探头具有优秀的空间分辨率，尤其对接近皮肤表面的结构，使得超声在小关节疾病评估上的应用日益增加。尽管完整的检查（包括双手和双足）的全面检查是相当耗时的，但与这些区域的 MRI 检查相比，超声检查的耗时是非常少了。超声也可直接对受累的关节进行检查，妥善处理介于临床和影像学之间的症状。对于手部来说，超声检查至少应包括手指的背面、腕关节、第二掌指关节、近端指间关节和远端指间关节的桡侧以及伸、屈肌腱的评估。也可在评估屈肌腱时检查关节的掌侧，尽然有些作者指出不一定需要。足部的检查集中在跖趾关节上，但是也经常包括趾间关节和跗骨间关节。

寻找什么

　　关节病理改变最早的超声发现是积液。

> **要点**
>
> 在正常的关节可探查到少量液体，但是如果没有创伤病史，关节内液体量的增多提示潜在的关节疾病。

　　在有些关节，关节内液体是常见的，液体的增加和症状之间相关性低。第一跖趾关节就是最好的例子。随着病情的进展，出现滑膜增厚，多普勒血流信号增多（图 15.31）；如果病情未得到控制，就会发生骨侵蚀（图 15.32）。超声成像的作用就是发现临床上隐匿的积液、滑膜炎和骨侵蚀，帮助证实炎性关节病的诊断，并进行分级，帮助确定治疗方法和随访观察治疗的进展情况。

滑膜炎和积液

　　滑膜增厚在超声上的表现和关节积液不同。积液呈无回声（黑色的）改变，而滑膜增厚与之相反，回声增强，反映其更复杂的结构。

> **实用技巧**
>
> 超声探头加压、关节的活动或在重力作用下，液体可从关节的一个区域移动到另一区域，而滑膜增厚很难移位或被压缩。

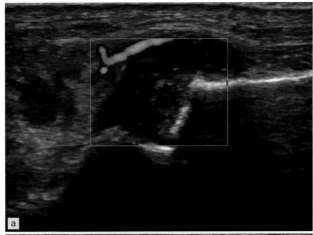

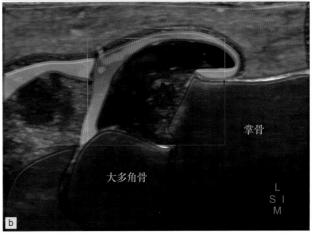

图 15.31 第一腕掌关节积液和滑膜增厚的冠状面长轴声像图。低信号成分表示液体，而回声增高的部分表示滑膜增厚伴有多普勒活性

　　运用多普勒彩色血流评估也可以帮助鉴别滑膜增厚和关节积液，同时提供滑膜血流量和炎症活动性的测量。没有血流量的灵敏评估，很难把活动性的滑膜增厚和不活动的血管翳、纤维化或复杂的积液区分开。检查者应该注意不要在探头上施压过大，因为在这些小血管内的血流可能被压缩和变得模糊。在检查多个小关节时，商用的胶垫很难把关节固定在适当的位置，大量使用耦合剂是优选。操作者手臂放在操作床或患者身上，手持探头使其悬浮于耦合剂上，而探头不实际接触患者的皮肤。

分级

　　滑膜增厚的分级已有各种分级系统，通常使用四个等级量表（正常、轻度、中度、重度）。也提出了各种客观的测量方法，但是，这些都很难应用到正常人群。

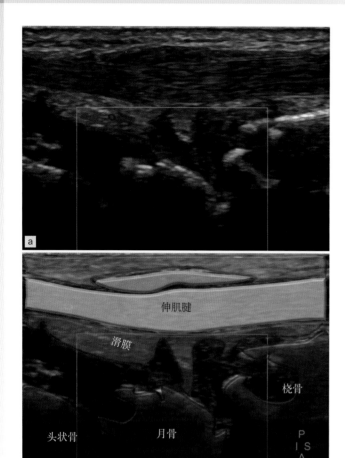

伸肌腱

滑膜

桡骨

头状骨　　　月骨　　　P I S A

图 15.32　桡腕关节和腕骨间关节背侧矢状切面声像图。有回声的滑膜增厚是间隙增大，深面的骨边缘不光滑提示骨侵蚀

提示 1 级多普勒血流信号增多；更显著的血流量增多累及 ≤ 50% 病变滑膜时，定为 2 级。其他作者建议计算异常的血管数量，如果异常血管的数量在 7 ～ 10 之间，多普勒信号定为 2 级；活动性血流累及 50% 以上的滑膜，或滑膜内的血管数超过 10，定为 3 级。

要点

受累关节的超声报告应该包括三个部分：第一个包括滑膜增厚的严重程度；第二个包括多普勒活动性的程度；第三个包括是否有骨侵蚀。

如果需要，骨侵蚀可通过受累关节面的数量、大小、累及关节面的百分比等进一步量化。

超声造影剂的作用已有报道。超声造影是通过在循环系统内释放超声容易探及的气体微泡来实现的。初期的造影剂使用空气微泡，但是，后来造影剂使用其他气体，它们可以被特殊的超声频率即谐波更容易和特定地检测到。组织谐波和造影剂的联合应用使得引进减影技术，能够提供受累关节血流的额外信息。超声造影可以一次注射给药，也可以持续灌注给药。持续灌注可以提供更稳定的血流水平，因此，可以更精确评估一个关节滑膜内的血流量。尽管已经很清楚地表明超声造影剂的应用能提高病变滑膜内的血流量检测，但是，它确切的临床作用尚未明确。

实用技巧

应值得注意的是在手部小关节的关节囊内、滑膜外有相当多的脂肪。因此，关节周围脂肪增加引起的关节囊和关节周围韧带的移位不要误认为是关节的病理改变。

超声图像上，脂肪呈高回声，而滑膜增厚通常是稍低回声。

和未受累的关节比较，小量的滑膜增厚为轻度或 1 级；明显的或较多的滑膜增厚为 3 级；2 级介于两者之间。血流的程度也进行分级。注意应该用一个敏感的运算法则，建议使用 400 ～ 500 帧的脉冲频率。当增厚的滑膜内可见少量的额外血管时，

参考文献

Aronowitz ER, Leddy JP. Closed tendon injuries of the hand and wrist in athletes. Clin Sports Med 1998;17(3):449–67.

Barton N. Sports injuries of the hand and wrist. Br J Sports Med 1997;31(3):191–6.

Bollen SR. Injury to the A2 pulley in rock climbers. J Hand Surg 1990;15(2):268–70.

Doyle JR. Anatomy of the finger flexor tendon sheath and pulley system. J Hand Surg 1988;13(4):473–84.

Hame SL, Melone CP Jr. Boxer's knuckle. Traumatic disruption of the extensor hood. Hand Clin 2000;16(3):375.

Ishizuki M, Sugihara T, Wakabayashi Y, et al. Stener-like lesions of collateral ligament ruptures of the metacarpophalangeal joint of the finger. J Orthop Sci 2009;14(2):150–4.

McNally EG. Ultrasound of the small joints of the hands and feet: current status. Skel Radiol 2008;37(2):99–113.

Peterson JJ, Bancroft LW. Injuries of the fingers and thumb in the athlete. Clin Sports Med 2006;25(3):527–42.

Rajeswaran G, Lee JC, Eckersley R, et al. Ultrasound-guided percutaneous release of the annular pulley in trigger digit. Eur Radiol 2009;19(9):2232–7.

第五部分

髋

16

髋关节和大腿：解剖和扫查方法

Eugene McNally 原著

谢海琴　康　斌 译

概述

虽然将全面的介绍髋关节检查，但在大多数病例，通常将检查重点放在有特别症状的方面。髋关节前侧疼痛的潜在病因从耻骨联合到髋关节本身。髋关节外侧疼痛的患者通常需要检查臀肌止点和臀肌相伴的滑囊。髋关节后侧疼痛可由于髋关节后方从腘绳肌附着于坐骨到髋关节后侧的异常而引起。

部位 1：内收肌止点

影像目的

1. 识别内收肌总腱以及它与耻骨联合的关系。
2. 定位内收肌群的各个肌腹。
3. 定位股薄肌。

扫查方法

患者仰卧位，髋关节及膝关节屈曲，髋关节外旋至蛙式位。

实用技巧

大腿内侧表浅的、最明显的肌肉为长收肌。

探头放置于大腿前内侧，先扫查长收肌的短轴，然后旋转探头扫查长轴，探头向上移动至圆形的内收肌上缘，出现三角形低回声肌腱（图16.1，图16.2），这就是附着于耻骨的内收肌总腱。为更好地显示肌腱，探头应与肌腱垂直并尽量向远侧移动。从内收肌总腱往内侧移动探头至耻骨联合表面，显示耻骨联合为耻骨间的一低回声间隙。更靠外侧可显示耻骨下支的内收肌起点。

然后旋转探头至横切面，并稍向对侧移动，显示耻骨联合的前缘，评估耻骨联合前环和邻近耻骨骨性轮廓的完整性。

要点

耻骨联合突起或骨表面不规则可提示耻骨联合炎，尽管类似的改变可见于无症状的人群。

探头轻度加压出现异常表现时可与患者的症状相联系。

探头从内收肌总腱起点向远侧移动直到显示依次三块内收肌，从前到后是：长收肌、短收肌和大收肌。内收肌总腱常在这一位置分岔，较大的前侧部分是长收肌腱，较小的后面部分分出第四块肌肉，覆盖内收肌，即股薄肌（图16.3）。

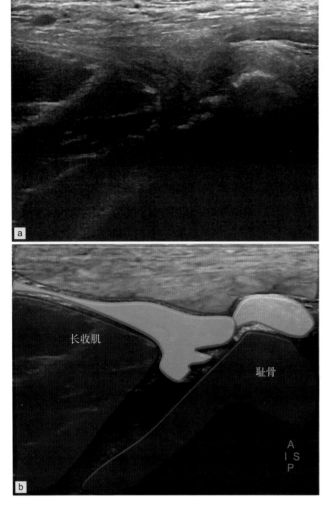

图 16.1　内收肌腱止点长轴声像图显示三角形、低回声的内收肌总腱，提示存在骨性起止点病（并不总有症状），探头轻度加压可提供临床相关性

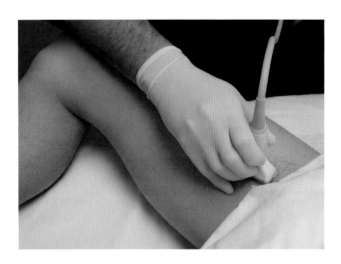

图 16.2　髋关节蛙式位识别内收肌总腱，这一位置最明显的肌肉是长收肌，探头置于长收肌长轴，然后向近端移动直到出现三角形低回声肌腱

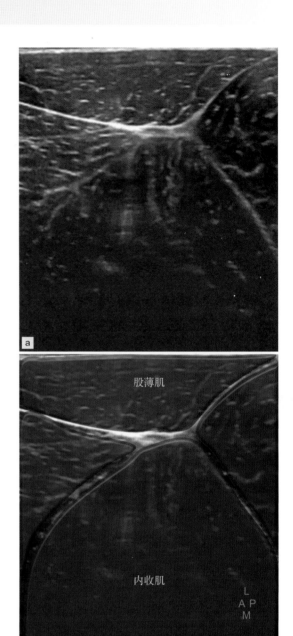

图 16.3　大腿后内侧横切面声像图显示股薄肌覆盖三块内收肌

部位 2：髋关节前侧

影像目的

1. 定位髋关节。
2. 定位髂腰肌腱。
3. 定位闭孔神经。

扫查方法

探头回到内收肌腱，横向放置的探头沿着耻骨上支向外侧移动，出现于探头和耻骨之间的肌肉是

耻骨肌，探头继续向外侧移动显示髋臼前壁、前侧盂缘和圆形的股骨头轮廓（图16.4）。髋关节内可探查到少量液体。腰大肌／肌腱位于耻骨肌外侧，肌性的髂肌成分与腱性的腰大肌成分是可区分的。在更远一点，可显示股中间肌。

> **要点**
>
> 髂腰肌腱异常运动可能是弹响髋患者感觉到的咔嗒声的基础。

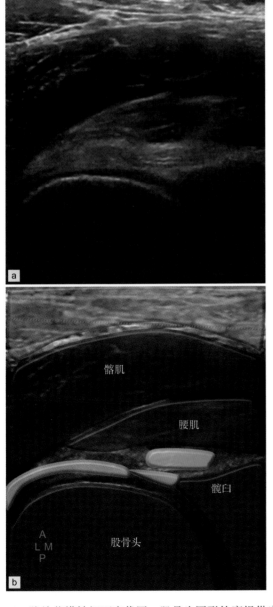

图16.4　髋关节横轴切面声像图。股骨头圆形轮廓提供容易定位的标志

> **实用技巧**
>
> 髂腰肌弹响可在髋关节屈曲、外展、外旋，然后回到正常中立位的过程中引出。

髂腰肌弹响将在髋关节前侧病变章节（见第十八章）更详细地讨论。

重新回到耻骨肌，探头稍向下移动至耻骨上支稍下方。一旦耻骨从视野中消失，在耻骨肌下方可显示神经血管束，并有一薄层脂肪环绕（图16.5），这就是闭孔神经和动脉。在较瘦的人容易找到，但体型较大的人神经血管束位置很深，超声难以定位。探头继续向远侧移动扫查可见长收肌的上部，其他的内收肌以及闭孔外肌位于其下。如果探头稍向外侧移动，可找到股骨的轮廓，追踪股骨直到显示小转子，这是识别髂腰肌腱止点的好位置。为更好地显示髂腰肌腱，探头需要在肌腱长轴上做些旋转。

在髋关节前侧面可见髋臼前上方盂缘、前侧关节囊和股骨头关节面软骨。

> **实用技巧**
>
> 髋关节积液的程度最好在股骨头颈交界部进行评估。

部位3：缝匠肌、腹壁肌群和神经

影像目的

1. 识别缝匠肌起点。
2. 定位腹壁肌群。
3. 定位髂腹股沟神经和股外侧皮神经。

扫查方法

检查髋关节上方的区域，沿着髂骨前缘向上追踪到髂前上棘（anterior superior iliac spine，ASIS），可见卵圆形的缝匠肌腱起自髂前上棘。髂前上棘内侧是腹壁肌肉，腹壁有三层肌肉，由浅到深的是腹外斜肌、腹内斜肌和腹横肌（图16.6）。髂腹股沟神经位于第二和第三层肌肉之间。在腹壁下缘有一韧带样结构连接髂前上棘和耻骨结节，这就是腹股沟韧带。股外侧皮神经位于腹股沟韧带深面，紧靠韧带的外侧附着点，周围有一层脂肪包绕。股外侧皮神经向远侧走行于缝匠肌的表面。探头旋转90°能

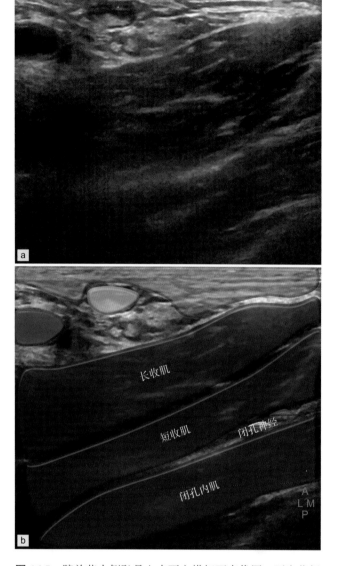

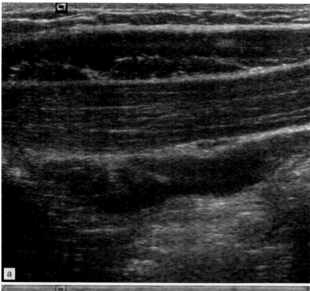

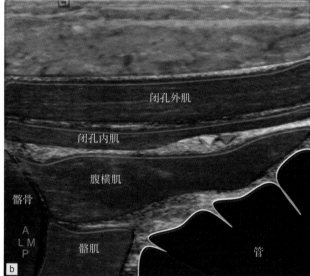

图 16.5 髋关节内侧耻骨上支下方横切面声像图。可定位闭孔神经从闭孔穿出

图 16.6 前腹壁肌肉声像图

更好地显示缝匠肌附着点的长轴。髂前上棘的外侧是髂胫束的起点。

部位 4：股直肌起点和股四头肌

影像目的

1. 识别股直肌两个头。
2. 定位股四头肌的各组成部分。
3. 定位股神经。

扫查方法

沿着髂嵴向下追踪到髂前下棘（anterior inferior

iliac spine，AIIS），股直肌两个起点的主要部分或直头起自此处，并且最容易显示（图 16.7），沿着股直肌直头向下追踪可见在其外侧有第二个肌腱加入，即斜头或反折头，反折头起自髋臼上缘，在大多数病例不能直接显示它，而只能显示为它形成的非均质的阴影，因为在长轴上看到它是有难度的。在体型较瘦的人，探头可向外移一点，并向内倾斜，这有助于更清楚地显示反折头。股直肌直头和反折头结合形成联合腱。在大腿近端，股直肌位于内侧的髂腰肌、前外侧的缝匠肌和外侧的阔筋膜张肌之间。

股四头肌群由股中间肌、股内侧肌、股外侧肌和股直肌组成。股直肌由于其位置浅表，短轴上呈卵圆形并可见明显的中心腱膜，是最容易识别的

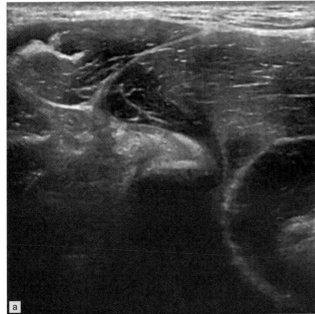

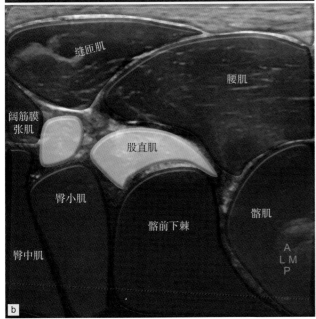

图 16.7 股直肌直头起源于髂前下棘

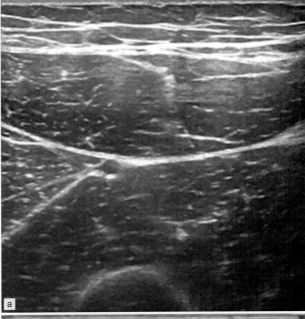

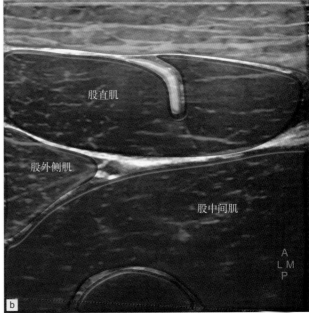

图 16.8 大腿近端横切面声像图。股直肌的形态和其特征性的中央肌腱使得它容易被识别

（图 16.8），股直肌的这些特点也有助于与缝匠肌区分开，缝匠肌先位于股直肌外侧，然后在股直肌内侧走行。在大腿近端，阔筋膜张肌也位于外侧。

股外侧肌是股四头肌最大的组成成分，它起自臀小肌止点稍下方的股骨转子间线以及股骨粗线外侧唇的上半部分，肌肉表面的腱膜形成远端的肌腱，这一腱膜形成股四头肌腱的一部分，止于髌骨外上缘。股内侧肌也起自转子间线和股骨粗线以及内收肌群的肌腱，远端的肌腱来源于肌肉深面的腱膜，止于髌骨内上缘。股内侧肌最下部有纤维束斜行走

向肌腱，这一部分肌肉被称为股内斜肌，在直接的挫伤和髌骨脱位时容易受损伤。股中间肌起自股骨前侧的上 2/3 以及外侧肌间隔，近端很难与股内侧肌分开，远端和股直肌一起形成股四头肌腱直行的止点主要部分，并形成股四头肌腱中央部分的隆起。

股动脉和股神经位于大腿近端内侧，股神经位于动脉和静脉的外侧，含有淋巴管和淋巴结的股管的外侧。

部位 5：髋关节外侧

影像目的

1．识别臀中肌腱。
2．识别臀小肌腱。
3．识别臀肌周围的滑囊。

扫查方法

　　髋关节外侧的超声检查最好让患者侧卧位，探头横切放置于股骨外侧面。

> **实用技巧**
>
> 向上追踪股骨外侧骨皮质直到它变尖，这一点将臀肌止点分为前侧小面和中间小面。

　　臀小肌腱止于股骨大转子前侧小面上（图 16.9），臀中肌外侧部分止点止于股骨大转子中间小平面上，臀中肌腱的其余部分止于上方小面上，向上追踪臀中肌外侧纤维可定位此小面（图 16.10）。臀中肌在肌肉 - 肌腱结合部下方有较短的肌腱（图 16.11）。

> **要点**
>
> 股骨大转子滑囊位于臀大肌深面，覆盖大转子外侧面和后面，臀中肌下滑囊位于大转子上方的臀中肌深面，臀小肌下滑囊位于大转子前侧小面与臀小肌腱之间。

　　臀大肌覆盖臀中肌和臀小肌，是臀肌间室肌肉隆起的主要组成成分，臀大肌通过一个短肌腱止于股骨近端的后侧面。臀大肌前缘覆盖大转子的是髂胫束，这实际上是阔筋膜的增厚部分，阔筋膜张肌的起点紧贴缝匠肌起点，恰好在髂前上棘后方，髂胫束可向远端追踪到它在胫骨近端前外侧的止点，即 Gerdy 结节，髂胫束与近端的阔筋膜张肌相连，阔筋膜张肌以含有相当多的脂肪为特征。

> **要点**
>
> 髋关节弹响的患者，超声可以显示髂胫束后半部分在大转子表面的异常运动。偶尔是臀大肌在大转子表面的滑动引起弹响。

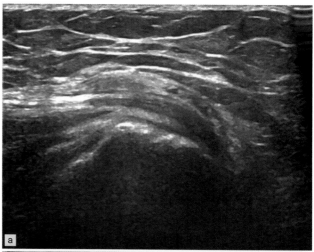

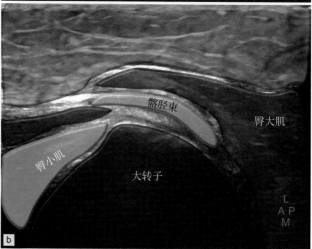

图 16.9　股骨近端外侧面稍变尖的形态结构将大转子分为几个小面，臀小肌止于前侧小面，而臀中肌的外侧纤维附着于中间小面上

　　可存在髂胫束异常，表现为髂胫束增厚和纤维紊乱。

> **实用技巧**
>
> 为使髂胫束发出弹响，让患者向健侧侧卧位，患侧髋关节内收、伸直，然后活动到屈曲位置。

　　有些患者内旋和外旋髋关节可使弹响更明显。

部位 6：髋关节后侧

影像目的

1．定位髋关节后侧间隙。
2．识别坐骨股骨间隙。
3．识别坐骨神经。

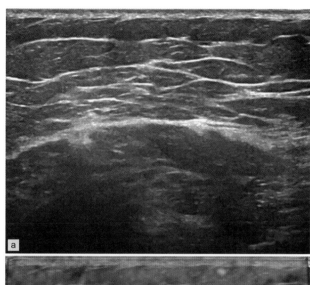

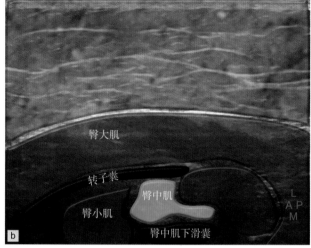

图 16.10　臀小肌腱显示位于大转子尖端上方和后外侧，臀中肌下滑囊位于其下方。

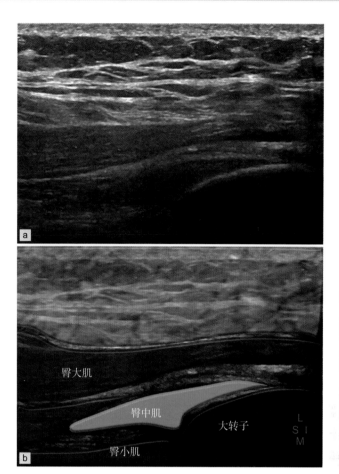

图 16.11　臀中肌和其短肌腱长轴切面声像图

扫查方法

让患者俯卧位，探头再次横向置于大转子尖端水平显示臀肌附着点，然后探头内移，直到遇到坐骨结节（图 16.12）。在股骨大转子尖端后内侧缘和坐骨结节之间的间隙内有内侧的腘绳肌起点、中央的股方肌以及股方肌深面的闭孔外肌腱。股方肌和闭孔外肌占据坐骨股骨窝（图 16.13），如果这一间隙狭窄可引起肌肉撞击。探头向近端移动遇到正好覆盖髋关节的孖肌，通过其明显的肌腱和相对小的肌腹辨认孖肌（图 16.14）。孖肌深面是圆形轮廓的股骨头和后侧髋臼壁，髋关节后侧间隙的液体可在此定位。

坐骨神经位于臀大肌和孖肌之间，向近端追踪直到坐骨切迹，坐骨神经经过坐骨切迹下方进入骨盆是在超声视野之外。在坐骨切迹下方，坐骨神经与后侧肌肉的关系（位于神经与探头之间的肌肉）从单独的臀大肌到臀大肌和梨状肌。在体型瘦的人群可识别由坐骨结节向内侧延伸的骶结节韧带。

部位 7：腘绳肌

影像目的

1．识别腘绳肌腱起点。
2．区分半膜肌和联合肌腱。
3．识别腘绳肌群的组成成分。

扫查方法

回到坐骨，探头稍指向内侧扫查外侧指向的坐骨结节，更详细地评估腘绳肌起点。三块腘绳肌肌肉起自坐骨结节上的两根肌腱，这两根肌腱在坐骨的上部形成。

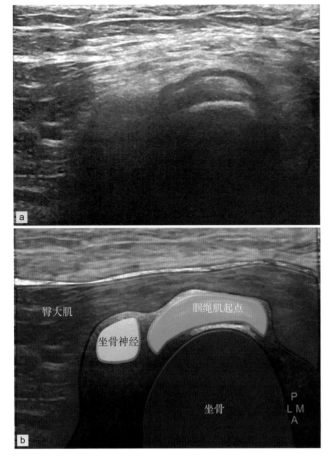

图 16.12   腘绳肌起点声像图

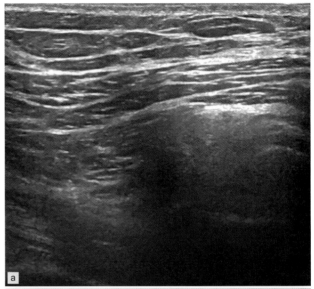

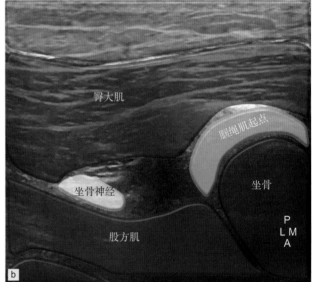

图 16.13   坐骨股骨间隙声像图

> **要点**
>
> 起自坐骨的大部分腱性成分是由半腱肌和股二头肌的联合腱组成，深部、更靠外侧的部分是半膜肌腱。

大收肌腱和骶结节韧带起源于坐骨下部，在腘绳肌外侧再次识别坐骨神经。

半膜肌腱起自坐骨结节的外上部，在大腿近端半腱肌肌腹的前面形成膜片状腱膜（图 16.15），这一肌外膜腱膜的形状类似蝌蚪形态或者 Nike 标识。往远端追踪肌肉，半膜肌膜状起源变成肌腹，位于半腱肌的内侧。在这一水平半膜肌明显地较半腱肌小，半腱肌是这一水平腘绳肌的主要成分，较小的股二头肌位于外侧（图 16.16）。向膝部下行，这种肌肉大小关系发生逆转，半腱肌变成肌腱，而半膜肌增大。

> **实用技巧**
>
> 半腱肌腱位于较粗壮的半膜肌前侧，形成特征性的形态表现，是识别两块肌肉的好方法（图 16.17）。

如果大腿近端发现异常，在大腿远端找到这一特征性的形态，区分不同的肌肉，然后向近端追踪肌肉到异常的部位，帮助确定是哪个肌肉损伤。半膜肌腱的止点是一个复合体，有多个成分止于胫骨后内侧的不同部位，包括一个直接止点、一个反折止点（反折部）、一个后斜部分和一个后斜韧带，后

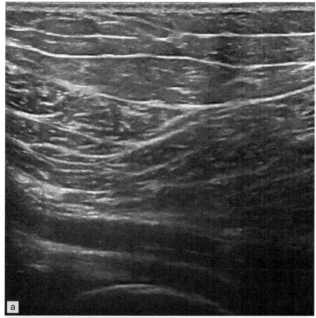

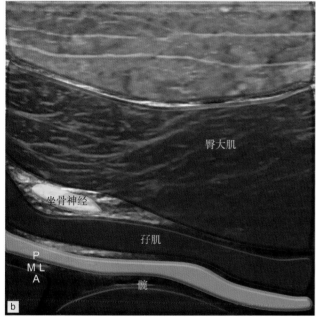

图 16.14 髋关节后侧横切面声像图

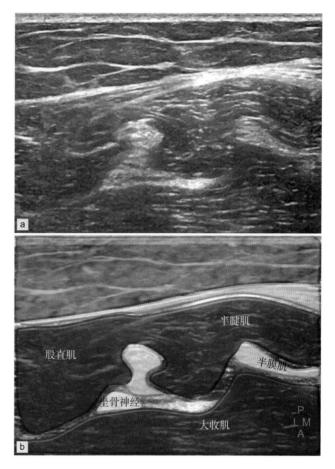

图 16.15 腘绳肌近端声像图

斜韧带又依次止于后内侧关节囊和内侧副韧带。

半腱肌和股二头肌起源于联合肌腱，联合肌腱起自坐骨结节上部靠内侧的部分和坐骨结节下部，向远侧追踪，联合肌腱本身分成两个肌腹，即内侧的半腱肌和外侧的股二头肌。

实用技巧

坐骨神经位于中心肌腱深面，这可作为向导定位神经。

这一水平的肌腱形态恰似"箭"样指向坐骨神经，一条纤维嵴穿过半腱肌，将其分成两部分（图 16.16），不要误认为是半膜肌的起源。半腱肌作为鹅足腱最后侧的部分和缝匠肌、股薄肌一起止于胫骨（图 16.18）。股二头肌是腘绳肌最外侧的部分，它有一短头起自股骨粗线，在大腿远端形成，在腓骨止点上方约 5 cm 处形成疏松联系的远端股二头肌联合腱，远端股二头肌腱是含有长头和短头的双层结构，恰在起止点上方，两层肌腱穿过外侧副韧带止点的两侧止于腓骨头，这种正常的结构形态不要误认为是肌腱断裂。每个股二头肌腱也有一个胫骨止点，大小不同，有些个体可代表股二头肌止点的主要部分。

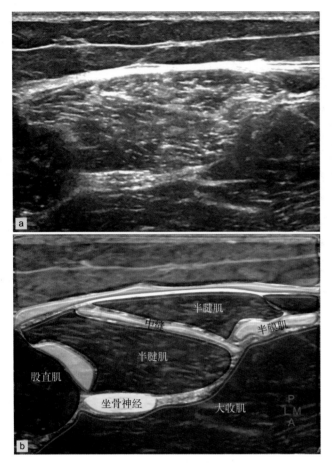

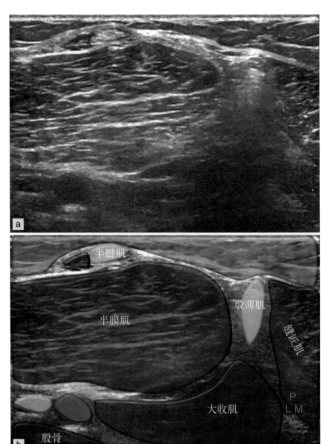

图 16.16 半腱肌声像图

图 16.17 粗壮的半膜肌在下方，半腱肌腱位于半膜肌的顶部，形成的经典声像图，"小圆面包上的樱桃"形态

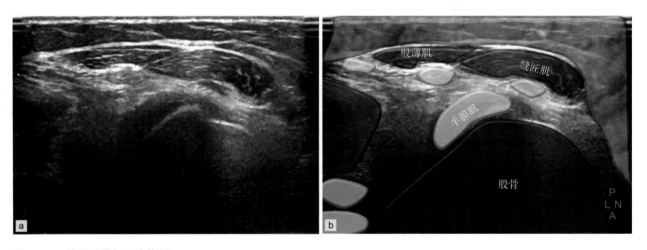

图 16.18 鹅足腱横切面声像图

17

腹股沟和髋关节疾病：
腹股沟疼痛

Philip Robinson *原著*

沈宇宙 吕 衡 康 斌 *译*

概述

普通人群腹股沟区不适较常见的原因包括腹股沟疝和下腹壁及大腿上段的肌肉拉伤，这组肌肉拉伤的患者通常不会出现在基层医疗单位的内科医师那里，当然进一步的影像学处理是不必要的。大多数有症状的腹股沟疝临床上也能诊断，影像学检查对于模棱两可的病例是有作用的，因为临床评估有公认的局限性。在过去的 10 年中，腹股沟疼痛患者超声评估的临床作用极大地增加了，这项技术现在常规应用于临床上以确定疝的诊断和术后腹股沟疼痛患者的评估。

随着许多腹股沟慢性疼痛的病因被描述报道，职业运动员的现状更具有争议，特别是耻骨骨炎、内收肌功能障碍和疝前复合体（或运动员疝），研究是相对无对照的，描述了许多不同的病理和治疗。

虽然有许多病变可引起腹股沟疼痛，包括感染、神经痛和肿瘤，但本节将重点放在在腹股沟股疝和肌肉拉伤，突出超声的优势和局限性。

正常解剖

解剖学上腹股沟包含髂前上棘和耻骨联合之间的软组织，涉及大腿上部和下腹壁。软组织包括皮肤、浅表的脂肪和筋膜、肌肉组织（腹部和大腿上部）、腹膜外（腹膜前）脂肪和腹膜。

腹股沟管容许腹腔内的血管、神经、淋巴管和精索（女性的圆韧带）通过进入外生殖器，腹股沟管的后壁由肌肉、腱膜、腹横筋膜和腹内斜肌的一部分构成，腹股沟管的前壁由腹外斜肌筋膜构成（图 17.1）。腹股沟深环（内环）是腹横肌筋膜的一个缺损，允许腹股沟管的内容物离开腹腔进入腹股沟管内，然后，腹股沟管向内下斜行延伸至耻骨嵴处表浅的腹股沟环

（外环），外环是腹外斜肌筋膜的一个缺损，它允许腹股沟管的内容物离开腹股沟管（图17.2）。腹股沟管的表面是皮下脂肪和皮肤，而髂腰肌位于它的深面内侧，髂血管在它的外侧走行进入大腿，腹膜和小肠位于后上方（图17.1，图17.2）。

> **要点**
>
> 腹壁下血管是重要的标志，它们起自髂外血管，向上走行于腹直肌深面（图17.3至图17.5），恰在腹壁下血管发自髂外血管处，它们刚好位于腹股沟深环的内侧。因此，来自腹壁下血管外侧的疝是斜疝（通过腹股沟内环），来自腹壁下血管内侧的疝是直疝（通过腹壁后壁膨出）。

检查方法和正常超声表现

在评估腹股沟疝时识别腹股沟深环是非常重要的。首先在长、短轴切面上识别腹股沟管，这两种方法概述如下，无论你选择哪一个是个人喜好，只是将探头旋转90°即可获得另一个切面的图像。

长轴切面观

有两种主要方法显示腹壁下血管，他们是动态

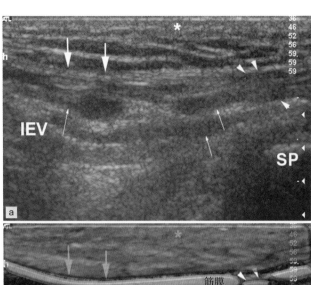
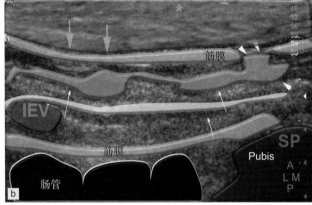

图17.2 正常右侧腹股沟管横切面声像图。腹壁下血管（IEV）位于内环内侧，厚的高回声腹股沟韧带（大箭）位于前方，皮下脂肪（*）的深面。可见多个管状结构（小箭）通向内侧的耻骨联合（SP），穿过外环，此处可见腹股沟韧带的一个缺损（箭头）

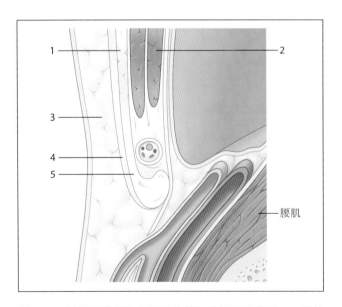

图17.1 经过腹外斜肌和腹股沟管矢状切面示意图。1. 腹外斜肌位于前侧；2. 腹横肌位于腹股沟管和精索的后上方；3. 皮下脂肪；4. 深筋膜位于前侧，并在下方与腹外斜肌筋膜融合形成腹股沟韧带；5. 腹股沟韧带；腰肌和髂血管位于腹股沟管深面，腹横筋膜和腹膜位于后上方

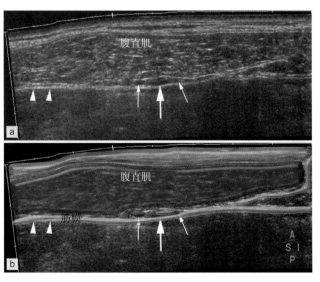

图17.3 下腹部横切面声像图显示正常的腹壁下血管。腹直肌及其增厚的筋膜（箭头）形态正常，可见腹壁下动脉（大箭）和静脉（小箭）位于肌肉深面，但还在腹直肌筋膜内

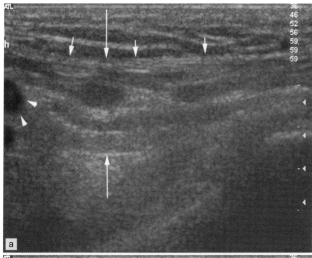

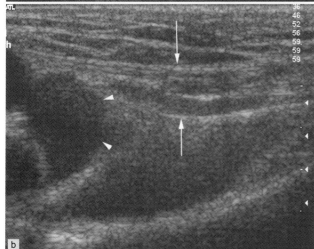

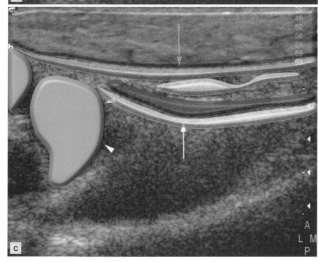

图17.4　正常右侧腹股沟管横切面声像图。在肌肉放松时声像图（a）显示髂外血管和腹壁下血管（IEVs）（箭头）位于腹股沟管的内侧，在腹股沟韧带（短箭）深面有多个管状结构穿过腹股沟管，注意腹股沟管的前后径（长箭）；在腹肌紧张时声像图（b，c）显示腹股沟管内侧面的血管明显扩张（箭头），腹股沟管前后径变窄（长箭），但管内内容物本身无变化

评估深环的标志。第一种方法是横切面扫查腹直肌，在腹直肌深面的腹直肌鞘内识别腹壁下血管（IEVs）（图17.3），继续横切面扫查向下追踪血管到它们加入髂外血管。在肥胖、肌肉松弛的患者，虽然能相对容易地识别腹直肌深面的血管，但由于患者的体型，很难继续追踪血管。因此，另一种扫查方法是首先在横切面上找到髂外血管，然后探头向头侧移动，直到看见腹壁下血管的起点，并向内走行。但在这一部位，由于腹股沟管是横斜向走行，因此，探头也应是斜行放置，通过探头内侧向下旋转使探头斜行放置。

在这一位置获得腹股沟管的纵切面声像图，图像包含腹壁下血管、髂外血管和腹股沟管近端。腹股沟韧带显示为一高回声线样结构，位于皮下脂肪深面，并与深筋膜融合（图17.2，图17.4）。韧带深面的腹股沟管内有多个高、低回声的线样结构（代表血管、神经和精索），这些结构的显著性是有变化的，向内走行穿出外环（显示为腹股沟韧带上的一个缺损）（图17.2，图17.4）。腹股沟管内的脂肪含量根据体型也发生变化。腰肌位于腹股沟管的深面，但高回声的腹膜和低回声的小肠（和不同量的腹膜前脂肪）位于后上方（图17.1，图17.5）。

现在做这一区域患者，在休息位和肌肉拉紧时的超声评估（做缓慢的Valsalva动作）。

要点

做Valsalva动作时，腹壁后壁和腹膜有正常的膨隆，但不应完全封闭腹股沟管（图17.4）。

偶尔，腹股沟管内的静脉结构也可扩张，但这也是非常有变化的。

实用技巧

指导患者缓慢进行Valsalva动作（例如，不咳嗽）是非常重要的，以确保探头压力不是太大，否则任何潜在疝将保持在还原状态。

如果患者发现做Valsalva动作很难，让他们将拳头靠在嘴唇上，用力吹气也能产生相同的效果。

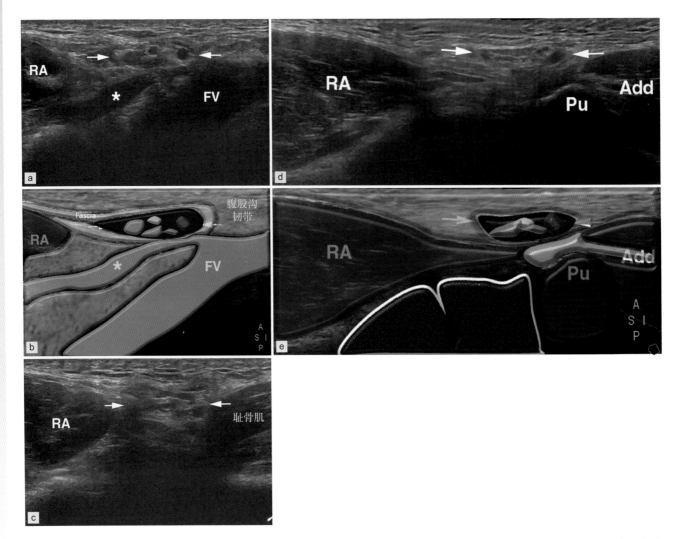

图 17.5 左侧正常腹股沟管矢状面声像图。腹壁下静脉水平获得的声像图（a，b）显示腹壁下静脉（*）起源于髂外静脉（FV），腹股沟管显示为一卵圆形的软组织区域包含多个管状结构（箭），腹直肌（RA）位于其上方；图像 a 内侧一点声像图（c）；图像 c 内侧浅环位置声像图（d，e）显示腹股沟管内容物（箭）下降至耻骨（Pu）和内收肌（Add）起点表面

短轴观

然后腹股沟管应作短轴（即解剖矢状面）的超声评估（图 17.1）。要获得腹股沟管短轴切面声像图，首先要获得髋关节矢状面声像图，然后探头内移至髂外血管/股血管，纵向观察腹壁下血管的起始部，并开始向上走行至腹直肌（图 17.5a），在这一点，探头应稍向内移一点显示腹壁下血管。现在可以显示腹股沟管内低回声管状内容物和其后上方腹膜和小肠（图 17.5）。正常人腹肌紧张时，腹股沟管内的血管轻微扩张，小肠向腹股沟管方向移动，但不应该完全掩盖或进入腹股沟管（图 17.6）。

腹股沟疝的超声表现

腹股沟斜疝经过腹股沟内环突入腹股沟管，沿着腹股沟管延伸，并与之平行，腹股沟斜疝通常由腹膜、脂肪和肠管组成。偶尔，腹股沟斜疝可能是先天性持久存在的鞘状突，然而，这种情况只是偶尔出现，存在于 29% 的成人。

腹股沟直疝的发生是由于腹横筋膜内腹股沟后壁的缺损，允许腹膜和肠管通过突入腹股沟管。由于这种疝本身很少继续沿腹股沟管向远侧延伸，因此，与腹股沟斜疝相比，腹股沟直疝更加局限。

正常腹股沟内容物的超声表现是多变的，除非

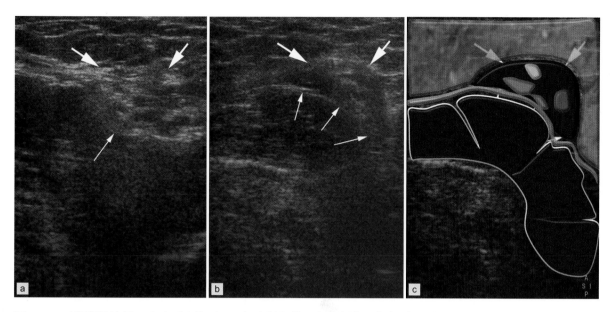

图 17.6　正常腹股沟管，腹壁下血管（IEVs）内侧矢状面超声图像。（A）放松时，椭圆形的腹股沟管（大箭头）与后上方腹膜回声（小箭头）。（B，C）紧张时，腹膜回声（小箭头）和低回声肠管向下前推进，挤压腹股沟管

是难复性疝，很难根据静态影像诊断腹股沟管内的小疝。

<blockquote>

要点

在超声检查的动态部分，可观察到疝囊和其内容物进入腹股沟管内，随着探头施压，可部分甚至完全复位。

</blockquote>

<blockquote>

实用技巧

在横切面声像图上可见腹股沟斜疝发生于腹壁下血管的外侧，并沿着腹股沟管的长轴延伸（图 17.7，图 17.8）。

</blockquote>

在矢状面扫查时（腹股沟管的短轴）可见斜疝使腹股沟管扩张，掩盖了腹股沟管内的内容物（图 17.7，图 17.8）。

<blockquote>

实用技巧

在横切面声像图上腹股沟直疝在腹壁下血管的内侧通过腹壁后壁突出（图 17.9a）。

</blockquote>

在矢状切面上（腹股沟管的短轴）腹股沟直疝从后上方突向腹股沟管，掩盖腹股沟管内的内容物（图 17.9b）。

任何疝的内容物有相似的超声表现，相对高回声的腹膜和低回声肠管内容物（主要是液体和气体）（图 17.7 至图 17.9）。如果疝是永久存在的鞘状突，超声表现与腹膜相同，在肌肉紧张时可见相对的两层高回声相互滑动。偶尔，腹膜前脂肪也可疝入腹股沟管，与肠管比较超声表现为更均质的高回声，有时随着肠管和腹膜移动（图 17.10）。在每个平面扫查时也应仔细观察其他少见的腹股沟管异常，如脂肪瘤、血肿、淋巴结、精索静脉曲张、Nuck 囊肿以及隐睾（图 17.11 至图 17.13）。

"膨出"和"疝前复合体"

腹肌紧张时，腹股沟后壁几乎将腹股沟管封闭而无真正的疝，腹横筋膜膨出被认为是腹股沟疼痛的原因或者"疝前"状态（图 17.6）。

<blockquote>

要点

超声和疝造影术不能确定腹横筋膜的膨出与疼痛具有相关性或者属于腹股沟直疝系列的一部分。

</blockquote>

由于它不代表明确的疝，因此，应谨慎解读。当腹壁膨出发生于有症状侧，并且和无症状侧有明显不对称时可做出结论。

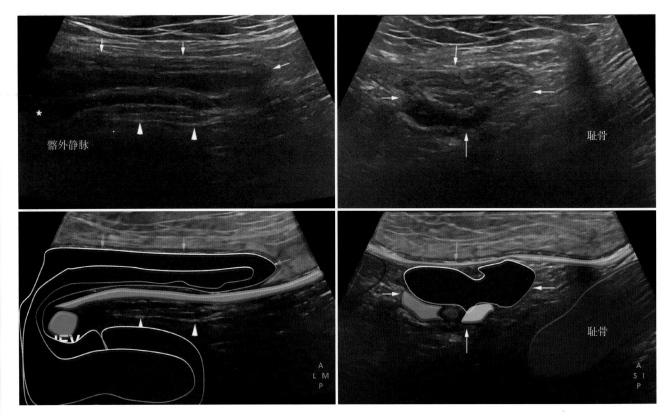

图 17.7 右腹股沟斜疝。腹肌紧张时横切面声像图（a，b）显示腹壁下血管位于腹股沟管的内侧，标志腹股沟管的内环，来源于腹壁下血管外侧的低回声的肠管和高回声的腹膜（箭）使腹股沟管明显扩张，并沿着腹股沟管推进。相对应的矢状切面声像图（c，d）显示腰肌（PS）和明显扩张的腹股沟管，肠管（箭）掩盖了腹股沟管正常内容物

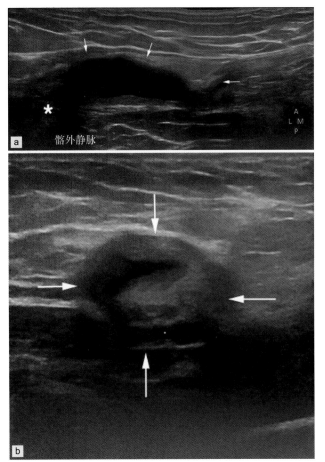

图 17.8 难复性右腹股沟斜疝。腹肌放松时横切面声像图（a）显示腹壁下血管，肠管和脂肪（箭）疝入腹股沟深环（*）；相对应的矢状切面声像图显示腹股沟管明显扩张，肠管（箭）掩盖了腹股沟管正常内容物

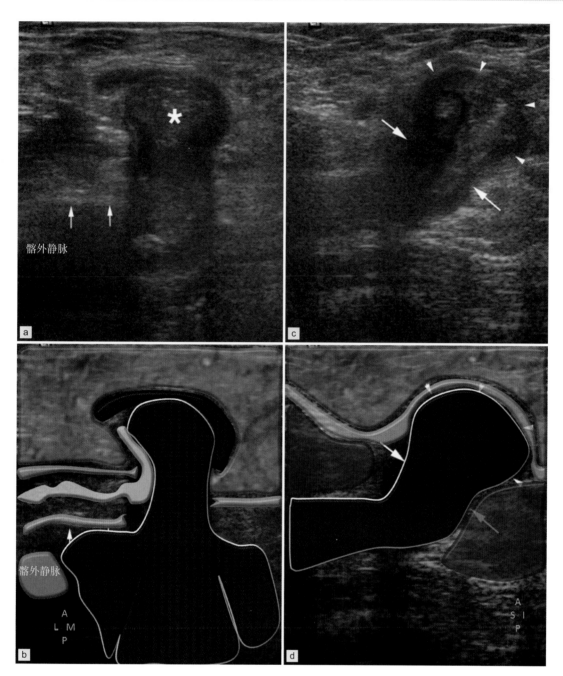

图 17.9　右腹股沟直疝。腹肌紧张时横切面声像图（a，b）显示腹壁下血管和相邻的腹横筋膜（箭）位于经过腹壁后壁的缺损疝出的肠管和脂肪（*）；相对应的矢状切面声像图（c，d）显示低回声的肠管袢（小箭）通过腹壁后壁（大箭）突出

术后评估

疝修补有许多方法，但所有手术都包括疝复位和通过缝合和植入网状补片矫正缺损。

> **要点**
>
> 当腹股沟疝外科修补术后包块复发时，超声能帮助鉴别复发疝和静态的血肿或血清肿（图 17.14）。

如果疝修补术使用的是网状补片，补片的位置取决于修补疝的类型，一般位于腹股沟内环或腹壁后壁。金属网状补片显示为邻近腹壁下血管的一强回声锯齿状线样回声结构（图 17.14）。偶尔，在腹股沟斜疝修补术后，虽然疝修补足以防止肠管疝出，但仍可见疝入腹股沟管的腹膜，这是因为在手术过程中一般保持腹膜囊完好无损，以减少术中损伤精索血管。由于术中要分离腹膜前脂肪，因此，患者腹股沟管内也可出现腹膜前"脂肪瘤"，在腹肌紧张

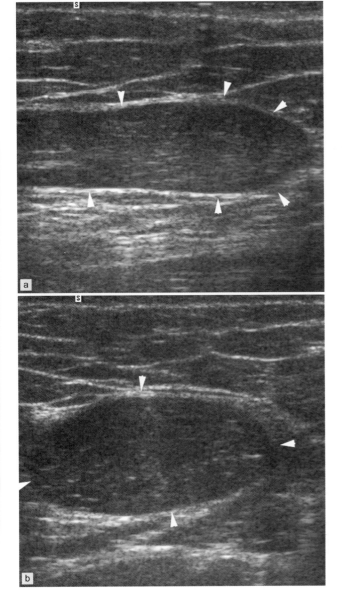

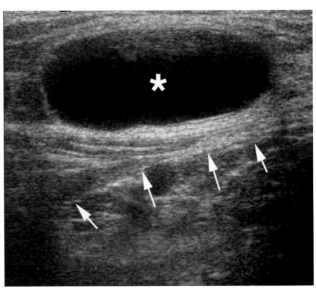

图 17.11   女性右腹股沟肿胀。腹肌松弛时横切面声像图显示一囊性肿块（*）位于腹股沟管的表面，并压迫腹股沟管（箭），符合 Nuck 囊肿

图 17.10   腹膜前脂肪瘤所致的腹股沟斜疝。腹肌紧张时横切面声像图（a）显示一边界清楚的、均质的高回声肿块沿着腹股沟管（箭头）延伸，符合脂肪瘤；矢状切面声像图（b）证实均质的高回声肿块充满腹股沟管，掩盖了其内容物（箭头）

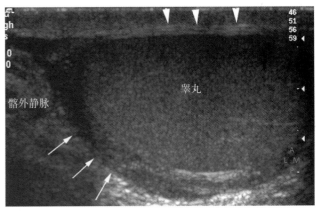

图 17.12   右侧腹股沟肿块横切面声像图显示一卵圆形、边界清楚的均质的软组织肿块位于腹壁下血管内侧，周围有低回声液体围绕，腹股沟韧带位于前侧（大箭头），超声特征符合隐睾，手术时被证实

时可显示它有些活动，一般与复发性疝鉴别依靠它更均质的回声增加的结构（图 17.15）。神经痛是另一相对常见的术后并发症（2%），但这种情况的超声表现通常是正常的。然而，术后神经瘤和缝线肉芽肿超声可探测到（图 17.16）。

总之，在这些情况下超声检查的临床适应证通常是排除复发性疝，探查血肿和肉芽肿，以便于治疗。阴性的扫查结果，如果完全正常，可能是神经痛，要求转诊行疼痛治疗。

其他的影像技术评价

疝造影术

疝造影术已广泛应用于临床特征模棱两可的患者，已证实疝造影术显示许多无症状的疝非常敏感，但相对是非特异性的。虽然疝造影术的并发症较低，但这一方法仍是侵入性的，要受到电离辐射，这种方法现在很少使用，已被超声取代。

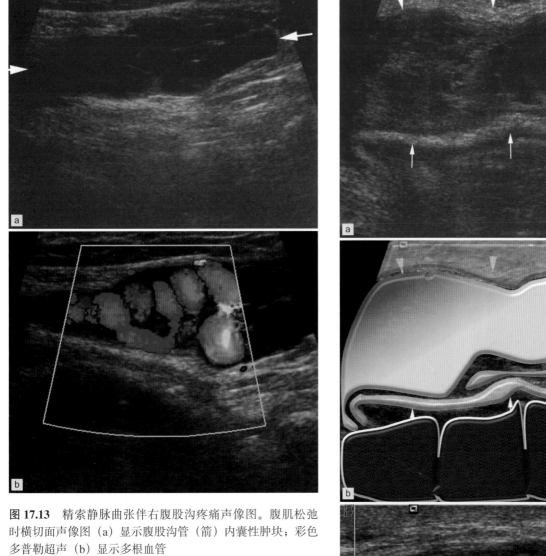

图 17.13 精索静脉曲张伴右腹股沟疼痛声像图。腹肌松弛时横切面声像图（a）显示腹股沟管（箭）内囊性肿块；彩色多普勒超声（b）显示多根血管

磁共振成像

使用磁共振成像评估腹股沟疝仅有有限的研究报道，有两个系列研究比较磁共振成像和超声以及临床检查的准确性，过去的研究描述在患者做 Valsalva 动作时，磁共振成像技术能快速获得冠状面影像，虽然准确（敏感性 94%，特异性 96%），但大多数疝临床上是明显的，但鉴别腹股沟斜疝和直疝有时是困难的。此外，作者错误将超声上后壁膨出记录成实际的疝，现在超声已经优于从前。较新的亚临床疝研究发现，超声检查较静态的 MRI 优越。

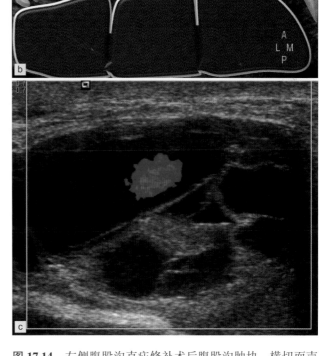

图 17.14 左侧腹股沟直疝修补术后腹股沟肿块。横切面声像图（a，b）显示界限清楚的强回声线样结构（箭头）位于腹股沟管深面，覆盖腹股沟后壁的网状补片有典型的形态。但充满腹股沟管的是分叶状的、主要为不均质的软组织肿块，符合术后血肿（箭）；彩色多普勒超声（c）显示实质部分无血流信号

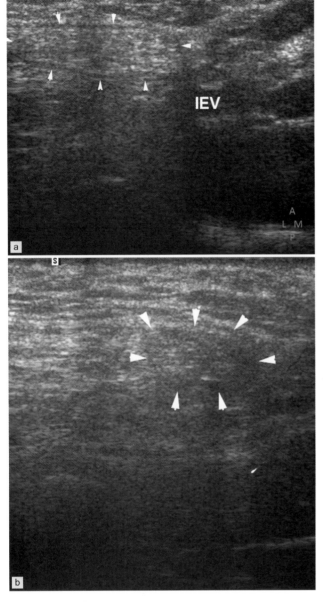

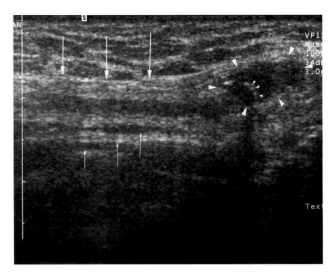

图 17.16　右腹股沟直疝修补术后 8 个月疼痛性肿块横切面声像图，可见腹股沟管内管状内容物（小箭），腹股沟韧带（大箭）位于前侧，韧带内侧部分被含有小的线样高回声结构（大箭头）的低回声肿块（小箭头）向前推移，这种小的线样结构有异物的形态，手术时证实是缝线肉芽肿

图 17.15　左侧腹股沟斜疝修补术后可触及包块。横切面声像图（a）显示腹壁下血管内侧的腹股沟管内界限清楚的、均质的高回声肿块，特征符合脂肪瘤；矢状切面声像图（b）确认高回声的脂肪瘤充满腹股沟管

完全进入股管，但将腹膜前脂肪推入股管。

> **实用技巧**
>
> 股管通过横切面扫查股血管而定位。

　　股管正好在腹股沟管下方，股静脉内侧（图17.17）。

> **实用技巧**
>
> 让患者做可控的 Valsalva 动作，评价股静脉和股管。

　　正常情况下，股静脉应是扩张的，相邻的组织无变形（图 17.17），这种静脉扩张进入邻近的股管的潜在间隙意味着股管本身无肿块效应。

> **要点**
>
> 股疝使股管扩张，降低或阻碍了股静脉的正常扩张（图 17.18）。

　　观察到这种表现，应通过股管表面纵切面扫查确认股疝，这可通过获得股静脉的纵切面图像后向内移动探头完成。在做 Valsalva 动作时可见肠管和腹膜向下方延伸进入股管（图 17.18）

股疝

　　股管是位于腹股沟韧带远侧、股静脉内侧的含有脂肪和淋巴结的一较大的潜在间隙。股疝在男性相对是不常见的，但常见于中年女性。然而，有趣的是，它可发于男性腹股沟手术之后，可能是由于瘢痕组织使腹压集中于股管所致。病理上疝囊从腹股沟管深面的腹部进入股管。相当普遍的是肠管不

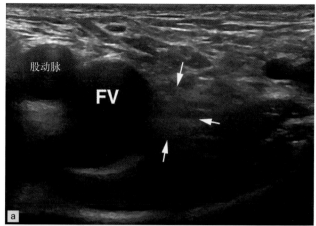

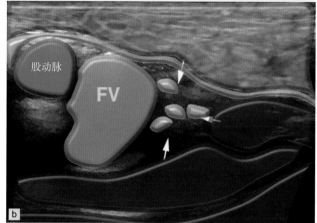

图 17.17 放松时左侧正常股管横切声像图显示股静脉（FV）不扩张，股管（箭）位于内侧

腹部肌肉

下腹壁肌肉包括腹外斜肌、腹横肌、腹内斜肌和腹直肌，这些肌肉有维持体位的功能，为线性结构，主要由 T1 纤维组成。腹直肌位于中线两侧，向下走行与耻骨联合和内收肌的纤维融合。其他的腹部肌肉在腹直肌外侧缘形成三层结构，包括最外层的腹外斜肌、中间的腹内斜肌，以及最内层的腹横肌（图 17.19）。这些肌肉的撕裂是相对比较少见的，除了运动员，运动员的腹直肌是最常见受影响的肌群（特别是举重、体操运动员）。服用抗凝血药的患者可于创伤、手术后或自发的形成血肿。然而，腹壁疝也很常见。

最简单检查这一组肌群的方法是在中线横向扫描，先定位腹直肌，然后探头向外侧横向移动扫查腹斜肌（图 17.19）。这组肌群的超声表现和其他

骨骼肌的超声表现相同。腹直肌鞘显示为一层厚的高回声筋膜，并和腹斜肌的筋膜融合（图 17.3，图 17.19）。一旦这些肌群的解剖位置确定，任何病理位置也可以确定。

腹壁疝

除腹股沟股疝外，还有三种类型的腹壁疝：半月线疝、切口疝和脐疝。所有三种类型的疝都至少包含腹膜和腹膜前脂肪通过腹壁肌肉和筋膜的缺损突出。

半月线疝发生于腹直肌鞘与腹斜肌（半月线）交界处薄弱点，这一点也是腹壁下血管穿过腹直肌鞘的部位（图 17.20）。

切口疝来源于先前的手术和瘢痕组织所致的肌肉薄弱区（图 17.20c），这是一个常见的临床问题，估计有 10% 的疝修补术属于修补这种类型的疝。脐疝出现在中线，可以是先天的，但是通常发生在超重、产后或者因腹水引起的有明显腹部膨隆的患者。

通过问病史，评估部位的所有这些情况可以得到确认。超声的作用是确认疝的内容（脂肪和或肠管）和确定筋膜缺损的大小（图 17.20）。

耻骨联合和内收肌群

解剖和正常超声表现

耻骨联合是前骨盆的纤维软骨性关节，也是大腿内收肌、腹直肌与腹股沟韧带内侧的汇合点。

可在直接触诊后将探头放置在耻骨联合上，或者通过横向扫查腹直肌，然后向下移探头至耻骨联合上显示耻骨联合。超声仅可显示耻骨联合的前侧和上方。关节边缘可见强回声的耻骨骨皮质，两侧耻骨之间的关节间隙为低回声结构（图 17.21）。跨越关节高回声线代表关节囊边缘和耻骨上韧带，偶尔可在关节内见高回声条纹的纤维软骨盘（图 17.21）。

正常耻骨突通常有边缘不规则骨化，而慢性退化和不规整在老年人、产后妇女和职业运动员也很常见（图 17.22）。因此，耻骨突表面超声表现不规整是一种非特异性表现。

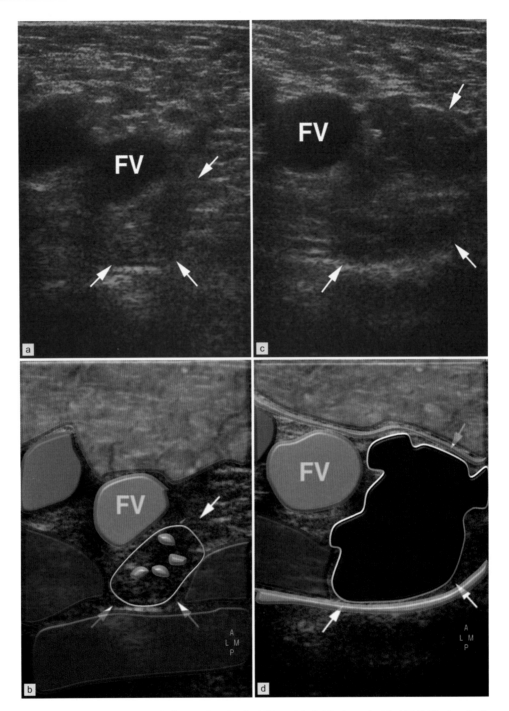

图 17.18　右侧股疝横切面声像图。腹肌松弛时横切面声像图（a，b）显示股静脉（FV）和股管（箭）；腹肌紧张时声像图（c，d）显示脂肪和肠管疝（箭）使股管扩张

内收肌群

　　大腿内收肌群由长收肌、短收肌、大收肌和股薄肌组成。这些肌肉起源于耻骨体和耻骨下支，向远端走行至股骨和胫骨（图 17.22，图 17.23）。内收肌的主要作用是大腿内收，并有些屈髋作用，内收肌对于需经常变化方向的运动（如足球、冰球、击剑、澳式足球），功能上是非常重要的。

实用技巧

　　由于内收肌起源于耻骨和耻骨下支，因此，内收肌最好在大腿外展、外旋及屈膝位扫查显示（图 17.24），在这个体位，长收肌是最突出的肌肉，也是容易触及的。

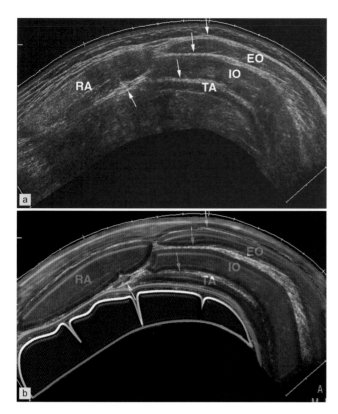

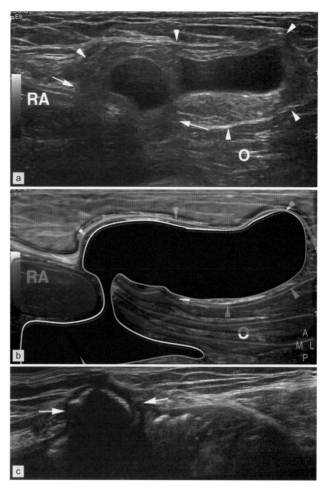

图 17.19　正常腹部肌肉横切全景声像图，可见腹直肌（RA）位于内侧，斜行的肌肉位于外侧（腹外斜肌，EO；腹内斜肌，IO；腹横肌，TA），注意一层厚的、连续的融合筋膜（箭）

图 17.20　腹壁疝。肠管（箭头）形成的半月线疝（a，b）通过腹直肌和腹斜肌（O）之间的缺损（箭）延伸到皮下脂肪。切口疝全景声像图（c）显示肠管（箭头）通过深筋膜的缺损（箭）突出进入皮下脂肪

触诊肌肉后探头可以放置在肌肉的长轴上，并且沿着这个平面倾斜移向耻骨联合，沿着肌肉追踪肌肉 - 肌腱连接处（MTJ）到肌腱及其耻骨体的起点（图 17.22，图 17.25）。向内、向后移动探头可显示其他内收肌（短收肌和大收肌）和股薄肌。应当指出的是，短收肌通常有一个有限的近端肌腱，并且肌肉直接起源于骨。肌肉和肌腱的正常超声表现已描述。

急性内收肌损伤

在一般人群中严重的内收肌受伤或慢性症状是相对少见的。急性损伤通常发生在年轻人和运动员，当他们需要强力外展大腿时发生，而长收肌是在本组中最常受伤的肌肉。正常肌肉的急性损伤会导致肌肉在肌肉 - 肌腱结合部拉伤或撕裂，由于近端肌腱病进一步使肌肉 - 肌腱结合部变弱，近端肌腱的撕裂更常见（图 17.25）。

运动疝（慢性腹股沟疼痛）

慢性隐匿起病的腹股沟疼痛是一个值得关注的

临床问题，这对运动员有潜在的不良预后的含义，在骨盆前坏产生相当大的生物力学应力，特别是在单腿站立体位（转方向或踢的动作）。出现慢性疼痛的运动员描述在比赛结束后轻度不适，病情逐渐进展到晨起行走时僵硬。起初，通过热身可缓解症状，但很快在运动时出现症状，并且在做切入和踢的动作时症状恶化。

> **要点**
>
> 被提议作为运动员运动疝病理的主要原因包括耻骨骨炎、内收肌腱骨膜损伤（起止点病）、耻骨的软骨下骨应力性骨折、腹直肌止点撕裂和腹股沟管异常（疝前综合征，亚临床腹股沟疝或腹外斜肌和联合腱裂开）。

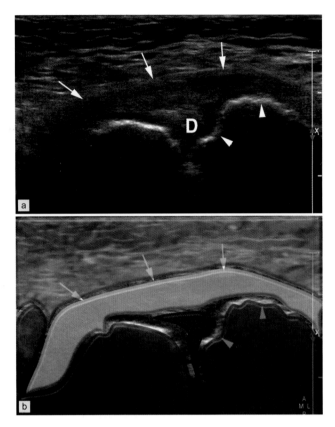

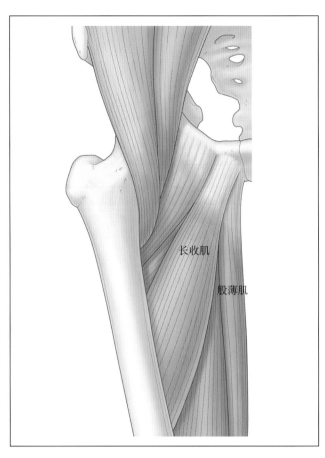

图 17.21   正常耻骨联合横切面声像图，可见不规整的耻骨体（箭头）强回声骨皮质边缘，也可识别骨皮质表面高回声的关节囊和关节内的关节盘（D）

图 17.23   正常大腿肌群的线条图，长收肌是最表浅肌肉，从耻骨体延伸到股骨。可见股薄肌起源于后侧，位于长收肌内侧

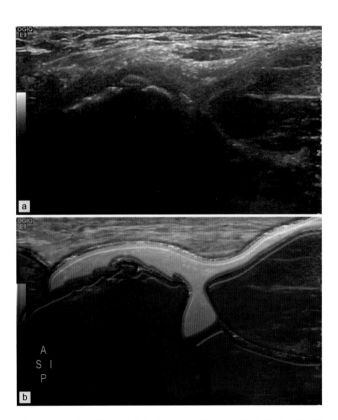

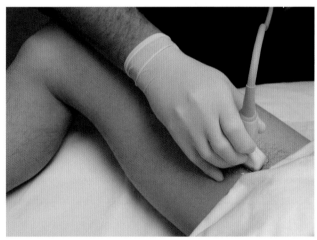

图 17.24   显示长收肌的检查技术。检查长收肌的最佳体位是大腿屈曲、外旋和膝关节屈曲。探头被放置于最突出的肌肉（长收肌）表面

图 17.22   正常耻骨联合矢状切面声像图显示耻骨骨皮质不规则强回声边缘（箭头），表面的关节囊（＊）与长收肌腱融合（箭头）

髂腹股沟神经的神经痛也有报道认为是源自腹股沟管后壁的薄弱在腹肌紧张时的膨隆（见前面的膨隆部分），或由于腹部肌群的小撕裂（主要是腹外斜肌）。也应该考虑是由脊柱或髋关节（髋关节撞击

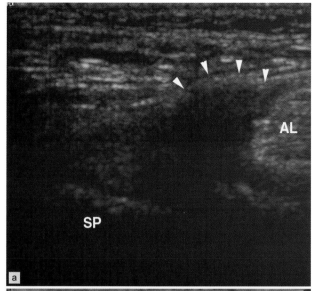

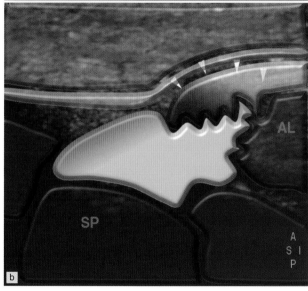

图 17.25 急性长收肌腱撕裂纵切面声像图，可见长收肌（Al）从耻骨联合（SP）回缩，在中间的区域有低回声液体使表面的筋膜（箭头）移位，符合血肿回声

综合征）产生的牵涉痛。

由于这些疾病的症状和检查发现是类似或明显重叠的，因此，临床定义这些不同种类的病理是很困难的。大多数运动员对主动康复和核心稳定有反应，但可能需要数月才能回到满负荷的活动。对于保守治疗无效的患者已出现几种外科手术方法治疗，但无对照试验。

运动员运动疝的影像学技术包括磁共振成像、超声和疝囊造影术。常规的 X 线平片和骨显像技术往往是无帮助的。耻骨硬化、不规则和放射性核素摄取增加常见于无症状的运动员，可能是由于慢性剪切力和重塑所致。

许多职业足球运动员可能曾经历了部分或完全的撕脱，以及随后伴发的血肿和瘢痕形成，因此，识别了异常的肌腱结构并不一定能解释患者目前的症状（图 17.26）。最初，耻骨联合旁疼痛患者超声检查的目的是排除腹股沟疝、急性或慢性肌腱或肌肉拉伤（尤其是长收肌）。提示慢性肌腱病的区域有症状的特征有：探头施压时明显的局部压痛和肌腱内合并的急性损伤改变证据，包括血肿或水肿引起的肿胀（图 17.26）。

> **要点**
>
> 超声不能探查到由于腹外斜肌或联合腱在手术系列中的损伤以及微小的内收肌起止点病水肿改变。

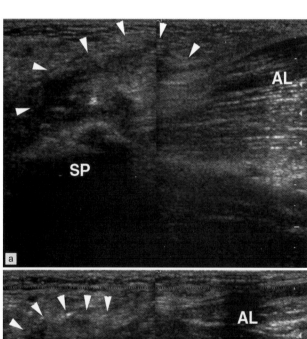

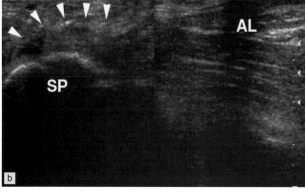

图 17.26 有急性或慢性右腹股沟疼痛的职业足球运动员纵向超声检查（双屏幕扩展视野）声像图。在有症状的右侧（a），可见长收肌腱有明显的变形，肌腱肿胀，被高 - 低混合回声的肿块所取代（箭头），长收肌肌肉（Al）表现正常，这些特征符合耻骨联合（SP）肌腱的急性断裂和血肿；在无症状侧（b），肌腱回声因失去正常组织平面而主要表现为高回声，但是回声均匀且组织无肿胀这些特征符合慢性肌腱病

如果超声检查是正常的，临床医生能确信这些诊断，不需要进行任何其他影像学检查。如果临床认为疼痛是起源于耻骨联合，MRI 可以评估与症状显著相关的耻骨联合和内收肌附着点水肿的程度，（图 17.27）。

耻骨骨炎是一种关节的急性、非感染性炎症疾患，其特征是关节和肌腱起止点病炎症可能是源于机械应力，最常见于运动员，通常是自限性的（超过 3 ~ 6 个月），完全休息是必需的。不幸的是，如

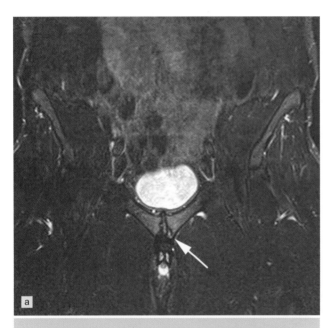

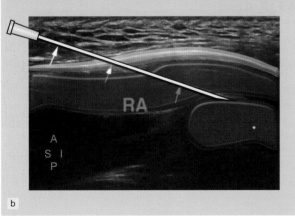

图 17.27　职业足球运动员左侧运动疝。冠状位 STIR 磁共振影像（a）显示左侧耻骨联合水肿和裂隙（箭）；耻骨联合的矢状切面声像（b）显示穿刺针（箭）经腹直肌（RA）进入关节（*）

上所述，超声的表现是非特异性的，对于耻骨骨炎，如果临床上怀疑存在应力性骨折或感染，磁共振成像通常比超声更敏感和更有特异性，因为水肿是主要的影像学特征。然而，在感染患者进行关节穿刺以及耻骨骨炎的治疗注射，超声引导下的穿刺是有价值的（见超声介入章节）。

超声引导下的介入

超声引导下的耻骨联合注射可能帮助改进临床诊断或使症状得到长期缓解，但其总体疗效尚待证实。有些报道已经提出治疗可使患者回到无痛的活动，但缺乏对照组。如果肌腱有明显的肌腱病，如果注射类固醇，应注意在运动员早期康复期避免发生肌腱断裂。

关节内注射需采用严格的无菌操作技术。可以使用一个长 20G 或 22G 的脊柱穿刺针采用腹直肌正中矢状切面入路（图 17.27），或采用横斜行入路，因为纯横行入路可导致穿破内侧腹股沟内容物。将穿刺针引导进入关节直到注射液能自由流动。

如果需要进行内收肌腱起点周围的局部浸润注射，使用 20G 针通常就足够了，因为，大腿外展、外旋时内收肌位置常相对较表浅。

结论

超声是无创的，并允许进行腹股沟的实时评价，使超声较其他的检查技术在疝和腹股沟病变的诊断中更有巨大的潜在优势。术后超声检查在区别复发疝和其他疝手术并发症中起重要作用。

在肌肉和肌腱损伤中，超声已被确立为一种准确、有效的诊断和分级急性损伤的技术；然而，在评估运动员的慢性腹股沟疼痛时，对超声的解读应谨慎。在这组患者中，其基础的疾病机制目前并不清楚，常存在无症状慢性肌腱病和耻骨联合疾病的情况，因此，识别了影像异常并不一定意味着这是运动员的当前问题的根源。在这个棘手的临床领域，为了诊断和治疗，多学科的途径和不同的成像方法来评价损伤过程的所有方面可能是必要的。

腹股沟和髋部疾病：前侧

Hifz-ur-Rahman Aniq，Robert Campbell 原著

葛喜凤 吕 衡 康 斌 译

18

概述

    髋部是解剖较复杂的区域，有许多从躯干到下肢的血管、神经和肌肉结构经过。有些远离髋关节的疾病可表现为腹股沟区的疼痛，临床检查可能是非特异性的，影像学检查的选择可能较困难。超声检查常作为 X 线、MRI 和 CT 检查的补充。超声引导的髋关节穿刺和注射经常用于髋关节和腹股沟疼痛的辅助诊断。

    可用超声进行评估的常见病变包括：

1. 髋关节内病变：
   髋关节积液和滑膜炎
   盂缘撕裂
2. 髋关节外软组织病变
   淋巴结病变
   疝
   滑囊炎
   肌腱和肌肉损伤
   软组织肿块
3. 神经卡压病变

4. 髋关节假体的并发症

髋关节内病变

髋关节积液

> **要点**
>
> 临床上髋关节积液很难诊断，X 线平片是不敏感的，超声能发现少至 1 ml 的关节积液。

    探头沿着股骨颈方向的斜行长轴平面放置，在关节囊回声的下方识别关节积液，积液可表现为低回声到无回声（图 18.1），这取决于积液的性质。在成年人，骨到关节囊的距离为 7 mm，和对侧相比前隐窝非对称扩张超过 2 mm 可诊断关节积液。但是，超声表现是非特异性的，区别单纯的积液、化脓性关节炎及滑囊增厚是很困难的。

    在渗出液内可见内部回声，可伴有关节囊的增厚。但缺乏内部回声也不能排除感染，为避免诊断延误，超声引导下的关节穿刺是有指征的。超声引

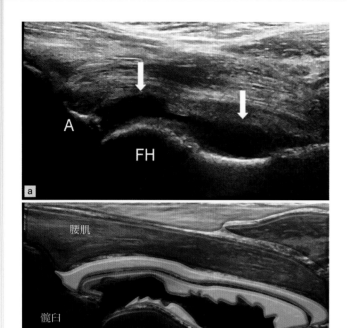

图 18.1　沿股骨颈长轴的声像图显示左侧髋关节无回声液性暗区使关节囊抬起（箭）。形态符合单纯的关节积液

导下的髋关节穿刺在成年人是在横切面进行的，探头置于股骨头或股骨颈表面，用 22G 脊柱穿刺针从外侧刺入，这使得操作者能够保持穿刺针与探头的平面平行以获得最佳视角。

相反的，超声检查结果阴性能够有效的排除关节积液和化脓性关节炎，可以避免不必要的关节穿刺，但并不能排除骨髓炎。

滑膜炎

在炎性关节炎，出现滑膜肥厚和充血，并伴有前侧关节囊的扩张，也可有单纯的关节积液。通过液体的回声特性鉴别液体来自滑膜炎是不可靠的，采用超声触诊使液体移动不如在小关节检查那样可靠。滑膜炎不总是伴有多普勒影像上的充血。

超声能够早于 X 线平片发现股骨头周缘的边缘侵蚀，表现为不规则的骨皮质缺损，内充满低回声、血流丰富的血管翳。

增生性滑膜疾病

滑膜骨软骨瘤病是一种滑膜瘤样增生性疾病，表现为关节疼痛、反复肿胀和间断性关节交锁。在疾病的早期，滑囊增生肥厚，软骨小体形成并释放

到关节内；在后期，这些软骨小体可钙化甚至骨化。在早期，超声可显示增厚的滑膜回声结构，并可显示低回声的软骨结节，这种软骨结节 X 线片不能显示。在软骨结节钙化后，这些结节变成强回声并伴有声影（图 18.2）。

其他滑膜增生性疾病，如色素沉着性绒毛结节性滑膜炎可能很难与单纯性滑膜炎进行鉴别，但在单关节关节炎的患者应该考虑在内。

髋臼盂缘

髋臼盂缘撕裂最常发生于髋臼盂缘的前上部分，这一部位盂缘易于进行超声检查评估。盂缘分离表现为明亮回声的纤维软骨盂缘和骨性髋臼缘分离，其间有一线样低回声分隔。在髋关节内旋动态检查时可见伴随的股骨与髋臼撞击。

在有盂缘旁囊肿存在时，盂缘撕裂更清晰可见，盂缘旁囊肿和膝关节半月板囊肿类似。盂缘旁囊肿表现为低回声、分叶状囊性病变内可有分隔（图 18.3），囊肿通常是不可压缩，与髂腰肌滑囊囊肿相比，大多数盂缘旁囊肿体积较小，且壁较厚。在少数病例，大的盂缘旁囊肿可延伸到髂腰肌深方，压迫股神经血管束，这些囊肿很少表现为腹股沟包块。

超声显示盂缘撕裂或囊肿经常是腹股沟疼痛患者全面检查时的偶然发现。当临床检查怀疑盂缘撕裂或关节内病变时，可选择 MRI 检查来评估整个盂缘、关节面软骨和其他关节内结构。

髋关节外部疾病

肌肉和肌腱疾病

髂腰肌腱

髂腰肌腱和腱周组织的异常越来越多地被认为是引起腹股沟疼痛的病因，特别是在运动员和舞蹈家。弹响髋和髂腰肌滑囊炎占髂腰肌腱异常的大多数。然而，超声可见到肌腱病伴有髋臼前侧的骨赘形成，在大号的髋臼假体可见肌腱撞击。

弹响髋

弹响髋综合征是髋关节在活动时出现可听到的或者可感觉到的弹响（click），可伴有或无疼痛的病理状态。弹响髋可由于关节内或关节外的病因造成。

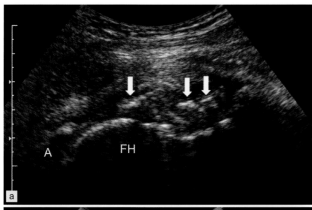

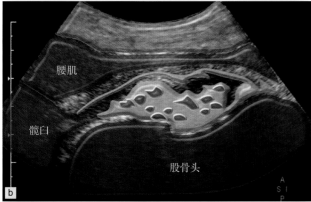

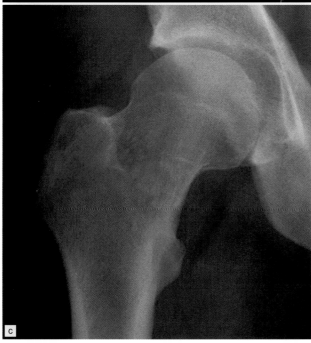

图 18.2 沿股骨颈长轴扫查的声像图（a，b）显示多发高回声灶（白色箭），与继发于滑膜骨软骨瘤病的关节内游离体相符；X 线平片（c）显示微小的钙化游离体突出于股骨颈，证实了诊断

关节内的弹响髋是由于盂缘撕裂或关节内的游离体所致。关节外的肌腱弹响可分为内侧和外侧两种类型：外侧型是由于髂胫束或臀大肌在大转子表面摩擦引起的弹响，这将在第十九章讨论；内侧型是由于髂腰肌异常的运动引起，现在公认弹响更常见的是由于腰肌腱围绕髂肌异常的旋转引起，而不是与髂耻隆突摩擦引起。

> **实用技巧**
>
> 采用动态超声，患者仰卧位，沿着耻骨上支斜横切面扫查。

通常患者自愿地表演特殊的动作来产生弹响。

> **实用技巧**
>
> 另外一个选择，可以在髋关节由屈曲、外展、外旋的蛙式位回到中立位的过程中动态评估髂腰肌腱。

一个突然、快速的由外向内侧的动作或旋转动作，肌腱的运动结合肌腱与耻骨的突然接触，这种运动可很微妙。超声发现应与弹响的感觉和疼痛相一致，并可发现伴随的髂腰肌腱病和滑囊炎。

对于那些对镇痛药和物理治疗无效的患者，超声引导的类固醇注射治疗或局部麻醉剂注射入髂腰肌滑囊可能是有益的。如果滑囊不扩张，穿刺针可以从外侧引入，在横切面上进入髂腰肌腱的后方和髋臼缘的前侧。

髂腰肌滑囊

髂腰肌滑囊炎通常表现为髋部及腹股沟区的疼痛，在髋关节屈曲时加重。一个非常明显扩张的滑囊表现为腹股沟区非特异性的包块是较为少见的。滑囊位于腰肌肌腹 - 肌腱结合部的深面，有 15% 的患者该滑囊与髋关节相通。只有当滑囊内充满液体时，超声图像上才能显示（图 18.4）。滑囊积液超声表现为一薄壁囊性结构，位于内侧的股神经血管束和外侧的髂腰肌腱之间，滑囊扩张很少引起股神经的神经压迫。大的滑囊积液也可以沿着髂肌向骨盆内扩张，并使盆腔内结构移位。

髂腰肌滑囊炎也可以出现在其他的几种关节疾病，例如：骨关节炎、类风湿关节炎、痛风、创伤和化脓性关节炎，在这些疾病中，滑囊内可见滑囊增厚、血管翳和游离体。很大的滑囊囊肿也可见于结核患者，在这种情况下有必要阐明整个腹腔蔓延情况。

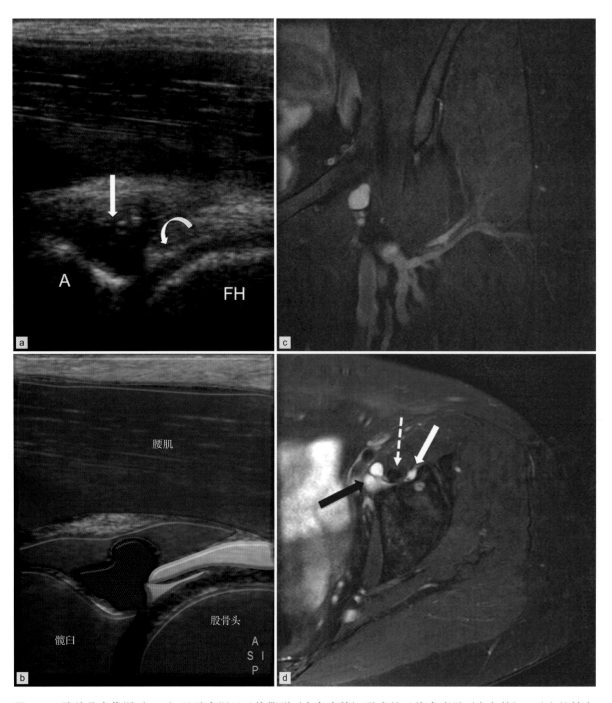

图 18.3 髋关节声像图（a，b）显示来源于盂缘撕裂（白色弯箭）形成的盂缘旁囊肿（白色箭）；对应的轴向 T2FS MRI 影像（c，d）显示囊肿起自关节边缘（白色箭），延伸到髂腰肌深面（白色虚线箭），大部分囊肿（黑色箭），位于髂腰肌腱和股血管之间

缝匠肌和股四头肌

缝匠肌和股直肌腱损伤是急性髋关节前侧疼痛的重要原因，在骨骼发育未成熟的患者，急性骨突撕裂也有可能遇到（图 18.5），这种类型的患者更常见于踢腿运动，当腿处于过伸，膝关节过屈位置时，导致偏心性肌肉负荷所致。大的撕脱骨折块碎片 X 线平片容易诊断，如果撕脱经过肌腱附着部肌腱的纤维软骨部伴有小的或者无骨折片，在 X 线平片上不能显示，超声在这些病例中是有用的，因为，超声可显示肌腱纤维和纤维软骨的连续性以及撕脱的骨折片。在全层撕裂的患者，有肌腱的回缩，缺损由血肿充填。肌腱回缩的程度决定手术介入的必要性。在慢性病例，在损伤的肌肉中出现钙化或骨化。

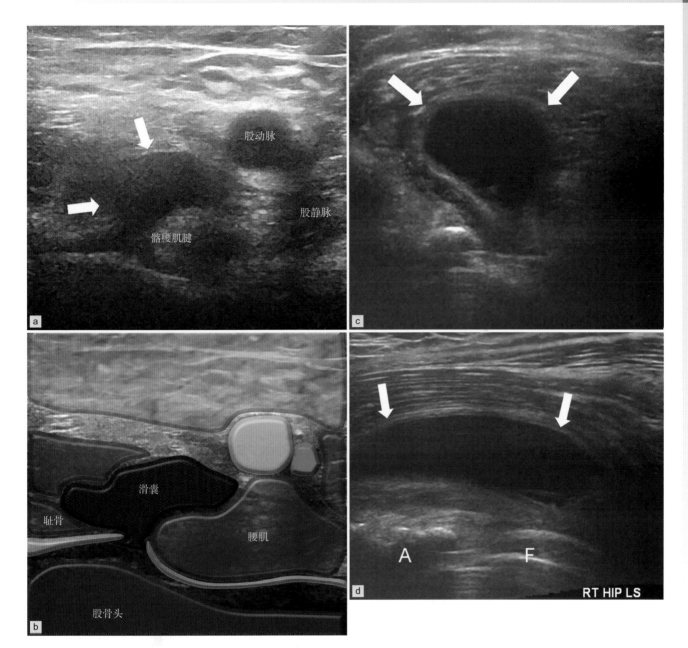

图18.4　右侧腹股沟髂腰肌滑囊横切面声像图（a，b）显示髂腰肌腱周围一无回声液性集聚（箭）。全髋置换术后不同的患者横切面和纵切面声像图（c，d）显示较大的髂腰肌滑囊积液

要点

在骨骼发育成熟的患者，急性股直肌撕裂最常累及股直肌直头在髋关节水平的近端肌肉-肌腱结合部。

慢性肌腱病表现为局限性前侧髋部的疼痛和髂前下棘压痛，这最常见于短跑运动员，是由于过度使用所致。超声表现为肌腱增厚，呈非均质结构，典型的表现为在肌腱止点圆锥形的低回声区域。

内收肌腱

内收肌腱起自于耻骨、耻骨联合和耻骨下支，内收肌的主要作用是髋关节和大腿的内收和屈曲。内收肌腱纤维也与耻骨联合的关节囊以及腹直肌纤维融合。由于这种密切的解剖关系，由于过度使用，表现为大腿内侧和下腹部的弥漫性疼痛，被称为耻骨痛。涉及踢腿和方向急转的运动导致腹股沟区和内收肌腱起点的剪切力。据统计，1/3的足球运动员在职业生涯中会出现腹股沟疼痛。不同原因引起的耻骨痛，如耻骨骨炎和疝，在鉴别诊断时要考虑。

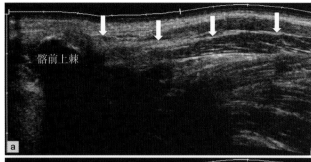
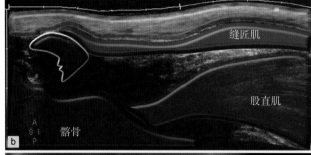
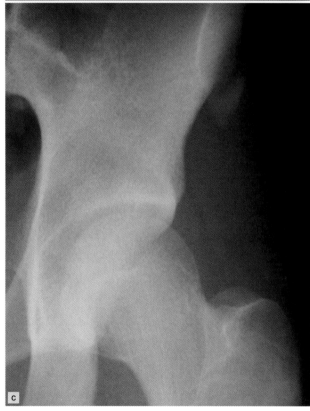

图18.5 髋关节前侧纵切面声像图（a，b）显示缝匠肌和肌腱（白色箭）连同髂前上棘骨突撕脱。X线片（c）证实骨性撕脱

这些情况有时统称为"腹股沟慢性劳损性疼痛"。

内收肌腱止点可受肌腱病、肌腱部分或全层撕裂，以及钙化性肌腱病的影响。可以是单一的长收肌或股薄肌腱受累，也可以累及多个肌腱。

近端肌腱撕脱在成年患者常发生于有慢性肌腱

病基础的患者，在急性全层撕裂时，超声可显示长收肌腱的回缩和血肿；在慢性撕脱，回缩的肌腱和钙化的血肿有时表现为肿块样声像。

鉴别长收肌部分厚度撕裂和内收肌起源的慢性肌腱病是很困难的（图18.6），超声可显示肌腱增厚、隆起，内为非均质的低回声结构。磁共振常作为慢性肌肉肌腱拉伤、肌腱骨膜疾病（腱起止点病）和伴随的耻骨联合异常的初始检查方法。当MRI检查正常时，超声常作为第二种工具来排除疝以及定位疼痛部位。

大部分患者对主动康复是有反应的，但恢复期较长。超声引导下的耻骨联合或内收肌腱腱周组织的注射可帮助确定诊断，并提供长期的缓解，但是，使用类固醇激素应谨慎，因为，类固醇激素可促使肌腱的完全断裂。患者取仰卧位，髋关节外展、外旋，从而使长收肌到达最表浅的位置。

疝

疝是腹股沟疼痛和运动员耻骨痛的少见原因。腹股沟深环是腹股沟管最薄弱的地方，可以导致斜疝。直疝发生时由于后腹壁的薄弱，在腹壁下动脉的内侧进入。疝也已在第十七章进行讨论。

在短轴切面，腹股沟管及其内容物表现为卵圆形结构，腹膜和肠管位于其后上方。在缓慢的Valsalva动作时，腹腔压力增大，会出现后壁的膨胀、肠管的扩张、内容物的滑动。肠管移向腹股沟管，而不能完全掩盖腹股沟管。斜疝使腹股沟管扩张，掩盖了其内容物。在长轴切面，斜疝位于腹壁下动脉的外侧，沿着腹股沟管扩张，其内可有腹膜脂肪或肠管。疝有时在Valsalva动作后的放松期间能更好地评估，此时可能看到疝内容物回到腹腔。

与斜疝不同，直疝很少向远端继续扩大，通常较局限（图18.7）。在短轴扫查时，直疝通过腹后壁挤进腹股沟管，掩盖其内容物。超声是一种准确的探查模棱两可的腹股沟疝的方法，其敏感性为86%～100%，特异性82%～97%。

运动性疝是指腹股沟管两个壁的病变：即腹股沟管后壁缺陷和Gilmore腹股沟。腹股沟管后壁缺陷主要是由于联合肌腱和腹横筋膜薄弱和可能的撕裂；Gilmore腹股沟是由于构成腹股沟管前壁和外环的腹外斜肌内侧部分的撕裂所致。

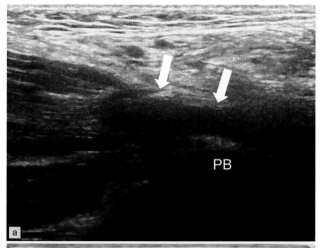

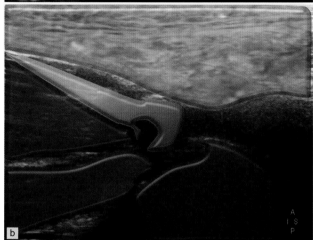

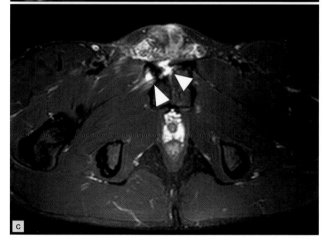

图 18.6　长收肌及肌腱纵切面声像图（a，b）显示肌腱在耻骨的止点处一局灶性低回声缺损，符合肌腱撕裂（箭）。轴向 T2FS MRI 影像（c）更清晰地显示右侧长收肌部分撕脱（箭头）

运动性疝见于从事需要反复扭转和急速转向运动的运动员，如曲棍球、足球、网球。他们常常表现为低强度的活动过程中出现单侧隐匿发作的疼痛。

由于失去了腹股沟管正常的瓣膜样机制，腹股

沟管后壁的缺陷超声能显示。当前壁收缩时，后壁没有变紧，反而向前膨隆，丧失了对精索的轻微生理性压迫，导致蔓状静脉丛体积的增大。但是，在解读这些发现时应谨慎，因为类似的表现可以出现在无症状的一侧。

股管位于腹股沟韧带的后方，股静脉的内侧。在 Valsalva 动作时，股疝扩张股管，阻止股静脉扩张。半月线疝是腹内容物通过腹外斜肌与腹直肌鞘外缘结合部的薄弱部位疝出。腹直肌中线多形性疝和上腹疝是腹内容物通过白线上的缺损疝出（图 18.8）。

软组织肿块

腹股沟淋巴结病

腹股沟淋巴结病是腹股沟肿块最常见的原因。超声可以辨别淋巴结病和其他的软组织肿块，如果临床检查不确定，超声检查很有帮助。鉴别淋巴结

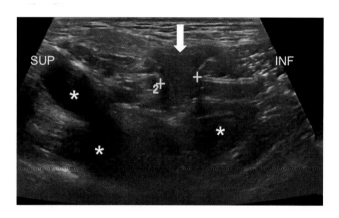

图 18.7　Valsalva 动作时腹股沟直疝声像图，探头置于腹股沟韧带上方，髂腹下动脉的内侧，在矢状面获得图像。腹膜脂肪疝（白色箭）通过腹股沟浅环（+）疝出。在腹腔可见小肠环（*）

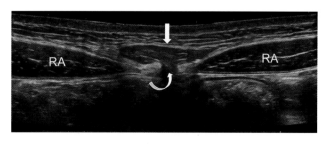

图 18.8　下腹部横切面声像图显示由腹膜前脂肪构成的腹中线疝（白色箭头）通过腹白线（弯箭）的缺损突出

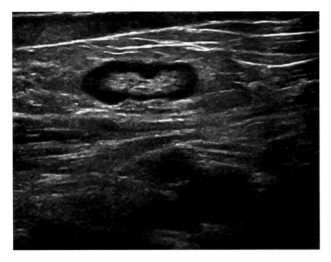

图 18.9 一小的、良性反应性淋巴结长轴声像图。高回声的淋巴结门存在，长轴大小超过横径

良、恶性病变是重要的，临床病史很关键。

尽管淋巴结的大小不能单独作为恶性病变的标准，但一般来说，大的淋巴结更有可能是转移性的。良性淋巴结病变通常是卵圆形的，纵横比 > 2（图 18.9），恶性淋巴结形态变圆，纵横比 < 2（图 18.10），但早期的恶性浸润性结节保持正常的形态。

保留高回声的脂肪性淋巴结门是良性淋巴结病变的特征。在转移性浸润型病变时，淋巴结门可能是偏心的、变薄，甚至完全消失。局限性皮质增厚也是恶性病变的特征。结合淋巴结纵横比 < 2 和脂肪性淋巴结门的缺失，转移性淋巴结病变的阳性预测值达 93%。

超声特征提示是恶性的结节可选择行细针穿刺抽吸细胞学检查。细针穿刺抽吸细胞学检查预测转移性病变的敏感性为 93%，特异性 91%。但是，在多发淋巴结节存在时，由于伴随的良性淋巴结炎，可发生采样错误。对于无淋巴结超声特征的孤立性肿块，选择细针穿刺抽吸细胞学检查应谨慎，因为，细针穿刺抽吸细胞学检查对于软组织肉瘤的诊断不可靠。

相反，无转移浸润超声特征的淋巴结有很高的阴性预测值（96.2%），可以安全地排除病理证实的必要。

腹股沟脓肿

腹股沟脓肿常表现为急性、疼痛性腹股沟肿块，常有静脉药物滥用史和近期的股部的介入。腹股沟

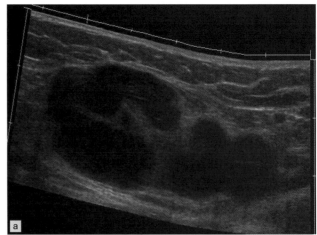

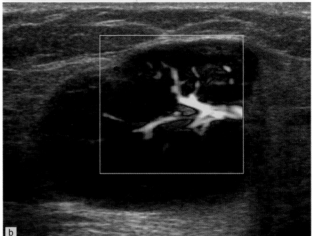

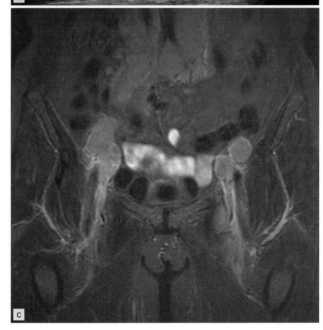

图 18.10 一腹股沟肿块患者声像图（a）显示腹股沟有一较大的分叶状的淋巴结，并有脂肪性淋巴结门，紧邻其内侧有两个小的圆形结节。多普勒声像图显示高血流的血管蒂（b）。活检提示霍奇金病。分期冠状位 STIR MR 图像（c）显示双侧腹股沟和主动脉旁广泛淋巴结病变

脓肿可位于皮下软组织，但也可向深部蔓延累及肌肉，在这种病例，重要的是要排除深部的化脓性髋关节炎。大的脓肿可能会压迫股血管。在超声影像上，脓肿表现为低回声肿块，壁厚而不规则，彩色多普勒可显示病变周围血流增加，液化可用超声触诊证实。超声引导下穿刺抽吸可很快地获得用于细菌学检验的样本。

血管病变

多普勒超声对于股血管损伤的诊断是非常准确的。最常见的原因是医源性股动脉导管插入术（图18.11），其他的原因包括股骨和骨盆骨折、钝性损伤、静脉药物滥用等。血肿和假性动脉瘤是最重要的并发症。

血肿可以是弥漫性的或者是局限性的。弥散性血肿是血液渗入腹股沟和大腿的皮下组织和肌肉内，超声表现和蜂窝织炎类似；局限性血肿超声表现为一低回声肿块，由于在多普勒影像上缺乏血流而与假性动脉瘤区别。但是，鉴别插管后血肿和血栓性假性动脉瘤是很难的。

当股动脉撕裂导致血管周围血肿形成时，就形成了假性动脉瘤，血肿中央的液体部分通过一个小通道与动脉相通。血液在收缩和舒张期流入、流出动脉瘤，产生涡流表现伴有典型的"进出"多普勒波形。

继发于股动脉插管形成的假性动脉瘤，如果它的颈较窄，且血流通过探头施压可以消除，可及时治疗。也有报道，超声引导下假性动脉瘤内注射凝血酶是一安全、快速的治疗方法。

女性腹股沟肿块

有些腹股沟区的软组织肿块是女性特有的。Nuck 管（腹膜鞘膜突）是在胚胎发育的过程中腹膜壁层连同卵巢圆韧带内陷所致，它和男性的鞘状突是对应的，并在出生后的一年内完全闭锁。然而，闭锁不全可能导致这一腹膜残留部分的包裹性液体积聚，这被称为鞘膜积液或腹膜鞘膜突囊肿（图18.12），在女性表现为无压痛的腹股沟肿块。在超声影像上，它表现为典型的"逗号状"的囊性病变，其尾部指向腹股沟管；它也可表现为一"囊中囊"的结构或者多分隔的囊性病变。最重要的鉴别诊断是腹股沟斜疝伴有未闭的腹膜鞘突。在超声检查时让患者做 Valsalva 动作有助于鉴别斜疝和囊肿。

由于子宫内膜细胞的异位种植所致的子宫内膜异位症最常发生于剖宫产术后的手术瘢痕处（图18.13）。子宫内膜细胞有时也可沿着永存的腹膜鞘突下行，表现为一腹股沟区的肿块，患者有随着月经周期出现的局限性疼痛（图18.14）。在超声影像上，尽管少见囊性成分，子宫腺肌瘤表现为典型的实质性低回声肿块，伴有内部回声。它们具有典型的不规则的轮廓，浸润深面的结构，类似于侵袭性纤维瘤病的表现。彩色多普勒的表现是多样的，从一个血管蒂穿入肿块到弥漫分布的内部血流信号丰富、大于 3 cm 的病变，有些病变是无血管的。

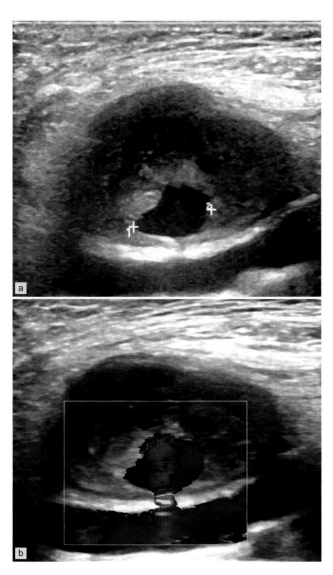

图 18.11　继发于股动脉穿刺的右侧股动脉假性动脉瘤声像图。股动脉前侧可见一非均质的肿块，其周围是血栓，中央为无回声区（a）。彩色多普勒声像图（b）显示动脉瘤内有血流，并与其下方的股动脉有一窄的颈部相交通

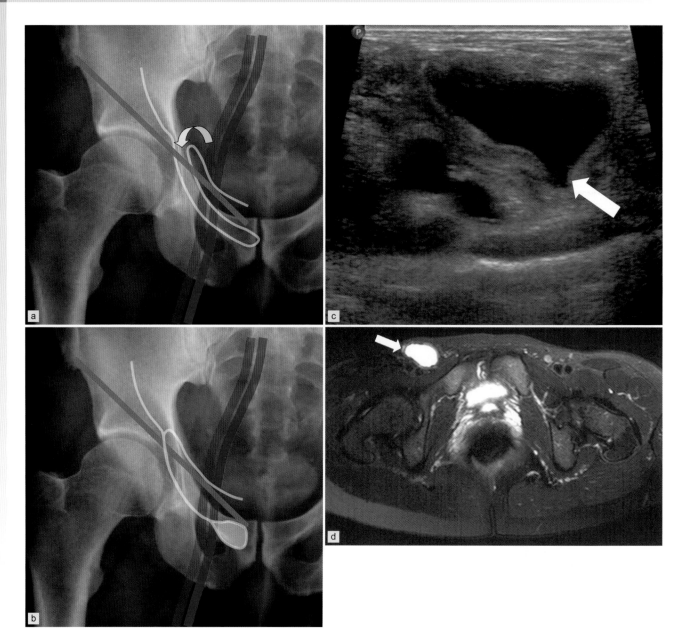

图 18.12　Nuck 管示意图（a），正常情况下该管在出生时闭合。未闭的 Nuck 管为女性腹股沟斜疝的发生提供了通道（弯箭）。Nuck 管的不完全闭锁可导致远端的囊肿形成（b）。横切面声像图（c）显示股血管内侧一无回声囊肿，并有一特征性的尾（箭）指向腹股沟管，囊肿位于股血管内侧。AT2FS 轴向 MRI 图像（d）证实高信号囊肿（箭）与股血管的关系

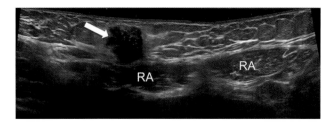

图 18.13　右下腹部横切面声像图。显示皮下软组织内、腹直肌（RA）表面一圆形的低回声肿块，这是剖宫产的瘢痕，其大小随女性月经周期波动，并伴有疼痛，手术切除证实为子宫内膜异位症

卵巢圆韧带的静脉曲张发生于孕妇，它们可表现为可缩小或不可缩小的腹股沟区肿胀，甚至可以传递咳嗽的冲动波，在这方面，它们有些像腹股沟疝。由于妊娠子宫的静脉回流受阻，静脉曲张通常出现在妊娠晚期。其他因素包括黄体酮介导的平滑肌舒张、心输出量和回心血量增加导致圆韧带周围静脉扩张。超声显示静脉丛为"蛔虫袋"样结构并伴有大的输出静脉（图 18.15）。多普勒超声应在 Valsalva 动作时进行，因为静脉的血流可能是非常微妙的。并发症包括在妊娠晚期和围产期出现的静

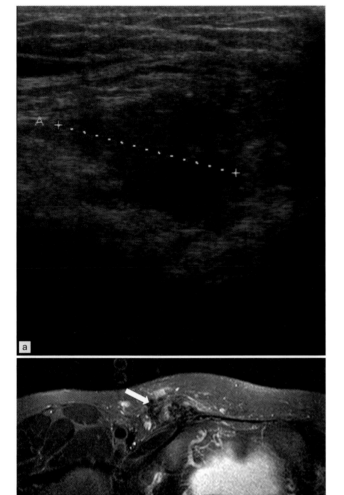

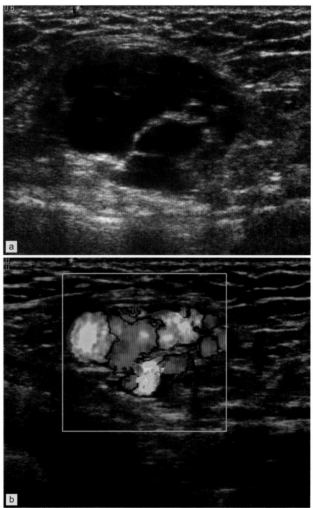

图 18.15　一女性患者腹股沟肿块声像图（a）显示多发性无回声可压缩的结构。彩色多普勒血流声像图（b）证实卵巢圆韧带静脉曲张

图 18.14　一女性患者腹股沟声像图。显示一不规则的低回声肿块（a）。对应的轴向 T2FS MRI 图像（b）显示腹股沟圆韧带区域的非均质肿块（箭）。鉴别诊断包括纤维瘤病，活检证实为子宫内膜异位症

脉急性破裂和血栓形成。

神经卡压疾病

　　股神经受压是少见的疾病，可由腹股沟部位的任何占位性疾病引起，如血肿、脓肿、髂腰肌滑囊炎、大的盂缘旁囊肿。股神经受压也可继发于医源性原因，如腹股沟疝修复术。股神经运动支支配髂腰肌（屈髋）和股四头肌（伸膝），股神经感觉支（隐神经）支配大腿内侧和小腿前内侧皮肤。股神经受压患者由于股四头肌肌力弱而行走困难，由于膝关节屈曲可有摔倒的经历。患者也可主诉大腿内侧重度感觉障碍的症状。超声可适用于排除腹股沟神经压迫病损。闭孔神经神经病可由于骨盆或髋部手术、耻骨支骨折，以及肿块或血肿等原因引起的结果。

　　股外侧皮神经由腹股沟韧带外缘的深面进入大腿，该神经受压产生大腿前外侧的疼痛和麻木，也称为感觉异常性股痛，最常见于因肥胖或怀孕腹壁膨隆的患者。超声偶尔可显示腹股沟韧带外侧部分深面股外侧皮神经增厚，超声可作为一种诊断手段引导神经阻滞。在体重减轻或分娩后，症状往往会改善。

髋关节假体

有许多并发症可引起全髋关节置换术后腹股沟部的疼痛。X 线检查仍然是全髋关节置换后有症状的患者主要的影像诊断方法。CT 和 MRI 都受到金属材质的影响，使得诊断质量有限。超声可显示无菌性松动和感染患者假体周围假囊内的液体（图 18.16），在这种病例，超声引导的穿刺对于排除感染性微生物是有必要的（图 18.17）。

髂腰肌腱病是全髋关节置换术后的腹股沟疼痛一个公认的原因，见于高达 5% 的病例。发病诱因是假体过大（> 12 mm）或髋臼假体位置不正导致的髋臼边缘隆起。髂腰肌腱和髋臼假体之间的撞击引起肌腱变性、滑囊炎或髂腰肌弹响（图 18.18）。在超声影像上，肌腱最初是增厚的，但由于部分厚度撕裂而出现衰减，动态超声检查可以直接显示髋臼假体撞击髂腰肌腱，后者可出现偏移，超声也可显示肌腱的弹响。肌腱的撞击也可由于骨水泥碎片或者突向髋臼前方的其他物质等引起，如髋臼固定螺钉和骨移植材料。

第二代金属对金属假体越来越多地用于年轻和活跃的患者。金属对金属表面置换假体的优点是保留股骨干骺端和骨干，这对于年轻患者允许翻修手术时很容易转换为常规的假体置换，其他优点包括防止了聚乙烯介导的颗粒病、降低脱位率、提高了耐磨性。然而，有报道在金属对金属假体置换的患者中有高达 3% 的病例出现金属过敏。微小的铬和钴颗粒的释放可导致无菌性松动，确切的失败机制

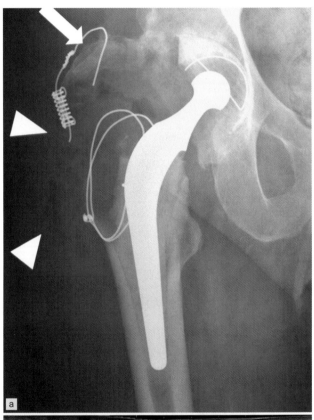

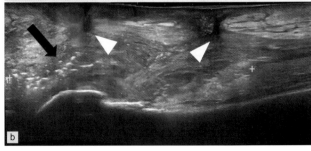

图 18.17　右髋关节假体感染。右髋关节正位片（a）显示邻近大转子的软组织内有气体（箭头），有一大转子的钢丝断裂，伴有大转子上移，大转子截骨不愈合（箭）。髋关节外侧纵切面声像图（b）显示一非均质的液体积聚，超声触诊可部分压缩，由于软组织内有气体存在，可见多个强回声灶（黑色箭），外侧皮下组织内可见多个窦道（箭头）

图 18.16　一股骨头置换术后患者髋关节声像图。显示有回声的积液（弯箭），需要关节穿刺抽液排除感染。FHC：股骨头组件

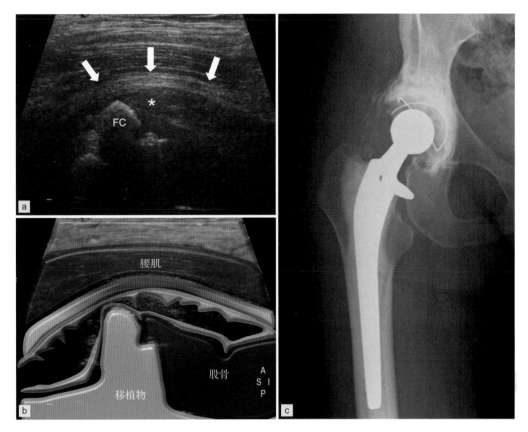

图 18.18 一髋关节置换术后有屈髋疼痛症状的患者声像图和 X 线片。纵切面声像图（a，b）显示髂腰肌腱（箭）撞击股骨假体突出的颈领（FC），两者之间有积液（*）。X 线片（c）显示股骨外移不足，坐骨与股骨之间的距离缩小

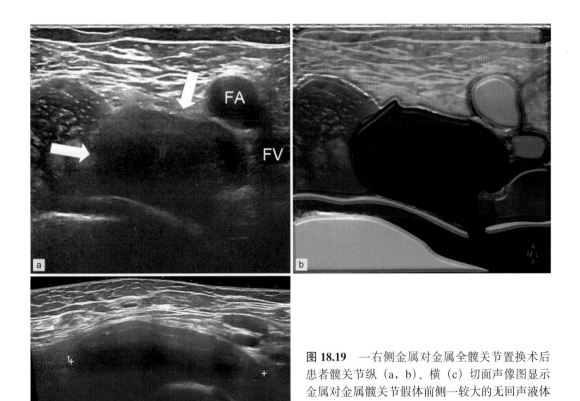

图 18.19 一右侧金属对金属全髋关节置换术后患者髋关节纵（a，b）、横（c）切面声像图显示金属对金属髋关节假体前侧一较大的无回声液体积聚（箭），股血管向前内侧移位，FA，股动脉；FV，股静脉

尚未完全弄清，但是，组织学分析揭示独特的淋巴细胞血管周围浸润提示可能是过敏性反应。假瘤和无菌性淋巴细胞性血管炎相关病变这样的术语被用于描述这些特征。患者可出现髋关节周围的疼痛、软组织肿块以及髋关节自发性脱位。X线平片检查通常是正常的。超声可显示髋关节周围的分叶状、厚壁液体积聚的囊肿（图18.19），它们出现在假体周围，与关节囊紧密相连，提示在囊肿和关节之间存在交通。前侧的液体积聚可扩张到髂腰肌滑囊，并延伸到骨盆内，在这种情况下，MRI可能能更好地评估这种病变的整体情况。液体积聚也可见于髋关节外侧和后方，可能是由于关节置换手术时切除关节囊后造成的关节囊缺损所致。然而，小量的液体积聚也可见于金属对金属髋关节置换术后无症状的患者。

英国医学和保健产品管理局（MRHA）目前推荐，对于全髋关节置换术后髋部疼痛患者、小号关节置换组件、X线片上有假体松动的征象和血清铬、钴离子水平升高的患者，推荐采用切面影像（MRI或超声）检查（Medical Device Alert 2010/033）。如果影像显示软组织内的液体积聚或肿块，就需要考虑翻修手术了。

参考文献

Bianchi S, Martinoli C, Keller A, Bianchi-Zamorani MP. Giant iliopsoas bursitis: sonographic findings with magnetic resonance correlations. Journal of clinical ultrasound 2002;30(7):437–41.

Blankenbaker DG, De Smet AA, Keene JS. Sonography of the iliopsoas tendon and injection of the iliopsoas bursa for diagnosis and management of the painful snapping hip. Skeletal radiology 2006;35(8):565–71.

Davies AG, Clarke AW, Gilmore J, et al. Review: imaging of groin pain in the athlete. Skeletal radiology 2010;39(7):629–44.

Deslandes M, Guillin R, Cardinal E, et al. The snapping iliopsoas tendon: new mechanisms using dynamic sonography. American journal of roentgenology 2008;190(3):576–81.

Fang CS, et al. The imaging spectrum of peri-articular inflammatory masses following metal-on-metal hip resurfacing. Skeletal Radiol 2008;37(8):715–22.

Jamadar DA, Jacobson JA, Morag Y, et al. Characteristic locations of inguinal region and anterior abdominal wall hernias: sonographic appearances and identification of clinical pitfalls. Am J Roentgenol 2007;188(5):1356–64.

Knoeller SM. Synovial osteochondromatosis of the hip joint. Etiology, diagnostic investigation and therapy. Acta orthopaedica Belgica 2001;67(3):201–10.

Koski JM, Anttila P, Hämäläinen M, Isomäki H. Hip joint ultrasonography: correlation with intraarticular effusion and synovitis. British journal of rheumatology 1990;29(3):189–92.

Koulouris G. Imaging review of groin pain in elite athletes: an anatomic approach to imaging findings. American journal of roentgenology 2008;191(4):962–72.

Martinoli C, Bianchi S. Hip. In: Bianchi S, Martinoli C, editors. Ultrasound of the musculoskeletal system. Berlin: Springer; 2007. p. 551–610.

Mistry A, et al. MRI of asymptomatic patients with metal-on-metal and polyethylene-on-metal total hip arthroplasties. Clin Radiol 2011;66(6):540–5.

Rezig R, et al. Ultrasound diagnosis of anterior iliopsoas impingement in total hip replacement. Skeletal Radiol 2004;33(2):112–16.

Robinson P. Hip, Pelvis and Groin injuries. In: Essential Radiol Sports Med. New York: Springer; 2010. p. 29–48.

Robinson P, Barron DA, Parsons W, et al. Adductor-related groin pain in athletes: correlation of MR imaging with clinical findings. Skeletal radiology 2004;33(8):451–7.

Robinson P, Hensor E, Lansdown MJ, et al. Inguinofemoral hernia: accuracy of sonography in patients with indeterminate clinical features. Am J Roentgenol 2006;187(5):1168–78.

Safak AA, Erdogmus B, Yazici B, Gokgoz AT. Hydrocele of the canal of Nuck: sonographic and MRI appearances. Journal of clinical ultrasound 2007;35(9):531–2.

19

腹股沟和髋关节疾病：外侧和后侧

Hifz-ur-RahmanAniq，Robert Campbell 原著

陈香梅　康　斌 译

概述

髋关节外侧和后侧疼痛可由多种关节内和关节外的原因引起。超声是一种快速评估关节外与肌肉和肌腱相关的软组织异常的影像检查手段。有些特殊的软组织肿块病变发生于髋关节外侧周围，可有或无伴随的疼痛。常见的病变包括：

- 大转子疼痛综合征
- 髂胫束（ITB）弹响
- 髋关节外侧肿块
- 阔筋膜张肌（TFL）肌腱病和肥厚
- 腘绳肌腱病
- 坐骨神经卡压和梨状肌综合征

大转子疼痛综合征

外展肌腱异常是所谓的大转子综合征的一常见病因，包括：

- 外展肌腱病
- 外展肌腱撕裂

- 臀肌滑囊炎
- 外展肌钙化性肌腱炎

患者表现为大转子后外侧的钝性酸胀疼痛，常有局限性压痛，疼痛常在行走和患侧卧位时出现，但在大多数患者，无活动受限。疼痛多数是单侧的，但有时是双侧的。常发于中、老年女性，骨盆较宽被认为是诱因。症状常归咎于大转子滑囊炎，而更常见的是由于臀中肌、臀小肌腱病伴有臀中肌、臀小肌下滑囊炎。外展肌腱病的病因还不清楚，有人认为是微小创伤造成肌腱变性和肌腱止点处撕裂。

超声易于识别肌腱止点的异常。由于臀中肌肌纤维斜行走行，在纵向扫查时，可出现各向异性，类似肌腱撕裂或肌腱病。

实用技巧

对于肥胖患者，有必要采用探头施压或者降低探头的频率来显示肌腱止点。

肌腱增厚和弥漫性低回声结构是臀肌腱病的特征，臀中肌前部纤维最常受累（图 19.1），病变可

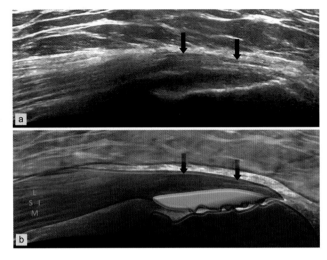

图 19.1　臀中肌腱变性。大转子部位纵切面声像图显示臀中肌腱增厚，呈低回声（箭）

波及臀小肌腱。病变单纯累及臀小肌腱是不常见的。臀中肌和臀小肌下滑囊炎可同时存在，表现为臀肌病变肌腱深面积液聚集的回声结构（图 19.2）。常遇到由于肌腱末端骨形成导致的大转子表面骨性不规整，但这与疾病的严重程度无关。和其他肌腱群相比，代表新生血管形成的肌腱多普勒血流增加在该部位是不常见的。晚期的肌腱病可导致外展肌腱撕裂。

肌腱的部分撕裂常累及臀中肌腱的前部和深部纤维。部分撕裂超声表现为受累部位肌腱变薄或者肌腱内出现无回声缺损。

> **要点**
>
> 光秃的大转子小面或无肌腱纤维符合肌腱全层撕裂（图 19.3）。

在急性全层撕裂，肌腱断端回缩，在大转子附近出现血肿和积液。慢性全层撕裂，肌肉萎缩可能较明显，表现为肌肉隆起消失和由于脂肪替代而回声增强。以手术所见作为"金标准"，超声诊断臀肌腱部分和完全撕裂的敏感性为 90%，特异性 95%。

大转子滑囊，或臀大肌下滑囊，是一新月形的低回声结构，位于臀中肌止点的外上方，臀大肌的深面，邻近大转子后侧小面。大转子滑囊炎被认为是臀大肌与大转子撞击的结果，可存在于高达 40% 的臀中、小肌腱病的患者（图 19.4）。如果由于肌腱病导致外展肌肌力减弱，可出现股骨头外侧半脱位，引起大转子与髂胫束之间的软组织受到撞击而发展为滑囊炎。因此，大转子滑囊炎可能是髋关节不稳

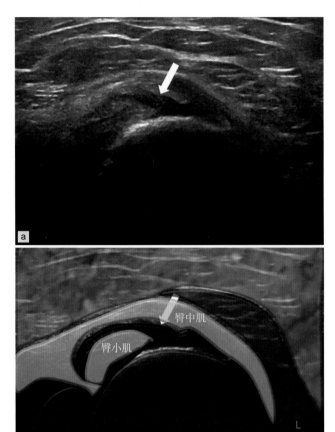

图 19.2　臀中肌下滑囊炎。大转子水平横切面声像图显示臀中肌腱深面一无回声液体积聚

定的后果，并伴有肌腱病。滑囊炎最常见于 40～60 岁年龄组，但也可发生于其他年龄组。大转子滑囊炎其他不常见的原因有类风湿关节炎、结核和其他系统性炎症疾病。

据报道，臀肌腱钙化出现在 10%～40% 的臀肌腱病患者，肌腱钙化可表现为肌腱止点部位线样的或多发的小斑块病灶，常是退行性肌腱病的结果。但较大的钙盐沉积性肌腱病可出现在羟基磷灰石沉积疾病。钙化表现为区域回声的增加，是否伴有声影取决于钙化灶的大小和钙化的状态（图 19.5）。可出现钙盐沉积的自行吸收。钙化性肌腱变性可伴有大转子滑囊炎。

对于大转子疼痛患者可行超声引导下的注射治疗（图 19.4）。超声引导下的肌腱周围类固醇激素和局部麻醉药物注射是治疗臀肌腱病的一有效方法。Labrosse 等研究表明，封闭治疗后，疼痛水平平均降低 55%，治疗 1 个月后，72% 的患者疼痛程度明显改善，这定义为视觉模拟评分法疼痛评分下降

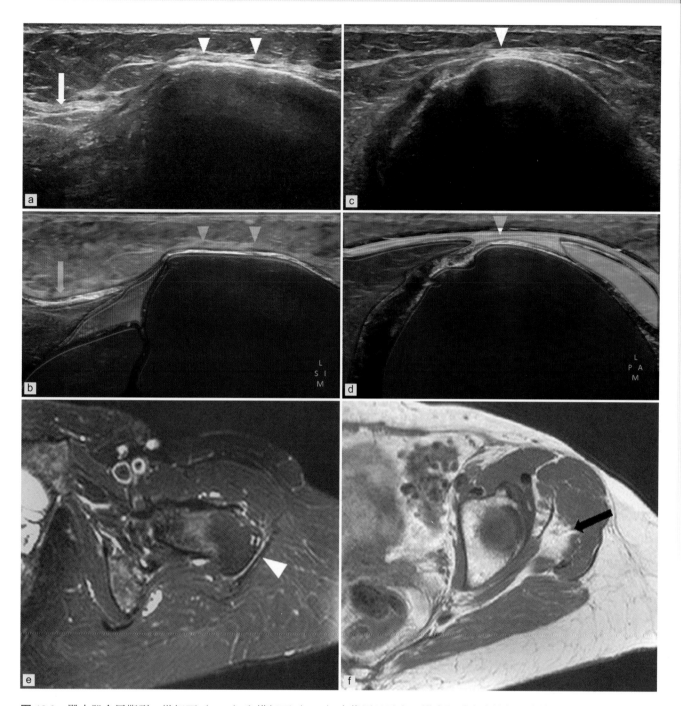

图 19.3 臀中肌全层撕裂。纵切面（a，b）和横切面（c，d）声像图显示由于臀中肌腱完全缺如而大转子表面光秃（箭头）。肌腱回缩，远端肌肉脂肪型萎缩（箭头）。轴向 STIR MRI 影像（e）证实臀中肌腱完全撕裂（箭头），在轴向 T1W 影像（f）上伴有臀中、小肌脂肪型萎缩（箭头）

30%。长期预后随着肌腱病的演化、功能使用的量，或者受累髋关节的过度使用和针对改善力量和髋关节活动范围的治疗不同而有变化。对于大转子滑囊炎患者，采用后外侧入路准确注射类固醇激素和局部麻醉药到滑囊；对于钙化性臀肌腱炎患者，可行超声引导下穿刺抽吸和针刺治疗。对于臀中、小肌滑囊，优选前外侧入路行注射以避开肌腱。

髂胫束弹响

临床上，髋关节髂胫束弹响与髂腰肌弹响相似，只是症状出现在髋关节外侧，有些患者可能完全无疼痛症状。弹响是由于髂胫束后缘或臀大肌前缘间歇性撞击大转子引起（图 19.6）。超声可显示髂胫束

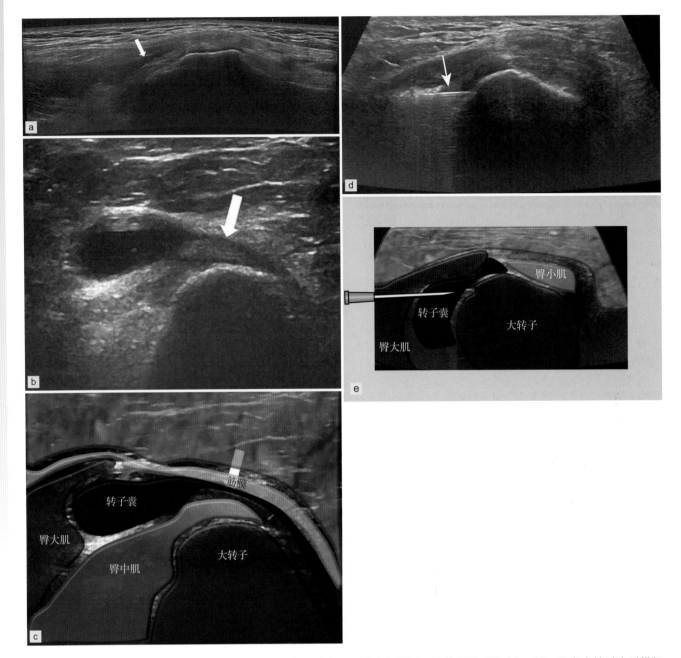

图19.4　大转子滑囊炎。纵切面声像图（a）显示臀中肌肌腱表面、臀大肌深面一液体积聚（箭头）。另一患者大转子水平横切面声像图（b，c）显示臀中肌肌腱表面和后侧大转子滑囊扩张。行超声引导下的滑囊注射（d，e）显示针在大转子滑囊内（箭头）

增厚和回声降低，动态超声检查可显示髂胫束在大转子表面突然移位并伴有可触及的弹响。

髂胫束弹响也可在髋关节内收、内旋位屈曲、外旋髋关节屈膝时出现。患者常能自动地引出弹响，但有时，有些患者只能在站立位引出，这就需要超声扫查在站立位进行。髂胫束弹响常采用非甾体类消炎止痛药物、休息和物理治疗等保守治疗方法治疗。对于顽固性病例，可采用超声引导下的类固醇激素和局麻药物注射到髂胫束周围。

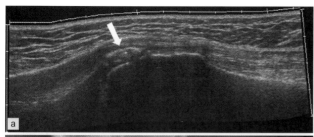

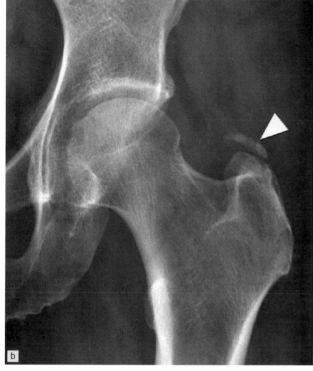

图 19.5 臀中肌腱钙化性肌腱炎。纵切面声像图（a）显示臀中肌腱增厚，内有不规则的钙化（箭）。正位 X 线片（b）证实存在钙化

髋关节外侧肿块

Morel-Lavallée 积液

Morel-Lavallée 积液，也称为创伤后闭合性脱套伤，是皮肤和皮下组织与深层的筋膜发生急性分离所致，这种损伤特别常见于大转子外侧和大腿近端，在这部位，皮肤含有较丰富的血管丛，这些血管来自穿阔筋膜的皮肤穿支血管。损伤后，小血管破裂出血，进入筋膜表面，皮下腔内充满血液、淋巴液和组织碎片。炎症反应常形成一周围包囊，限制病变扩大。

这种病损有时发展缓慢，使得临床诊断较困难。病变增大，变成慢性或出现疼痛，临床上可误诊为软组织肿瘤。Morel-Lavallée 病损有不同的超声表现：

在急性期，它们是分叶状的轮廓，而后随时间推移变扁平和变成棱形，由于血液的沉积，也可评估内部液体的水平；慢性病损是可压缩的、无回声至低回声特性、边界清楚的病变（图 19.7）。由于液体使皮下组织分离，超声也可显示内部分隔和病损壁上的结节。在扫查时应注意过大的探头压力可使液体挤出视野，特别是在病损无假包膜的时候。这种病损采用超声引导下的穿刺抽液治疗较容易，抽吸后局部加压包扎可减少复发。

肿瘤样钙盐沉积

肿瘤样钙盐沉积是一良性软组织钙化病变。肿瘤样钙盐沉积有两种类型：原发型或家族型肿瘤样钙盐沉积发生于年轻黑人，30% 有家族病史；继发型肿瘤样钙盐沉积可见于甲状旁腺功能亢进的患者，尤其是伴有慢性肾衰竭的患者。典型的病变常发生于关节周围的软组织，病变也好发于易受轻微外伤的部位，如肘、膝关节伸侧和髋关节外侧。鉴别诊断包括痛风，或者少见的焦磷酸钙盐沉积疾病（CPPD）。超声图像上，急性肿瘤样钙盐沉积病变是均匀的中等回声结构伴有光滑的高回声周缘；慢性病变呈分叶状轮廓，内部为非均质的回声结构，周缘为不规则的高回声钙化，慢性病变也可见囊肿和分隔。多普勒声像图上病变通常是无血流信号的。其他常见的大腿外侧肿块包括脂肪瘤、脂肪肥厚和脂肪坏死。

阔筋膜张肌腱病

阔筋膜张肌的肌肉肌腱单位由短而宽大的近端肌腱、三角形的肌肉（长度约 18 cm）和在大转子水平形成的远侧髂胫束组成。阔筋膜张肌腱起于髂前上棘至后侧髂结节较宽广的区域，在正常人群，阔筋膜张肌腱在前侧髂嵴的厚度为 1.5 ～ 3.1 mm（平均 2.1 mm），两侧的差异不超过 30%。

阔筋膜张肌腱病最常见于长跑运动员，可能是由于反复的微小损伤所致。扭转损伤时由于髂嵴水平的局部拉力作用也可能是一个成因。阔筋膜张肌腱病在女性更常见，人们认为女性宽的骨盆改变了髂嵴上的应力。临床上，患者表现为髂嵴部位的疼痛、不适和局部压痛。

阔筋膜张肌腱病患者，肌腱增大，肌肉深部纤

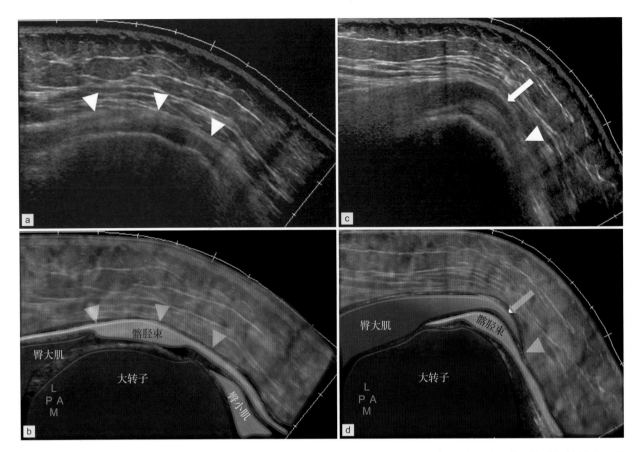

图 19.6　髂胫束弹响大转子水平横切面全景扫描声像图。在髋关节过伸和内收时（a，b），髂胫束（箭头）维持在正常位置；髋关节屈曲时（c，d）臀大肌前缘移向前方，覆盖大转子。动态扫查可见出现明显的弹响动作

维呈锥形的低回声结构（图 19.8），更严重的病变也可累及表浅的纤维，这往往不是单独受累，在肌腱内可见无回声裂隙，提示肌腱部分撕裂。阔筋膜张肌完全撕裂是不常见的。

阔筋膜张肌肌肉肥厚

阔筋膜张肌肌肉肥厚是一种不常见的、类似软组织肿瘤的临床疾病。当阔筋膜张肌肌肉单侧不对称增大时，其横径至少超过对侧 50%，才能做出阔筋膜张肌肌肉肥厚的诊断。阔筋膜张肌肌肉肥厚可继发于负重力线改变引起的真性肌肉肥厚，如全髋关节置换术后。其他少见的形式是由于脂肪和结缔组织沉积于肌肉内引起的假性肥大，如 Duchenne 营养不良和其他肌肉萎缩症。

阔筋膜张肌肌肉真性肥厚在超声图像上表现为肌肉直径增加，肌肉内部回声结构正常（图 19.9）。在假性肥厚病例，肌肉增大而回声增强，提示脂肪沉积。应注意不能将回声增强的卵圆形阔筋膜张肌

与脂肪瘤相混淆。

腘绳肌撕裂和肌腱炎

腘绳肌损伤可因急性撕裂或者慢性反复的微小损伤引起。腘绳肌的急性损伤最常见于年轻运动员，出现于腘绳肌过度用力收缩或者肌肉在坐骨结节起点的过度被动拉长，导致肌腱撕脱或腘绳肌在远侧近端肌肉肌腱结合部损伤。

> **实用技巧**
>
> 腘绳肌腱病最常累及股二头肌和半腱肌的联合止点。患者主诉典型的臀部疼痛伴有行走困难。

在大腿肌肉非常发达的运动员和在急性病例，由于疼痛使得探头不能施加足够的压力，超声评估是困难的。在肌腱完全撕裂的病例，超声可显示撕裂的肌腱向下回缩，并有血肿（图 19.10）。由于坐骨结节部位较深，腘绳肌部分撕裂难以与腘绳肌腱

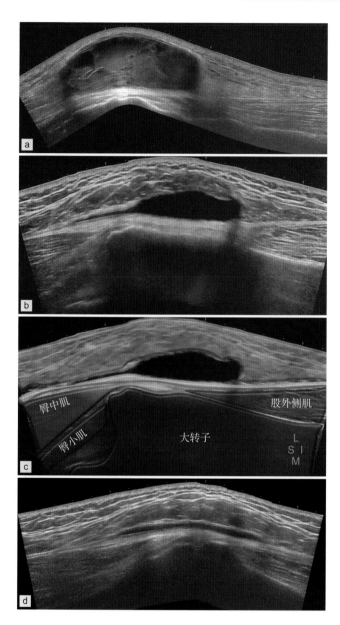

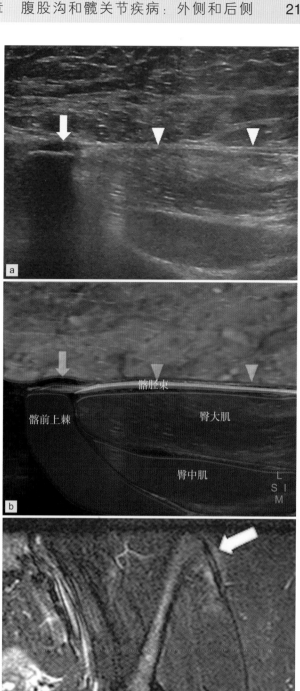

图 19.7　两个 Morel-Lavallée 病损的例子有不同的超声表现。声像图 a 显示病损是非均质性的，在皮下组织、髂胫束的表面主要表现为有回声的液体积聚；声像图 b 和 c 显示积液完全是无回声的。两个病损多普勒影像上均无血流信号。后一病例（b，c）穿刺后的声像图（d）显示病损几乎完全消失

病鉴别，MRI 检查是一种选择。Koulouris 对 16 例腘绳肌损伤超声和 MRI 对比研究发现，超声仅发现 7 例异常，而 MRI 对所有 16 例患者做出了正确诊断。大多数腘绳肌急性损伤采用休息、消炎止痛药物和物理治疗等方法治疗。

> **要点**
>
> 在青少年骨骼发育成熟之前，坐骨结节撕脱骨折比腘绳肌腱撕裂更常见，X 线平片可诊断。

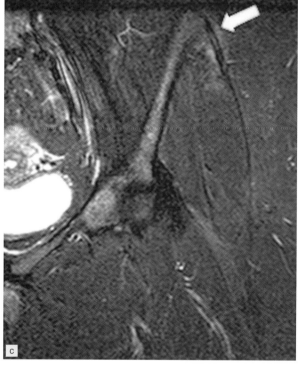

图 19.8　阔筋膜张肌腱病声像图。纵切面声像图（a，b）显示阔筋膜张肌腱在髂嵴上的起点部位增厚，呈低回声（箭），远端肌腱是正常的（箭头）；冠状位 STIR MRI 图像（c）显示阔筋膜张肌腱增厚和肌腱周围水肿，证实了肌腱病的诊断

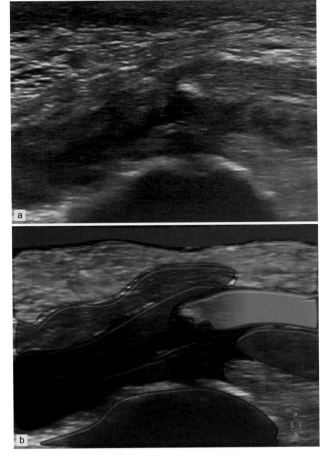

图 19.9　腘绳肌撕脱

超声也可识别与坐骨结节分离的撕脱骨折片以及周围血肿形成的低回声区。需要外科手术复位撕脱的骨折片。由于撕脱骨折片或血肿形成的刺激，可出现坐骨神经痛。超声图像上，坐骨神经可以是正常的或增厚，可有周围血肿形成。少见的慢性瘢痕可能需要清创和坐骨神经松解。

在慢性反复损伤患者，腘绳肌腱的近端附着点增厚，呈低回声。由于肌腱腱周围炎，常见肌腱止点周围水肿。总的来说，对近端腘绳肌病变的诊断，MRI 比超声更敏感，特别是部分撕裂，并可显示坐骨结节的骨髓水肿。但是，如果结合恰当的物理治疗，腘绳肌腱周围超声引导下的穿刺注射类固醇是腘绳肌腱病有效的治疗方法。操作在患者俯卧位进行，先识别坐骨结节和坐骨神经，多普勒血流检查识别血管结构，在超声引导下，针从坐骨神经的内侧刺入到坐骨结节。Zissen 等对 65 例腘绳肌腱周围注射患者进行了回顾性研究，结果表明，在经皮类固醇激素注射治疗后，50% 的患者症状改善，持续时间超过 1 个月，24% 的患者症状缓解超过 6 个月。

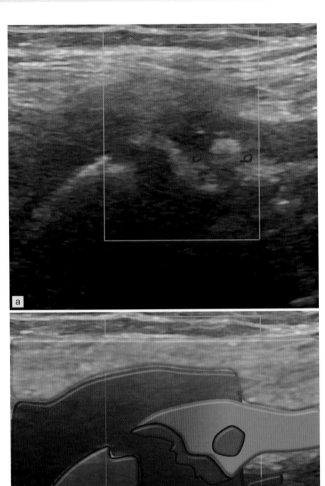

图 19.10　腘绳肌腱炎

坐骨神经

大腿的坐骨神经神经病可由于慢性的神经压迫或骨盆骨折、髋关节脱位、髋关节置换术后的并发症，或者穿透伤等原因引起所致。可遇到注射治疗时注射针的直接损伤或注射液的神经毒性作用引起的坐骨神经并发症。

患者有腘绳肌肌肉和膝关节以下肌肉萎缩，也可有胫神经和腓总神经分布区的感觉缺失。患者表现为髋关节后侧疼痛，并向大腿后侧放射，并有肌肉废用和无力。尽管超声可显示不预期的肿块引起神经压迫，影像学检查在大腿部位对坐骨神经神经病的诊断作用有限。声像图上，受累神经表现为神经正常结构消失，内有不规则的局灶性低回声结构。

虽然很少有认识，但临床上由于梨状肌损伤引起的梨状肌综合征是臀部和腿部疼痛的一常见原因。梨状肌肌肉的炎症、肌肉肥厚，以及肌肉形态变异可激惹和压迫坐骨神经。但髋关节长时间屈曲、内收和内旋时，症状会加重。临床检查可无下腰部和髋关节部位的阳性体征。超声在评估坐骨神经在近端出坐骨大孔部位时没有MRI敏感，尤其是肥胖患者。但超声可用于引导神经周围注射。在臀部的内上象限坐骨神经的内侧识别臀下动脉。一小样本超声引导的坐骨神经周围注射治疗的研究显示，患者症状进行性减轻，所有患者在2个月后无疼痛表现。

坐骨臀肌滑囊炎

坐骨臀肌滑囊位于坐骨结节和臀大肌之间，其解剖发现是不一致的。坐骨臀肌滑囊炎也称为"织布者臀"，是由于长时间坐着导致臀大肌在坐骨结节上受激惹或间歇性压迫所致。滑囊邻近坐骨神经和股后侧皮神经，滑囊炎症时可引起根性症状，另外，滑囊增大表现为软组织肿块。坐骨臀肌滑囊见于由于体重减轻和臀部皮下脂肪减少的癌症患者。超声可评估滑囊的性质和范围，帮助与其他良性或恶性病变鉴别。

参考文献

Akisue T, Yamamoto T, Marui T, et al. Ischiogluteal bursitis: multimodality imaging findings. Clin Orthop Relat Res 2003;(406):214–17.

Bass CJ, Connell DA. Sonographic findings of tensor fascia lata tendinopathy: another cause of anterior groin pain. Skeletal Radiol 2002; 31(3):143–8.

Blankenbaker DG, Tuite MJ. The painful hip: new concepts. Skeletal Radiol 2006;35(6):352–70.

Choi YS, Lee SM, Song BY. Dynamic sonography of external snapping hip syndrome. J Ultrasound Med 2002;21(7):753–8.

Cvitanic O, Henzie G, Skezas N. MRI diagnosis of tears of the hip abductor tendons (gluteus medius and gluteus minimus). Am J Roentgenol 2004;182(1):137–43.

Dunn T, Heller CA, McCarthy SW, Dos Remedios C. Anatomical study of the 'trochanteric bursa'. Clin Anat 2003;16(3):233–40.

Dwek J, Pfirrmann C, Stanley A, et al. MR imaging of the hip abductors: normal anatomy and commonly encountered pathology at the greater trochanter. Magn Reson Imaging Clin N Am 2005;13(4): 691–704.

Gottschalk F, Kourosh S, Leveau B, et al. The functional anatomy of tensor fasciae latae and gluteus medius and minimus. J Anat [Research Support, US Gov't, PHS]. 1989;166:179–89.

Graif M, Seton A, Nerubai J, et al. Sciatic nerve: sonographic evaluation and anatomic-pathologic considerations. Radiology 1991;181(2): 405–8.

Hak DJ, Olson SA, Matta JM. Diagnosis and management of closed internal degloving injuries associated with pelvic and acetabular fractures: the Morel-Lavallee lesion. J Trauma 1997;42(6):1046–51.

Kong A, Van der Vliet A, Zadow S, et al. MRI and US of gluteal tendinopathy in greater trochanteric pain syndrome. Eur Radiol 2007; 17(7):1772–83.

Koulouris G, Connell D. Evaluation of the hamstring muscle complex following acute injury. Skeletal Radiol 2003;32(10):582–9.

Labrosse JM, Cardinal E, Leduc BE, et al. Effectiveness of ultrasound-guided corticosteroid injection for the treatment of gluteus medius tendinopathy. Am J Roentgenol 2010;194(1):202–6.

Martinoli C, Bianchi S. Hip. In: Ultrasound of the Musculoskeleta System. Berlin Heidelberg New York: Springer; 2007. p. 551–610.

Pelsser V, Cardinal E, Hobden R, et al. Extraarticular snapping hip: sonographic findings. Am J Roentgenol 2001;176(1):67–73.

Pfirrmann CW, Notzli HP, Dora C, et al. Abductor tendons and muscles assessed at MR imaging after total hip arthroplasty in asymptomatic and symptomatic patients. Radiology 2005;235(3):969–76.

Van Mieghem IM, Boets A, Sciot R, Van Breuseghem I. Ischiogluteal bursitis: an uncommon type of bursitis. Skeletal Radiol 2004;33(7): 413–16.

Young IJ, van Riet RP, Bell SN. Surgical release for proximal hamstring syndrome. Am J Sports Med 2008;36(12):2372–8.

Zissen MH, Wallace G, Stevens KJ. High hamstring tendinopathy: MRI and ultrasound imaging and therapeutic efficacy of percutaneous corticosteroid injection. Am J Roentgenol 2010;195(4):993–8.

20 腹股沟及髋关节疾病：儿童髋关节疾病

Eugene McNally 原著

马建城　吕　衡　康　斌译

发育性髋关节发育不良

发育性髋关节发育不良（DDH）是由于髋臼发育不全导致股骨头髋臼覆盖减少，继而易于发生髋臼盂缘异常和早期软骨疾病的一种疾病。如果未能及时矫正，这些异常易于发生早发的骨关节炎而需要进行髋关节置换。如果发育不良较严重，股骨头可发生半脱位或完全脱位。先天性髋关节脱位是这一疾病的旧名称，现在很少使用，很大程度是因为大部分患者在出生时有髋臼发育不良但没有真正脱位。股骨头髋臼覆盖和髋臼发育不良是相关联的，普遍认为股骨头中心性复位可促进发育不良的髋臼发育。

背景：发育不良和不稳定

髋关节严重发育不良的婴儿因为髋关节是脱位的或者在临床检查时可造成脱位，所以在临床上较容易检查到。经典的 Ortolani 和 Barlow 试验是寻找脱位的髋关节复位时出现的喔嘟声，或者复位的髋关节脱位时出现的咔哒声。在过去，很多患者在儿童晚期和青少年时期因为继发性骨关节炎引起疼痛性跛行而就诊，发生这种情况的原因是髋臼发育不良的儿童髋关节早期仍然是稳定的，临床检查是正常的，至少开始的时候是正常的。但是，他们也要积极进行治疗来优化股骨头的包容，甚至髋关节的负重力量的分布，防止发生软骨损害。

> **要点**
>
> 从本质上讲，临床检查能发现不稳定的髋关节，但不能发现发育不良但稳定的髋关节。超声检查的作用就是发现所有髋关节发育不良的患者，防止发生早期的软骨退变。

> **实用技巧**
>
> 将小孩侧卧放置于泡沫塑料的槽中，以提供支撑和防止过多的活动。

流行病学

DDH 的发病在世界各地是有差异的。报道的发病率依照使用的标准不同而有差异，但在活产婴儿的发病率为 3% ~ 10%。DDH 明显地多见于女婴，男女发病率比例约 1 : 9。DDH 与其他的先天异常有关联，如足内翻畸形和神经肌肉疾病。DDH 有家族遗传性，臀位产出生的婴儿有较高的发病率，因此，有人认为，妊娠晚期臀位胎儿不能自行纠正胎位是发病的基础。左侧发病较右侧更常见。

超声的作用

X 线平片在评价婴儿髋臼发育不良和髋关节半脱位时是不理想的。有些髋关节的测量，特别是髋臼角，结合仔细拍摄技术，是有价值的，但图像再现困难和测量者之间的差异仍是问题。CT 和 MRI 可以有效地诊断 DDH，但由于有辐射或者检查成本高而限制了将它们作为筛查手段，尤其是在婴儿。超声检查是理想的评价婴儿髋关节的手段，它可显示髋臼未骨化的成分和股骨头，也能够动态评估髋臼半脱位，并且超声无辐射。

超声用于评估髋臼的深度以及关节的稳定性。前者是通过测量髋臼周围一些特定的角度或者确定未骨化股骨头在髋臼内的比例来评估，这两种评估都是在髋关节成像静态标准的冠状切面上进行的。超声也能探查到在不动情况时髋关节的脱位，或者股骨头的侧方压力造成的半脱位。完整的新生儿超声检查包括静态检查和动态检测，这样能探查到髋关节异常的范围，并进行分类，以便实施恰当的治疗。

获取标准髋关节声像图

虽然有学者提出在平卧位从前侧扫查，但在我们的机构中，我们采用儿童在侧卧位进行检查。

检查儿童的右侧髋臼关节时，检查者的右手固定小孩的膝关节，维持髋关节和膝关节在轻度屈曲位置（图 20.1），检查者右手的手指放置在儿童大腿的内侧，左手握住探头轻柔放在受检小孩髋关节的外侧长轴的冠状切面位置，探头不要加压，最好允许小孩随意活动，在婴儿放松的时候专注于获得正确的声像图，这避免了不必要的哭闹。通过实践练习，快速地在机会窗口内获得满意的声像图。利用脚踏板冻结图像以及图像回放功能有助于检查特别活跃的小孩。

声像图的关键成分是未骨化的股骨头和髋臼（图20.2）。理想的声图像是能显示髋臼最大深度通过"Y"状软骨，而且探头没有过多的倾斜。髂骨外板的反射应该是一条平行于探头的直线，沿着这条直线所画的线称为基线。因为髋臼顶线是向下的，在基线和骨性髋臼顶之间有一锐利缘。髋臼盖线和股骨头之间是未骨化的软骨髋臼盖，其上有反射的纤维软骨盂缘附着。大部分的股骨头是未骨化的，超声可见处于不同发展时期的股骨头骨化中心。未骨化的股骨头软骨具有典型的斑点状回声。这些斑点代表血管，在有些病例，可探到多普勒血流信号。表面的透明软骨代表关节面软骨，呈光滑的低回声结构。

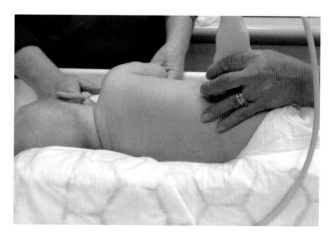

图 20.1 DDH 检查。婴儿侧卧于泡沫槽中，这样婴儿很舒适，减少了不必要的活动

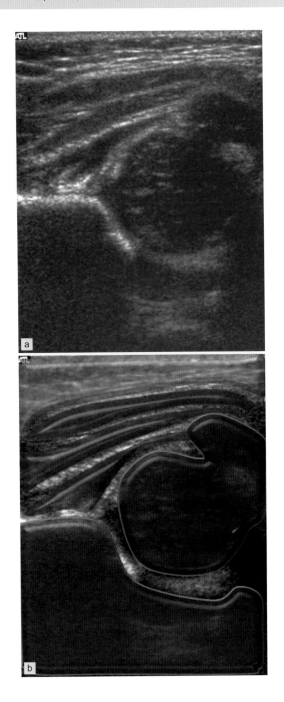

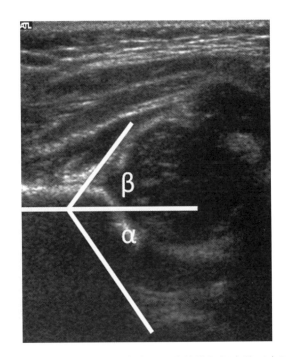

图 20.3 标准的髋关节超声检查。髂骨线与探头处于水平位置，髋臼盖线清晰可见。注意未骨化的股骨头和大转子透明软骨内的斑点回声。在髂骨基线和髋臼盖线之间测量 α 角，在髂骨基线和骨性髋臼突与髋臼盂缘尖端连线之间测量 β 角

图 20.2 标准髋关节声像图。髂骨外缘平行于皮肤，注意有斑点回声的未骨化的透明软骨股骨头和大转子

Graf 角和覆盖率测量

Graf 是一名矫形外科医生，他开展了超声评估髋关节发育不良的很多早期工作。他描述了两个角（α 和 β 角）来确定髋臼深度和股骨头髋臼覆盖率，α 角是基线和髋臼顶线之间的角度（图 20.3），β 角是基线和骨性髋臼突（基线和髋臼顶线交汇处）至髋臼盂缘尖端连线之间的夹角。这两个角将婴儿髋关节分成几种特殊类型，这一分类用于确定治疗方法。α 角越大，髋臼越深。

根据 α 和 β 角，Graf 将髋关节分为四型：Ⅰ型是解剖上正常的髋关节，α ≥ 60°，β ≤ 55°；如果α 角度正常，β 角增大，超过 55°，则分为未成熟类型Ⅰb；Ⅱ型髋关节是 α > 50°，Ⅱb 是婴儿大于 3月，Ⅱc 是 α 角 < 50°，> 43°；Ⅲ型髋关节是 α 角 < 43°；Ⅳ型髋关节是 α 角 < 43°，并且有髋关节脱位。

另一种评估髋臼深度的方法是测量股骨头覆盖的比例，延长基线，正常时它将经过股骨头，髋臼测量基线延长线到股骨头内缘的距离除以股骨头直径，即是股骨头骨性髋臼覆盖率（图 20.4），正常值是 > 40%。

从这两个测量值可以看出 Graf α 角和股骨头覆盖率是有关系的，在不同的中心，它们既有分开使用，也有合并使用。α 角度越大，髋臼盖越平，意味着股骨头髋臼覆盖更多；相反的，浅的髋关节，α角较小（图 20.5），股骨头髋臼覆盖越少（图 20.6）。

在非常不成熟的婴儿髋关节中，因为有一较大的未骨化的软骨原基，α 角和股骨头髋臼覆盖之间的关系丧失，在这些婴儿中，α 角度小，提示髋臼比较浅，但是股骨头髋臼覆盖率可能是正常的，这

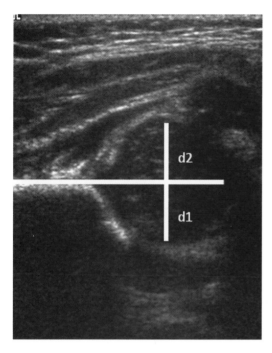

图 20.4　计算包含在髂骨基线深部的股骨头部分（d1）和股骨头直径（d1+d2）的比例即股骨头骨性髋臼覆盖率（d1/d1+d2）

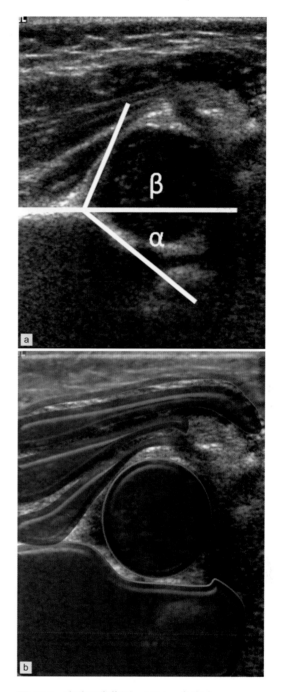

图 20.5　浅髋臼声像图，显示 α 角变小

是因为股骨头大部分被未骨化的软骨覆盖，而不是骨性髋臼覆盖。α 角小是因为测量时是从骨性髋臼突开始的，而不是从髋臼软骨顶开始的，这种情况要倍加小心，因为可能有较大的变形的力量施加于软骨原基。一旦这未成熟的软骨骨化，α 角会变得正常。

除了髋臼的角度和股骨头髋臼覆盖测量，也应注意髋臼缘的形态。在大多数病例，基线和髋臼顶线之间的角是尖的，但有些看起来是凹陷的或者是较钝的。有观点认为持久存在的髋关节半脱位是造成这种凹陷的原因。

动态检查

如果没有关节动态稳定的评估，无论用何种方法来评估髋臼的形态仍然是不完整的。在标准的右侧髋关节侧卧位检查位置，检查者右手的手指应沿着婴儿的大腿内侧伸展，手指施加轻微的外展压力动作，并注意观察股骨头与髋臼的关系，重要的是不要用探头施加反作用力，这样会阻止髋关节半脱位。活动时最好能观察股骨头深面与髋臼三角软骨之间的关系（图 20.7）。> 2 mm 的半脱位被认为是不正常的，尽管这在早产儿是可以接受的。如果探查到关节松弛，建议 2 ～ 3 周后复查，以便确定髋关节发育是否正常。持久的半脱位需要积极的干预。

其他技术

冠状面是评价髋关节发育不良和半脱位最常采用的方法，然而，前侧扫查方法也可使用。在有些方面，这一切面能更好地显示髋关节前侧部分的发育不良，而这一部分常常是最明显的。在仰卧位时，使用宽景探头可以同时检查小孩双侧髋关节，这种检查方法效率更高，对筛查项目有重要的意义。

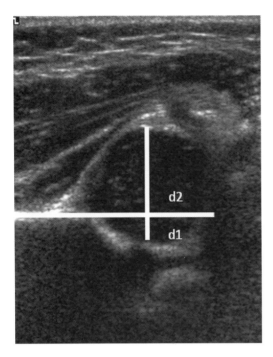

图 20.6   声像图显示髋臼较浅，股骨头骨性髋臼覆盖降低

较大婴儿的成像

超声检查能很好地用于 1 岁或更大婴儿的检查，但是，随着婴儿变得更活泼，使得获得好的超声图像变得越来越困难。尽管髋臼在进行性骨化，仍可进行股骨头髋臼覆盖的评价，直至骨化中心变得很大使得评价髋臼深度不再可能。在较大的儿童，影像学评估又回到 X 线平片，尽管在髋臼和股骨头测量上的变异性是个问题。

影像学检查也在习惯性髋关节脱位患者开放手术或者闭合复位术后的随访观察起着重要作用。在这些儿童，很重要的是恢复髋关节股骨头和髋臼之间的匹配，以促进正常的髋臼发育。如果采用简单的手法复位股骨头不能复位，手术复位就有指征。手法复位的尝试应在全麻下进行。大多数病例，手法复位可获得成功，如果存在机械性阻碍，就需要开放手术。一个明显的结节样的脂肪垫被认为是复位失败的机械原因，但这可能是继发的效应。一旦通过闭合或开放的方法获得了复位，就要采用管型石膏进行固定，很重要的是在打管型石膏的过程中应确保髋关节维持在复位的位置。

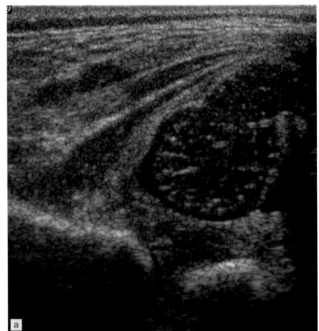

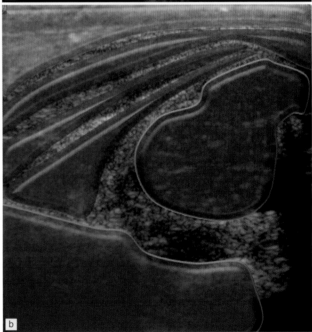

图 20.7   声像图显示未骨化的股骨头脱位，髋臼变浅。但应该注意，这一切面是以脱位的股骨头为中心，而不是髋臼的中心

要点

X 线平片在评价髋关节复位满意度和维持复位是不理想的，因为管型石膏使得骨性结构的详细信息变得模糊。

选择是在管型石膏上开窗，以便能用超声检查，但这有降低管型石膏强度的风险。CT 和 MRI 都用于复查。

筛查方案

从上述可见，DDH 不能仅靠临床检查就做出诊断，因为，临床检查不能检查出稳定而发育不良的髋臼。超声是诊断 DDH 的关键手段，但是，困惑的是确定哪些人该进行筛查。少数国家赞同进行人口普查，人口的普查可以最大概率发现髋臼发育不良患者，但是这个工作量非常庞大，而且可能会出现少部分的假阳性。假阳性诊断并不是没有风险的，因为存在少的而有限的因为治疗出现的股骨头缺血性坏死的并发症，这被认为是在治疗过程中髋关节过度外展危及股骨头的血液供应所致。对于髋臼严重发育不良的患者发生股骨头缺血坏死的风险最大，在这些患者，治疗是强制性的，但对于在正常值边界、有时导致假阳性诊断的患者，股骨头缺血坏死是非常少见的。

人口筛查耗资是巨大的，其他国家采用了高危人群筛查方案，这种方案中，对于那些有 DDH 家族史、臀位分娩、临床检查有异常，以及有其他先天性异常有发生 DDH 倾向的婴儿进行筛查。许多双胞胎也要进行筛查，因为，双胞胎中常有一个是臀位，在有父母在的情况下，超声检查双胞胎是很容易的。对于这种所谓的高危人群筛查能检测出绝大部分 DDH 目前仍有争论，然而，约有 1/50 的 DDH 患者没有任何高危因素，在临床检查中是正常的，因而就没有被查出。

大龄儿童的刺激髋

疼痛性刺激髋是骨科临床实践中儿童最常见的非创伤性、急性临床表现，最常见的原因是暂时性滑膜炎，它是一种尚未完全搞清楚的自限性、症状短暂的疾病。其他原因，如化脓性关节炎是一种更严重的疾病，如果诊断延误，可导致明显的长期问题。超声检查用于两者的鉴别。

暂时性滑膜炎和感染

暂时性滑膜炎的典型临床病史是 5 ~ 8 岁的孩子主诉髋部疼痛，不能负重，一般持续数天。暂时性滑膜炎发病率约为 0.2%，高达 25% 患者将会复发。已经注意到这种疾病具有季节性的变化。该病多发于男孩，男女比例约 2.5 : 1，两侧发病无明显差异。有关节积液存在，说明有滑膜炎。

在临床检查中，患者有髋关节疼痛，活动范围缩小。

早期诊断的目的是排除一些更严重的疾病，如果这些疾病未能被检查出，将引起关节发育的严重损害。超声影像检查有两个目的，一个是探查关节积液，这是暂时性滑膜炎的标志；第二是指导穿刺和排除化脓性感染。一旦排除了感染，儿童一般可采用保守治疗，症状将在数天内消退。如果疼痛或关节积液持续存在，有指征行 MRI 检查排除 Perthes 病，或者伴有反应性关节积液的潜在骨髓炎。

关节积液的超声技术

儿童取仰卧位，从矢状面旋转 45° 使探头沿着股骨颈方向放置。期望的声像图显示股骨颈为一强

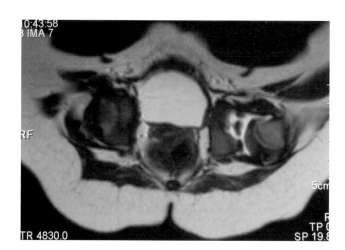

图 20.8 横断面 T2 加权磁共振图像显示髋关节后侧半脱位并有关节积液

回声结构，易于通过股骨近端生长板特征性形态和其上方的股骨头识别。在股骨颈前方可识别高回声的前侧关节囊，在股骨颈和前侧关节囊之间是髋关节前隐窝和周围的结缔组织，在关节囊表面是大腿前侧肌肉。

未扩张的关节囊上方是凹陷的。当液体充满前隐窝时，低回声液体使关节囊扩张，前侧关节囊变得向前侧隆起（图20.9）。肢体在放松的位置，前隐窝扩张超过 5 mm，或者两侧对比差异大于 2 mm 被认为是异常（图20.10）。假阴性是很少见的，但可发生于髋关节外旋时前侧关节囊受压而引起，或者由于积液造成股骨头半脱位而关节囊压力减低，但这种情况少见，可导致骨性结构和髋臼缘与股骨头骨骺间的距离增加之间的明显关系异常。

单纯的积液是无回声的（图20.11），积液成分复杂或者具有颗粒状应该怀疑感染或出血。前侧关节囊和滑膜增厚也是可疑的发现，但也会出现于暂时性滑膜炎患者；相反，大多数化脓性关节炎的积液是有回声的，一部分呈无回声。

是否需要抽液？

> **要点**
>
> 积液的原因不能单凭超声表现来确定。

大量积液是典型的良性暂时性滑膜炎的表现，而化脓性关节炎可能表现有少量积液。临床上，暂时性滑膜炎、Perthes 病和化脓性关节炎之间的鉴别是很困难的，除非有明显的特征，但这时对髋关节和生长板的损害可能已经存在。

> **要点**
>
> 临床和实验室检查时常是不明确的，导致许多人得出结论，在重要的早期阶段，仅依据单纯的临床和实验室检查不可能鉴别良性的暂时性滑膜炎和化脓性关节炎。

结合一些异常的情况，如发热、炎症标志物以及白细胞计数升高，提高了特异性，但许多感染患者结果显示正常或者轻微的异常。有些病例，MRI可能有助于发现关节周围明显的水肿，这在暂时性滑膜炎是不常见的，但可发生于感染。

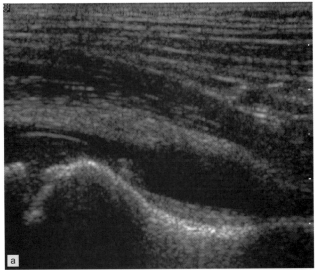

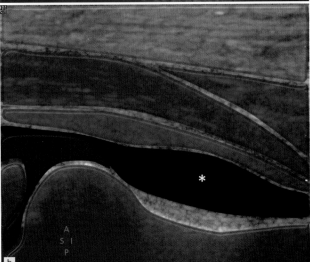

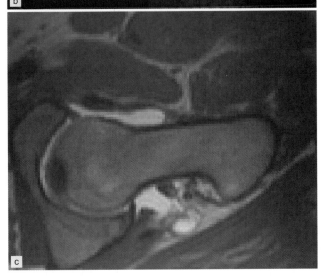

图 20.9　声像图（a，b）显示低回声的液体使髋关节前隐窝扩张（*），特征性的解剖标志是股骨颈和股骨头骨骺之间的生长板和关节囊，注意未骨化的透明软骨斑点回声。关节内注射造影剂后的横切面 T1 加权 MRI 影像（c）显示股骨头、颈部表面的关节积液形态与超声影像一致

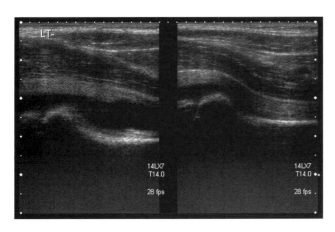

图 20.10　异常和正常髋关节对比声像图显示低反射的关节积液使前侧关节囊移位。两侧差值 3 mm 和绝对值超过 5 mm 提示液体量不正常

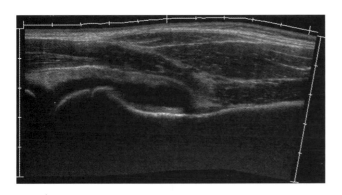

图 20.11　另一关节积液扩张前侧关节隐窝的例子

关节穿刺是早期探测化脓性关节炎最可靠的方法。赞同进行常规穿刺的学者强调化脓性关节炎的严重性，诊断不能延误，并强调穿刺操作很快，并发症很少。源于诊断性穿刺引起的化脓性关节炎非常少见。但也有人认为，在经验丰富的医生手中，髋关节穿刺的损伤和静脉采血差不多。最好从滑膜液的分析中获得诊断化脓性关节炎的直接证据，而不是结合白细胞计数、C 反应蛋白和红细胞沉降率（血沉）等间接证据。直接穿刺抽液的其他优点是降低关节内压力、减少股骨头缺血坏死的发生率、快速缓解疼痛，以及避免住院治疗。而支持观察的学者指出，意外感染的发生率是相对低的，而需要大量的穿刺来检测它，笨拙的穿刺技术对儿童是一种创伤。

穿刺

鉴于良性和更严重的引起积液的原因鉴别有困难，许多中心的方案是对于所有发现的髋关节积液均进行穿刺。如果操作熟练，穿刺很快完成，在大多数病例中对儿童的损伤很小。

> **实用技巧**
>
> 在患者到达时，培训过的护士将麻醉乳胶涂于儿童患侧髋关节前侧皮肤上。

根据使用的局麻药物制备的不同，局麻在 20 ~ 90 分钟内起效。成功的穿刺依靠穿刺点的准确定位，一般定位于关节积液扩张最大的部位。一旦穿刺点确定，对积液的部位有明确的认识，可进行盲穿。

有几种方法结合使用来确认理想的穿刺点，并在儿童的皮肤上做标记。

> **实用技巧**
>
> 关键的要素是探头要保持垂直，与皮肤呈 90°，以便穿刺针能沿着同一垂直线进入关节。

确定穿刺点的引入角度后需要穿刺时按照同样的角度进行。用手重复不是垂直的角度是困难的。

第一种方法是在确定了扩张积液的最大直径后，标记探头四边的中心点（图 20.12），两个相对侧中心点连线的交叉点即是穿刺点。使用小的足迹探头确定中心点要比使用大的足迹探头容易。现在有些制造商也在探头上标出了中心点。如果只有长的足迹探头可用，改良的方法是先标出探头窄边的中心

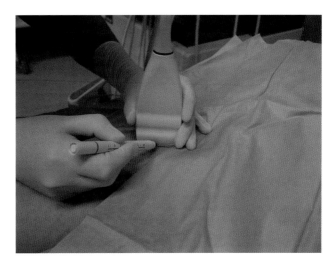

图 20.12　确定理想的穿刺点穿刺，探头呈 90° 垂直于皮肤，将探头四边的中点标记出来，相对边中点连线的交叉点即是穿刺点

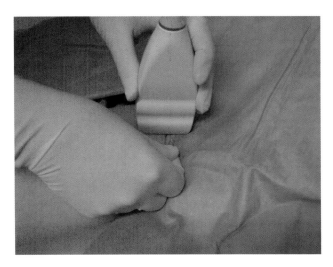

图 20.13　理想的穿刺点也可通过在矢状面上标记探头短边的中点，然后在横轴切面上在探头和皮肤之间放一拉直的回形针，移动回形针观察，当回形针的声影位于关节积液最大直径点时定位穿刺点

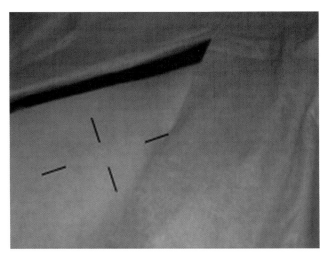

图 20.14　最后的方法是探头轻轻施压在皮肤上，形成一变白的探头足迹。变白的探头足迹中心（用照相难以复制，但在患者皮肤上很明显）应与其他方法确定的理想穿刺点一致

点，用一个可以动的标记物定位中点，一枚小的反射针，如拉直的回形针（图 20.13），可用作标记物。通过在探头下滑动回形针，当回形针的声影通过积液扩张的最高点时，就找到了理想的穿刺点。另一个方法是在确定了关节积液扩张最高点后，探头施加一点压力，然后迅速从皮肤上移开探头，可见一变白的印记，最后标记印记的中心点。

　　这些技术结合意味着有极大的自信确定了穿刺点。

> **要点**
>
> 穿刺的方法是只有在超声医师完全自信确认标记的点位于关节积液的最大直径处时，才能移开探头（图 20.14）。

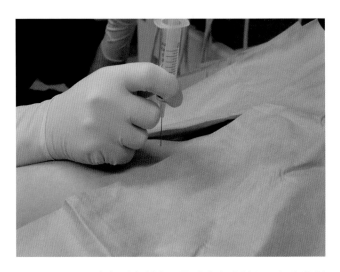

图 20.15　一旦确定了穿刺点，针垂直皮肤插入，与先前探头的位置一致，只要穿刺操作技术仔细，穿刺抽吸是简单的

　　一旦按照这样完成了准备，穿刺针直接与皮肤垂直 90° 刺入，几乎在每一病例能获得穿刺液（图 20.15）。穿刺抽吸应尽可能完全抽吸干净，这样可以减轻疼痛，缩短住院时间。

儿童髋部疼痛影像方法

　　超声检查做为年幼儿童急性髋部疼痛最好的一线影像学检查方法，是被普遍接受的。如果探测到积液，穿刺抽液是最可靠的排除化脓性感染的方法。穿刺后，如果患者症状缓解而无复发，就没有必要进行进一步的影像学检查。

> **要点**
>
> 对症状无缓解的患者应更密切检查排除 Perthes 病以及少见的伴有反应性积液的骨髓炎。

　　对这些患者早期 MRI 检查有指征。如果髋关节超声检查未显示积液，就应考虑髋关节周围其他潜在的原因引起的疼痛，或者是牵涉痛，如椎间盘炎或其他脊柱疾病。同样，常需要 MRI 检查证实。

　　在最近十年，X 线平片检查也可用于发现股骨头骨骺滑脱。有些中心限定用蛙式位片，它足以能发现大多数其他疾病，包括 Perthes 病。

Perthes 病（儿童股骨头缺血坏死）

Perthes 病是由于股骨头缺血坏死引起的一种疾病，该疾病经过几个期，每个期有不同的 X 线表现。尽管横断面成像方法，包括超声在特殊环境下是重要的，但多数文献报道的影像学发现是来自 X 线平片。Perthes 病的早期 X 线表现有股骨头骨化中心缩小、骨密度增加、内侧关节间隙增宽，在大龄儿童，有软骨下骨折和囊肿形成。软骨下的透光区是缺血性坏死的早期征象。随着疾病进展，股骨头骨骺开始碎裂，股骨头变扁，尤其是上方（图 20.16），股骨头的高度丧失，尤其是外侧组分（有时被称为外侧柱），碎裂的股骨头骨化中心外移。在愈合期，新骨形成始于内、外侧，中央和前侧部分最后骨化，股骨头放射密度降低，股骨头形状改善。最后的结局取决于愈合的程度，从正常髋关节到显著的发育不良。

Perthes 病的发病年龄与髋关节暂时性滑膜炎在同一年龄组。超声常用来评价暂时性滑膜炎，熟悉 Perthes 病的表现是有帮助的，早期的表现是单

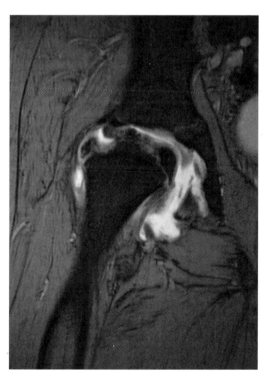

图 20.16 髋关节冠状面梯度回波 MRI 影像显示关节大量积液，股骨头骨骺碎裂、变扁，尤其累及外侧柱

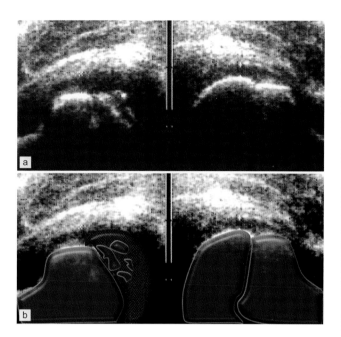

图 20.17 声像图显示左侧髋关节（左图）Perthes 病和正常侧（右图）比较。声像图显示骨化的骨骺碎裂，其表面未骨化的关节面软骨明显增厚

纯的、非特异性的关节积液，存在于约 2/3 的患者，更常见于疾病的早期。

实用技巧

Perthes 病的其他超声表现包括股骨头关节面软骨增厚、股骨头骨骺碎裂（图 20.17）和股骨颈前倾角加大。

覆盖股骨头的软骨明显不对称，可能是由于股骨头骨化中心缩小所致，虽然有些学者提出确实出现软骨水肿。股骨头关节面软骨厚度两侧有 3mm 的差异被认为是显著的，最好是从股骨头前侧测量，这一部位的股骨头没有髋臼的遮挡。缺乏不对称也不能排除 Perthes 病，因为疾病可能是双侧的。文献描述 Perthes 病早期其他征象包括股骨头骨骺变扁、圆形轮廓丧失并伴有干骺端边缘不规整。超声检查也可见股骨头密度增加和骨骺碎裂，但在这些期的 X 线平片常常是异常的。

Meyer 发育不良

Meyer 发育不良，也被称为股骨头骨骺发育不良，是一种病因不明的疾病。Meyer 发育不良和 Perthes 病相似，有股骨头骨骺形态不规整，但无关节积液。男孩受累更常见，是女孩的 5 倍，少数有

症状和临床体征。有些儿童出现鸭步，但这不是一个一致的表现。

可能的病理机制是股骨近端骺软骨发育不全，并伴有单个或多个骨化中心出现延迟。病程是良性的，常是双侧、对称的，髋关节通常能够正常发育。

股骨头骨骺滑脱

股骨头骨骺滑脱是大龄儿童髋部疼痛的一个重要原因，男性比女性更多受累，平均发病年龄为 12 岁。据说体重增加易于发病。慢性的、逐步的滑脱比继发于特定的急性创伤更常见，而诊断确实是一种 Salter-Harris 类型的骨骺骨折。

> **要点**
>
> 大多数股骨头骨骺滑脱是依靠 X 线平片做出诊断，对于大龄儿童，髋部疼痛患儿应行双侧髋关节蛙式位 X 线平片检查。

股骨头骨骺滑脱 X 线平片表现包括股骨头骨骺与髋臼内缘之间的重叠丧失、沿股骨颈外缘画线的延长线不能经过股骨头，以及反映慢性应力的干骺端不规整。和 Perthes 病一样，掌握股骨头骨骺滑脱的超声表现是有用的，因为，少数髋部非特异性疼痛患者可能要进行超声检查评估。急性病例可见关节积液，而慢性没有。

> **实用技巧**
>
> 股骨头骨骺滑脱的关键超声表现是股骨头骨骺和干骺端的连续性中断，在生长板水平可见一切迹（图 20.18）。

在慢性病例和重塑阶段可出现假阴性结果。股骨头骨骺后内侧滑脱也可导致髋臼缘顶点与最近的干骺端边缘之间的距离缩小，正常和假定受累一侧之间的差异大于 2 mm 有显著意义。MRI 对诊断股骨头骨骺滑脱有帮助，沿股骨颈方向的 T1 加权影像显示股骨头骨骺移位和在骨膜剥脱部位有大量新骨形成。对于诊断明确的病例，MRI 检查对诊断没有帮助，而对诊断有困难的病例有作用，对于早期滑脱病例，X 线平片模棱两可时，MRI 也有作用。生长板靠干骺端一侧的骨髓水肿可能是股骨头骨骺滑脱的早期 MRI 征象。

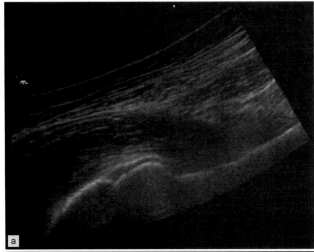

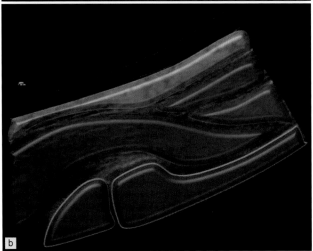

图 20.18　声像图显示骨骺 - 干骺端连接部有一小切迹，提示股骨头骨骺滑脱，没有关节积液，说明病变不是急性的

其他疾病

暂时性滑膜炎、Perthes 病和股骨头骨骺滑脱是儿童髋关节积液的常见原因，但需要鉴别诊断的疾病较多。如果有其他关节受累，应考虑幼年特发性关节炎，可以使用非创伤性的超声检查快速进行评估。

> **要点**
>
> 儿童关节内的骨样骨瘤可并发滑膜炎。

典型的 X 线片表现伴有关节内异常是不常出现的，CT 和 MRI 切面成像有助于证实诊断。大龄儿童的弹响髋，超声可显示髂胫束后部在大转子表面异常的快速滑动，偶尔是由于臀大肌在大转子上的移动造成弹响。髂胫束可出现增厚、结构紊乱等异常。为引出髂胫束弹响，让患者向未受累一侧侧卧，患侧髋关节内收、伸直，然后移动到屈曲位置，此时超声观察髂胫束。有些患者在髋关节内旋和外旋时可使弹响更明显。

为引出髂腰肌弹响，让患儿仰卧，当髋关节外展、屈曲、外旋，然后回到正常位置时可诱发弹响。弹响的少见原因包括盂缘撕裂和坐骨股骨撞击。

一般来说，儿童由腱起止点病引起的疼痛能与髋部疼痛相鉴别，儿童腱起止点病通常的原因是创伤，股直肌、缝匠肌和腘绳肌附着点是最常受累的部位。

实用技巧

一个完整的骨盆部位的腱起止点病评估包括内收肌、髂腰肌、股直肌、缝匠肌、臀中肌、臀小肌、臀大肌和腘绳肌。

参考文献

Fink AM, Berman L, Edwards D, et al. The irritable hip: Immediate ultrasound guided aspiration and prevention of hospital admission. Arch Dis Child 1995;72(2):110–14.

Graf R. Profile of radiologic-orthopedic requirements in pediatric hip dysplasia, coxitis and epiphyseolysis capitis femoris. Radiologe 2002; 42(6):467–73.

Kallio PE, Lequesne GW, Paterson DC, et al. Ultrasonography in slipped capital femoral epiphysis. Diagnosis and assessment of severity. J Bone Joint Surg Br 1991;73(6):884–9.

MacDonald J, Barrow S, Carty HM, et al. Imaging strategies in the first 12 months after reduction of developmental dislocation of the hip. J Pediatr Orthop B 1995;4(1):95–9.

Terjesen T. Ultrasonography for diagnosis of slipped capital femoral epiphysis. Comparison with radiography in 9 cases. Acta Orthop Scand 1992;63(6):653–7.

Terjesen T. Ultrasound as the primary imaging method in the diagnosis of hip dysplasia in children aged < 2 years. J Pediatr Orthop B 1996;5(2):123–8.

第六部分

膝

21

膝关节和小腿：解剖和扫查方法

Eugene McNally 原著

丛潇怡 陈香梅 康 斌 译

概述

和其他大关节一样，对于患者的症状局限于相对特定的部位，超声检查是非常有用的。更弥漫的疼痛提示膝关节内部紊乱，如半月板、交叉韧带以及软骨的损伤。虽然一直有人努力采用超声来描绘这些结构，但当做常规的诊断使用是不够可靠的，而这些结构能够通过 MRI 轻松地诊断。除非能够自信地排除半月板和交叉韧带损伤，超声才可扮演仅次于 MRI 作用的角色。对于关节外结构的损伤却不是这样，尽管应该牢记关节外结构损伤合并有关节内结构损伤的可能性。单纯的髌韧带、股四头肌腱和髂胫束的损伤超声能可靠地评估。虽然，内、外侧副韧带损伤常伴随半月板损伤，但是超声检查很容易显示这两条韧带。膝关节周围囊性和实质性的肿块是常见的，超声是一种廉价又可靠的检查方法。

检查膝关节前部时，最好采取仰卧位，膝关节处于伸直位。动态扫查可以后做，膝关节伸直时使伸膝装置放松，不压迫任何存在的异常血管，这一体位也容易地用于检查内侧结构和髂胫束。膝关节后外侧结构、近端胫腓关节和后侧结构最好在患者俯卧位进行。

部位 1：膝关节前部

影像目的

1. 识别髌韧带和髌骨下脂肪垫。
2. 识别股四头肌的四个组分。
3. 定位髌股韧带和检查髌骨后股骨关节面。

扫查方法

髌韧带很容易用超声评估（图 21.1），髌韧带呈条索状，主要为高回声的、典型的正常肌腱形态结构，低回声区域代表肌腱纤维，高回声物质是肌腱纤维间的结缔组织。在长轴切面上，髌韧带测量长约 5 cm，在横切面上，其宽度明显大于厚度，典型的横截面积是 26 mm × 4 mm。髌韧带的前后缘都是凸面的，周围无腱鞘，但有腱旁组织。

髌韧带近端附着点的形态是非常多变的，有些人髌韧带附着点的直径与肌腱本身相同，而在另一些人附着点呈三角形增宽，这些变异可能与患者的活动水平有关。髌韧带远端在胫骨结节止点多见显示有增宽。在肌腱纤维结构和骨之间有移行的改变，这有时用高分辨率超声可显示。肌腱纤维的移行从纤维软骨到透明软骨，最后到骨。由于韧带与胫骨

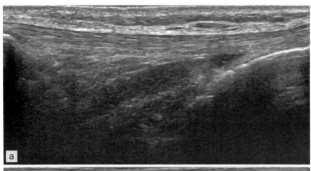

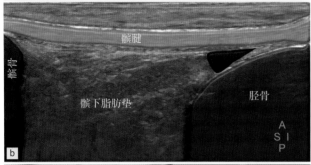

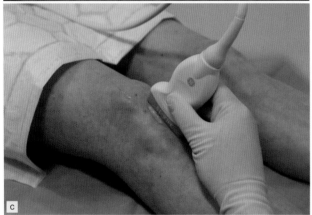

图 21.1　伸膝装置髌下矢状切面声像图

近端之间的密切关系，在胫骨下表面有些腱起止点软骨可以很明显，肌腱一侧合并有籽软骨。这些不同的软骨成分在有些患者中更容易看见，但很少能同时看到全部的成分。

胫骨止点也伴有两个滑囊：髌下浅囊和髌下深囊。积液在髌下深囊更常见。在横切面扫查时轻度屈伸膝关节可使积液更容易看到。虽然在髌韧带上部髌前滑囊和下方髌下滑囊的浅层可识别有少量的液体存在，但髌韧带的浅面通常是皮下脂肪。髌韧带后侧是髌下脂肪垫（Hoffa 脂肪垫），这是一典型的高回声的脂肪结构，回声非常均匀，其内仅含有少量血管。

伸膝装置的另外一个重要肌腱是股四头肌腱，股四头肌腱由几个部分组成，不要只将注意力集中

在中央最明显的部分。为了显示这些不同的组成部分，最好开始将探头呈长轴置于髌骨上缘中央位置（图 21.2），可显示探头下方的肌腱中央部分呈典型的、明亮的、有纹理的回声结构。通常可见 3～4 个不同的腱索和其间的有回声的结缔组织。上部的腱索代表股直肌的组分，下部腱索代表股中间肌的组分。有来自股内侧肌和股外侧肌的组分，它们也分别止于髌骨的内上方和外上方。在膝关节完全伸直时，在肌腱内可见一些明显的纽结，导致回声改变。虽然在评估多普勒血流活动前膝关节必须回到完全伸直位，当膝关节轻微屈曲时，这些反射回声结构消失。在股四头肌腱深面有一三角形的脂肪垫，即髌上脂肪垫，髌上脂肪垫与股骨前脂肪之间有膝关节髌上囊的滑膜分隔。在髌上囊内有少量液体存

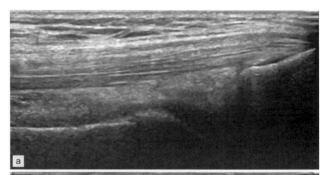

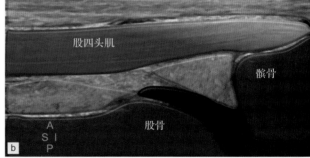

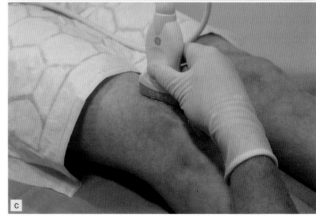

图 21.2　伸膝装置髌上矢状切面声像图

在是不少见的。

　　然后探头移向外侧，探头与股外侧肌的肌腱方向平行（图 21.3）。股外侧肌腱在髌骨外上方有较宽的止点，有纤维参与中央腱和外侧支持带。最后，探头移向内侧，同样，探头上端比下端移动幅度稍大一些，使探头与股内侧肌腱平行。探头沿股内侧肌腱从远端到近端缓慢移动扫查（图 21.4）。股内侧肌的肌肉肌腱结合部要比股外侧肌低，肌腱来自肌肉的深层而不是浅层，这里可见的肌肉纤维组成了股内侧肌斜部。

　　两侧的髌股韧带都应依次检查，并分别向后追踪到内侧副韧带内侧和外侧髂胫束，然后向前追踪到髌股的内、外侧缘止点（图 21.5，图 21.6）。髌骨后关节面也可检查，虽然不能显示关节面的全部。轻轻在髌骨外缘施加向内的压力能更好地显示髌骨

内侧面，这对于怀疑髌骨脱位特别有用，可在这一部位发现软骨损伤，关节内有积液存在时有助于软骨损伤的显示。在膝关节屈伸活动时可用超声追踪髌骨的运动轨迹，尽管有文献描述更准确的方法是使用 MRI。髌骨的异常轨迹最好是在股四头肌有张力时进行评估，这可以通过两种方法实现，一是在患者胫骨上施加力量，然后让患者抬起下肢；另一种方法是让患者对抗检查者手施加的阻力伸直膝关节。

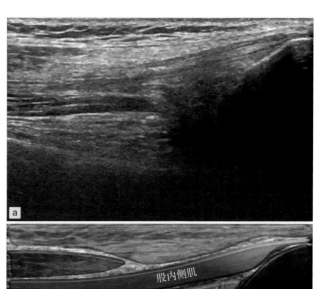

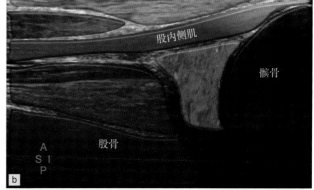

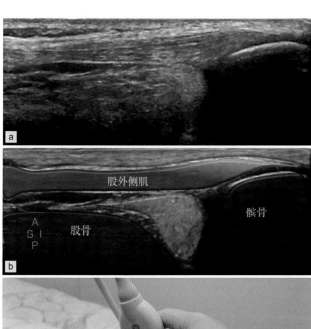

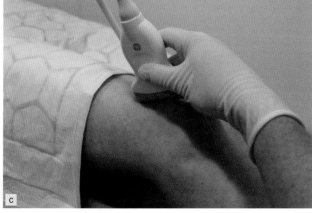

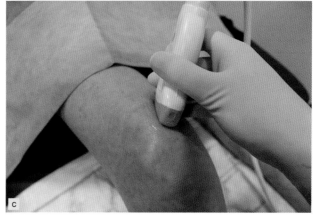

图 21.3　髌上伸膝装置旁矢状切面检查股外侧肌止点声像图（a，b）和探头位置（c）

图 21.4　髌上伸膝装置旁矢状切面检查股内侧肌止点声像图（a，b）和探头位置（c）

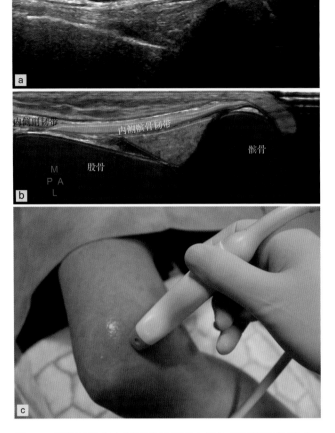

图 21.5 横切面检查内侧髌股韧带和内侧关节间隙声像图（a，b）和探头位置（c）

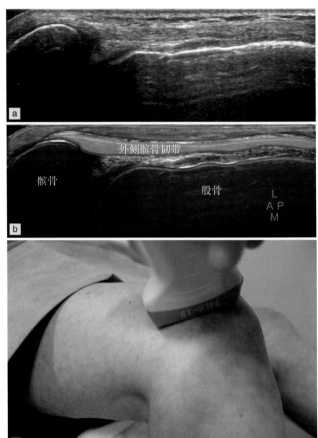

图 21.6 横切面检查外侧髌股韧带声像图（a，b）和探头位置（c）

部位 2：膝关节内侧

影像目的

1. 识别内侧副韧带和半月板。
2. 识别半膜肌及其复杂的止点。
3. 定位鹅足腱。

扫查方法

膝关节内侧的主要韧带是内侧副韧带。检查时首先将超声探头沿长轴置于膝关节内侧并确定关节间隙（图 21.7），可通过追踪股骨远端或胫骨近端的骨性轮廓获得，将探头移动到接近内侧关节的中点可发现内侧副韧带。内侧副韧带由两层组成，通常是先看到最重要的浅层，它起于关节上方几厘米外的股骨内髁三角形的附着点，止于关节线下约 5 cm 的位置，胫骨附着点比股骨附着点薄，内侧副韧带浅层具有典型的韧带超声表现，并有轮廓分明的纹

理。韧带损伤最常见的部位是近端接近股骨起点的位置。内侧副韧带的深层是非常薄的结构，由两部分组成，近侧部分是半月板股骨韧带，远侧部分是半月板胫骨韧带，由其名可知，这两个韧带均附着于内侧半月板。

内侧副韧带也能在横轴切面上检查，内侧副韧带比内侧支持带略厚，并紧密附着于它。偶尔，内侧副韧带的浅层纤维与深层纤维间被包含在胫侧副韧带滑囊内的少量液体分开。在内侧副韧带的深面也可识别内侧膝动脉（下支）。在横轴切面上由内侧副韧带向后侧和远侧走形的是后斜韧带，它位于半膜肌腱的深面。

内侧半月板很容易找到，尽管只有其周围的三分之二能可靠地显示。和其他部位的纤维软骨一样（肩关节盂唇和髋关节盂缘），内侧半月板是一内部基质回声均匀并有斑点的高回声结构。内侧半月板与内侧副韧带间常有一弱回声的疏松结缔组织。

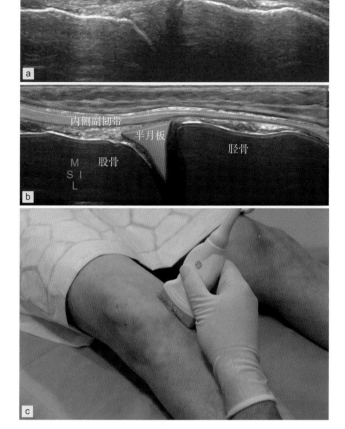

图 21.7　前内侧角长轴冠状面声像图

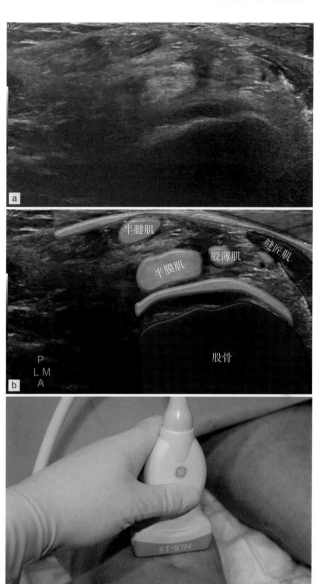

图 21.8　后内侧角鹅足腱横轴切面声像图

上述结构有时被统称为前内侧角结构。后内侧角由几个重要的肌腱组成，包括半膜肌、半腱肌、股薄肌和缝匠肌，这些肌腱都应依次定位。定位半膜肌最好是将探头横向切面置于大腿远端。半腱肌腱和半膜肌肌腹特征性的贴近关系提供可靠的标志，这同样是评价半腱肌的起始位置。然后，保持探头在横轴切面上，沿着半膜肌向远端追踪，直到半膜肌形成肌腱（图 21.8）。依次追踪肌腱到其止点。半膜肌的止点是复杂的，肌腱主要部分继续向下后止于斜韧带下方胫骨后内侧面。半膜肌还有另一个组分，形成于肌腱的内侧面，向前走行止于胫骨内侧缘下方的一个小凹陷，这也被称为反折部。半膜肌腱也有组分参与后斜韧带、腘窝筋膜和腘斜韧带。

紧靠半膜肌腱的外侧是腓肠肌内侧头的肌腱，这两条肌腱之间常有腓肠肌 - 半膜肌滑囊存在，并与膝关节相通，因此，膝关节积液扩张常可使该滑囊积液。

位于半膜肌表面向远端止点走行的是组成鹅足

腱止点的三根肌腱（图 21.9），这样称呼是因为这些肌腱的止点像鹅或鸭子的足。从后侧起，这三根肌腱是半腱肌腱、股薄肌腱和缝匠肌腱。它们在胫骨上的止点较半膜肌腱止点更靠前和更远端。缝匠肌的肌肉 - 肌腱结合部最低，因此，是三个结构中最肉质的。股薄肌从其名称可以看出是最小的，半腱肌腱最大、最圆。这三根肌腱起初位于内侧副韧带的表面，随后直接与胫骨内侧贴近，肌腱和胫骨之间常有一滑囊分隔，这就是鹅足滑囊，半腱肌腱从该滑囊通过。鹅足腱的不寻常还在于三根肌腱由不同的神经支配：缝匠肌由股神经支配，股薄肌由闭孔神经支配，而半腱肌由胫神经支配。

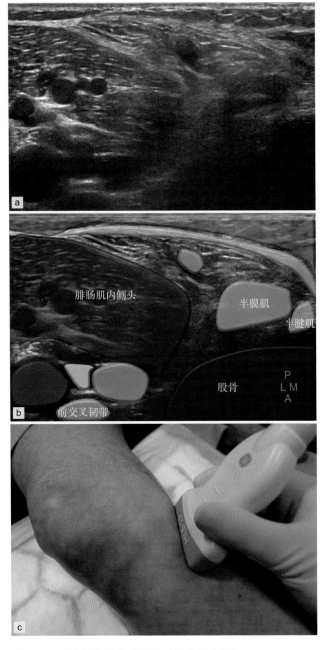

图 21.9　后内侧角轴向声图像（从前侧位置）

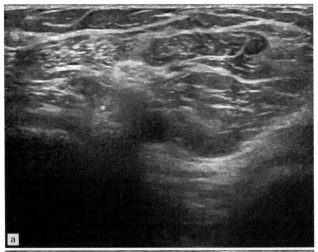

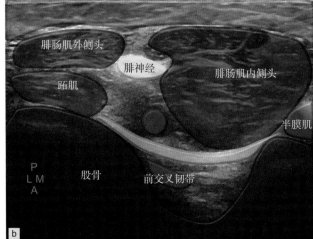

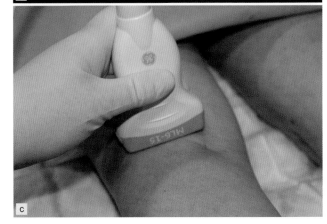

图 21.10　膝关节后侧横轴切面声像图及探头位置

部位 3：膝关节后侧

影像目的

1．识别腓肠肌内侧头和滑囊。
2．识别腓肠肌外侧头和跖肌。
3．识别腘血管。

扫查方法

　　膝关节后侧超声检查最好是让患者翻身俯卧位，将探头横向置于腘窝的中线上进行扫查（图 21.10）。

　　膝关节后侧两个股骨髁之间的凹陷可提供一个非常好辨认标志。腓肠肌的内、外侧头的特征性肌肉也很容易辨认，在腓肠肌两个头之间有腘血管和胫神经。在内侧，腓肠肌内侧头与半膜肌腱相邻。腓肠肌外侧头肌腱更靠近肌肉头部的中央，常含有一叫作腓肠豆的附属籽骨。跖肌的起点位于腓肠肌外侧头深面，跖肌的深面是股骨外侧髁后部的无回声关节面软骨。随着探头向远端移动，在腓肠肌外侧头深面的是腘肌，帮助识别腘肌的特征是它中央有两根肌腱。

在腘窝的上部可找到坐骨神经，它分成胫神经和腓总神经，有时，这两根神经在大腿的近端就已分开。胫神经保持在中央向远侧走行，而腓总神经离开胫神经向外侧走行。腓肠肌外侧头的外侧缘和股二头肌的内缘是定位腓总神经有用的标志。腓总神经是由多个神经束构成的，周围有卵圆形的脂肪袖环绕，可继续追踪腓总神经到腓骨颈部位，然后进入腓侧间室。在腓侧间室内，腓总神经分为浅、深两个主要分支。腓总神经在接近分出浅、深支时也发出关节支，向上走行支配近端胫腓关节。来源于近端胫腓关节的滑膜囊肿可循着这些关节支通道扩张，继而压迫腓总神经主干。

部位 4：膝关节后外侧

影像目的

1. 识别腓侧副韧带（FCL）和股二头肌。
2. 追踪腘肌到其止点。
3. 定位和追踪腓总神经。

扫查方法

膝关节后外侧需要识别的三个主要结构分别为腓侧副韧带、股二头肌腱，以及腘肌肌腹和肌腱。检查该部位时，患者可取仰卧位膝关节内旋，或者侧卧。腓骨头很容易触及，可以此作为检查的起点。探头应置于长轴（冠状面）上，其下缘应覆盖腓骨头。探头的上缘要向前旋转直到腓侧副韧带进入视野（图21.11）。腓侧副韧带的超声表现类似于内侧副韧带，只不过腓侧副韧带在长轴上比内侧副韧带厚，在短轴上比内侧副韧带更圆。腓侧副韧带的近端也膨大，呈三角形附着于股骨外侧髁，腓侧副韧带的近端附着要大于远端附着，这又同内侧副韧带相似。在腓侧副韧带的浅表部位，尤其是近端，是股二头肌的肌纤维。在关节水平，腓侧副韧带走行于腘窝和膝关节外侧半月板的表面。和对应的内侧相比，外侧半月板和腓侧副韧带之间有一个较大的间隙，因为外侧半月板不是像内侧半月板那样紧密附着于周围软组织和关节囊。在这一部位的下部常可见一对小动脉——膝外侧动脉，是诊断损伤的一

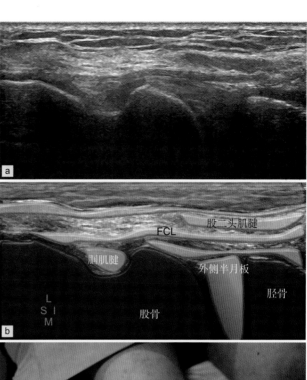

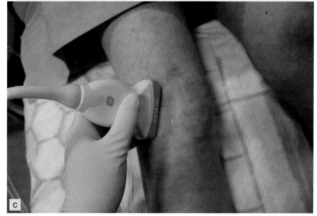

图 21.11　膝关节后外侧角长轴冠状面声像图，向前旋转显示腓侧副韧带（FCL）

个有用的标志。

追踪腓侧副韧带到其远端在腓骨头的附着点，在接近附着点时，可见股二头肌腱（图21.12），这两个结构分别附着，股二头肌的两个直头围绕腓侧副韧带的腓骨附着。在这个位置，探头的远端保持在止点的表面，而探头的近端向后旋转，即可显示股二头肌腱的长轴，应追踪肌腱到其肌肉-肌腱结合部上方以探查有无损伤。在远端，股二头肌腱的止点是复杂的，股二头肌腱有两个头，而每个头有两个止点，其中一个止点是在胫骨上，在有些患者，这一止点是主要的止点。可出现其他的变异，在做出损伤诊断之前，应注意训练辨认每一个体实际的解剖结构排列。

腘肌腱是外侧一个比较难辨认和满意评价的结

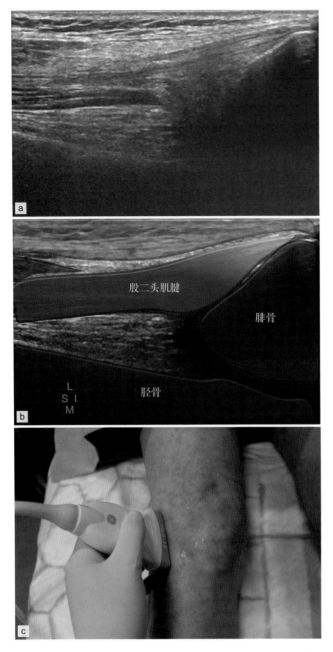

图 21.12 膝关节后外侧角长轴冠状切面声像图。向后旋转显示股二头肌腱

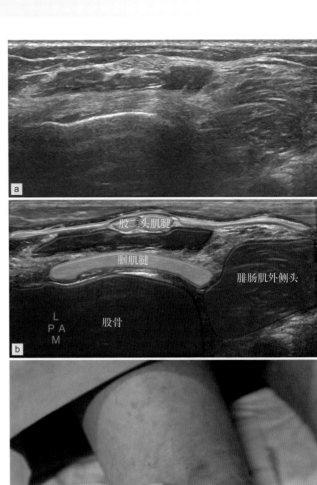

图 21.13 膝关节后外侧角长轴冠状切面声像图。显示腘肌腱的上部

构，这是因为在肌腱向远端和内侧走行到胫骨近端后侧的肌肉附着是弯曲的行程。肌腱最容易的定位方法是先找到腘窝，然后找到腓侧副韧带的股骨附着点，腘肌腱在其上方。一旦在长轴上定位了腘窝，探头在腘窝上旋转（上端向前旋转）与肌腱在一条线上（图 21.13），然后探头慢慢向膝关节背侧扫查，直到看到肌腱分裂成两个主要分支。在腘窝内可见肌腱周围有液体环绕，并沿着肌腱延伸，伸直延伸到肌肉 - 肌腱结合部，这应与来源于近端胫腓关节的液体相鉴别。

部位 5：膝关节前外侧

影像目的

1. 识别髂胫束（ITB）。
2. 寻找关节积液和滑膜炎。

扫查方法

膝关节前外侧的主要结构是髂胫束，是一层薄的结缔组织结构，是阔筋膜的延续。髂胫束起自髂前上棘，止于胫骨前外侧。由于其厚度，它很容易与周围的皮下脂肪和关节囊分开。扫查髂胫束最好先从它在胫骨上的骨性止点开始，也叫做 Gerdy 结节，探头冠状切面置于膝关节外侧（图 21.14）。一旦识别了髂胫束的骨性附着点，很容易向近端跟踪它的全程。特别应注意它在经过股骨外髁时的区域，因为这里是最大撞击的部位。在长轴上追踪后，接下来在横轴上扫查。髂胫束较周围的关节囊和外侧支持带厚，这一特征使它容易与周围结构分开。

髂胫束深部的一些脂肪组织将它与其下的膝关节隔开。在旁边可识别关节前隐窝和外侧隐窝的后缘。膝关节后侧隐窝不应延伸到髂胫束深面的整个宽度，因此，在髂胫束后缘见到的任何液体可反映髂胫束的撞击，而不是关节积液。当在这一部位识别了关节外侧隐窝，应观察有无滑膜增厚。探头在横向位置向前移动，可见以韧带样增厚的结构，可跟踪它到髌骨外缘，这就是外侧髌股韧带。

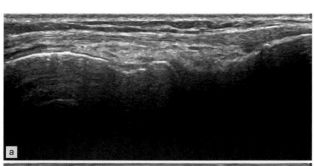

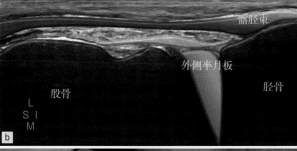

髂胫束

外侧半月板

股骨　　　　　　胫骨

L
S
I
M

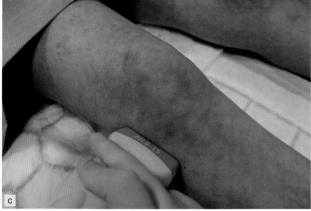

图 21.14　膝关节前外侧角长轴冠状切面声像图。显示髂胫束

部位 6：小腿

影像目的

1. 识别腓肠肌、比目鱼肌和两者之间的跖肌。
2. 识别小腿后侧深部筋膜室、前侧筋膜室和腓侧筋膜室。
3. 追踪胫神经和腓总神经。

小腿的结构分为四个筋膜室：前侧、外侧或腓侧和后侧，后侧筋膜室又分为浅筋膜室和深筋膜室（图 21.15）。

浅筋膜室

小腿的后侧浅筋膜室包括隆起的腓肠肌和比目鱼肌，以及小的腘肌和跖肌。并伴随着腘肌和跖肌。在内侧，突出的腓肠肌起点周围的肌腱与半腱肌腱相邻（图 21.16），而在外侧，腓肠肌外侧头肌腹内也有一肌腱，但肌腱位于肌肉的中央，并含有一枚叫做腓肠豆的附属籽骨。

后侧浅筋膜室肌肉隆起的大部分是由比目鱼肌构成，比目鱼肌的起点复杂，部分起自腓骨后侧，部分起自胫腓骨间的腱膜。胫神经经过比目鱼肌弓的深面向远端走行，在此处，胫神经发出腓肠神经，

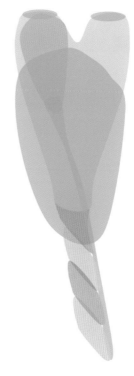

图 21.15　小腿后部肌肉关系示意图。跖肌起源于腓肠肌外侧头深面，然后在比目鱼肌和腓肠肌之间下行，位于跟腱内侧

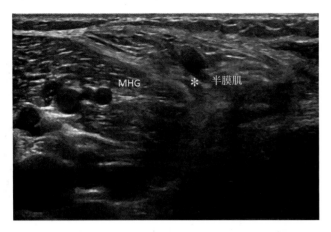

图 21.16 膝关节后内侧横轴切面声像图显示在腓肠肌内侧头（MHG）和半膜肌之间的腓肠肌 - 半膜肌囊（*）内有少量液体

并向外走行。比目鱼肌在远端纤维与腓肠肌在近侧已形成的跟腱的前侧部分混合，和腓肠肌共同形成跟腱。两块肌肉的大部分由纤维腱膜分开，虽然这有助于两块肌肉收缩时同步，但是，在损伤发生时两者之间的潜在间隙可出现血肿。腓肠肌和比目鱼肌是由不同的肌纤维组成，腓肠肌是快速收缩，而比目鱼肌为慢速收缩，有产生剪切损伤的潜在可能。腓肠肌内侧头和比目鱼肌由于这种剪切损伤造成的分离被称为网球腿。

跖肌的起点在腓肠肌外侧头深面（图 21.10），跖肌的深面是股骨外髁后侧面无回声的关节面软骨。跖肌的肌腹较短，而形成的肌腱较长，在腓肠肌和比目鱼肌之间的筋膜平面由外向内走行到跟腱的内侧，它的远端止点是有变化的，或与跟腱融合，或者以一单独的肌腱在跟腱内侧走行止于跟骨。

后侧深筋膜室

后侧深筋膜室由三块肌肉组成：胫后肌、趾长屈肌和踇长屈肌。有时，腘肌也包括在后侧深筋膜室内。尽管胫后肌的起点位于中央，包括腓骨后侧面和骨间膜，其起点在内侧的趾长屈肌和外侧的踇长屈肌起点之间，但胫后肌腱位于三根肌腱的最内侧。

腓侧筋膜室

腓侧筋膜室包括腓骨长肌和腓骨短肌，而腓骨短肌更靠前侧，该筋膜室内重要的神经是腓总神经。股二头肌的外侧缘是定位在腘窝的腓总神经最有用的标志，在这以下，可向远侧跟踪腓总神经绕过腓骨颈进入腓侧筋膜室。然后，腓总神经分成浅、深两个主要分支。腓总神经进入腓侧筋膜室后也发出皮支和关节支。腓浅神经在腓骨长、短肌肌腹之间经过，进入浅筋膜下的浅层位置，在深筋膜深面下行几厘米后穿深筋膜进入皮下脂肪，大约在踝关节上方 12cm 处穿出深筋膜，在此处特别易于发生撞击。腓浅神经在穿出深筋膜后分成内、外侧支支配足背侧大部分的皮肤。腓深神经则向内侧走行于骨间膜表面，和胫前动脉伴行到踝关节前侧。

前侧筋膜室

前侧筋膜室包括胫前肌、踇长伸肌和趾长伸肌。胫前肌位于最内侧，其强壮的起点起自胫骨前外侧缘。在小腿近侧，前侧筋膜室肌肉隆起的其余部分主要是由趾长伸肌构成，而踇长伸肌起自腓骨中、下段。

膝关节病变 22

Emma L. Rowbotham，Andrew J. Grainger 原著

王美薇　陈 芸 译

概述

超声在与膝关节有关的病理检查中发挥重要的作用，但是，重要的是要认识到它的局限性，特别是在显示关节内的半月板、交叉韧带和关节面软骨等结构的病理改变的时候。因此，超声主要用于评估膝关节周围关节外的病变，特别是用于诊断累及肌肉、肌腱、韧带、滑囊和软组织的病变。动态评估、与对侧对比以及能进行超声触诊（用探头按压时组织结构移位或活动）是超声相对于其他影像学检查有价值的优点。

肌腱

髌韧带

髌韧带是一个相对表浅的结构，容易用超声检查。髌韧带肌腱病往往是由于过劳引起的，特别是跑步和跳跃运动的结果，它还被称为"跳跃膝"，是韧带慢性微小损伤所致。患者常表现为膝关节前侧疼痛，最常局限于髌骨下极。超声表现为正常的纤维束结构中段、韧带增厚伴有局限性低回声灶，以及由于血管长入肌腱内有新生血管（图 22.1）。

> **要点**
>
> 髌韧带肌腱病病变常是局限性的，最常累及髌韧带近端深层的中央或内侧部分。

疾病的局限性特征意味着采用纵、横切面评估整个韧带长度和宽度是重要的。

> **实用技巧**
>
> 新生血管形成最好是在膝关节伸直、探头轻轻地置于肌腱表面在能量多普勒声像图上显示。

腱旁组织是急性炎症的发病部位，尽管这更常见于跟腱。腱旁组织炎超声表现为肌腱周围的弱回声环，能量多普勒常显示其内血流增多。肌腱病发

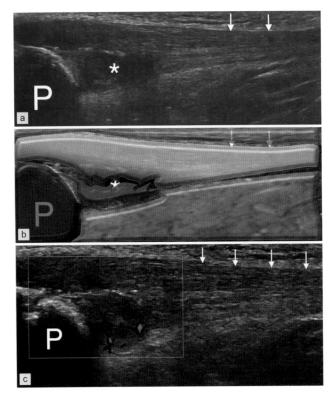

图 22.1　髌韧带肌腱病声像图。髌韧带肌腱病患者膝关节前侧纵轴切面声像图（a，b）显示髌骨（P）和近端髌韧带（白色箭），髌韧带近端深部明显增厚，伴有相应的低回声改变（*）。彩色多普勒声像图（c）显示低回声改变的区域有新生血管形成

生在髌韧带远端接近胫骨止点是少见的，虽然这最常见于青少年，为 Osgood-Schlatter 病病变的一部分。

> **实用技巧**
>
> 累及整个肌腱的肌腱病常跟体育活动无关，而与系统性疾病引起肌腱浸润有关，如痛风和高胆固醇血症（图 22.2）。

　　他汀类药物治疗与肌腱炎、肌腱断裂以及肌炎有关，尽管少见。

　　髌韧带可发生断裂，导致伸膝装置完全断裂，这最常发生在有肌腱病变的基础上，或者有全身系统性疾病，如糖尿病、风湿性关节炎、系统性红斑狼疮或慢性肾衰。全身使用或局部注射类固醇类药物也是诱因。髌韧带断裂后，由于股四头肌收缩发生肌腱回缩，临床检查及常规 X 线平片可发现高位髌骨（图 22.3）。声像图上，髌骨上移导致正常隐藏于髌骨后方的滑车沟变得可见，髌韧带本身的检查可显示韧带连续性中断（图 22.4）。断端间的血肿可

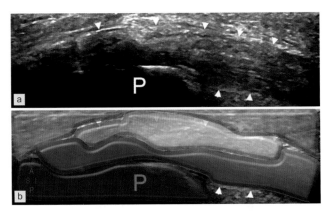

图 22.2　痛风性肌腱病。髌韧带近端起点下方纵切面声像图显示髌韧带近端（箭头）呈不均质回声结构，弥漫性增厚，正常纤维束结构消失。此患者有痛风病史，这些超声特点均提示痛风性肌腱病

P：髌骨

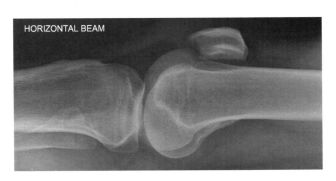

图 22.3　髌韧带断裂 X 线片。水平位膝关节侧位片显示高位髌骨，提示髌韧带全层断裂，继发髌骨向近端回缩

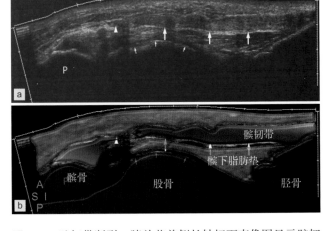

图 22.4　髌韧带断裂。膝关节前侧长轴切面声像图显示髌韧带（大箭）近端（箭头）全层断裂。由于髌骨（P）上移，注意暴露的股骨前侧滑车表面（小箭）

使韧带断端显示困难，但动态超声评估可鉴别部分和全层断裂。

　　急性髌韧带撕脱损伤在成人是少见，常继发于

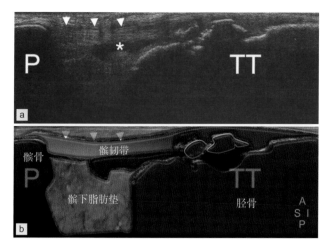

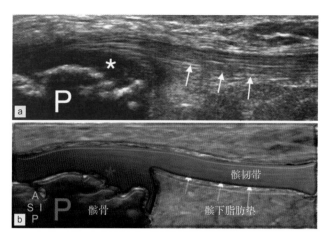

图 22.5 Osgood–Schlatter 病。一名年轻膝关节前侧疼痛患者髌韧带的长轴切面声像图显示髌韧带近端（箭头）正常声像表现，胫骨结节的髌韧带止点前侧骨皮质表面不规整，呈低回声改变，髌下滑深囊可见积液，符合滑囊炎（*）

图 22.6 Sindig-Larsen-Johansson 综合征。髌韧带（箭头）在髌骨下极起点的前侧骨皮质不规整，髌韧带近端内的低回声改变（*）提示伴随的肌腱病

高能量冲击伤或者偏心性肌肉收缩。在儿科这种损伤被称为髌骨袖套骨折，这种损伤是一袖套状的软骨从髌骨上撕脱，常带有髌骨下极的一小骨折块。

Osgood-Schlatter 病（胫骨结节骨软骨病）

髌韧带在胫骨结节的止点的慢性炎症可见于青少年（图 22.5），这种病称为胫骨结节骨软骨病（Osgood-Schlatter 病），是一种牵拉性腱起止点病，以胫骨结节不规整为特征。胫骨结节不规整可见于无症状的人群，应注意避免过度诊断这种疾病。在髌韧带的止点部位出现继发的反应性异位骨形成，出现可见的并可触及的隆起，这是胫骨结节骨软骨病主要的体格检查发现。发生于髌韧带止点的一种类似胫骨结节骨软骨病的疾病命名为 Sindig-Larsen–Johansson 综合征，声像图上可见髌韧带在止点部位增厚，呈低回声改变，并伴有肌腱内钙化（图 22.6），在肌腱内也可有新生血管形成，也可显示腱周滑囊炎，超声还可以显示胫骨结节表面不规整和（或）碎裂（Osgood-Schlatter 病）和髌骨下极的骨性表面不规整（Sindig-Larsen-Johansson 综合征）。

股四头肌腱

和髌韧带相比，股四头肌腱较少受肌腱病变的影响，而往往与持续的、用力的过度使用有关系。临床上，股四头肌腱病表现为肌腱远端局限性疼痛。

超声表现为部分肌腱内出现局灶性的低回声病变，失去肌腱正常的三层结构和血管，横切面声像图常有助于更准确地定位肌腱病的部位，肌腱的全层受累很少见，表现为肌腱全程弥漫性增厚，内部回声不均（图 22.7）。

股四头肌腱的断裂是相当少见的现象。

> **要点**
>
> 大多数股四头肌腱撕裂都是不完全的，仅累及其中一个肌腱；来自股直肌的肌腱最常受累。

鉴别完全和部分撕裂对于治疗来说是重要的，但在临床上很难确定。韧带部分撕裂超声显示为韧带的一层在靠近髌骨附着点的部位连续性中断，撕裂的纤维常回缩，而其他的纤维（常是深部的纤维）是完整的。动态评估有助于获得这种图像。全层撕裂常在肌腱断端之间有血肿形成，而没有连续性的纤维通过缺损（图 22.8）。股四头肌腱完全断裂时，由于无髌骨近端的牵拉，髌韧带常出现有皱褶的形态，这一征象对于有疑问的病例有助于区分完全性和部分撕裂。

> **实用技巧**
>
> 挤压试验是在关节外侧加压而试图将关节的积液挤到髌前间隙，这只出现在肌腱全层断裂的患者。

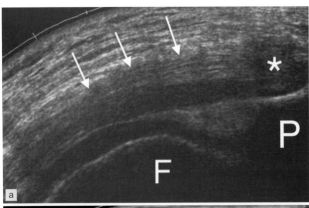

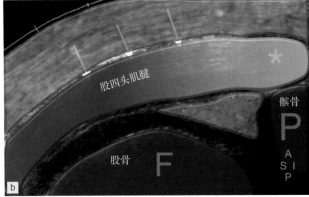

图 22.7　股四头肌腱病。股四头肌腱和止点长轴切面声像图显示肌腱（白箭）增厚、肌腱全程呈弥漫性非均质的回声结构。肌腱远端也有更局灶性的低回声改变（*）

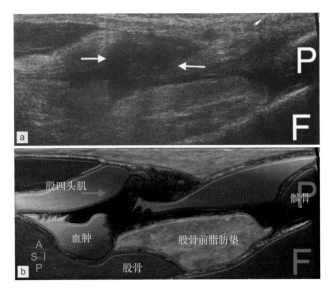

图 22.8　股四头肌腱断裂。股四头肌腱远端纵切面声像图显示远端股四头肌腱位于股骨表面，止于髌骨，股四头肌腱全层断裂（箭），肌腱近端回缩

其他肌腱

　　膝关节周围的其他肌腱也可发生肌腱病，但是极少发生断裂。最常累及的是半膜肌腱，表现为膝

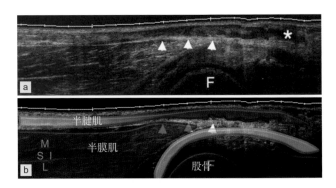

图 22.9　半腱肌腱断裂。膝关节后内侧长轴切面宽景声像图显示半腱肌腱近端回缩（*），远端呈低回声改变，周围有液体及血肿（箭头），特征符合半腱肌腱远端断裂

关节后内侧的疼痛。由于半膜肌腱止点较深，超声难以显示，而 MRI 更有助于显示这里的病变。股二头肌远端、半腱肌（图 22.9）、股薄肌和缝匠肌的肌腱病也可出现。股二头肌腱远端断裂常合并外侧副韧带断裂，同时伴有膝关节前交叉韧带撕裂。

髂胫束摩擦综合征

　　髂胫束摩擦综合征（ITBFS）也被称为"跑步膝"，表现为股骨外髁部位的疼痛，常在反复训练后出现。髂胫束摩擦综合征被认为是膝关节外侧最常见的跑步损伤。髂胫束摩擦综合征的病因各文献存在争议，最初的理论认为，这种病是由于在膝关节屈、伸过程中髂胫束与股骨外髁之间发生摩擦所致，但有人对这种理论提出了质疑。有些研究认为，髂胫束不是膝关节外侧确切的解剖结构，而是外侧筋膜的增厚带，并且实际上是由于外侧筋膜反复紧张导致其深面的结构受压，而不是髂胫束前后滑动所致；也有文献提出，这种病是由于髂胫束下滑囊受累所致，外科手术切除该滑囊可缓解髂胫束摩擦综合征的症状。

要点

髂胫束摩擦综合征超声表现包括髂胫束在经过股骨外髁部位的深面出现低回声的水肿或积液，而髂胫束本身的形态常是正常的。

实用技巧

在临床实践中，重要的是要鉴别髂胫束深面的炎性滑囊积液和膝关节髌上囊外侧隐窝的关节积液。

髂胫束摩擦综合征临床表现为膝关节外侧、髂胫束远端与股骨外髁接触部位的疼痛。疼痛发生在髂胫束稍远侧、止点部位之前的位置更可能提示是髂胫束远端的肌腱病。肌腱病在超声上表现为髂胫束增厚并有低回声改变、失去原有纤维结构，尽管异常表现只限于髂胫束的深部，这种情况常见于骨关节炎患者。

滑囊

膝关节周围有多个和高度变异的滑囊，任何一个发炎或增厚都会引起症状。滑囊由滑膜内衬覆盖，滑囊炎（可见滑膜炎和滑囊积液）是最为常见的病理发现，也可见其他滑膜组织的原发病变，如色素沉着绒毛结节性滑膜炎（PVNS）和滑膜骨软骨瘤病（图22.10）。正常的滑囊内有少许的液体，但在超声图像上不易探测到。滑囊组织中出现能量多普勒信号提示炎性改变。

髌前滑囊

髌前滑囊是滑囊炎最好发的部位。髌前滑囊（图22.11）位于髌骨表面，发生在这里的炎症常被称为"女仆膝"。症状包括膝关节前侧的疼痛、肿胀、发红以及膝关节屈曲受限。这种疾病常是由于该部位的急性或慢性创伤所致。这种疾病与患者的职业有关，例如这种病常见于地毯装配工。

髌下滑囊

髌下浅囊位于皮下组织内，髌韧带和胫骨结节的表面。髌下深囊位于髌韧带远端的深面，刚好位于髌韧带止点的近侧，这一滑囊的尸体解剖研究发现一脂肪垫样的围裙结构从髌后脂肪垫（Hoffa）向下延伸将该滑囊分成前、后两个室。这一滑囊有少量的液体，常见于无症状的患者。这一部位的炎症伴有大量积液和高血流信号，偶尔可单纯存在，而更常见的是伴有肌腱起止点病、胫骨结节骨软骨病（图22.5）和肌腱病。

腓肠肌 - 半膜肌滑囊

Baker囊肿是腓肠肌 - 半膜肌滑囊因关节液集聚扩张，在成人中往往伴随潜在的关节病变，最常见

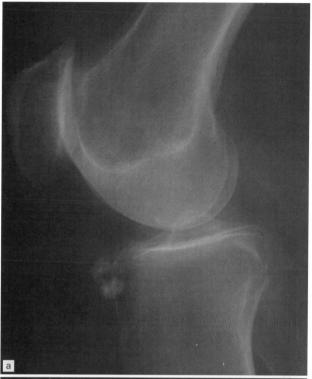

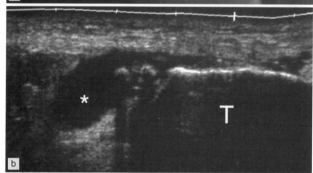

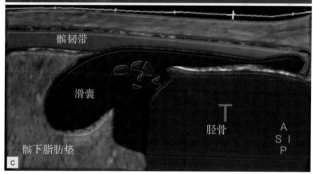

图 22.10　髌下深囊滑膜骨软骨瘤病。膝关节侧位X线片（a）显示在髌下深囊内有两个钙化的游离体。髌下深囊纵切面声像图（b，c）显示髌下深囊内积液（*）和高回声灶伴有声影，符合钙化的游离体

于骨关节炎。临床上，表现为腘窝中间可触及膨胀的肿物，虽然很多Baker囊肿是无症状的、是意外的发现。

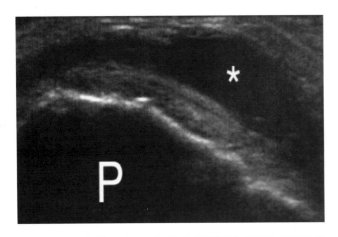

图 22.11　髌前滑囊炎。一膝关节前侧慢性疼痛患者膝关节前侧横切面声像图显示在厚壁的髌前滑囊内的积液（*）。P：髌骨

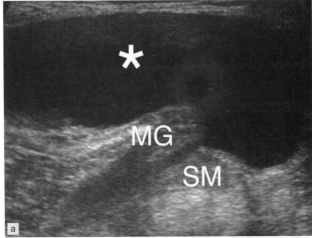
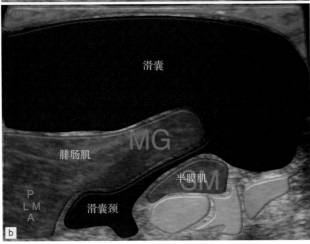

> **要点**
>
> Baker 囊肿诊断的关键因素是识别在腓肠肌内侧头和半膜肌腱之间积液的颈部。

这表示囊肿与关节的连接部位，并给了囊肿一个特征性气泡的外形（图 22.12）。Baker 囊肿的超声表现是多样性的；很多同时有实性与囊性成分，实性部分常有血流信号增多。Baker 囊肿的大小从小的勉强能被超声显示，到大可延伸至近端和（或）远端的软组织。Baker 囊肿最常见的并发症是破裂或渗漏。急性破裂常表现为突发的疼痛以及小腿后方的肿胀，需要与深静脉血栓鉴别，因为深静脉血栓有相似的表现。也可以发生囊肿的慢性渗漏，对患者特别有影响。从 Baker 囊肿渗出的液体可以在小腿腓肠肌表面或深方形成一孤立的液体囊袋。囊肿向近端扩大延伸到大腿是较少见的。游离体可从关节进入囊腔（图 22.13），也可由于软骨化生在囊腔中形成。由于伴有潜在的关节病变，X 线平片可能对于超声检查来说是一个有用的辅助检查手段。Baker 囊肿或腘窝囊肿广义概念包括其他几个在腘窝间室的滑囊。另一个来自膝关节液体容易集聚的常见部位是膝关节外上方邻近腓肠肌外侧头的位置，这部位的囊肿有时会误认为是腓肠肌外侧韧带腱鞘囊肿。

鹅足滑囊

鹅足滑囊是膝关节内侧一个非常表浅的结构，可发生局限性疼痛和肿胀。这部位滑囊炎的超声特点是一个低回声扩张的滑囊，表面扫查时有压痛

图 22.12　Baker 囊肿。腘窝内侧长轴切面声像图显示在腓肠肌内侧头与半膜肌之间（*）一大的充满液体的 Baker 囊肿

（图 22.14）。评估缝匠肌、股薄肌以及半腱肌腱对于鉴别症状的病因是滑囊炎和肌腱病变也是重要的。超声对于识别疼痛和肿胀的原因非常有用，因为临床上鉴别这个部位疼痛及肿胀的原因和引起内侧关节线肿胀的其他原因有些困难，例如半月板囊肿或腱鞘囊肿。

鹅足滑囊炎的病因还不是非常明确；其他部位受到反复的创伤常是滑囊炎的病因，而这一部位是不常见的。膝关节外翻畸形伴有或不伴有侧方不稳定也显示为一危险因素。外生骨疣或血清阴性关节病偶尔是一个潜在的原因。

韧带

内侧副韧带（MCL）以及外侧副韧带都是表浅的结构，超声容易显示。它们分别是膝关节外翻和内翻应力的主要限制因素。这些韧带的损伤常常合

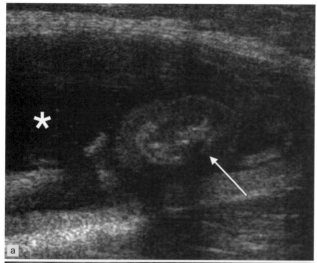

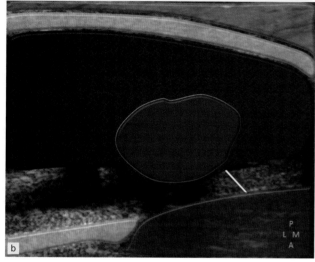

图22.13　Baker囊肿内游离体。Baker囊肿（*）横切面声像图显示在腘窝内一个大的板层状骨软骨体（白箭）位于囊肿的下垂部位

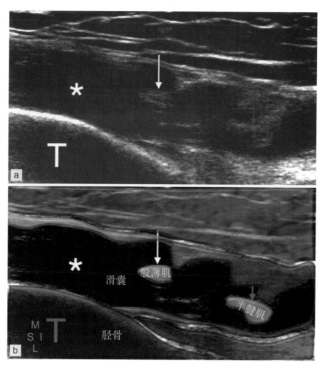

图22.14　鹅足滑囊炎。膝关节内侧长轴切面声像图显示在胫骨表面扩张的鹅足滑囊，积液包绕股薄肌（白箭）和半腱肌（右下箭）。T：胫骨内侧

并其他结构的损伤，同时，超声被用来评估内侧副韧带本身，要排除其他结构的损伤，特别是半月板和交叉韧带的损伤常需要MRI检查。内侧副韧带、前交叉韧带以及内侧半月板损伤被称为O'Donoghue三联征，是一种认识非常清楚的损伤，尽管完全的三联征不如起初提出的那样常见。

　　和所有韧带损伤一样，韧带损伤有一损伤系列，从局部撕裂（有血肿和韧带周围水肿，有些韧带纤维是连续的）到完全断裂（韧带不连续很明显）。内侧副韧带的局部撕裂常累及韧带深部纤维，这部分韧带相对较弱，对关节的稳定性仅贡献较小的作用，因此，内侧副韧带深层纤维的部分损伤通常不造成关节明显不稳。外侧副韧带的损伤较少见，常由于

膝关节内翻应力损伤所致。外侧副韧带损伤常合并其他结构的损伤，最常见的是前交叉韧带损伤，以及较少见的后外侧角结构损伤。外侧副韧带从它远端止点处的撕脱损伤连同股二头肌的联合肌腱和后外侧角结构可在X线平片和MRI显示，但是仅靠超声来评价比较困难。

　　轻度的内侧副韧带和外侧副韧带的损伤（I级代表韧带扭伤），超声可能难以探查到，虽然在肌腱周围可能有低回声的积液。II级损伤代表韧带部分撕裂，内侧副韧带的损伤常累及深部纤维（图22.15）。韧带损伤的超声改变有韧带增厚、受累部分韧带正常超声结构消失，可与邻近未受损的浅表纤维比较。全层撕裂（III级）可见韧带纤维全层不连续，无可见的完整的纤维存在。伴有侧副韧损伤的半月板损伤超声也可以显示，尤其是半月板周缘部分受累时。可发生骨性撕脱而不是韧带本身断裂（图22.16）。继发于内侧副韧带损伤，可发生韧带周围慢性钙化，这种继发病变被称为"Pellegrini-Stieda病"，这在X线平片中常最明显。

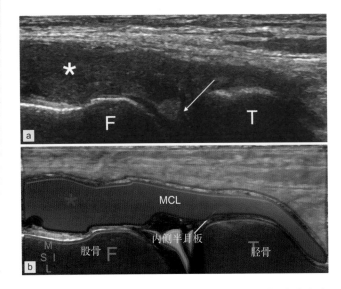

图 22.15 内侧副韧带（MCL）撕裂。膝关节内侧关节线水平长轴切面声像图显示内侧半月板（白箭）内有一裂隙，内侧副韧带（*）呈低回声水肿改变，符合韧带深层撕裂

半月板

超声不常用于评估半月板，即使应用三维超声也不是一个十分准确的检查方法为临床所用。然而，内、外侧半月板的周缘部分超声可以显示，在扫查膝关节时，意外的半月板损伤病变可以得到诊断。超声最常见的是边缘和后侧半月板撕裂（图 22.17）。

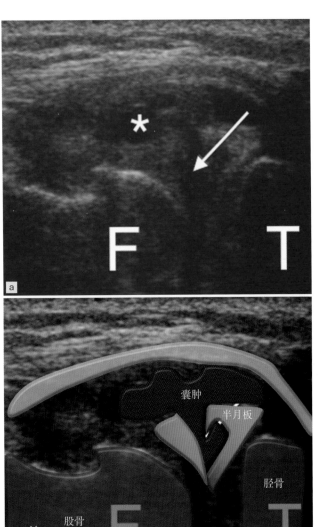

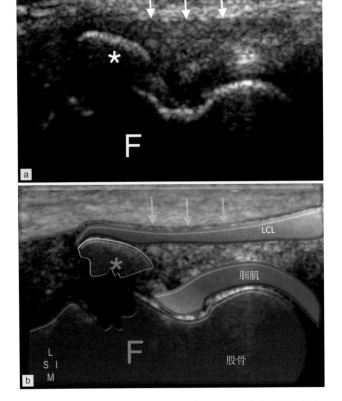

图 22.16 外侧副韧带（LCL）撕脱损伤。膝关节外侧长轴切面声像图显示股骨外髁（F）和外侧副韧带撕脱伤。一小块骨撕脱（*）和外侧副韧带保持完整（白箭）

图 22.17 半月板撕裂伴半月板囊肿。膝关节内侧关节线纵轴切面声像图显示股骨远端和胫骨近端，在内侧半月板周缘部分有一撕裂，显示为一裂隙（箭头）伴有一个半月板囊肿（*）

半月板囊肿是相对常见的，可以发生在内侧和外侧。囊肿在超声上表现为低回声液体填充的结构，可在半月板内，更常见是延伸到周围软组织中（图 22.18），而囊肿可以发生在离关节有一定距离的地方……

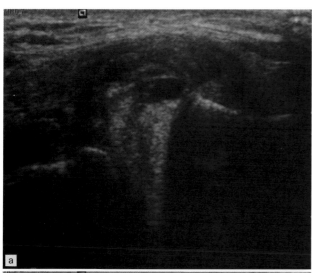

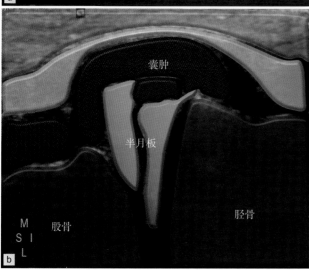

图 22.18　一小的低回声半月板旁囊肿邻近高回声的半月板，并可见半月板部分撕裂

如果超声没有发现撕裂的存在，MRI 检查可能有帮助。如果计划手术治疗，MRI 也能更好地显示半月板撕裂的形态。

焦磷酸钙盐沉积在膝关节半月板、滑膜和关节软骨是相对较常见的现象，钙盐沉积显示为受累组织中线状和点状强回声。

关节积液和滑膜炎

超声能检查出小量的积液，同时能提供额外的信息，如评估伴随的滑膜炎的存在和程度（图 22.19）。

积液一般在关节前方最容易检查，但是……

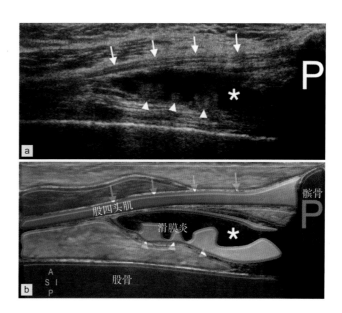

图 22.19　关节积液。声像图显示在髌上囊（＊）有中等量积液，该患者同时伴有滑膜炎（白箭头），伸膝肌腱位于髌上囊（白箭）的表面，该患者患有骨关节炎

髌上囊常是寻找关节积液的起点，而检查髌骨内、外侧下垂的隐窝也很关键，这些位置常可见积液和滑膜炎。

能量多普勒有利于鉴别这两种疾病。正常的滑膜由于太薄超声不能显示，能观察到滑囊意味着滑囊增厚，表现为关节内低回声组织，且位置固定、压缩性差以及有彩色血流信号。要认识到滑囊炎可存在于关节内而超声难以评估的位置，例如髁间窝。这在考虑局限性病变如绒毛结节性滑膜炎的时候特别重要。

关节积液和滑囊炎的表现通常没有特异性，病史和关节检查对于帮助确定病因学是重要的。创伤和骨关节炎是常见的病因，但是其他的病因，如感染、关节炎以及较少见的肿瘤也要考虑到。一些特殊的征象可能较为明显，例如积液中有回声的出血（图22.20）提示创伤，滑膜上有高回声的晶体存在，以及关节软骨表面层状的钙化晶体，提示痛风为可能的诊断（图22.21）。

关节内游离体可继发于损伤或各种关节疾病，包括骨关节炎、滑膜骨软骨瘤病或神经性关节疾病。

通常，膝关节盲穿抽吸和注射是可行的，但在肥胖或那些仅有少量积液的患者，超声能有助于穿刺注射和抽吸的定位。

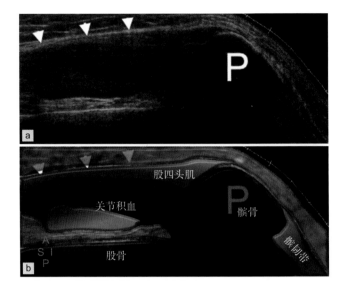

图22.20　膝关节血肿。膝关节前侧长轴切面声像图显示伸膝肌腱止于髌骨（白箭头），髌上囊积液扩张，内有碎片以及液平面

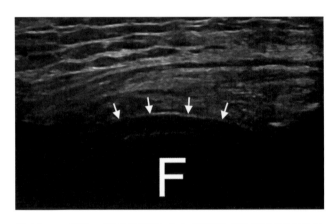

图22.21　痛风。股骨外侧髁（F）后侧关节面横切面声像图显示沿着关节软骨（箭头）表面强回声晶体，提示痛风诊断（双线征）

神经

在膝关节水平胫骨神经和腓总神经都可用超声进行评估。最常见的病变是神经鞘肿瘤，神经鞘瘤和神经纤维瘤构成大多数周围神经鞘肿瘤。腓总神经在腓骨头水平的病变，由于部位表浅，就诊相对较早。和其他部位的神经鞘肿瘤一样，可追踪肿瘤两端的神经，产生特征性的鼠尾样或彗尾样形态结构。病变本身倾向于低回声或混杂的回声结构伴有明显的内部血流信号（图22.23）。病变的活检可在

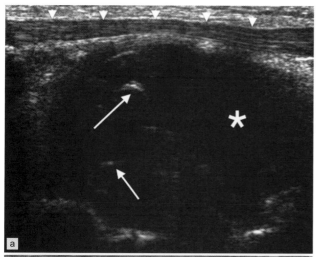

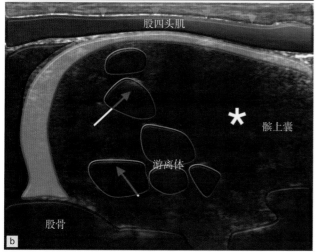

图 22.22　关节内游离体。髌上囊长轴切面声像图显示关节内有大量积液（＊）存在，伸膝肌腱在前方（箭头）；在髌上囊可见数个钙化游离体（白箭）

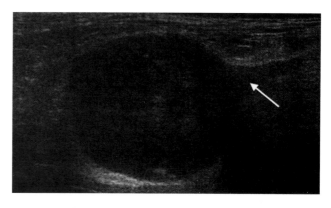

图 22.23　神经鞘瘤。一大的神经鞘瘤纵切面声像图表现为膝关节后外侧一可触及的肿块，声像图显示典型的鼠尾征（箭），可见病变与腓总神经相连续

关节的起源。

　　腓总神经麻痹是一种可致残的疾病，与创伤，尤其是与膝关节脱位有关。研究表明膝关节脱位患者腓总神经麻痹的发生率高达 50%。在牵拉损伤的病例，超声可显示神经呈长梭形低回声肿胀结构，神经束结构消失。神经也易于在膝关节置换手术中发生医源性损伤。

软骨

　　随着软骨损伤修复外科技术的出现，关节面软骨的评估变得越来越重要，术前影像技术在不断进展，以来满足这种临床需要。目前，MRI 是评估膝关节关节面软骨的影像学选择；但是，超声和解剖测量对比研究表明，超声能准确测量关节面软骨的厚度。高分辨率超声探头可显示关节面软骨表面不规整、裂隙和软骨缺损。研究已表明，超声在膝关节关节软骨缺损的探测和分级是准确可靠的。在膝关节完全屈曲时，探头横向置于髌骨上方可评估股骨滑车关节面软骨，可显示 V 形的股骨滑车和表面的软骨（图 22.24）。超声也可用于评估邻近膝关节的骨软骨瘤软骨帽厚度和轮廓（图 22.25），软骨厚度超过 10 mm 应当怀疑软骨肉瘤，厚度超过 15 mm 提示软骨肉瘤。

血管

　　腘动、静脉位于腘窝内腓肠肌内、外侧头之间。如果腘动脉的直径超过 0.7 cm，就应诊断腘动脉瘤，

超声引导下进行，但由于压痛，活检常是难以进行的。

　　起源于近端胫腓关节的腱鞘囊肿是非常少见的现象，但由于其大小可引起膝关节水平胫神经和腓总神经的压迫，继而引起小腿的疼痛。这些病变是液体积聚的病变，与近端胫腓关节相连续。典型的囊肿有厚而不规则的高回声壁，液体积聚在附近的间室间隙和肌肉内。显示囊肿与近端胫腓关节有连接可确认诊断。可见一种特殊类型的近端胫腓关节的腱鞘囊肿是沿着腓总神经生长的神经内腱鞘囊肿，这种神经内的囊性肿物可使神经束向周围移位和神经的梭形增厚，它从关节进入腓总神经的一小关节支，从那开始它可沿着神经向近端或远端分离神经。囊肿可沿神经延伸到相当远的距离，在远离膝关节的部位出现肿块，可沿着肿块回溯到它在近端胫腓

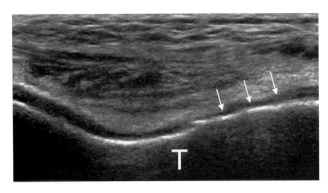

图22.24 骨关节炎。一膝关节骨关节炎患者滑车沟水平横切面声像图显示外侧滑车关节面软骨变薄（箭），伴有软骨下骨不规整
T，胫骨

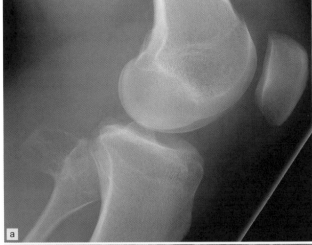

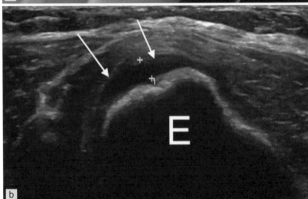

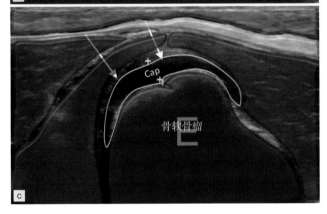

图22.25 骨软骨瘤。膝关节侧位X线片（a）显示腓骨近端后侧一骨软骨瘤；纵切面声像图（b）显示在外生骨疣（骨软骨瘤）的表面一小的软骨帽（箭），软骨帽的厚度测量为在游标之间的距离

这是一个重要的诊断，因为它有发生肢体和威胁生命的并发症的风险。大约45%的患者在就诊时是无症状的，这种情况可因其他临床症状需要超声检查膝关节时意外得到诊断。当灰阶影像是模棱两可的时候，使用能量多普勒有助于鉴别腘动脉瘤和Baker囊肿。可容易地评估通畅的动脉瘤及瘤内血栓。

　　腘动脉也可在足主动背伸过程中受压，但常有诱发病变，如一条附属的束带或肥厚的肌肉，这种情况与运动有关，运动涉及显著的小腿肌肉发育，尤其是自行车运动。让患者俯卧位进行腘动脉多普勒血流的检查，观察足在周期性的背伸和跖屈的过程中腘动脉血流的变化，失去正常的血流提示潜在的先天性纤维束带存在。

　　对怀疑深静脉血栓形成的患者进行评估时，腘静脉的检查是常规，但是，Baker囊肿破裂的症状和体征与深静脉血栓形成相似，对临床诊断有疑问的患者应检查腘静脉寻找血栓的证据。深静脉血栓形成是一常见疾病，尤其在住院患者中是较普遍的，超声表现包括不能完全压缩血管腔、静脉内可见血栓以及在Valsalva动作过程中，静脉的直径增加超过75%。

参考文献

Campbell RSD, Grainger AJ. Current concepts in imaging of tendinopathy. Clin Radiol 2001;56(4):253–67.

Ditchfield A, Sampson MA, Taylor GR. Ultrasound diagnosis of Sleeve Fracture of the Patella. Clin Radiol 2000;55(9):721–2.

Dupuis C, Westra S, Makris J, Wallace EC. Injuries and Conditions of the Extensor Mechanism of the Paediatric knee. Radiographics 2009; 29:877–86.

Fairclough J, Hayashi K, Toumi H, et al. Is iliotibial band syndrome really a friction syndrome? J Sci Med Sport 2007;10:74–6.

Khan KM, Bonar F, Desmond P, et al. Patellar tendinosis (jumper's knee): findings at histopathologic examination, US and MR imaging. Victorian Institute of Sport Tendon Study Group. Radiology 1996;200: 821–7.

Martinoli C, Bianchi S, Gandolfo N, et al. US of nerve entrapments in osteofibrous tunnels of the upper and lower limbs. Radiographics 2000;20(6):199–217.

Sofka CM, Adler RS, Cordasco FA. Ultrasound diagnosis of chondrocalcinosis in the knee. Skeletal Radiol 2002;31(1):43–5.

Torreggiani WC, Al-Ismail K, Munk PL, et al. The imaging spectrum of Baker's cysts. Clin Radiol 2002;57(8):681–91.

Wakefield RJ, Balint PV, Szkudlarek M, et al. Musculoskeletal ultrasound definitions for ultrasonographic pathology. J Rheumatol 2005; 32(12):2485–7.

第七部分

踝

踝关节和前足：解剖和扫查方法

23

Eugene McNally *原著*

陈　然　袁树芳　康　斌译

概述

踝关节和足部的超声检查是肌肉骨骼超声检查最常见的检查之一。由于踝关节和足部大多数结构位置表浅，在许多足部疼痛性疾病患者的诊治中，超声检查起着重要的作用。和多数其他关节一样，临床症状可指导超声检查。对于疼痛局限于单一部位的患者，最常用超声检查来帮助诊断，而对于患者有更多的症状，而不是疼痛局限于特定的部位，就需要 MRI 检查来更全面地评估，尤其是评估关节面。

踝关节的许多结构得益于应力检查，因此，能活动足部是重要的，患者的体位应允许患者能活动足部，这可通过两种方法获得，一是让患者的足踝悬垂于检查床边，另一种方法是在患者的小腿远端后侧放一卷毛巾抬起足踝。在检查足踝的内侧、前侧和外侧时，患者取仰卧位，后足内旋时检查外侧，后足外旋时检查内侧，后侧和足跖侧的检查最好在俯卧位检查。

部位 1：踝关节内侧近端

影像目的

1．识别胫后肌腱（TPT）。
2．定位姆长屈肌腱及其纤维骨性隧道。
3．识别胫神经及其近侧分支。

扫查方法

探头轴向置于内踝上方开始检查（图 23.1），胫骨后内侧缘很容易识别，最大、最内侧的肌腱是胫后肌腱，其深面是一低回声带，位于胫骨皮质的表面，代表滑车止点的透明软骨，它帮助肌腱在内踝周围滑动通过。这一部位存在软骨可解释为什么会出现肌腱起止点病和为什么慢性胫后肌腱疾病患者有骨刺形成。肌腱应有正常肌腱的内部结构，包含低回声的区域，代表肌腱纤维，其间是高回声的结缔组织支持结构。肌腱的最内侧面与胫骨的内缘平行。

紧靠胫后肌腱外缘的是趾长屈肌腱（FDL），趾长屈肌腱明显比胫后肌腱小，并且肌肉-肌腱结合部较低。在踝管近端的其他结构包括胫后动、静脉。

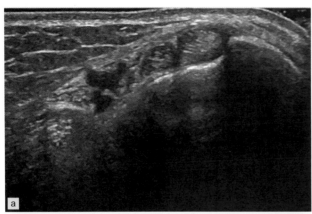

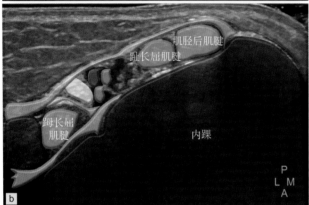

胫后肌腱

趾长屈肌腱

姆长屈
肌腱

内踝

P
L
M
A

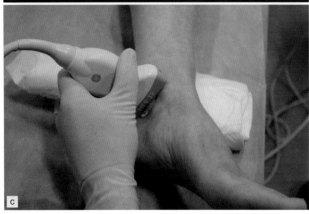

图 23.1　超声探头横切面置于内踝后侧显示内侧三根肌腱和胫神经血管束

趾屈肌腱在支持带深面走行，在趾屈肌腱的深面识别后侧距下关节的内缘，紧贴其内侧的是胫神经血管束。胫后动脉和其周围多根静脉将趾屈肌腱和胫神经分开。胫神经是一明亮的反射结构，回声比邻近的肌腱高。同样，在神经内可见低回声的成分，代表神经束，神经束由明亮反射的神经束膜分开。胫神经分为足底内、外侧神经，这一分叉可出现在任何部位，可能在内踝水平已经分出。从胫神经发

出的一小分支，即跟骨内侧神经，位于胫神经深面和后侧，向跟骨的后内侧角走行。胫神经另一个重要的分支是跟下神经，发自足底外侧神经，有时被称为足底外侧神经的第一分支，它向深部走行，绕过足跟底跖筋膜起点的深面向后走行，横过后跟支配小趾展肌，该神经可被跖筋膜撞击引起小趾展肌萎缩。该神经靠近端受压也可导致类似跖筋膜炎的综合征，被称为 Baxter 神经病。

胫后肌腱由其表面的内侧支持带维持在位，内侧支持带显示为一有纹理的厚层结缔组织结构，走行于胫后肌腱的表面，并形成踝管的顶。趾屈肌腱和胫神经血管束也在踝管内，内侧支持带的内侧有来自筋膜和胫骨骨膜的纤维渗入。

虽然，姆长屈肌腱（FHL）通常认为是与胫后肌腱和趾屈肌腱有关联（即所谓的 Tom、Dick 和 Harry），但事实上姆长屈肌腱与后两个肌腱是分开的，在跟骨后侧有自己的纤维骨性通道。将探头向内侧和远端移动，以胫神经作为标志来寻找和定位姆长屈肌腱。轻轻活动足姆趾帮助识别位置较深的姆长屈肌腱。姆长屈肌腱位于跟骨后方的骨沟内，上面有一短的支持带桥接，形成一纤维骨性通道，有助于引导肌腱活动。偶尔，支持带增厚，出现肌腱结节，形成扳机趾现象，类似于手指的扳机指。如有距后三角骨存在，姆长屈肌腱位于这一附属骨的内侧。

姆长屈肌腱应在姆趾静止和活动时进行纵横切面的检查。一旦找到肌腱，旋转探头 90°，然后活动姆趾来看肌腱在通过纤维骨性通道时有无粘连或卡住。通常最先识别近端肌肉 - 肌腱结合部下方的肌腱，在这一部位肌腱周围看到液体是常见的，这在踝关节有积液时尤其明显，因为，该肌腱的腱鞘直接与胫距关节相通。一般来说，单纯的积液不会出现多普勒现象。

部位 2：踝关节内侧远端

影像目的

1. 定位胫后肌腱、胫距和弹簧韧带。
2. 找到姆长屈肌腱与趾屈肌腱相交叉的位置。
3. 识别足底内侧和外侧神经。

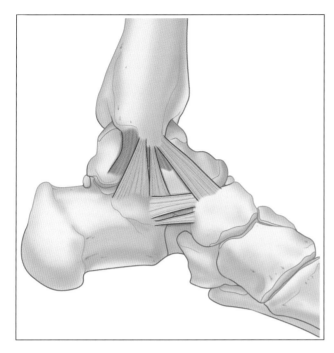

图 23.2　内侧副韧带示意图。内侧韧带复合体有三组韧带：深层组包括前、后胫距韧带（深蓝色），浅层组包括胫跟韧带、胫弹簧韧带和胫舟韧带（中蓝色）；主要的横韧带是跟舟韧带或弹簧韧带（浅蓝色）

扫查方法

随着探头进一步向远端追踪胫后肌腱，内踝从视野中消失，现在在胫后肌腱深面发现的结构是胫距韧带，它是内侧三角韧带复合体的主要成分（图 23.2）。胫距韧带由两个部分组成，尽管后侧部分占主要地位，但在大多数情况下与前侧部分混在一起。在放松的位置，正常韧带的内部结构超声难以辨别，因为韧带纤维的方向与探头呈不同的角度。通过足背伸紧张韧带，使韧带纤维与探头平行，显示韧带的真实内部结构。

正常的内侧韧带呈三角形或帆形，其上方窄的一端附着于内踝，其下方宽的一端附着于距骨。胫距关节在韧带的深面。继续向远端追踪胫后肌腱，在其深面出现弹簧韧带（图 23.3）。首先识别弹簧韧带的后侧部分，因为该部分较宽大，附着于载距突。如果把探头的上端向前旋转，弹簧韧带的前部、中部进入视野，从倒 S 形的距骨走行至舟状骨。在胫后肌腱和弹簧韧带之间有一小的滑囊（仅一小的潜在间隙），这被称为滑动层，在这一部位，胫后肌腱周围可有少量液体存在。内侧韧带复合体的另一重要成分是胫弹簧韧带（图 23.4），呈冠状面走行，连

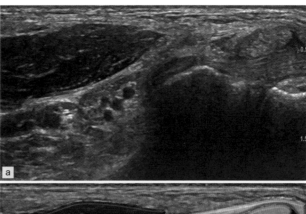

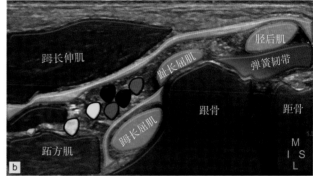

踇长伸肌　　趾长屈肌　　胫后肌　　弹簧韧带　　跟骨　　距骨　　踇长屈肌　　跖方肌　　M I S L

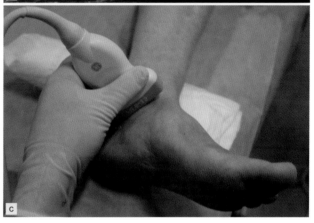

图 23.3　内踝下方远侧横切面声像图显示踇长屈肌腱在其纤维骨性通道内，胫神经（黄色）位于其表面，弹簧韧带位于胫后肌腱深面

接胫骨和弹簧韧带。在多数人中可发现胫跟韧带和胫舟韧带，但形态变化较大。

胫后肌腱的检查在追踪到它在舟骨上的止点时结束，胫后肌腱的止点是复杂的，有纤维条索止于楔状骨、骰骨和舟骨的足底侧，也有部分纤维越过舟骨止于内侧楔状骨。在观察宽广、分散的韧带止点时，各向异性是个问题。

在紧靠胫后肌腱止点处可存在一附属小骨。根据附属骨的大小和其与舟骨的关系，有以下类型：Ⅰ 型：在肌腱内有一小骨，肌腱止点正常；Ⅱ 型：止点是最有问题的，韧带的实质部分止于较大的附

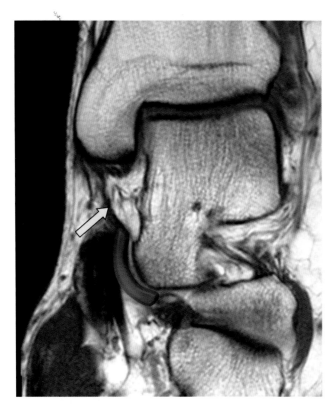

图 23.4 冠状位 T1 加权 MRI 图像显示胫弹簧韧带（箭）与弹簧韧带（蓝色）之间的关节，弹簧韧带位于胫后肌腱深面

属骨，而附属骨与舟骨形成假关节；Ⅲ 型：附属骨与舟骨融合，是稳定的结构，但对胫后肌腱的功能有影响。

变异包括先天性双胫后肌腱和胫骨后肌、趾屈肌腱共用一个腱鞘。另外，还有一附属的趾长屈肌腱通过踝管邻近蹈长屈肌腱，其远端止于趾屈肌腱常有助于它与明显的包块鉴别。

部位 3：踝关节后侧

影像目的

1．识别跟腱及其起止点。
2．识别足底筋膜及其周围肌肉。
3．定位跖肌及腱旁组织。

扫查方法

足跟后侧的超声检查最好是让患者俯卧于检查床上，足伸出检查床头。如果患者不能俯卧，也可在仰卧位时将足悬吊起来检查。影像检查的目的是识别跟腱、跖肌腱和足底筋膜（跖筋膜）。

将探头纵向置于跟骨中矢状切面上很容易定位跟腱（图 23.5）。跟腱是人体最大的肌腱之一，探头沿肌腱向近端追踪可显示比目鱼肌的成分，更近侧可见腓肠肌形成跟腱的成分。应注意比目鱼肌汇入跟腱的水平（一般所指的肌肉肌腱结合部）和跟腱止点之间的距离。有报道比目鱼肌汇入跟腱的位置点低易发生跟腱的肌腱病。在跟腱止点稍上方，跟腱前方有 Kager 脂肪三角和跟腱前滑囊。正常情况下，在滑囊内可见少量液体。通常可以在囊中探及少量液体。稍微屈、伸踝关节可显示脂肪垫的后下缘在滑囊内活动，有助于确定其边界。这一动作也有助于排除有些类型较复杂的、超声特征类似于脂肪垫的跟腱前滑囊炎。跟腱后侧滑囊位于同一水平的跟腱后侧，正常人群这一滑囊很少含有液体，而且多数显示困难。重要的是超声探头不能有太大的压力，否则，壁软的滑囊容易被压闭。

在跟腱止点可发现许多其他的回声特征。在跟骨后侧可见一低回声结构，这是腱止点透明软骨，也可在肌腱内同时存在低回声的籽骨样软骨，尽管后者可能很小，且难以显示。

跟腱的止点范围是很大的，最表浅的纤维能越过跟骨，参与跖筋膜浅层纤维的组成，这在儿童尤其明显，类似于腹直肌 / 内收肌和股四头肌 / 髌韧带之间的关系。已经公认来源于跟腱和跖筋膜的症状之间有关系，因此，当一个有病变时两个都应检查。

将探头旋转 90°显示跟腱短轴切面，该切面上跟腱呈卵圆形，后缘隆起，前缘平整或稍微凹陷。跟腱内部回声与其他部位肌腱一样，肌腱纤维显示为斑点状低回声，其间的明亮回声是腱鞘结缔组织回声。当探头放在跟腱正中时，在体型较瘦的患者，跟腱内、外侧缘难以辨识，因为，跟腱两侧常有边缘伪像，给人以跟腱两侧缘是低回声的印象。先将探头移向内侧检查，然后移向外侧，并且探头向对侧倾斜，可清晰显示跟腱边缘。

在跟腱内侧常可见跖肌腱（图 23.6），跖肌起源于股骨外髁后部，肌腹较短，形成肌腱后从外侧斜向内侧走行于比目鱼肌和腓肠肌内侧头之间，然后位于跟腱内侧。跖肌腱可直接止于跟骨，但更常见的是在跟腱的不同水平与跟腱纤维融合。尽管跖肌腱是相当退化的，但大多数人可探查到跖肌腱。在跟腱和跖肌腱之间的支持带，类似于踝管支持带。和膝关节支持带一样，跟腱的中、远段两侧的支持带稍微增厚。据报道，明显的支持带存在者易发跟

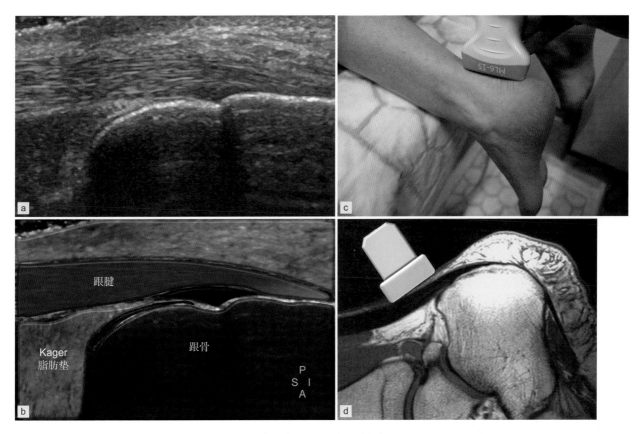

图 23.5　检查跟腱最好是患者俯卧位，足悬垂于床边有助于肌腱活动方便

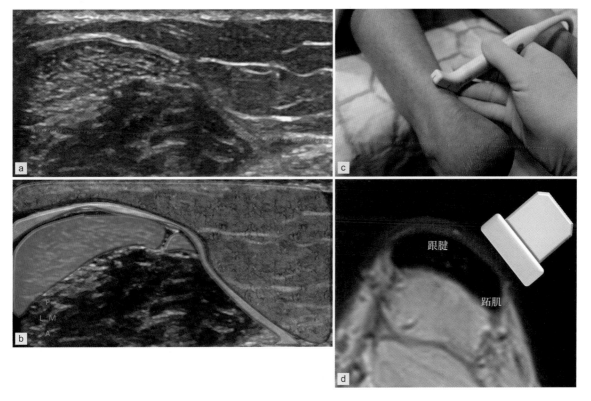

图 23.6　跖肌腱位于跟腱的内侧，探头移向内侧向外侧成角定位跖肌腱

腱肌腱病。

　　跟腱背侧、内侧和外侧均由腱旁组织覆盖，这些腱旁组织可分开经过跖肌腱的表面和深面，也可将跟腱连同跖肌腱包在一起。

　　如果将探头向外侧移动并向内侧倾斜，可探及跟腱的外侧缘、外侧腱旁组织和外侧支持带。位于跟腱外侧缘与腓骨肌之间的是腓肠神经，邻近小隐静脉，小隐静脉可作为该神经的标志（图23.7）。

　　然后，探头越过足后跟，旋转到矢状切面显示跖筋膜（图23.8）。跖筋膜有三个部分：内侧束、中央束和外侧束，内侧束在足后跟检查时不能看见（图23.9）。主要的中央束起自跟骨结节内侧，可向远端追踪到距骨头水平，其附着点足迹测量约长1 cm，离开跟骨时的厚度为4～4.5 mm。跖筋膜的回声特性对诊断很重要。正常情况下，表现为典型的正常韧带组织的高、低回声交错排列的回声带结构。在短轴切面上，中央束呈卵圆形，较外侧束大，两者容易区分。外侧束起自跟骨结节的外侧，可追踪到在第五跖骨基底部的止点。中央束的深面为大的肌肉是趾短屈肌（FDB），肌肉的深面是另一筋膜束：跖长韧带，尽管许多患者不能显示。

部位4：踝关节外侧—肌腱

影像目的

1. 评估腓管及上支持带。
2. 观察跟腓韧带及距下关节。
3. 追踪腓骨长、短肌腱至其止点。

扫查方法

　　患者取仰卧位或半侧卧位，髋关节内旋，和足跟内侧检查一样，最好将足踝置于检查床边缘，或者用一裹着的毛巾支撑踝部，使外侧结构有轻微的张力，并可活动和做应力试验。重要的结构包括肌腱、韧带和支持带（图23.10）。

　　将探头横向置于外踝后上方开始检查，识别腓骨长、短肌（图23.11）。腓骨短肌的肌肉-肌腱结合部较腓骨长肌低，腓骨短肌腱较腓骨长肌腱小，位于腓骨长肌腱的深面。在外踝上方，两肌腱均呈卵圆形或微椭圆形，腓骨长肌腱约是腓骨短肌腱的3倍大小。向远端追踪检查肌腱时需要仔细控制探头的位置与肌腱垂直，无各向异性伪像，这尤其有挑战性，因为肌腱绕外踝相对急转向前。在每一平面，应调整探头的倾斜角度最大程度显示肌腱的回声特性，避免伪像。持续存在的低回声区域可能提示肌腱纵行劈裂。

　　正常情况下，腓骨下方的腓骨肌腱鞘内有厚度不超过3 mm的液体，而在其他地方，仅可见微量液体。上方腓侧支持带在肌腱的表面，帮助在踝关节活动时维持肌腱在外踝后侧。上方腓侧支持带和踝管支持带一样，在与外踝外侧的深筋膜纤维融合前越过两根肌腱。腓骨后缘的轮廓是略微凹陷的，给腓骨肌腱的通过提供很好的滑车。突起的腓骨后缘易发肌腱半脱位。支持带的外侧附着于腓骨后外

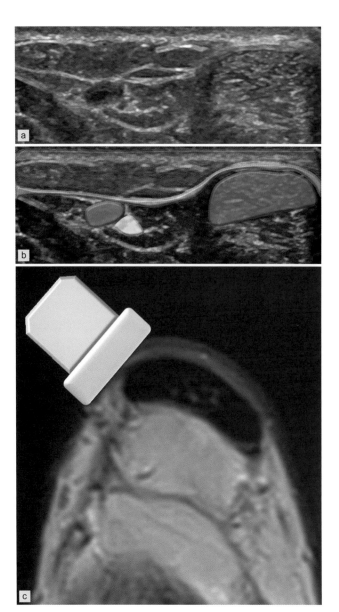

图23.7　跟腱外侧横切面检查，显示腓肠神经位于肌腱的外侧脂肪组织内，邻近小隐静脉

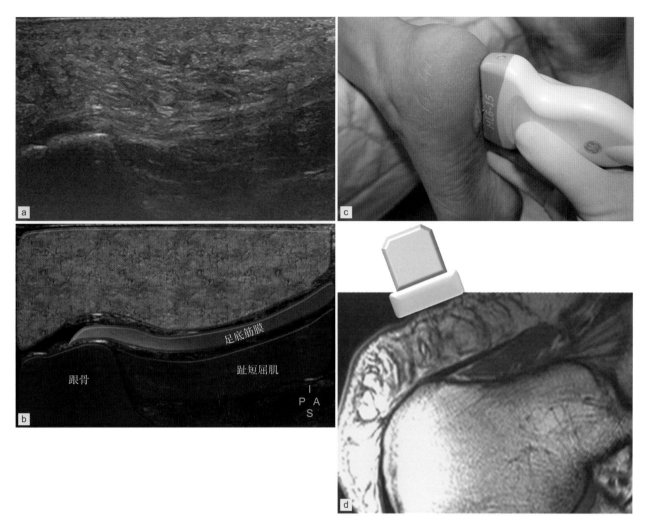

足底筋膜

跟骨　　　　　　　　趾短屈肌

I
P A
S

图 23.8　用于检查跟腱的俯卧位也同样适合检查跖筋膜。显示探头在中央束的长轴上

侧角，在这里通常可见支持带轻微扩张。偶尔，支持带附着点沿着腓骨更靠前，这也易发生腓骨肌腱半脱位，多数情况下，这种类型是由于先前的创伤所致。

在完成肌腱内部结构的评估后，将踝关节背伸和外翻，观察是否有肌腱半脱位。有几种分类方法，但概括起来半脱位分为两型：一型是一根或两根肌腱完全移位位于外踝的内侧，甚至前侧；另一型是肌腱在支持带内，但肌腱之间有异常的移动。

当追踪肌腱到外踝下方时，在肌腱深面将出现一韧带，这就是跟腓韧带，将在下一节进一步讨论。

继续向远端追踪，腓骨长、短肌腱开始分开，在这里，肌腱通过下方腓侧支持带的深面，下方腓侧支持带是位于肌腱表面的一薄层反射结构（图23.12a），在这也可见跟骨外侧一骨性隆起，即跟骨腓侧结节，有些患者腓侧结节相当明显（图

23.12b），该结节的厚度测量（从尖端到基底部）超过 5 mm 易发生腓骨长肌腱病。

在这一水平以下，追踪腓骨短肌腱到其在第五跖骨基底部的止点，腓骨短肌腱的止点应与跖筋膜的外侧束的附着点区分，前者位于后者的深面。腓骨长肌腱继续向下经过骰骨跖侧的纤维骨性通道，横过中足的跖侧止于内侧楔状骨和第一跖骨。在进入纤维骨性通道前，可见一附属骨，即腓侧籽骨。腓侧籽骨易发籽骨炎和骨折。

第四腓骨肌是一附属肌肉，位于踝关节后外侧，腓骨肌腱的后内侧，出现于 10% 的人群，最常见的止点是跟骨，也可止于腓骨长肌腱、腓骨短肌腱或骰骨。第四腓骨肌不能与第三腓骨肌相混淆，后者位于外踝的前侧，足的外侧，紧靠趾长伸肌，止于第五跖骨基底部，其止点用于与小趾伸肌腱区别。另一可遇到的变异是小趾腓骨肌，它起自腓骨短肌，

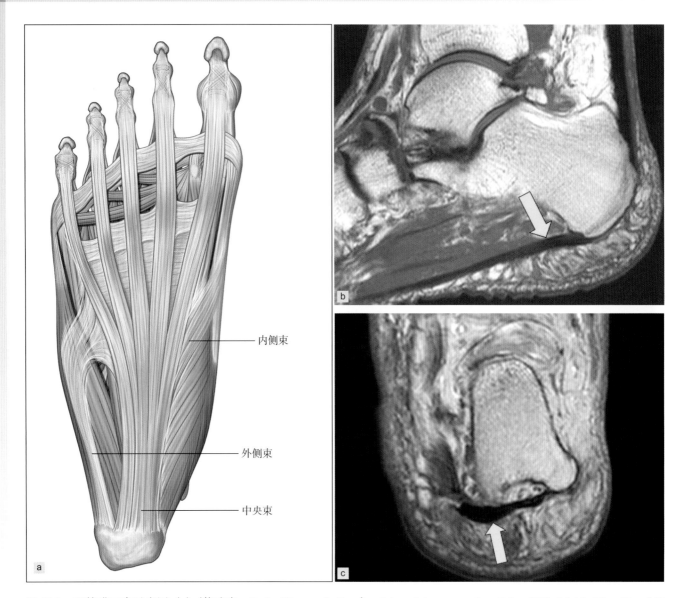

图 23.9　跖筋膜三束示意图（a）（修改自：Drake RL，et al. Gray's Atlas of Anatomy，lst edition. Philadelphia PA：Churchill Livingstone，2008；经允许）和磁共振影像（b，c）。磁共振显示中央束最大（黄色箭），冠状位 T1 加权 MRI 图像（c）显示中央束和外侧束的大小差异

止于小趾近节，该肌肉相对较小，很少引起混淆，或者表现为性质不明的肿块。其他肌肉变异包括低位的腓骨短肌肌肉肌腱结合部，可延伸到腓骨尖端以下。

部位 5：踝关节外侧—韧带

影像目的

1. 定位胫腓前韧带（ATFL）和应力试验。
2. 识别距腓前韧带（ATaFL）。
3. 定位跟腓韧带和应力试验。

扫查方法

85% 的踝关节扭伤累及外侧副韧带（图 23.10）。距腓前韧带和跟腓韧带是外侧副韧带的两个主要成分，前者最常受损伤。距腓后韧带很少受损伤，除非踝关节完全脱位。距腓前韧带几乎水平走行，从外踝尖前缘向前下方走向距骨，平均长度 25 mm，宽度 2 mm。距腓前韧带断裂表现为局部肿胀，常表现为外踝下方的一低回声软组织肿物。韧带应在足内旋或前抽屉等应力试验时检查。在韧带完全断裂时，足异常活动范围明显增大，可见韧带断端插入关节内。胫腓前韧带（ATFL）是较强大的韧带，较

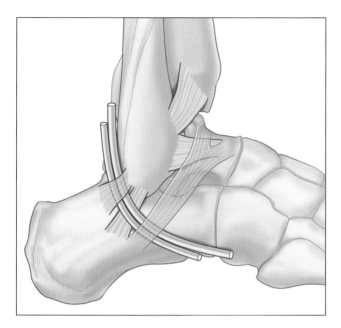

图 23.10 足跟外侧韧带和支持带示意图

距腓前韧带更靠上方，是胫腓韧带联合的一部分，与踝关节扭伤比较，胫腓前韧带损伤的损伤机制不同，需要更高的损伤能量才能使其断裂。跟腓韧带位于腓骨肌腱深面，起自外踝尖，止于跟骨外侧面的小结节上。

评估外侧韧带先将探头轴向置于踝关节外侧，探头后缘靠近腓骨前缘，接近尖端的位置，然后探

头前部向上旋转，距骨的前外侧缘从视野消失，胫骨出现在视野内，可见一短的韧带连接于胫骨与腓骨之间，这就是胫腓前韧带的主要下部（图 23.13）。

从这一位置，探头前侧向下旋转，和前面的动作相反，胫骨在视野中消失，距骨出现在视野内（图 23.14），通过表面的软骨覆盖识别距骨。有时探头的后缘也要向远端稍微移动，距腓前韧带于是出现在视野内，该韧带比胫腓前韧带长而宽，但它没有胫腓前韧带强大，更容易受损伤。在韧带表面可见一小动、静脉，有助于定位其深面的韧带。韧带深面是踝关节前外侧关节间隙，正常情况下，在前隐窝有少量液体存在。

跟腓韧带最好是追踪腓骨肌腱在外踝下方呈90°转弯通过时找到，在腓骨尖下方有一线状结构将腓骨肌腱和跟骨分开（图 23.15），这就是跟腓韧带的后部，要显示韧带的全长，旋转探头，使探头上缘更靠上方，直到能尽可能显示韧带的全长。由于经过外踝的深面，韧带的近侧部分难以显示。通过踝关节背伸和跖屈，依次紧张和放松韧带，可促进韧带内部结构的显示，也应注意这一动作在紧张韧带的同时可使腓骨肌腱移位和旋转。有人认为，这种腓骨肌腱的移位和旋转仅出现于韧带完整的病例。

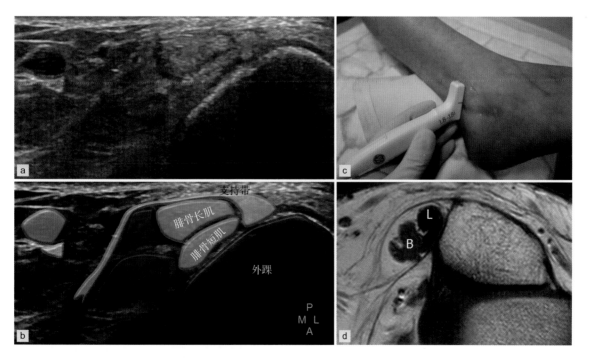

图 23.11 超声探头横向置于外踝后方显示腓骨长、短肌腱位于腓侧支持带内，腓骨长肌（L）肌腱位于腓骨短肌腱的后侧，上方腓侧支持带在外踝上有较宽大的附着点

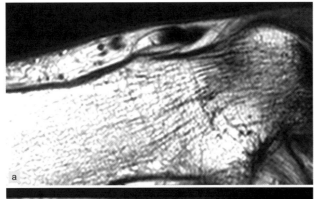

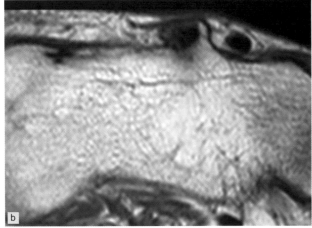

图 23.12　声像图（b）显示跟骨腓侧结节骨刺将腓骨长、短肌腱分开（与正常的图 a 比较），如果骨刺较大，易发生腓骨长肌腱病

跗骨窦也向外侧开口，在外踝前侧可见跗骨窦宽大的开口（图 23.16）。

部位 6：踝关节前侧

影像目的

1. 识别踝关节前侧所有三组肌腱。
2. 识别和追踪腓浅和腓深神经。
3. 评估踝关节前侧间隙和中足关节。

扫查方法

踝关节前侧的超声检查是先将探头横向置于胫骨远端前侧（图 23.17），在这里识别三组肌腱，最内侧的是胫前肌腱（TAT），胫前肌外侧一小的肌腱是𧿹长伸肌腱（EHL），最外侧大而宽的肌腱是趾长伸肌腱（EDL）。为了帮助记住肌腱的位置，胫前肌腱（TAT）与胫后肌腱（TPT）相邻，踝关节前侧𧿹长伸肌腱与趾长伸肌腱之间的关系和踝关节内侧的𧿹长屈肌腱和趾长屈肌腱之间的关系相反，肌腱之间无交叉。

先在横轴切面上追踪胫前肌腱到内侧楔状骨的止点，胫前肌腱止于内侧楔状骨背内侧的一小凹陷

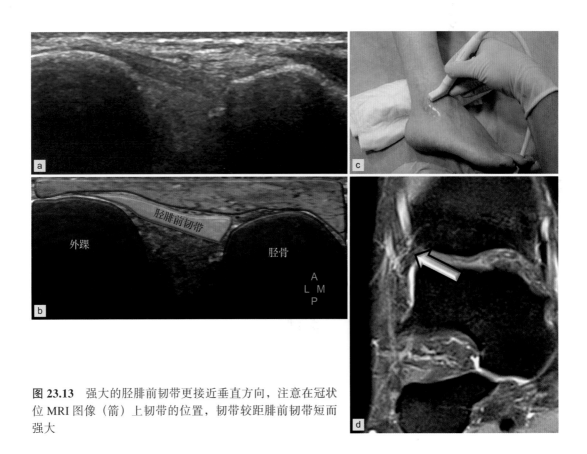

图 23.13　强大的胫腓前韧带更接近垂直方向，注意在冠状位 MRI 图像（箭）上韧带的位置，韧带较距腓前韧带短而强大

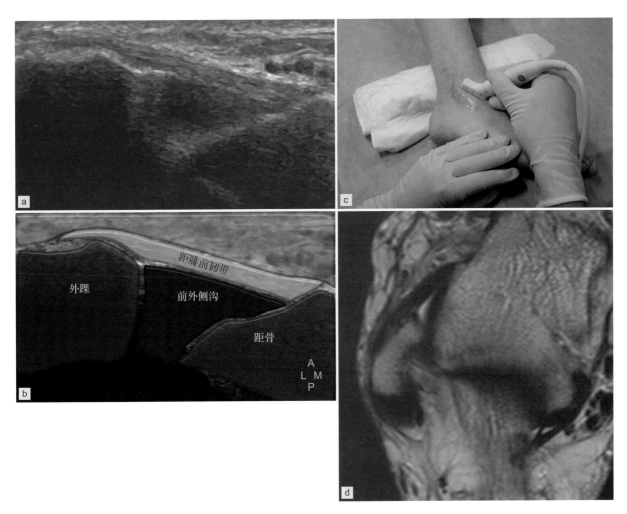

图 23.14　距腓前韧带桥接距腓前外侧沟。韧带前侧有小血管有助于定位韧带，注意探头的位置（c）（与图 23.13c 和图 23.13d 比较）

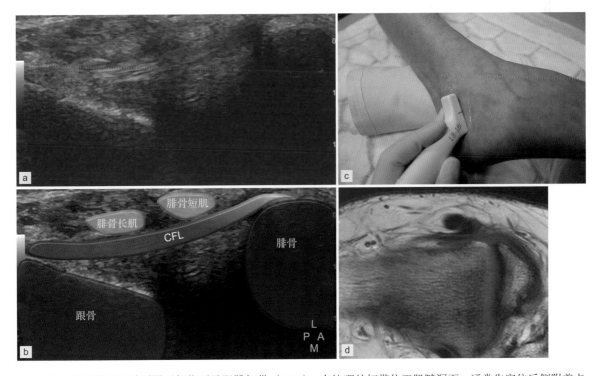

图 23.15　追踪腓骨肌腱到踝下部位可见跟腓韧带（CFL），有纹理的韧带位于肌腱深面，通常先定位后侧附着点

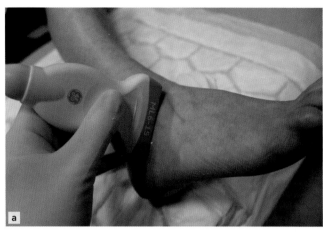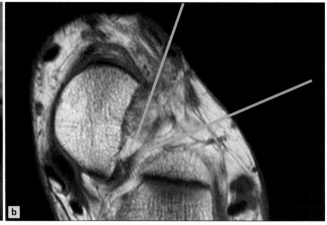

图 23.16　跗骨窦是外侧一较大的间隙，将探头置于外踝前侧、外踝尖端下方可显示跗骨窦

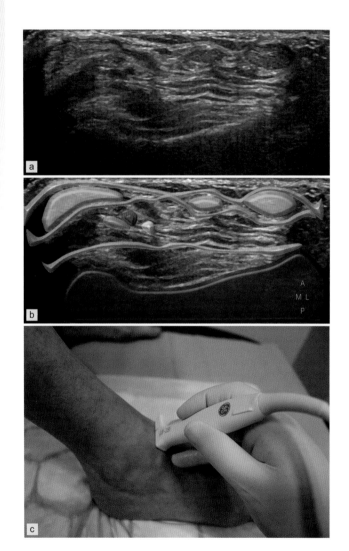

图 23.17　在胫骨远端前侧定位三组肌腱及其支持带。胫前肌腱靠最内侧，也可定位腓深神经、血管束

上。在长轴切面声像图上，胫前肌腱和其他肌腱一样是典型的有纹理的肌腱形态，但总体的回声较其他肌腱低，不应误认为是肌腱病。

　　回到开始的横轴切面，探头外移可显示小而薄的鉧长伸肌腱，可追踪它到其在鉧趾末节的止点。趾长伸肌腱可从它的外侧位置辨认，也可通过向远端追踪辨认，肌腱远端分成 4 根肌腱到第二至五趾。胫前肌腱和其他肌腱在踝部由上、下两个支持带限制在位。上支持带是带状结构，位于胫骨远端水平，肌肉肌腱结合部的下方，它是踝关节周围环形支持带（包括内侧的踝管支持带和外侧的上方腓侧支持带）的前侧部分。在横切面上，上支持带有浅、深两层，胫前肌腱在两层之间的通道经过，这一通道也将胫前肌腱与其他伸肌腱分开。斜行的下支持带包括内上和内下两个带状结构，两者在外侧合并形成单一的外侧附着。胫前肌腱在止于内侧楔状骨之前走行于斜行的内下支持带的深面。

部位 7：中足背侧

影像目的

1．识别跗骨间关节。
2．识别重要的韧带。
3．识别神经。

扫查方法

中足关节的解剖复杂，依靠细心的检查技术，每一关节都很容易显示。由于中足关节靠近足背侧皮肤，骨性解剖将从这个角度描述。要识别单个关节，最好将探头纵向置于足背，显示足背矢状切面影像（图 23.18）。距骨的轮廓是很有特征性的，是一非常好的起点。距骨有双叶状上表面，很容易识别。距舟关节、舟骨中楔状骨关节和第二跖跗关节在一条轴线上，一旦确定了这条轴线，可定位其他关节与这条轴线的关系。也可用横轴切面扫查，距骨颈容易识别，是很好的检查起点，向远侧移动探头，可获得内侧舟状骨和外侧骰骨两骨切面，在向远端移动探头，四块骨进入视野，由内向外分别是内侧楔状骨、中楔状骨、外侧楔状骨和骰骨，再向远端显示五根骨，代表五根跖骨。

足背侧面有许多韧带，但只有少数有临床意义。距舟韧带覆盖距骨和舟状骨之间的关节，很容

易识别。在英式足球运动中，因反复踢球可损伤距舟韧带。分歧韧带，顾名思义，有两个部分，较厚的是跟骰韧带（CCL），将探头置于跟骰关节上，围绕外缘可见带状的韧带进入视野；跟舟韧带部分较小，与跟骰韧带共享近端有助于识别。比找到韧带更重要的是观察跟骨前侧突的轮廓，寻找有无骨折。足背另一重要的韧带是 Lisfranc 韧带，第二跖跗关节的稳定性依靠内侧楔状骨和第二跖骨基底部之间的韧带，这些韧带最强大的是 Lisfranc 韧带，这些韧带有背侧、骨间和跖侧三层，最强大的是内侧楔状骨和第二趾骨基底部之间的骨间韧带，这就是 Lisfranc 韧带。在这些关节的跖侧还有一强大的"Y"形韧带，基底部在内侧楔状骨上，两支分别附着于第二、三跖骨基底部。狭窄的空间和斜行的韧带使其难以定位。软组织肿胀和局部压痛是损伤重要的提示。

胫前动脉位于跗长伸肌和趾长伸肌肌腹之间，贴近胫骨前缘。腓总神经深支与胫前动脉伴行。另一要定位的神经是腓浅神经的终末支，腓浅神经在踝关节上方约 12 cm 处穿出深筋膜到小腿的前外侧，然后分成两支，支配足背侧大部分的皮肤感觉，这两支又分成更小的皮神经支配前足的皮肤感觉。例外的是第一趾蹼由腓深神经支配。

部位 8：中足跖侧解剖

影像目的

1. 定位三层肌肉。
2. 认识 Henry 结节和邻近的跖神经。
3. 识别三个筋膜带。

扫查方法

足背侧和跖侧之间有四层解剖结构。将探头垂直于长轴横向置于足底，三个表浅的肌肉占影像的主要部分，组成第一层（图 23.19），中央是趾短屈肌，两侧是跗趾展肌和小趾展肌；跖方肌（QP）和蚓状肌组成第二层，跖方肌的两个头起自跟骨，内侧头较大，形成踝管远侧的底。跖方肌有时在趾长屈肌腱分成四根肌腱到外侧四趾前变异地附着于趾长屈肌腱，其作用由蚓状肌代替。足底的蚓状肌和手部的蚓状肌一样起自相应的屈肌腱。

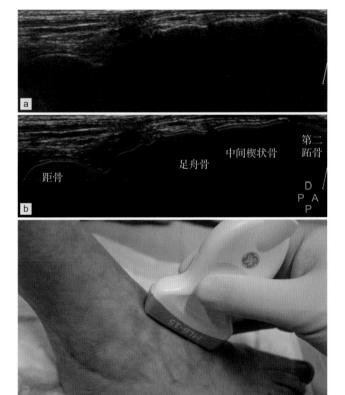

足舟骨　中间楔状骨　第二跖骨　距骨　D P A P

图 23.18　距骨背侧典型的双叶状轮廓，用于识别中足关节，距舟关节、舟楔关节和第二跖跗关节在一条直线上

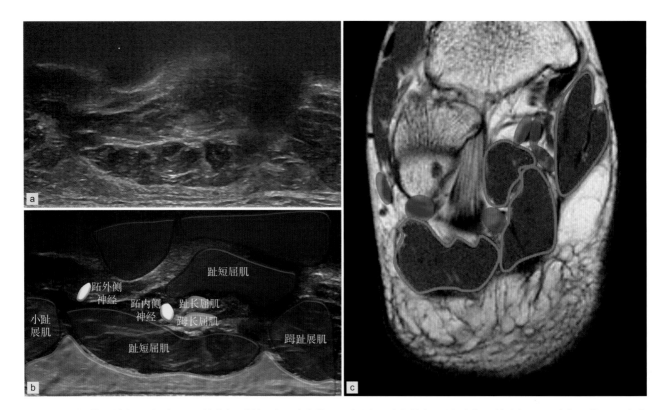

图 23.19 踝管远端交叉点（Henry 结节）。蹰长屈肌腱先位于趾长屈肌腱的外侧，然后位于其内侧，肌腱交叉接近足底内侧神经，足底内侧神经和足底外侧神经是胫神经的两个主要分支。MRI 显示常规的走向

在第一、二层之间有一脂肪间隙，严格地讲，是位于跖方肌内侧头和趾短屈肌之间，这一间隙内含有"Henry"结节和跖内、外侧神经。"Henry"结节是蹰长屈肌腱和趾长屈肌腱的交叉点。在足后跟近侧，蹰长屈肌腱位于趾长屈肌腱的外侧，因此，两者必须交叉才能到达各自的止点，这发生在 Henry 结节，邻近跖内侧神经，跖长韧带也位于此间隙内，该韧带与跖筋膜平行，其功能是维持足的纵弓。和足底筋膜一样，偶尔它可受到损伤，它还得到深面跖短韧带的额外支持。

第三层仅存在于中足和前足，它的后缘是腓骨长肌腱，腓骨长肌腱由外侧向内侧走行，止于内侧楔状骨和第一跖骨，腓骨长肌腱远端外侧只有一块小肌肉，即趾短屈肌。在内侧有两块到蹰趾的肌肉，即蹰短屈肌和蹰内收肌。第四层包括骨间肌和足背仅有的趾短伸肌（尽管有时存在一分开的肌肉条到蹰趾）。

部位 9：前足

影像目的

1．识别跖板。
2．识别趾间神经。
3．检查小关节。

扫查方法

跖趾关节的解剖和手的掌指关节一样，在背侧是伸肌装置，关节两侧有两个侧副韧带：主要的侧副韧带与背侧关节囊紧贴，附属侧副韧带位于足底。在足底，附属侧副韧带纤维与背侧和足底骨间肌腱的纤维以及其间的横韧带纤维融合形成跖侧关节囊，还有来自关节内的跖板加强（图 23.20）。跖板和掌指关节的掌板相同，它们是纤维软骨结构，其功能是限制关节过伸。此外，第一跖趾关节的跖侧有蹰短屈肌腱性止点内形成的两个籽骨加强。蹰内收肌的斜头和横头也止于外侧籽骨附近。屈肌腱是关节

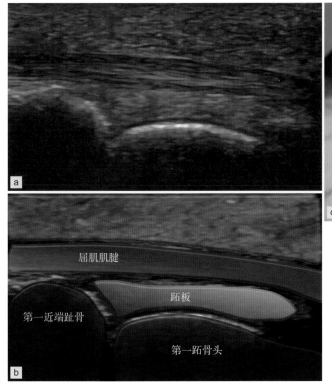

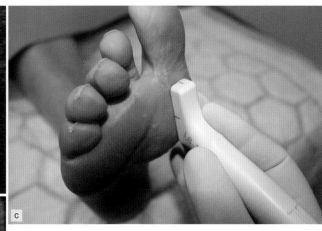

图 23.20　第一跖趾关节跖侧籽骨间跖板的长轴切面声像图（a，b）和探头位置（c）

外结构，覆盖跖板。屈肌腱有一和手指一样的滑车系统加强，尽管少见损伤。

　　趾间神经在跖骨头之间、横韧带的背侧经过，横韧带在跖骨头之间，是保持横弓的结构。Morton 神经瘤发生于韧带的远侧。在这之上有一潜在的间隙或跖骨间滑囊（图 23.21），跖骨间滑囊可延伸到横韧带水平，在 Morton 神经瘤 / 跖骨间滑囊炎复合体患者该滑囊扩张。

　　足的小关节的超声检查和手指检查相同，先从

背侧长轴切面扫查跖趾关节和趾间关节，能提供很好的显示。在第一跖趾关节内常可见少量液体，应视为正常。和对侧比较，加上滑膜多普勒检查能帮助确定其重要性。由于足趾向跖侧的自然弯曲，从足底侧评估趾间关节是不容易的。采用小的足迹探头和在患者能耐受的范围内手法伸直趾间关节是获得趾间关节跖侧声像图的方法。大多数滑膜炎的检查常规不特别依靠趾间关节跖侧的超声评估。

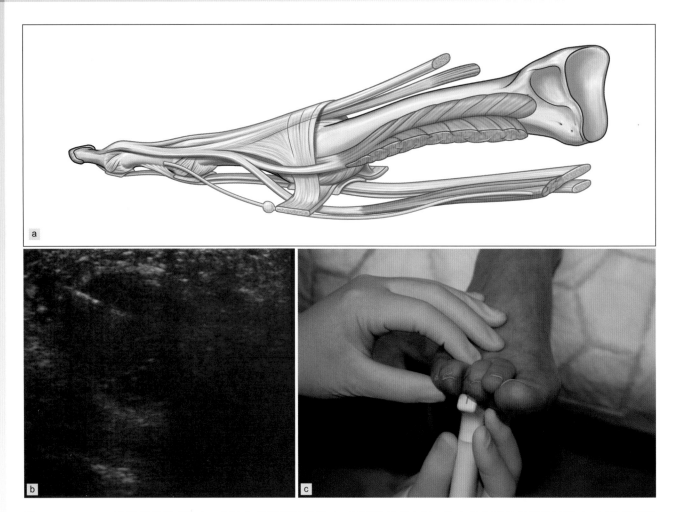

图 23.21　Morton 神经瘤的超声检查。探头矢状切面置于第三、四跖趾关节之间，检查者左手从背侧按压第三、四趾间有助于增加神经瘤 - 跖骨间滑囊复合体的显示，旋转探头到横切面扫查补充矢状切面扫查。Morton 神经瘤示意图（a）（修改自：Drake RL，et al. Gray's Atlas of Anatomy，1st edition. Philadelphia，PA：Churchill Livingstone；2008；经允许）

踝关节和足后侧疾病

Michel Court-Payen，Eugene McNally *原著*

郑家跃　陈　芸 *译*

章节大纲

概述

导致患者行踝关节后侧区域超声检查最常见的是与跟腱或跖筋膜疾病有关的症状，如足跟疼痛和（或）肿胀。在急诊，对疑为跟腱断裂的患者最常用超声检查来证实。超声检查其他常见的急性和慢性适应证包括跟腱肌腱病和（或）腱旁组织炎、跟腱止点病、滑囊炎和跖筋膜炎；少见的适应证包括跟骨骨骺炎、跖筋膜撕裂、跖筋膜纤维瘤病、跖肌腱病损、附属的比目鱼肌、踝关节后侧撞击症和跟垫综合征。

跟腱

超声具有非常卓越的分辨率和分辨肌腱纤维结构的能力，是跟腱检查的首选影像检查方法。此外，超声是唯一可以对肌腱进行动态观察和功能检查的影像技术。在过去的几十年里，累及跟腱的病变在不断增加，反映了参加不同类型的体育活动在增加。跟腱的疾病最常分为两组：止点疾病和非止点疾病。跟腱止点疾病又分为跟腱止点病（在止点）和Haglund病（止点近侧）。所有患者的鉴别诊断要依靠患者的症状（疼痛、肿胀、疾病机制）和准确的解剖位置的超声表现。非止点疾病的表现包括肌腱病和腱旁组织病。肌腱病、腱起止点病和Haglund病均可导致肌腱撕裂，因此，超声检查的一个重要任务是识别和描述这一并发症，以便能手术治疗。对于怀疑手术后撕裂复发或者感染者，也需要超声检查。

跟腱肌腱病

跟腱肌腱病是慢性足跟部疼痛患者最常见的发现之一，它是一常见疾病，在一项荷兰人注册的全科医师患者调查报告显示，该病发生率为 2.35‰，最常见于 41 ~ 60 岁中年人群。它是一种退行性的病变（肌腱变性），而不是一种炎症疾病，是由于肌腱纤维的过度使用造成的，常与运动活动有关，包括跑步。体育运动员是高危人群，但与体育活动的关系不总是存在。

> **要点**
>
> 足跟外翻和足过度旋前导致跟腱内侧部分应力增加，也与跟腱变性的发生有关。

在肌腱病的发病机制起作用的其他因素包括：构成跟腱的腓肠肌和比目鱼肌之间的不平衡、年龄、体重、久坐的生活方式、血管质、肢体的扭曲和踝关节的异常等。症状一般是隐匿性发展的，临床上很难区分肌腱病和肌腱周围炎症（肌腱腱周病），更别说这两种病变是相关联的。跟腱肌腱病患者表现有疼痛、肿胀、晨僵、体育活动以及日常生活活动障碍。超声显示肌腱病具有较高的阳性预测值，而探测腱周炎的敏感性比 MRI 低。超声显示跟腱中部低血管化（止点上 2 ~ 6 cm），反应未能愈合的组织病理征：胶原纤维中断、基质（蛋白聚糖）增加、肌腱细胞增殖和新生血管形成。超过半数患者两侧均有表现。

弥漫性变性最常见，导致痛性跟腱梭形肿大，呈低回声（图 24.1），在纵切面声像图上能很好地评价肌腱的纤维结构，可见连续而增厚的纤维束（图 24.2a，b）。随着病变的进展，由于肌腱纤维间的空隙加大，肌腱的整体回声降低。重要的是在扫查跟腱时应避免各向异性伪像。通过测量肌腱的前后径来确定肌腱增大，跟腱前后径超过 6 mm，即可考虑肌腱病。有些患者肌腱增大为非对称性，通常累及内侧多于外侧（图 24.3）。孤立性的肌腱病，无肌腱边界不连续。在横切面声像图上（图 24.2c，d）肌腱呈圆形低回声结构，跟腱前侧失去正常的扁平或稍微凹陷的轮廓。彩色多普勒常显示肌腱和（或）腱周组织充血，多为小血管呈直角进入跟腱前侧（图 24.2e，f）。彩色多普勒检查应在跟腱松弛时扫

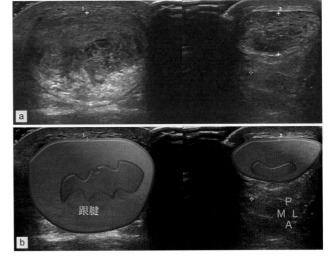

图 24.1 双侧跟腱肌腱病的横切面声像图。尽管两侧均显示肌腱回声降低，并有局灶性肌腱分层，左侧肌腱明显较右侧增大

查，探头不能有过大的压力，以避免血管闭塞导致的假阴性结果。有些患者只表现为累及跟腱前、后部的局灶性变性（图 24.4）。

当跟腱有触诊疼痛，而超声表现正常时，应考虑跟腱腱周疾病，应仔细寻找肌腱病的细微征象（包括跟腱前缘凸起、肌腱呈轻微的低回声结构或充血）和（或）跟腱腱周疾病的细微征象（包括腱周组织轻微增厚、跟腱前侧脂肪垫回声增强）。相反，肌腱病病灶伴有或不伴有多普勒血流信号增加，可见于无症状的跟腱，尽管这种肌腱最终变成有症状的可能性增加。随着时间推移，跟腱变得非均质性，低回声的变性区域可表现为很小的圆形或者纵向排列的、无回声肌腱内病变，这些被称为微小撕裂或分层（图 24.5a，b）。在跟腱内发现钙化是少见的（钙化性肌腱病，图 24.5c）。最终跟腱中部可出现部分或完全撕裂。

跟腱肌腱病的治疗基本上是保守治疗，包括休息一段时间、使用非甾体类抗炎药、抬高足跟等，接下来是物理治疗（偏心训练），有时病情顽固需进行手术治疗。有一些罕见的肌腱病是由于特定的病因所引起的，需根据病因来治疗：如脂质储存紊乱性疾病、类风湿疾病等，需局部或系统使用类固醇激素治疗，或者特定的抗生素治疗。

杂合子家族性高胆固醇血症是一种常染色体显性遗传病，以血浆低密度脂蛋白胆固醇水平升高、早发的冠状动脉疾病和胆固醇沉积在伸肌腱（黄瘤）

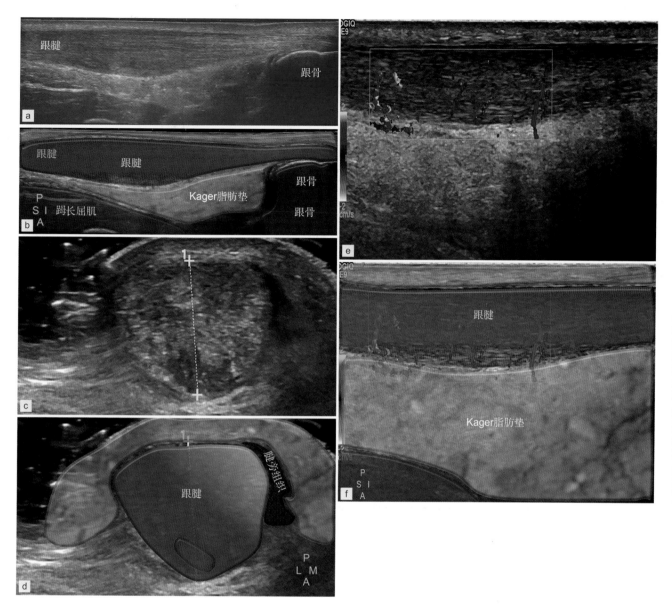

图 24.2 跟腱肌腱病声像图。纵切面声像图（a，b）显示跟腱梭形增大，呈低回声；横切面声像图（c，d）显示跟腱呈圆形，前后径增加（13.2 mm）；纵切面彩色多普勒声像图（e，f）显示肌腱内充血

为特征，跟腱为最常受累的肌腱（图 24.6）。跟腱出现黄色瘤是该病的特异性表现，但 25% 的患者在触诊时跟腱是正常的，超声可显示跟腱局灶性无回声区，低回声区的融合以及跟腱非均质性肿大。因此，有人建议超声检查可作为临床上无跟腱症状高脂血症患者或者有家族病史患者的筛查工具。跟腱肌腱病、腱周组织病、止点炎、跟骨后滑囊炎和（或）关节滑膜炎是风湿性疾病的常见表现，如类风湿关节炎、痛风或脊柱关节炎等。超声也可显示类风湿关节炎患者的皮下类风湿结节（边界清楚的局灶性低回声区）和痛风患者肌腱内的痛风石（非均质的高回声区伴声影）。有报道跟腱撕裂是全身或局部使用类固醇激素治疗的一种并发症。严重的肌腱病

也可能是使用了氟喹诺酮类抗生素后出现的并发症，肾功能不全的患者风险更高，最常见于跟腱，通常是双侧的，接近半数病例可导致跟腱撕裂。

跟腱腱周病

腱周炎是指肌腱旁组织的炎症。无论是孤立性的（初始阶段）或与肌腱病相关的（晚期阶段），最常见的原因是机械性的或继发于过度使用所造成的损伤。在慢性病的情况下（腱旁组织变性）可发生腱旁的纤维性粘连，限制肌腱的运动。腱周炎的其他原因是风湿性疾病，特别是脊柱关节病。

在临床触诊疼痛并有跟腱组织增厚时需怀疑该病。超声可显示腱旁组织增厚，呈低回声，在横

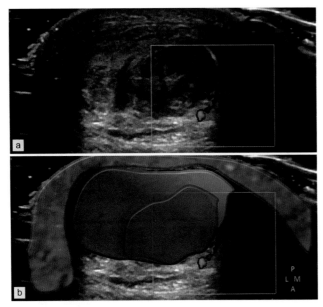

图 24.3 踝关节后侧横轴切面声像图。显示病变累及跟腱前内侧较外侧多，这种局灶性病变相对较常见，腱周组织多普勒血管活性有些增加

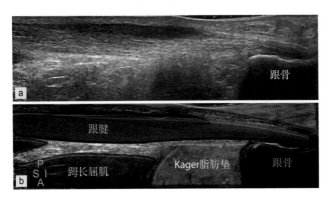

图 24.4 累及跟腱后部的局灶性肌腱病

切面显示最好（图 24.7）。腱旁组织围绕在跟腱的两侧及后方、后侧方，这很好地解释了腱旁组织呈 U 形，且前方没有肿大的情况。腱旁组织的增厚一般是轻微的。在一些罕见的急性病例中，在腱旁组织内可发现少量液体。有些炎症性关节病的患者表现为腱旁组织的明显肿大，并伴有肌腱病。MRI 诊断腱周炎也是很敏感的，因为肌腱周围的软组织弥漫性肿大容易探测到。有些病例中，仔细与对侧对比时，超声可显示跟腱前脂肪垫软组织或皮下组织的肿胀（弥漫性高回声及非均质性）。用彩色多普勒检查若发现腱周病理性充血有助于诊断。

跟腱起止点病

　　跟腱起止点病是由跟骨后方下部跟腱止点的炎症所致，这一区域包括跟腱的最远端部分、跟腱止

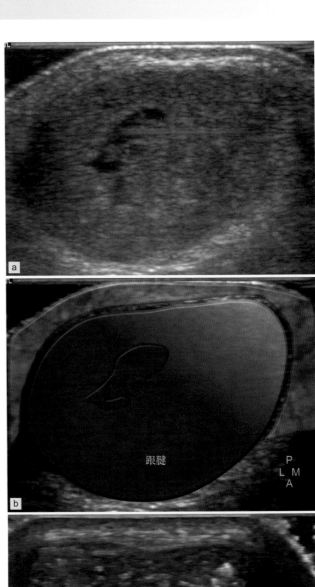

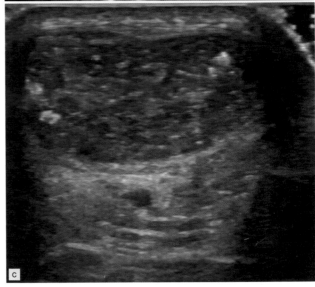

图 24.5 跟腱肌腱病局灶性病变声像图。显示跟腱内微小的撕裂（a，b）和小钙化（c）

点纤维软骨和邻近的跟骨。跟腱起止点病的病因通常是机械性的，与年龄、超体重、体育活动、硬鞋的压迫、较短的跟腱等有关，也可能是炎症性的。炎症性跟腱起止点病见于血清阴性脊柱关节病，如强直性脊柱炎和银屑病。无论病因，慢性起止点病

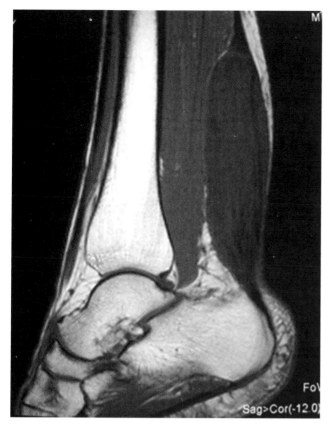

图 24.6 MRI 的 T1 加权矢状位图像。因黄瘤跟腱继发性明显增大

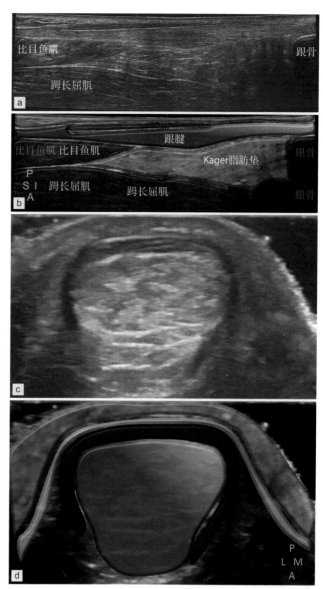

图 24.7 跟腱腱周组织炎纵切面声像图。显示腱周组织增厚，呈低回声。纵切面声像图（a，b）；横切面声像图（c，d）显示 U 形腱周组织

的改变是细微的和无症状的。

> **要点**
>
> 典型的跟腱起止点病的超声表现是跟腱止点处增大，呈低回声，有时可见钙化或骨刺，彩色多普勒检查常见血供增多的改变（图 24.8）。

超声能很好地显示跟腱和跟骨后侧面之间界面的紊乱，有时比 X 线平片或 MRI 好。超声可以显示跟腱止点处纤维软骨和软骨下骨表面的不规整和后方的骨刺。另一方面，MRI 可显示跟骨后下方、邻近跟腱止点和（或）骨刺的局限性骨水肿。骨刺通常是无症状的发现。

> **实用技巧**
>
> 当骨刺周围出现疼痛时，超声常可证实骨刺周围的局灶性炎症是疼痛的病因，超声显示邻近骨刺和骨刺近侧的肌腱呈低回声，其内和周围有局部多普勒血流信号增加。

另外，超声能帮助局部注射类固醇时针尖的精确定位，这非常有帮助，因为皮下软组织常和跟腱止点粘在一起。

> **要点**
>
> 肌腱止点炎征象可见于各种风湿性疾病，但这是脊柱关节病的特征性病理改变。

在脊柱关节病中，肌腱止点炎主要见于下肢，特别是在跟腱止点。跟腱起止点病变在临床上往往被低估。

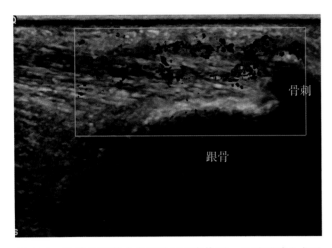

骨刺

跟骨

图 24.8　机械性跟腱止点病纵切面声像图。显示跟腱止点呈非均质的低回声增厚伴有骨刺和彩色多普勒检查充血

要点

超声已被证实有探测亚临床肌腱止点炎的能力，由于超声有提高脊柱关节病的诊断和监测治疗的潜力，临床应用越来越多。

超声在显示跟骨后侧的骨侵蚀时特别有用，但不能显示伴随的骨水肿。彩色多普勒也能发现局部软组织充血，可作为治疗监测的重要指标。也可发现邻近的滑囊炎、双侧跟腱受累和踝关节受累伴有滑膜炎。

主要的鉴别诊断有 Haglund 病、跟骨应力性骨折、跟垫综合征及跖筋膜炎。跟骨肿瘤是很少见的，但是跟骨应力性骨折并不少见，可见于跑步运动员。应力性骨折的 X 线平片是正常的，常靠 MRI 做出诊断，MRI 可显示骨折线周围局限性骨水肿。只有累及骨皮质时，超声才有阳性表现。也有人建议采用放射性核素（同位素）骨扫描帮助诊断，但有较高的辐射剂量。CT 用来评估骨折的愈合情况。

Haglund 病

Haglund 病是一种引起足跟疼痛的机械性疾病，由 Haglund 于 1928 年首先描述得名。经典的 Haglund 病是基于 Haglund 三联征：即跟骨结节后上部肥大（Haglund 畸形）、跟骨后滑囊炎和跟腱远端前方的局灶性改变，这些病理性表现位于跟腱止点的近侧、止点前的部分，而不在肌腱的止点水平。临床检查时，在跟骨结节和跟腱的夹角处出现疼痛

及肿胀。症状被认为是在踝关节背伸时肌腱与肥大的跟骨结节发生撞击有关，在年轻人常与体育活动有关，如跑步、足球运动、使用球拍的运动（网球、羽毛球）和体操运动。穿坚硬的鞋也与发病有关。

超声检查是基于软组织的改变来做出诊断的（图 24.9a，b）：跟骨后滑囊炎及跟腱远端前部的局灶性低回声区，与 Benjamin 和 McGonagle 描述的籽骨样纤维软骨相对应；在跟骨结节表面可探及骨性不规整（与骨膜纤维软骨相对应）。但跟骨结节肥大需要 X 线平片来证实。有各种不同的 X 线测量技术来量化跟骨结节肥大的程度。MRI 不仅可以显示三联征的所有表现，而且还可显示跟骨后上方和（或）跟腱前脂肪垫的局部水肿（图 24.9c）。

Haglund 病经常导致跟腱远端前侧的部分撕裂，但很少发生完全撕裂。它也可伴有跟腱肌腱病或起止点病的征象。有些患者，跟骨结节无增生或轻度增生，存在跟骨结节骨水肿或者跟骨异常倾斜应怀疑撞击症。在慢性患者跟骨后滑囊炎超声上不总是很明显，要依靠 Haglund 病的其他征象或者滑囊的钙化做出诊断。

要点

将 Haglund 病与引起跟骨疼痛的其他疾病鉴别是很重要的，特别是炎症性肌腱起止点病，因为它们的治疗方法不一样。

如果保守治疗（休息、非甾体类抗炎药的应用、更换鞋和抬高足跟）无效，可考虑手术行跟骨截骨治疗。

跟腱撕裂

跟腱撕裂通常是完全或全层撕裂，部分撕裂是不常见的，即使最初的印象是部分撕裂，但在动态评估时往往升级为全层撕裂。跟腱撕裂通常继发于先前存在跟腱异常，这可解释跟腱撕裂的不同部位、类型以及发生的频率等。跟腱撕裂位于三个水平：中部、肌肉 - 肌腱结合部和跟腱远端。

实用技巧

跟腱撕裂最常见的类型是位于跟腱中部，跟腱止点上方 5 ~ 6 cm 处，即所谓的危险带。

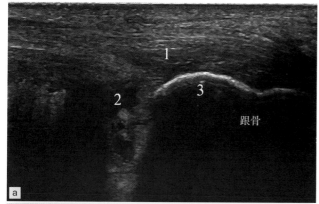

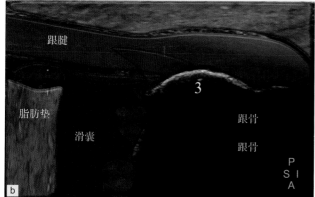

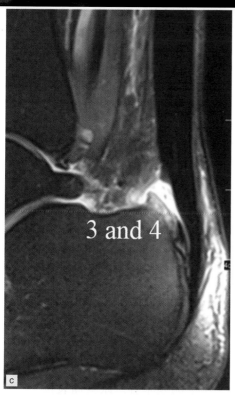

图 24.9　Haglund 病。跟腱止点纵切面声像图（a，b）显示跟腱远端前侧低回声区（1）、跟后滑囊炎（2）和跟骨结节增生（3）。矢状切面 MRI（c）证实骨增生和伴随的局灶性骨水肿（4）

跟腱中部撕裂发生于 20 ～ 50 岁年龄组，通常与体育运动有关（特别是球拍类运动），男性更多

见。好发的第二个高峰年龄是 70 ～ 80 岁年龄组。通常是急性起病，发生较突然，有时在足后跟有啪的一声崩断的感觉，好像被人踢了一下。患者无法用患侧脚趾站立，短时间后出现特征性血肿，沿着跟腱远端两侧扩展。患者常有跟腱疼痛的病史。临床检查视诊时有踝关节自发性轻度背伸、触诊时跟腱有缺损和 Thompson 试验阳性（挤压小腿腓肠肌踝关节无跖屈）通常疑为跟腱完全断裂。然而，在初始的临床查体时，跟腱撕裂被忽视的并不少见（20% ～ 25%）。跟腱部分撕裂的患者，Thompson 征是阴性的；在慢性病例因为血肿或炎症的浸润，Thompson 试验在有跖肌腱存在时可以是假阴性，试验时跖肌腱也产生踝关节跖屈。

跟腱撕裂的超声诊断是依靠超声探测到跟腱肌腱纤维部分或完全中断、跟腱容积丧失和边界改变等。潜在的慢性肌腱病征象是常见的。跟腱完全断裂出现跟腱回缩，断端间的缺损充满无回声血液和非均质的出血或其他碎片。

实用技巧

在踝关节轻微背伸 / 跖屈活动动态观察可显示跟腱断端移位、分离，这有助于鉴别完全断裂、部分断裂以及肌腱病。

跟腱部分撕裂时，跟腱实质部分中断，局部功能丧失。动态超声扫查能可靠地探测到部分跟腱撕裂，并与跟腱肌腱病以及少见的跖肌腱中部的撕裂相鉴别。对跟腱轮廓无影响、功能无丧失的跟腱内非常小的无回声区（微小撕裂）不应视为部分撕裂，而是潜在的肌腱病的改变。微小的撕裂在一个部位累加起来可使肌腱变弱，最终导致跟腱部分或全层撕裂。

跟腱撕裂漏诊并不少见，和跟腱撕裂治疗不足一样，可导致慢性并发症，如局部区域坚韧性下降、跟腱延长、疼痛、肌肉萎缩伴有脂肪变性（富有回声的肌肉主要见于比目鱼肌）。可出现跖肌腱和（或）跟腱前脂肪垫嵌入到跟腱缺损处，必须报告记录，因为这可妨碍跟腱自行愈合。已有跖肌腱嵌入跟腱原位愈合的报道。

应注意跟腱局限性变薄、容积丧失和轮廓凹陷。跟腱完全撕裂易出现断端回缩，肌腱断端由于边缘伪像（超声波反射形成的后方声影）显示更好。两

个断端的显示对于测量缺损的长度和近端回缩的程度是重要的（图 24.10a，b），因为这在很多中心对外科手术决策有影响。小于 5 mm 的小缺损可采用保守治疗，而大的缺损通常手术治疗，手术切开或经皮缝合。如果要进行手术，跟腱断端的位置可在患者皮肤上标记出来，由于耦合剂的存在可使标记

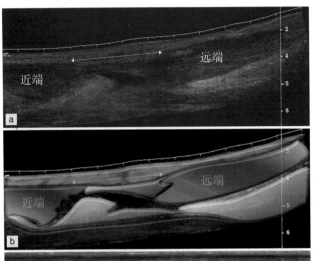

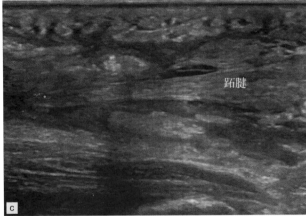

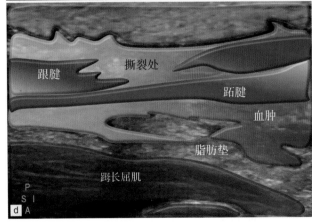

图 24.10 跟腱中部完全断裂声像图例子。纵切面声像图（a，b）显示跟腱近、远端增厚，呈低回声，肌腱缺损内含有无回声液体和高回声脂肪，缺损长度可测量（点状线）。声像图（c，d）显示保留的跖肌腱的纤维结构位于缺损的内侧

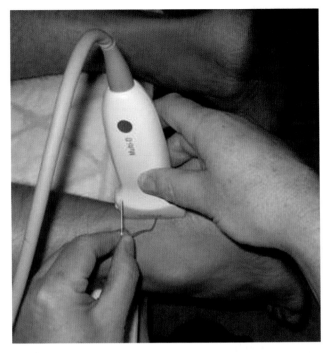

图 24.11

困难，可做一初始压痕，方法是用展开的回形针在探头下面移动，当回形针的声影与跟腱断端重叠时，将回形针在皮肤上下压出一凹痕（图 24.11）。一旦两个断端标记出来，皮肤干后，用记号笔将凹痕扩大。另一变通的方法是标记肌腱缺损的中点。彩色多普勒检查对诊断没有多大帮助。

完全性断裂时，在缺损内侧可见一纵行纤维结构，是未受损的跖肌腱（图 24.10c，d），不能误诊为残留的跟腱或跟腱部分撕裂。在跟腱缺损的横切面上完整的腱周组织内含有非均质的血肿，一小圆形的高回声跖肌腱位于缺损内侧。由于腓肠神经邻近，位于跟腱外侧，跟腱撕裂的患者可伴有腓肠神经的损伤。

肌腱撕裂第二常见的类型是腓肠肌内侧头肌肉-肌腱结合部的撕裂，常见于年轻的运动员，这种损伤被称为"网球腿"，典型的发生于小腿用力起跳同时旋转。

实用技巧

网球腿的临床表现与跟腱断裂相似，如果跟腱的初始检查正常，应寻找网球腿损伤的证据。

在急性期，在腓肠肌内侧头和比目鱼肌之间可

见无回声液体积聚，腓肠肌内侧头远端轻度回缩。由于腓肠肌远端深面的筋膜不规则，这种撕裂常很小，显示比较困难。治疗采用保守治疗，治疗包括超声引导下穿刺抽液然后加压包扎。比较少见的情况是损伤位于比目鱼肌的远端筋膜，超声显示比目鱼肌远端病变伴有腓肠肌和比目鱼肌筋膜的完全撕裂（包括比目鱼肌的一个缺损）。所有这些跟腱肌肉 - 肌腱结合部损伤的鉴别诊断包括深静脉血栓形成、Baker 囊肿破裂和跖肌肌肉 - 肌腱结合部撕裂。网球腿损伤如果漏诊，患者可发展为慢性疼痛，超声上在腓肠肌和比目鱼肌之间可见一层质硬、非均质的低回声瘢痕组织。

第三种跟腱撕裂类型，也是少见的跟腱撕裂类型，是撕裂位于跟腱远端，Haglund 病患者这种撕裂通常是在跟腱远端前侧。跟腱止点的撕脱骨折很罕见，通常与跟骨异常有关，发病诱因包括激素治疗、糖尿病、类风湿关节炎、代谢性骨病和肾衰竭。超声和标准的 X 线片可做出诊断。

跟腱术后

要点

跟腱撕裂无论是采取保守治疗还是手术治疗，总会遗留跟腱肿大和回声不均质。

手术后的患者，超声随访显示跟腱明显肿大、呈低回声或回声不均，有时伴有残留的小囊肿或钙化。缝线显示为肌腱内细的双线，伴或不伴声影。肌腱内部常可见到难以解释的彩色多普勒信号。随着时间的推移，肌腱低回声变得增强，肌腱高血流状态逐渐消退，但这需要好几个月的时间。超声可用来检查跟腱手术后的并发症（如疼痛和跛行），或用来检查先前未受累的对侧跟腱的肌腱病。

超声检查用于探测跟腱撕裂复发、坏死、有感染征象、残留肌腱延长或腓肠神经损伤。

实用技巧

超声诊断跟腱撕裂复发或坏死有赖于仔细的动态观察，探测局限性低回声区伴有跟腱正常活动性丧失，特别是无明确的无回声缺损。

局部感染是更严重的并发症，超声可见皮下组织水肿、肌腱内部或周围有液体积聚，但超声最重要的作用是对这种积液进行超声引导下的诊断穿刺。腓肠神经是感觉神经，横过跟腱的上部至跟腱外侧走行。由于这种解剖上的近邻关系，在跟腱缝合，尤其是微创手术时可发生腓肠神经损伤的并发症。

Haglund 病患者行跟骨截骨术后，跟骨结节可见一局灶性骨质缺损区。随着时间的推移，由于跟骨及跟腱之间纤维组织愈合（超声上为低回声肿块），疼痛会复发。有症状时，这一组织触诊时有疼痛，彩色多普勒检查表现为血流增多；充血也可见跟腱远端前侧的局限性低回声区内，这一区域应仔细探查可能的肌腱撕裂。

滑囊炎

滑囊的炎症（滑囊炎）可解释两个不同解剖部位的足跟疼痛：跟骨后（跟腱前侧）滑囊和皮下（跟腱后侧）滑囊。

跟骨后滑囊炎有时是因过度使用引起的孤立性的机械性病变。由于病因不同，通常伴有其他表现：机械性的伴有跟腱与跟骨结节的撞击，如 Haglund 病；或者炎症性的，见于典型的脊柱关节病，或有时候是其他风湿性疾病。踝关节背伸或按压跟腱前侧间隙会加重患者的疼痛。在所有病例，跟骨后滑囊增大、呈圆形、边界清楚，内含有液体和（或）充满滑膜组织。对局限性低回声区的性质、滑囊或脂肪小叶有任何疑问，应与对侧进行对比检查搞清楚。和 MRI 比较，超声评价周围脂肪的水肿非常困难。除了慢性病例，多普勒超声检查可显示滑囊壁及其周围组织充血的征象。仔细检查邻近的结构是重要的，如跟腱远端前部、跟骨结节和跟腱止点的纤维软骨等。如果慢性滑囊炎的滑囊较小、呈高回声、无液体积聚或钙化，超声检查难以识别。有时需要行超声引导下穿刺抽液进行分析（如感染和痛风）和类固醇激素注射治疗，但与治疗相关的病理说明是必要的。

皮下滑囊炎是由于足后跟上部与鞋的机械性摩擦所造成的，更常见于女性。患者疼痛，伴有跟腱远端表面的皮下组织肿大，临床上诊断一般较容易，通常不需要影像学检查，治疗是保守治疗，应用消炎止痛药物和更换鞋子。超声检查时需使用大量的耦合剂，探头不能施压。超声可见皮下脂肪增厚，周围有一小的扁平的可压缩（液体）或不能压缩（实质性）低回声结构。有急性症状的患者可探测到局部充血。

跖肌腱

跖肌腱以某种形式存在于大多数人群。跖肌腱断裂是一种很少见的机械性疾病，超声检查有时见于疑有网球腿（腓肠肌肌肉肌腱结合部撕裂）或跟腱中部部分撕裂的患者。跖肌肌肉 - 肌腱结合部撕裂可在腓肠肌内侧头和比目鱼肌之间出现液体积聚，类似于腓肠肌内侧头肌肉 - 肌腱结合部撕裂时所见。很少见的跖肌腱中部撕裂可见在跖肌腱止点上方 4～6 cm 部位出现无回声缺损（长度小于 1.5 cm）。跖肌腱也可作为身体其他部位外科移植物。

附属的比目鱼肌

附属的比目鱼肌是一种罕见的肌肉解剖变异，发现于 0.7%～5.5% 的尸体样本。附属的比目鱼肌可在超声或 MRI 检查时意外发现，在青年人可能有症状，男性好发，常与体育活动有关。症状［疼痛和（或）肿胀］位于小腿、踝关节后方。触诊常可触及一突向跟腱内侧的痛性包块。超声检查可排除软组织肿瘤，显示肿块为正常的肌肉结构（图24.12），并可追踪到远端接近跟骨。这一附属肌肉的存在给人跟腱非常短的印象。超声可显示附属比目鱼肌的远端止点，通常止于跟骨上方，但有时止于跟骨内侧或与跟腱融合。治疗通常采用外科手术。

Sever 病

跟骨骨突炎（Sever 病）又称跟骨骨骺骨软骨病，是身体活跃的青春期前少年儿童（8～14 岁）相对常见的疾病，表现为跑步或行走时足跟疼痛，男孩更常见。该病的发生被认为是由于跟腱止点的慢性牵拉损伤所致，这个年龄段跟腱止点部分是软骨性的，微小创伤干扰生长板（骨骺生长板）和跟骨后侧骨突的二次骨化中心，类似于膝关节的 Osgood-Schlatter 病。由于 X 线平片没有特征性的表现，因此，该病是非常有争议的。发病诱因包括体育活动、紧张的跟腱、足跟外翻伴前足内翻以及股

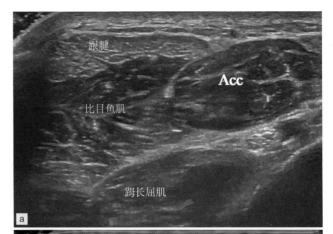
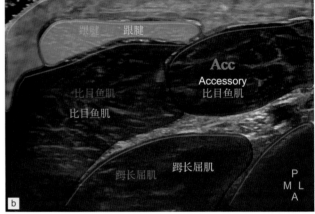

图 24.12　小腿远端后侧的痛性肿块符合附属的比目鱼肌。左侧跟腱横轴切面声像图显示比目鱼肌远端、蹈长屈肌腱和附属比目鱼肌（Acc）

骨的过度内旋。X 线平片往往是不能做出诊断的，但可帮助排除其他骨病，但通常不是特性的。骨化中心的硬化或碎裂增加不是必须的病理表现，因为这些征象可见于无症状的足跟，多个骨化中心可正常存在。超声提供一种简单、快捷且患者耐受良好的检查手段观察跟骨骨突（二次骨化中心碎裂、软骨和软组织水肿和充血）、跟腱（通常正常）和跟骨后滑囊（滑囊炎罕见）。Sever 病是自限性疾病。保守治疗包括限制体育运动、穿合适的足跟抬高的鞋，有时也可用非甾体类抗炎药。

后踝撞击症

后踝撞击综合征（或称三角骨综合征）一般见于芭蕾舞演员和足球运动员。踝关节反复强有力跖屈导致胫骨远端后缘和跟骨之间的软组织受到撞击。距骨的后侧部分也可受压，尤其是距骨后外侧突起异常，一个明显的 Stieda 突起存在时。二次骨化中

心融合失败形成一分离的小骨（三角骨），并与距骨以软骨结合形式形成关节。三角骨存在于高达 15% 的人群，大小不同，不引起症状。如有三角骨存在，50% 是双侧的。反复受压可导致踝关节后方的慢性疼痛，踝关节跖屈可加重症状。体检时后外侧有压痛，有时可见跟腱的前方肿胀。

超声检查不很容易，因为超声检查时探头要斜向置于跟腱两侧进行。超声表现包括胫距关节后侧隐窝和距下关节后侧及其周围软组织低回声增厚，提示滑膜炎、关节囊和韧带增厚（图 24.13）；如有三角骨存在，位于软组织肿块内、跗长屈肌腱外侧。如骨软骨炎累及骨皮质，三角骨边界不规则，三角骨偶尔可发生骨折。可伴有跗长屈肌腱狭窄性腱鞘炎，因为跗长屈肌腱从距骨后外侧突和后内侧突之间的沟中通过（图 24.13）。重要的是要意识到跗长屈肌腱腱鞘积液来自胫距关节，因为，20% 的人胫距关节与跗长屈肌腱鞘有交通。跗长屈肌腱鞘中等量积液可认为是正常的，明显的积液是胫距关节疾病的征象。

X 线平片可显示距骨后外侧突异常（图 24.13），而 MRI 是显示这种深部病变最好的影像学手段，MRI 提供更好的视图和骨性结构、关节软骨以及后侧韧带详细的影像信息，可以排除有可能伴随的骨软骨病变和漏诊的骨折，可发现胫骨远端后侧、距骨、跟骨以及距骨后侧突（Stieda 突起）和三角骨的局限性骨水肿。超声能引导触诊时的压痛点、疼痛的动态观察、显示跗长屈肌腱鞘的狭窄。彩色多普勒检查可显示充血以及通过超声引导下局麻药物的精准注射进行诊断试验。

后踝撞击症首选是保守治疗，但三角骨可能需手术切除。有报道在足球运动员中一种比较少见的类型是严重踝关节内翻损伤继发关节囊炎而造成急性后侧撞击，常无三角骨存在，超声引导下局部注射类固醇激素治疗有效。

跟垫综合征

足跟疼痛与急性创伤（坠落时足跟着地）或反复应力作用（如马拉松运动员）有关。急性创伤时，超声可显示肿大的脂肪垫有水肿或血肿；而在慢性患者可见脂肪垫水肿和脂肪垫萎缩（40 岁以上患者或肥胖者）。鉴别诊断有跖筋膜炎、异物、软组织肿瘤和类风湿结节（有时坏死）。

跖筋膜疾病

跖筋膜是一强大的结缔组织结构，从跟骨的起点到跖骨头水平的复杂止点几乎贯穿足底全长。它是几条维持足纵弓的韧带中最重要的结构。其他维持足纵弓的韧带是跖短、长韧带，前者起于跟骨远端跖侧，止于舟骨跖侧，超声难以显示；跖长韧带也起于跟骨，止于第二至五跖骨基底部，与跖筋膜之间先有足底方肌分开，足底方肌止于跗长屈肌腱。足底方肌表面的中央是趾短屈肌肌腹，内侧是跗展肌，外侧是小趾展肌。

跖筋膜由三束组成：中央束、外侧束及内侧束。内侧束是最不明显的一束，起自中央束的中部，最常受损伤。

生物力学

跖筋膜的主要应力出现于行走过程中。步态周期可以分为两个相：站立相和摆动相。站立相是指足在地面上的状态，又分为四个阶段：足跟着地、站立中期足底全面着地、站立中期足跟离地、足跟离地到足趾离地。跖筋膜炎起源于足跟着地期，当足跟着地时，胫骨内旋、足旋前，这样使跖筋膜拉长，足弓变扁。反复的损伤导致跖筋膜中央束，特别是近侧端微小的撕裂，导致跖筋膜炎，虽然和其他部位的肌腱和韧带一样，这种疾病更准确地应称为足底筋膜病（跖筋膜病）。

跖筋膜炎

临床特征

跖筋膜炎患者有典型的临床表现。疼痛是锐性的疼痛，特别是晨起足首次着地时明显，这称为静止后运动障碍。行走后症状开始缓解，患者常会牵拉足的纵弓试图打破疼痛性粘连。触诊时跖筋膜在跟骨的附着点有压痛，足背伸受限。有些患者在跗趾被动背伸时诉疼痛，这叫做锚机试验。

异常的生物力学改变是最常见的原因，通常见于超重的中、老年人。易患跖筋膜炎疾病有糖尿病、系统性肌腱起止点病，如强直性脊柱炎、Reiter 病、

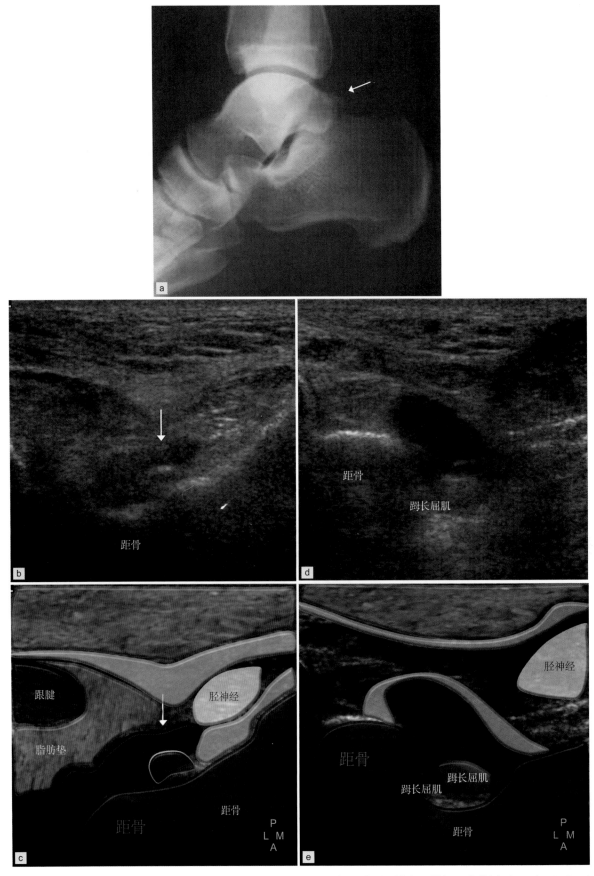

图 24.13 后踝撞击症。标准的踝关节侧位 X 线平片（a）显示距骨后侧三角骨（箭）；纵切面声像图（b，c）显示三角骨周围有低回声炎性组织；横切面声像图（c，d）显示踇长屈肌腱鞘积液

银屑病，以及血清反应阳性的类风湿关节炎等。其他诱因包括化疗、逆转录病毒感染，以及少见的淋病奈瑟菌和结核分枝杆菌感染等。异物损伤及纤维瘤病是影响跖筋膜的其他常见疾病。

超声表现

足跖筋膜炎的超声影像表现包括跖筋膜梭形增厚、纤维结构紊乱（图24.14）、周围软组织水肿、腱止点新骨形成。筋膜在矢状切面上的正常厚度不应超过4.5 mm（图24.15）。筋膜内部回声的改变比筋膜测量厚度的绝对值更重要，两侧对比是有帮助的（图24.16）。虽然偶尔在肿胀的跖筋膜内可探测到多普勒血流信号增加，但是这并不常见。骨刺比较常见，但孤立性的骨刺并不就意味着跖筋膜炎。跖筋膜深面受压部位可出现骨侵蚀。

跖筋膜病临床特征是典型的，特别是静止后运动障碍，常提示跖筋膜炎。在非典型病例或影像学表现不支持跖筋膜炎，应考虑鉴别诊断，这包括创伤、神经压迫、足底纤维瘤、跟腱肌腱病、应力性骨折（尤其是跟骨）、跟垫的软组织病变以及偶发的血管病变。典型特征而跖筋膜形态正常的患者应检

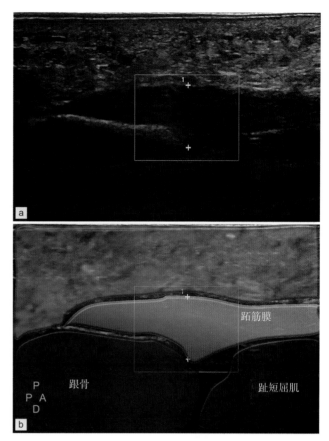

图24.15 足底矢状切面声像图。显示跖筋膜显著增厚，内部回声结构消失

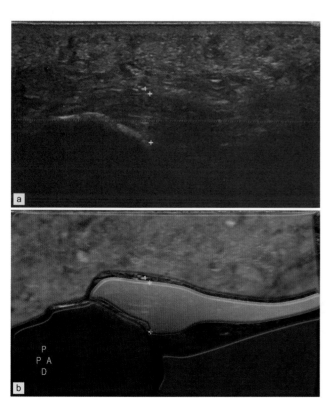

图24.14 足底矢状切面声像图。显示跖筋膜增厚，正常回声结构消失

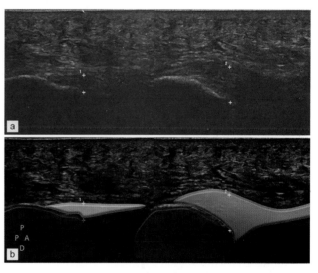

图24.16 两侧足底矢状切面对比声像图。显示右侧跖筋膜增厚，正常回声消失。对比左侧跖筋膜结构正常

查跟内侧神经。如发现广泛的筋膜受累及，应排除糖尿病。

跖筋膜炎不常累及外侧束，如果跖筋膜炎累及外侧束，由于临床特征和部位不典型，常常导致诊断延误。跖筋膜外侧束起自跟骨外侧结节，止于第

五跖骨基底部，跖筋膜炎常累及外侧束的远端止点，可表现为靠近第五跖骨基底部的一小痛性包块。一旦对正确的诊断有疑问，包块与跖筋膜的关系得到确定，诊断得到证实。对于疑诊腓骨短肌止点疾病和第五跖骨基底部创伤的患者，也应考虑外侧束跖筋膜炎。

浅纤维比深层纤维更易受累。

贯通伤是更少见的损伤类型，以累及足跟垫和表浅结构为特征。超声常显示一线性结构标记钉或其他异物的通道。也可存在与残留的金属碎片有关的伪影。加上感染是与这些损伤有关的明显危险因素，将进一步改变影像学表现。

创伤

虽然跖筋膜炎大多数病例是由于慢性创伤所造成的，但急性创伤也可发生。高能量冲击可造成急性撕裂或部分撕裂，常与强有力的轴向压应力有关，如从高处跳下，特别是落到不平的地面上，前足先着地，足跟后着地。患者可注意到噼啪声，在损伤部位可见挫伤。慢性亚临床的跖筋膜病变可能发展为亚急性损伤，在这些情况下，从病史上更难与跖筋膜炎鉴别，高达30%的患者有先前注射类固醇的病史。

急性损伤易累及跖筋膜中央束，通常累及跖筋膜近端起点的远侧到接近止点2～3 cm范围的跖筋膜，而不是在起点部位。外侧束很少受累，影像表现为融合的局灶性高信号。部分撕裂较常见，且表

足底纤维瘤

足底纤维瘤病（Ledderhose病）是以跖筋膜纤维增生，在跖筋膜上形成多发大小不等的结节为特征。足底纤维瘤病的确切病因尚不明，且外伤没有诱发作用。有人提出遗传易感性和跖筋膜胶原形态改变的理论，高达65%的患者伴有手掌纤维瘤病（即Duyputren挛缩）。也与瘢痕疙瘩和纤维性海绵体炎（Peyronie病）有关。

典型的足底纤维瘤表现为局灶性卵圆形区伴有跖筋膜内部结构紊乱（图24.17），大的病变可有分叶（图24.18），可表现为中央瘢痕样形态，纤维从跖筋膜呈放射状排列，特别是在横切面上清楚。在矢状面上肿块拉长，典型的结节长度小于2 cm，通常无回声增强，可延伸累及深部结构。病变多普勒

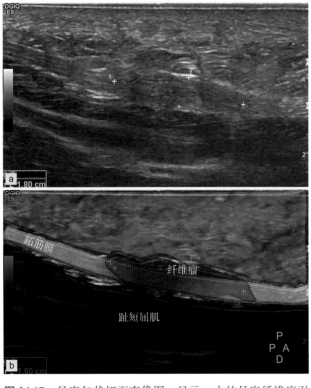

图 24.17 足底矢状切面声像图。显示一小的足底纤维瘤引起跖筋膜轻度肿大，跖筋膜内部结构回声消失

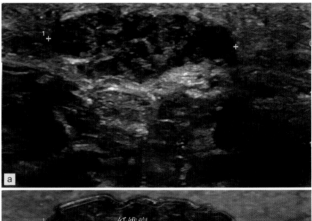
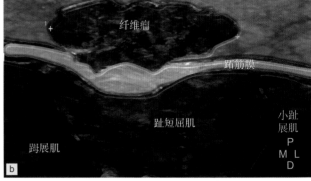

图 24.18 足跟底矢状切面声像图。显示跖筋膜明显肿胀，内部结构消失，呈弥漫性低回声

检查可显示少量血流。

以跖筋膜为中心出现多个病灶是其特征，有些病灶很小（图 24.19），MRI 难以显示，表现为低反射病灶与正常的低信号跖筋膜混杂在一起。小的病灶超声更容易探测到，因为低反射的纤维瘤和明亮的条纹状的跖筋膜的对比分辨率更明显。超声可进行双侧对比检查，这很重要，因为多发、双侧发病很常见，是重要的鉴别诊断特征。

大多数足底纤维瘤很容易与跖筋膜病鉴别。足底纤维瘤病偶尔可伴有跖筋膜在骨附着点部位增厚，类似跖筋膜病的表现，这些病例没有跖筋膜炎的典型病史。

类似的疾病包括少年幼儿型纤维瘤病和韧带状瘤。少年幼儿型纤维瘤病很少见，主要累及儿童和青少年。在手掌和手腕的深筋膜处可见含有软骨成分的纤维组织，可见到局部结构浸润和骨侵蚀。韧带状瘤，也称纤维瘤病，是一种良性但具有侵袭性的病变，最常见于肩部、骨盆及腹部，通常不以跖筋膜为中心。

神经受压：Baxter 神经病

跖筋膜主要由跟下神经支配，该神经发自胫神经外侧支，其主要支配趾短屈肌、足底方肌和小趾外展肌的运动功能。跟下神经在经过拇展肌和足底方肌之间的之前走行于跟骨内缘，然后走行于拇展肌和趾短屈肌之间的软组织通道内到达跖筋膜。跟下神经可受到卡压，尤其是有肌肉肥大时，引起类似于跖筋膜病的症状。

神经受压最常见的原因是跟下神经在横穿跟骨下方受到大的足底孤立性骨刺或伴有跖筋膜炎的压迫。神经受压也可发生于神经经过拇展肌和足底方肌之间时，肌肉肥厚常是这个部位神经受压的原因，而不是滑膜腱鞘囊肿或神经瘤。在缺乏特定的压迫原因时，慢性牵拉被认为是引起症状的基础。神经表面的阳性 Tinel 征有助于诊断。

黄瘤

许多高脂血症患者出现含脂质的组织细胞聚集，形成黄瘤。双侧对称性发病最常见。常累及手指伸肌腱和跟腱。黄瘤偶可见于跖筋膜炎患者，通常无症状，但可引起疼痛。患者也发现它们不美观，手术切除常是由于美容需要，而不是因为疼痛症状的需要。和纤维瘤一样，黄瘤手术切除后有复发倾向。在大多数跖筋膜受累的病例，跟腱预计也是不正常的。

其他鉴别诊断

偶尔跖筋膜炎和跟腱肌腱病的临床症状很相似，这可能与皮节的神经分布或者跟腱和跖筋膜解剖结构上的连续性有关。因此，即使症状指向其中一个结构，两个结构均应仔细检查。有跖筋膜炎症状的患者要考虑的其他诊断包括跟骨的应力性骨折、跟垫病变以及血管疾病。跟垫病变包括脂肪坏死，可由于注射或创伤所致。脂肪坏死和脂肪萎缩在超声上的表现是相对非特异性的，在探查有无异物存在方面较 MRI 更有帮助。偶尔血管瘤和纤维瘤可累及足跟垫。供血不足也可能是原因之一，其他一般特征可提示诊断，如脉搏减弱或消失、皮肤营养改变和远端脱发。

治疗选择

和其他疾病一样，跖筋膜炎的治疗可分为保守治疗与非保守治疗。保守治疗措施包括减轻体重、矫形器、活动的改变，也包括物理治疗，如拉伸训练和绑带措施等。虽然大多患者发现这些简单的治疗方式有效，但其长期疗效并无循证医学随机对照试验证据。非保守治疗包括类固醇激素注射、冲击波、干针治疗结合自体血或者富含血小板血浆注射和最终的手术治疗。虽然文献报道多数研究表明冲击波治疗无效，但冲击波治疗受到相当关注。尽管

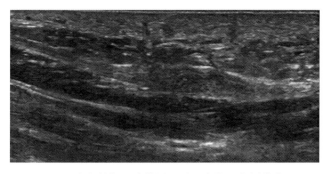

图 24.19 足底矢状切面声像图显示一小的足底纤维瘤

许多患者描述干针治疗能立即减轻疼痛，但无好的研究支持。在增生剂中，尽管富含血小板血浆、50% 葡萄糖和其他因子用于其他肌腱和韧带的治疗，但最常用的是自体血液。

除了这些直接针对肌腱的治疗方法外，针对肌腱病常伴有的异常血管的治疗已有成功的报道。硬化剂如乙氧硬化醇（聚多卡醇）已成功用于治疗髌韧带肌腱病、跟腱肌腱病及网球肘。因一些不确定的原因，血管增殖也称血管再生，并不是跖筋膜炎的突出特征。

参考文献

Benjamin M, McGonagle D. The anatomical basis for disease localization in seronegative spondyloarthropathy at enthuses and related sites. J Anat 2001;199:503–26.

Bianchi S, Sailly M, Molini L. Isolated tear of the plantaris tendon: ultrasound and MRI appearance. Skeletal Radiol 2011;40:891–5.

Bude RO, Nesbitt SD, Adler RS, et al. Sonographic detection of xanthomas in normal-sized Achilles tendons of individuals with heterozygous familial hypercholesterolemia. AJR 1998;170:621–5.

Court-Payen M, Cardinal E, Dakhil Delfi A, et al. Lésions distales du tendon calcanéen. In: Le Pied, Morvan G, Bianchi S, et al, (eds), Sauramps Médical, France, 2011. p. 331–44.

de Jonge S, van den Berg C, de Vos RJ, et al. Incidence of midportion Achilles tendinopathy in the general population. Br J Sports Med 2011;45:1026–8.

Gibbon WW, Cooper JR, Radcliffe GS. Sonographic incidence of tendon microtears in athletes with chronic Achilles tendinosis. Br J Sports Med 1999;33:129–30.

Haglund P. Beitrag zur kliniken der Achillessehne. Z Orthop Chir 1928;49:49–58.

Robinson P, Bollen SR. Posterior ankle impingement in professional soccer players: Effectiveness of sonographically guided therapy. AJR 2006;187:W53–8.

踝关节和足部前侧疾病

Eugene McNally *原著*

陈　然　袁树芳　康　斌译

肌腱

胫骨前肌

解剖

胫骨前肌腱是踝关节前侧最强大的肌腱，其肌肉起自胫骨上 2/3 的外侧面，肌肉肌腱结合部较高，远侧肌腱强大，有上方横行支持带和下方斜行支持带限制在位。胫骨前肌腱和支持带的关系复杂，上方支持带呈带状，位于肌肉肌腱结合部下方、胫骨远端水平（图 25.1），它是踝部环形支持带的前侧部分，环形支持带还包括覆盖踝管的踝管支持带和外侧的腓侧上方支持带。在横切面上，支持带有浅、深两层，胫骨前肌腱从两层之间的通道通过，这一通道也将胫骨前肌腱和与其他伸肌腱分开。下方斜行支持带由两束组成，内上束和内下束结合形成一单个的外侧附着，胫骨前肌腱通过内下斜行韧带的深面后止于内侧楔状骨，肌腱止点在内侧楔状骨内侧较远的小面上和第一跖骨基底部。

要点

> 胫骨前肌腱在两个部位容易损伤，一是在支持带之间可出现肌腱断裂，另一部位是在其止点，更常见肌腱病和肌腱止点病。

腱鞘炎和肌腱病

胫骨前肌腱病较少见，可发生于过度使用劳损，在体育运动中反复的足背伸活动（如跑步、滑雪、自行车、登山）是疾病的病因。其他的情况归因于鞋类，特别是鞋或靴子上缘的直接刺激可能是病因。

最早的改变是在肌腱出支持带的部位肌腱的周围，肌腱周围出现积液（图 25.2），尽管积液受支持带限制、压迫（图 25.3），随着疾病进展，肌腱本身受累及，出现增厚和回声降低（图 25.4）。

实用技巧

> 有些病例胫骨前肌腱腱鞘未受累，但有支持带增厚，导致狭窄性腱鞘炎（图 25.5）。

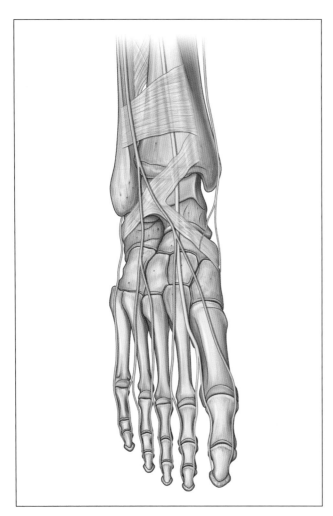

图 25.1 踝关节背侧支持带解剖。(修改自：Drake RL，et al. (eds). Gray's Atlas of Anatomy，1st edn.Philadelphia，PA：Churchill Livingstone，2008；经允许)

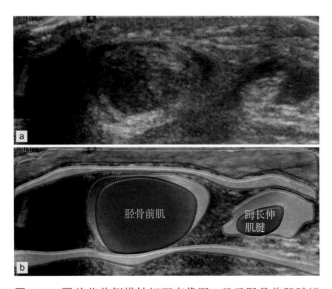

图 25.2 踝关节前侧横轴切面声像图。显示胫骨前肌腱增厚、回声降低，周围有积液，提示腱鞘炎和肌腱病。姆长伸肌腱周围也可见积液

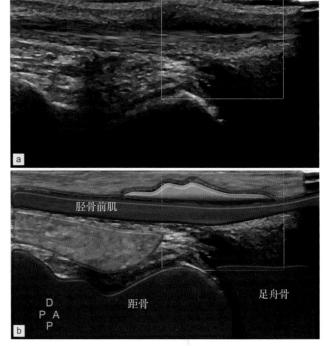

图 25.3 踝关节前侧矢状切面声像图。显示上方支持带增厚（灰色），腱鞘内有积液

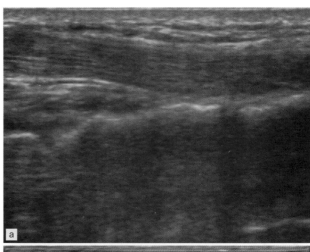

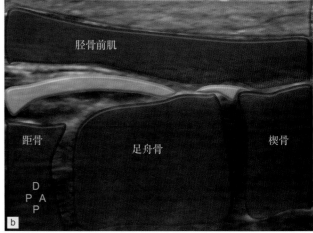

图 25.4 中足前内侧矢状切面声像图。显示胫骨前肌腱增厚，内部回声消失，符合肌腱病表现

胫骨前肌腱由于撞击增厚、坚韧的支持带发生继发性的改变，这一过程进展也可导致肌腱断裂。

胫骨前肌腱止点病

> **实用技巧**
>
> 孤立性的腱止点病可累及胫骨前肌腱远端止点。

随着骨性生长进入肌腱，可存在新骨形成（图25.6），超声也可显示肌腱肥大和多普勒血流信号增加。与无症状的对侧对比可有帮助。临床上局限性压痛也有助于鉴别累及的肌腱。

胫骨前肌腱断裂

胫骨前肌腱断裂最常见的部位是在上、下支持带之间的区域，应注意该区域肌腱的血供较差。胫骨前肌腱断裂也可发生于下方伸肌支持带内上斜支的下方，肌腱损伤更远的部位是在胫骨前肌腱止于内侧楔状骨的部位，在这一部位肌腱起止点骨赘形成是常见的，如果骨赘明显，可磨损肌腱，导致胫骨前肌腱断裂。

胫骨前肌腱断裂的症状常是不明显的，这是因为胫骨前肌腱损伤造成的足背伸功能可由其他肌腱代偿，常见的表现是前侧的肿块（图25.7），肿

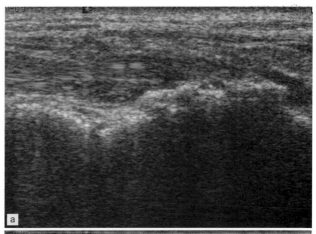
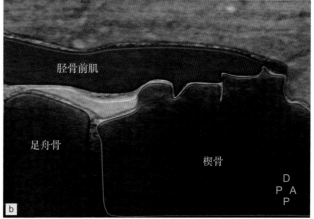

图25.6　中足前内侧矢状切面声像图显示胫骨前肌腱止点部位新骨形成，提示腱止点病，患者的症状局限于该部位

块通常非常明显，以致考虑到软组织包块存在（图25.8），肿块是由于伸肌支持带纤维化和撕裂松弛的肌腱，其他超声表现包括逐渐变细的肌腱断端（图25.9）和肌腱断端回缩（图25.10）。

踇长伸肌

踇长伸肌腱损伤相对是不常见的，多数继发于

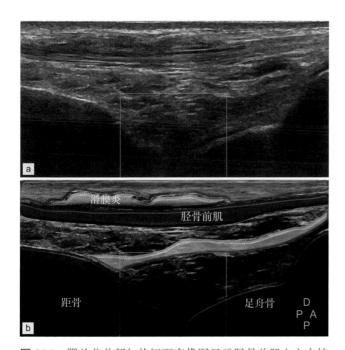

图25.5　踝关节前部矢状切面声像图显示胫骨前肌上方支持带增厚，其下的肌腱仅有微小的改变

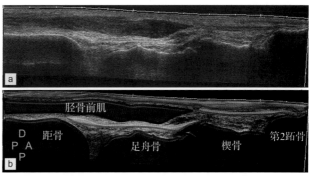

图25.7　矢状切面全景声像图显示胫骨前肌腱撕裂，断端回缩至舟楔关节水平

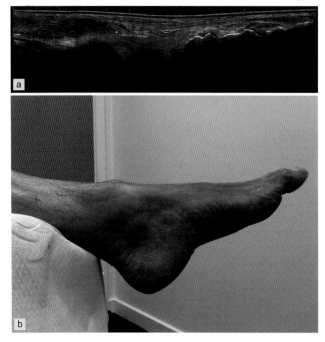

图 25.8 胫骨前肌腱撕裂。肌腱断端回缩和支持带增厚造成踝关节前侧肿块，有时会误诊为肉瘤

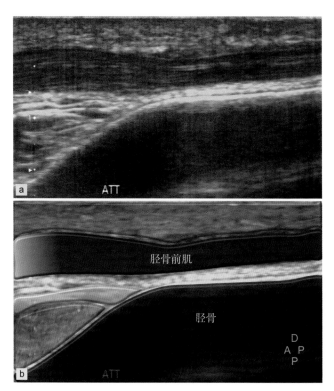

图 25.10 踝关节前侧矢状切面声像图。显示胫骨前肌腱（ATT）松弛，提示肌腱断裂

裂伤，而不是由于过度使用或滥用损伤。典型的病史是刀落在患者的足上，割伤踇长伸肌腱；裂

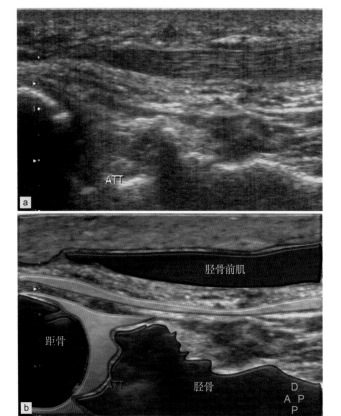

图 25.9 胫骨前肌腱（ATT）撕裂矢状切面声像图。显示肌腱断端回缩到胫距关节水平，骨赘形成和骨侵蚀骨性不规整，这促成了肌腱断裂

伤的其他原因包括发生于冰球运动的所谓"靴顶损伤"。间接的或闭合的损伤常发生在可预见的位置，有报道与武术（特别是跆拳道）有关，是踝关节强有力抗阻力屈曲所致。踇长伸肌腱在跖趾关节水平的断裂可能是由于肌腱撞击增生的骨赘造成，也许由于肌腱在伸肌腱帽内固定而增加概率。也有报道在跆拳道运动时，踇长伸肌腱在止点水平断裂。发病诱因包括慢性肌腱病、类固醇激素注射、慢性疾病以及血液供应受到干扰。偶尔在接近踇长伸肌腱止点部位可探查到一附属的肌腱。

趾长伸肌

和踇长伸肌腱的撞击相似，趾长伸肌腱狭窄性腱鞘炎最常发生于限制肌腱的伸肌支持带内。趾长伸肌腱撞击下方支持带常被称为"超长马拉松踝"。除了机械因素，骨赘的存在或者源自于距骨头或距舟关节的滑膜炎可造成撞击（图 25.11）。临床表现局限在距舟关节区域，超声表现为典型的肌腱病的表现（图 25.12）。

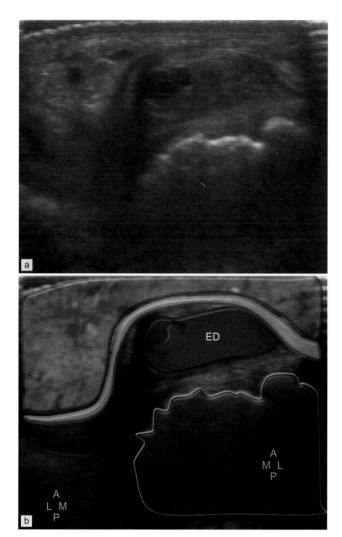

图 25.11 横切面声像图显示趾长伸肌腱（ED）周围积液，肌腱本身反射消失，提示伴随的肌腱病

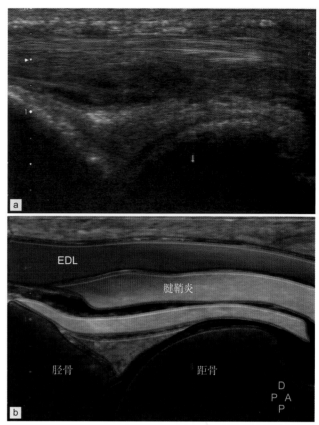

图 25.12 踝关节前侧矢状切面声像图。显示趾长伸肌腱（EDL）腱鞘炎

韧带

胫腓韧带联合损伤

　　胫腓韧带联合损伤是指远侧踝部稳定结构的损伤，包括前下胫腓韧带、骨间韧带、骨间膜，以及后侧胫腓韧带的浅、深部。前下胫腓韧带最宜行超声检查，它内侧附着于胫骨远端前外侧结节，向外下方走行附着于腓骨远端，常是多束结构，最下方部分有时被称为附属韧带或 Bassett 韧带。尽管与内翻外侧韧带损伤相对不常见，但前下胫腓韧带损伤是胫腓韧带联合损伤中最常见的。后侧组分的后下胫腓韧带不宜行超声检查。

　　前下胫腓韧带的创伤也被称为踝关节高位扭伤。有些运动特别易于发生外旋损伤，包括障碍滑雪和美式足球。踝关节高位扭伤的临床试验是膝关节屈曲位外旋足部引起损伤部位疼痛。根据损伤后的时间长短，病损分为急性、亚急性和慢性，亚急性病损发生于损伤后 3 周至 3 个月。外旋应力施加于韧带联合，特别是在膝关节屈曲时，韧带联合的前部首先断裂，然后是骨间韧带和骨间膜。

　　超声表现是典型韧带损伤的表现，表现为韧带肥厚、正常的纤维结构消失，以及韧带的多普勒血流信号增加；与正常肌腱比较，韧带的前侧轮廓明显突出，超声触诊有疼痛。除非损伤是双侧的，否则与对侧对比是很有帮助的。如果是撕脱骨折，韧带上有一小骨折块。由内向外挤压近侧小腿可使韧带断端分离的距离加大。

距舟韧带断裂和舟骨应力性骨折

　　距舟韧带位于距舟关节背侧，是一较短的韧带，起加强关节囊的作用（图 25.13），其外侧与分叉韧带的内侧支相邻，其内侧是弹簧韧带。有文献报道，足球运动员继发于慢性撞击的距舟韧带止点病（图 25.14）。韧带增厚、反射消失，以及多普勒血流增加是其特征。鉴别诊断是舟骨应力性骨折，舟骨应

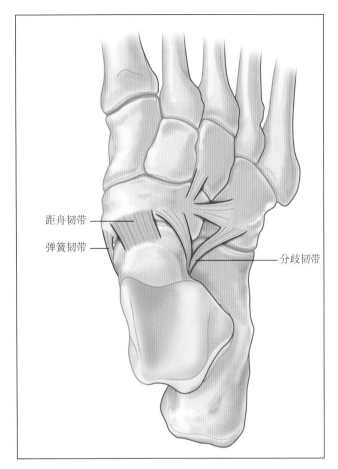

图 25.13　背侧跗骨间韧带示意图

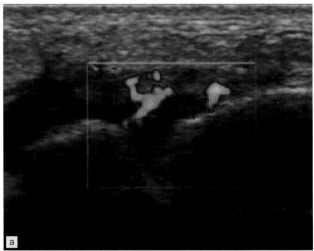

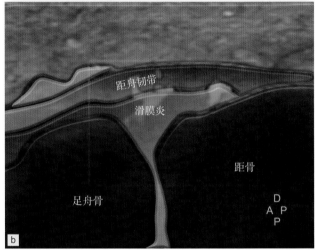

图 25.14　踝关节前侧横切面声像图。显示前侧距舟韧带增厚、积液、多普勒血流信号增加，提示撕裂

力性骨折易发生于舟骨的上表面，超声可显示，但不能显示全部。局部压痛可帮助提醒超声医师这种损伤的存在。骨皮质不规整、伴随的软组织改变，以及多普勒血流增加是主要超声特征。损伤常是慢性的。

分歧韧带

　　分歧韧带，顾名思义，有两个组成部分（图25.13），外侧部是内侧跟骰韧带，位于骰骨的上方；外侧部的内侧是背外侧跟舟韧带，组成分歧韧带复合体。分歧韧带的近侧起点是跟骨的前侧突。损伤通常是由中足内翻引起，可以是单纯性的韧带损伤，但要特别注意有无伴随的跟骨前侧突骨折（图25.15）。第五跖骨基底部的骨折也可伴有韧带的损伤。

Lisfranc 损伤

　　第一、二跖跗关节周围排列着复杂的韧带，可识别的韧带有三层：背侧、骨间和跖侧。最强大的

韧带是位于内侧楔状骨和第二跖骨基底部之间的骨间韧带，这就是 Lisfranc 韧带。在跖跗关节的跖侧也有一强大的"Y"形的韧带，其根部位于内侧楔状骨，分为两支分别止于第二、三跖骨基底部。

　　Lisfranc 损伤最常见的原因是足背侧受到重的撞击所致（重物坠落砸伤或车轮、汽车碾压中足）。根据 Myerson 分型将这种 Lisfranc 韧带和跖跗关节的损伤分为三型：A 型损伤是跖跗关节在同一方向全部半脱位；B1 型损伤涉及第一列跖骨的移位，B2型损伤涉及外侧四列跖骨的移位；C1 型损伤是离散型伴有部分半脱位，C2 型损伤是离散型伴全部半脱位。这些损伤很少采用超声评价，但掌握这种损伤更极端的特性是有用的。

　　发生于运动的损伤是足跖屈时有一纵向的力施加于足底，这种类型损伤在体操运动常有报道，通常是继发于摔倒，伴随的骨损伤包括骰骨骨折和跖

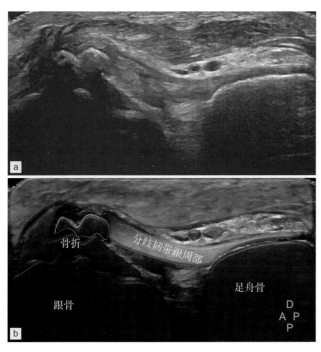

图 25.15 声像图显示分歧韧带跟舟组分在跟骨前侧突附着点部位的骨折

骨基底部的应力性骨折。

关节疾病：腱鞘囊肿 / 滑膜囊肿和撞击症

前踝撞击症

前踝撞击症指的是临床上踝关节前部疼痛的症状、踝关节背伸受限和病理上或放射影像上发现局限于踝关节前间室的骨与软组织异常。通常认为，前踝撞击症的病因是与反复的关节囊韧带牵拉相关。在足球运动中，这是由于踝关节在完全跖屈位反复的踢球所致。牵拉导致撞击局部的骨刺形成和滑膜增厚。

前踝撞击症典型的影像学特征分为骨性和软组织表现两部分：最常见的骨性异常是胫骨远端前侧关节中线外侧的骨刺形成或骨性碎片，或者伴有距骨背侧的骨刺，这两个骨性表现不总是在对应的部位（例如，它们不总是对接的骨刺），因为距骨的骨性改变常在中线内侧（图 25.16）。由于骨刺并非总是出现在关节囊附着部位，骨刺形成的病因仍未明确。有些患者是由于牵拉所致，而另一些患者是由于撞击所致，骨刺的形成和反复的踝关节损伤之间也是一种暗示的关系。特别容易发生前踝撞击症的职业足球运动员和芭蕾舞演员也易发生多发的和反

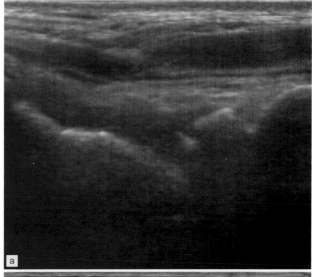

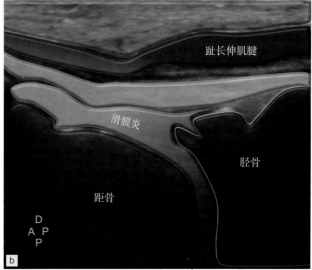

图 25.16 踝关节前侧矢状切面声像图。显示源自胫骨远端前侧不规则的腱止点骨赘，提示前侧撞击

复的踝关节扭伤。因此，很难区分骨刺的发展是反复踝关节扭伤的后果还是前踝撞击所致。

前踝撞击症典型的软组织改变有关节积液、滑膜增厚和骨刺间前间隙纤维化（图 25.17）。前踝撞击症的影像学诊断要结合 X 线平片和横断面影像表现，侧位 X 线片显示骨刺，并排除伴随的关节炎；前内侧斜位片，射线头尾倾斜 45°，小腿外旋 30° 可最大程度显示距骨前内侧的骨赘。如果利用超声检查，斜位片就不必要了，因为，所有这些特征超声检查显而易见。

超声检查显示前侧关节腔增大伴有前侧脂肪垫的移位。单纯的积液（图 25.18）可通过滑膜回声增强与滑膜反应区分。超声也容易显示骨性改变，动态评估显示实际的撞击，并提供与患者症状有关的

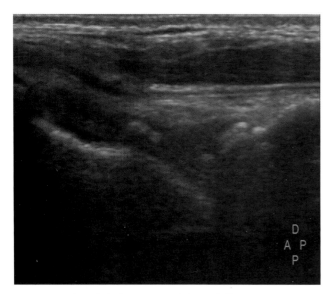

图 25.17　前踝撞击症的另一个例子。声像图显示胫骨前侧骨性不规整，伴有滑膜增厚

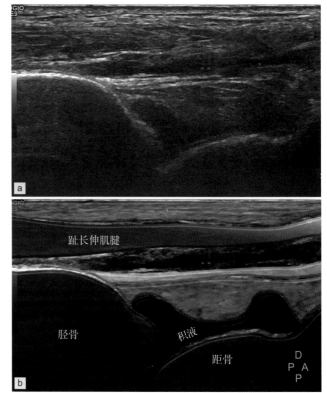

图 25.18　前踝矢状切面声像图。胫距关节的形态超声容易识别，关节囊内液体增加，滑膜外脂肪提示积液

有用的解释。当患者足背伸时，滑膜团块在胫骨和距骨之间受挤压，尤其是有骨刺存在时。超声可见滑膜和关节液进一步向前突出牵拉前侧关节囊。有些患者软组织的改变占主导，骨的改变比较轻微。少数患者前侧关节腔明显增大，并可触及包块，这需要与胫骨前肌腱断裂鉴别。出现多普勒血流信号的增加是可变的。

　　除了具备动态评估的能力外，超声具有引导关节内皮质类固醇激素注射的优点，有助于缓解患者的症状。类固醇激素可直接注入前侧关节腔，但更好的是的注入更容易到达的前外侧沟。然而，超声的缺点是在 X 线片阴性的情况下，超声难以显示伴随的关节面软骨损伤。和其他过度使用导致的损伤一样，治疗也应包括注重足球运动员和职业芭蕾舞演员的生物力学的技术方面。

中足的关节疾病

　　虽然超声显示伴随的软骨损伤较差，但超声是探测中足关节滑膜疾病非常好的方法。病变主要在中足关节跖侧面的关节疾病超声也难以评估。在矢状面上，距骨背侧面典型的双叶状形态容易识别，在该矢状面上继续向远端扫查，可见距骨 - 中楔状骨关节、第二跖跗关节和第二跖趾关节在同一条线上。一旦这些关节结构显示和定位了，中足的其他关节也就可以识别。尽管这种方法有利于解剖定位，但在临床实践中这种方法不是特别必要，因为骨赘

的存在、滑膜增厚、肌腱止点病，以及超声触诊诱发症状可帮助识别有症状的关节。一旦滑膜炎的诊断明确，超声引导的注射是直接的。中足关节病将在第二十八章中讨论。

神经压迫

腓浅神经

　　腓浅神经支配腓骨长、短肌和足背侧大部分的皮肤，第一趾蹼间的皮肤由腓深神经支配，而不是腓浅神经支配。

> **要点**
>
> 腓浅神经在小腿下 1/3 从腓骨长、短肌之间的深筋膜穿出。

　　在踝关节平面之上，腓浅神经分为终末支，即背内侧皮支和中间背侧皮支，再向远侧分为分支支配足和足趾背侧皮肤。偶尔，腓浅神经在靠近端分为较大的背内侧皮支，沿着腓浅神经通常的行程走行，

较小的中间背侧皮支在更远侧和外侧穿过浅筋膜。

腓浅神经卡压是不常见的，症状包括小腿外侧和足背的疼痛，以及足背的麻木。神经压迫可发生于神经穿出筋膜的部位，在踝关节上方约 12 cm 的部位可出现压痛，在这个部位神经可由于增厚的筋膜、创伤受压，也可由于任何原因形成的团块的外来压迫。虽然与机械刺激、神经斜行穿过筋膜有牵连，但由于筋膜单独所致压迫的确切病因尚未完全明确。长靴、腓骨骨折处骨痂形成、神经瘤，以及长时间跪地和蹲坐也都被认为是潜在的致病因素，关节镜手术中的医源性损伤也是原因。腓总神经更靠近端的压迫可引起类似的症状，可导致诊断上的混淆。

如果临床评估怀疑神经在筋膜水平受压，而神经的口径无明显改变，超声引导的局麻药物注射有助于诊断。保守治疗的方法包括神经周围类固醇激素注射、射频去神经支配以及关注穿鞋。手术减压用于顽固性病例。

腓深神经卡压

腓深神经是腓总神经的另外一个重要分支。与腓浅神经不同，腓深神经与胫前动脉伴行，走行于前侧间室深面、骨间膜的前方。腓深神经在小腿近端走行于胫前肌和趾伸肌之间，在小腿远端走行于胫前动脉和踇长伸肌之间（图 25.19）。在踝关节上方约 5 cm 处踇长伸肌腱越过神经表面到神经的内侧走行。腓深神经在伸肌支持带的下方通过，在踝关节下方分为内、外侧分支。外侧支支配趾短伸肌、踇短伸肌以及邻近的跗骨关节，内侧支在足背动脉内侧，走行于踇短伸肌和趾长伸肌腱之间，支配第一趾蹼的皮肤。

最常发生神经卡压的部位是在伸肌支持带水平，尤其是其近侧缘处。横过的踇长伸肌腱可加重压迫。神经压迫的其他一些原因包括源自胫距关节的骨赘，尤其是距舟关节和舟楔关节的骨赘、附属的小骨（特别是跗间骨）、来源于跗骨间关节的腱鞘囊肿，以及跗骨间关节韧带的增厚等。和腓浅神经压迫一样，有些鞋类可诱发损伤。中足关节的注射可发生医源性损伤，因此，在进行任何介入治疗前应定位神经。

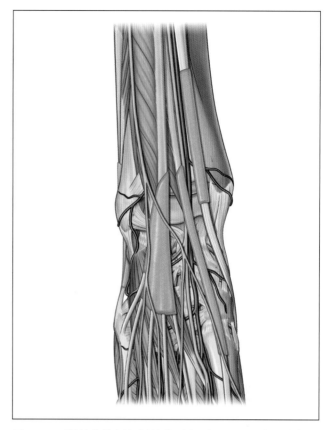

图 25.19 踝关节前侧解剖结构示意图。显示踝关节前侧肌腱与腓神经的关系

由于腓深神经支配足背相对小的皮肤区域，腓深神经受压迫的症状较腓浅神经受压轻微。足背任何感觉模糊、不寻常的疼痛都归咎于神经受压，这些病例应进行神经的检查。神经卡压的水平越靠近端，出现运动和感觉缺失的可能性越大，应检查神经的全长，尤其是要寻找超声触诊过程中的阳性 Tinel 征。

参考文献

Blair JM, Botte MJ. Surgical anatomy of the superficial peroneal nerve in the ankle and foot. Clin Orthop Relat Res 1994;305:229–38.

Kobayashi H, Sakurai M, Kobayashi T. Extensor digitorum longus tenosynovitis caused by talar head impingement in an ultramarathon runner: a case report. J Orthop Surg (Hong Kong) 2007;15(2):245.

Negrine JP. Tibialis anterior rupture: acute and chronic. Foot Ankle Clin North Am 2007:12(4):569–72.

Numkarunarunrote N, Malik A, Aguiar RO, et al. Retinacula of the foot and ankle: MRI with anatomic correlation in cadavers. AJR Am J Roentgenol 2007;188(4):W348–54.

Roesen HM, Kanat IO. Anterior process fracture of the calcaneus. J Foot Ankle Surg 1993;32(4):424.

Trout BM, Malik A, Aguiar RO, et al. Rupture of the tibialis anterior tendon. J Foot Ankle Surg 2000;39(1):54–8.

van Dijk CN. Anterior and posterior ankle impingement. Foot Ankle Clin 2006;11(3):663–83.

26 足踝外侧疾病

Michel Court-Payen 原著

王美薇　陈　芸 译

概述

　　踝关节外侧面超声检查最常见的适应证是疑诊腓骨长、短肌腱病或者外侧韧带复合体病损。韧带损伤的患者一般是在慢性期来检查韧带撕裂的后期并发症或未诊断的并发病损。超声检查能够动态评估韧带和肌腱等结构，是检查韧带和肌腱最好的影像学手段，而且也可探查骨和支持带的病损，如骨折和肌腱不稳定。但超声检查的一个重要弱点是不能显示踝关节骨软骨病损和骨间韧带撕裂（跟距韧带）。

腓骨长、短肌腱

　　腓骨长、短肌的肌腱病变是常见的，特别是腱鞘炎，但也可发生更显著的病变如肌腱病、肌腱撕裂和肌腱不稳定等。由于腓骨短肌腱紧靠外踝，是两根肌腱中最易发生损伤的。在第五跖骨底部腓骨短肌腱止点处也可发生炎症（肌腱起止点病）。

腱鞘炎

　　腓骨长、短肌腱鞘的炎症（腱鞘炎）导致腱鞘积液和低回声滑膜增厚，伴或不伴肌腱周围多普勒血流信号。

实用技巧

正常人在外踝尖远端腱鞘内可出现少量液体，不要误认为是腱鞘炎。

　　有任何疑问应检查对侧无症状侧，对侧同样的发现帮助确定这些改变是正常的。腱鞘炎中液体的量是不同的，但通常是最重要的，在横切面声像图上液体围绕肌腱（晕征）（图 26.1），并纵向扩张。

要点

超声触诊对于确定超声表现和局部疼痛之间的关联总是起着非常重要的作用。

　　踝关节外侧疼痛的患者中，彩色或能量多普勒超声检查常显示在肥厚的滑膜组织、肌腱内和（或）腱鞘周围有充血的征象。

　　腱鞘炎可以是由于过度使用或创伤造成的机械性损伤，也可与关节的炎症性疾病伴随发生。创伤性腱鞘炎可见于踝关节紊乱和韧带损伤，但重要的是要意识到腓骨肌腱鞘内的积液可能恰好是跟腓韧带急性撕裂踝关节与腱鞘相交通的征象。浆液性腱鞘炎常见于肌腱过度使用而无外伤史的患者、运动员或老年人。应仔细寻找肌腱撕裂的超声征象。炎症性关节疾病患者，如类风湿关节炎或痛风，腱鞘

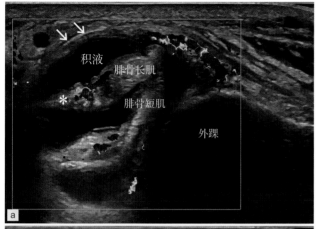

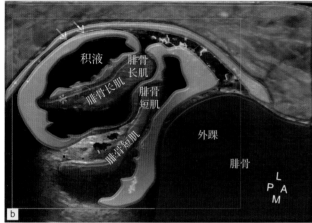

图 26.1 腓骨肌腱鞘炎。外踝后侧横切面声像图显示腓骨肌腱鞘积液、滑膜壁（箭头）和腱系膜（*）增厚，多普勒超声示充血

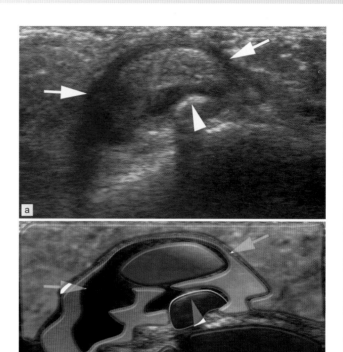

图 26.2 疼痛性腓籽骨综合征。声像图显示腓骨长肌腱鞘炎（箭）伴有小的腓籽骨（箭头）

炎一般是增生类型伴有明显的血管翳样滑膜增厚，疾病活动期患者有充血、肌腱病、肌腱边界不规则、肌腱变薄或完全断裂等。慢性腱鞘滑膜增厚并钙化是少见的，超声表现为局灶性高回声伴有声影，这应与腓骨长肌腱内的腓籽骨骨折伴肌腱断端回缩至外踝后方相鉴别。腱鞘炎也可发生于腓籽骨周围，这被称为痛性腓籽骨综合征（图 26.2）。

腓骨肌腱病及肌腱撕裂

过度使用和慢性肌腱不稳定可导致肌腱病，表现为肌腱呈低回声增厚或肌腱断裂。在急性踝关节扭伤或炎症性关节疾病患者中也可见腓骨肌腱断裂。

> **要点**
>
> 肌腱损伤不总是有症状的，尤其是在老年人群，最常见的部位是腓骨短肌腱在外踝后方的部分，因为这一部分肌腱贴近骨质。

腓骨肌腱的形态结构随着病损严重程度而有变化。过度使用的腓骨短肌腱在横轴切面声像图表现为 U 形变扁的肌腱，凹陷侧包绕腓骨长肌腱；在进展期，腓骨短肌腱部分撕裂表现为纵向劈裂成两根肌腱，这种劈裂在两个方向上延伸，腓骨长肌腱可潜入劈裂的腓骨短肌腱之间。这种三根肌腱位于同一腱鞘内的形态结构应与附属的位于后侧的第四腓骨肌腱鉴别。如果伴有腓侧上方支持带撕裂，腓骨短肌腱的前部可脱位位于外踝与皮肤之间。一根或两根腓骨肌腱完全的横向断裂（图 26.3）是不常见的，在断裂水平和回缩的近端肌腱断端之间的腱鞘是空的，仅含有液体或低回声的滑膜组织。腓骨肌腱横向断裂一般位于外踝后方，腓骨长肌腱也可在更远端、在骰骨水平发生断裂（肌腱断裂或腓籽骨骨折）。在腓籽骨完全骨折时，肌腱近端可回缩至外踝后方，这种附属的腓籽骨的近侧端显示为高回声结构，后方伴声影。在所有这些有症状的患者，在腱鞘周围一般有炎症存在，这有助于超声检查：腱鞘积液、滑膜炎伴或不伴充血。

腓骨短肌腱起止点病

腓骨短肌腱在第五跖骨基底部的止点超声容易检查，炎症性关节疾病和肌腱起止点病患者表现为肌腱止点处局限性增大，呈低回声。肌腱止点内部和周围多普勒血流信号增多是疾病活动的表现。慢性病例可出现骨刺或钙化。第五跖骨基底部的创伤性撕脱骨折超声容易诊断，而X线平片可能漏诊。运动活跃的大龄儿童和青少年第五跖骨基底部的骨突炎（Iselin病）超声检查评估要优于X线平片，超声不仅能显示二次骨化中心的碎裂，而且能显示骨突软骨内和周围组织的水肿和充血。认识该疾病并进行治疗可预防长期的并发症。

支持带病损和腓骨肌腱不稳定

腓骨肌腱半脱位或脱位继发于腓侧支持带损伤，支持带的损伤可以通过外科手术修复。最常发生损伤的部位是腓侧上方支持带在外踝上的止点处。支持带可被牵拉、撕裂或撕脱骨折，常继发于运动创伤（滑雪、足球、溜冰、橄榄球、体操运动），是由于突发性足背伸和反射性腓骨肌强力收缩所致。另一个原因是踝关节内翻损伤伴有前侧距腓韧带损伤，患者可主诉痛性喀哒声。除了急性期患者有明显的疼痛和（或）软组织水肿，诊断通常依靠临床检查（局部疼痛、肿胀和触及脱位的肌腱）。在所有病例，超声可显示腓骨短肌腱的异常位置（腓骨长、短肌腱同时脱位少见）、半脱位或脱位至外踝的边缘。支持带的损伤通常发生于支持带附着于外踝的部位，损伤有几种形式，包括低回声增厚、充血、不全撕脱伴有骨膜剥离、完全撕脱、撕脱骨折，甚至少见的支持带实质缺损，可伴有腱鞘的炎症征象，

有时有腓骨短肌腱的增厚、劈裂或完全断裂（图26.4）。超声可识别外踝后肌腱沟变浅甚至凸起。如果在休息时无肌腱脱位的临床和超声征象，而临床怀疑脱位和（或）支持带病损，做动态超声检查很重要。探头横向置于外踝后侧水平，不施加太大压力，足抗阻力背伸和外翻，观察肌腱任何异常的运动。在关节普遍松弛的患者可发现肌腱松弛而无支持带或肌腱损伤，与对侧对比检查很重要。

> **要点**
>
> 有些患者可感觉外踝后侧疼痛伴腓骨短肌腱在肌腱沟内异常活动，但肌腱未半脱位到肌腱沟的边缘（鞘内半脱位）。

腓侧下方支持带在跟骨水平的撕裂或撕脱是较少见的，患者的疼痛和肿胀在外踝尖以远，超声检查显示类似腓侧上方支持带损伤的改变：支持带撕裂、腓骨长肌腱脱位至跟骨腓侧结节的表面（图26.5）。腓侧结节增生肥大是腓骨肌腱狭窄性腱鞘炎的发病诱因，可引起该部位的疼痛和肿胀。

外侧韧带复合体

由于高分辨率以及能获得所有切面的影像，超

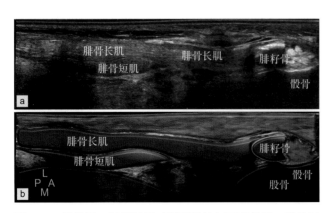

图26.3　腓骨长、短肌腱同时断裂纵轴切面声像图。腓骨短肌腱在外踝后方，而腓骨长肌腱在腓籽骨（OP）远端

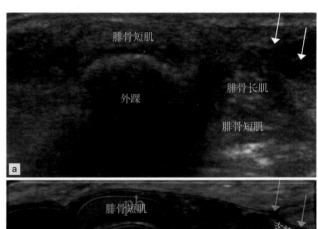
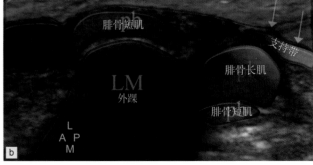

图26.4　横切面声像图显示腓侧上方支持带撕脱（箭），腓骨短肌腱纵行撕裂（劈裂），其前部脱位至外踝的前侧

声是探查踝关节和跗骨间孤立性和多发性韧带损伤非常有效的检查手段。踝关节内翻损伤是最常见的运动损伤之一，距腓前韧带孤立性损伤最常见（70%）。当伴有其他韧带损伤时，距腓前韧带通常最先断裂，然后更严重的扭伤是跟腓韧带断裂（20%），距腓后韧带损伤是少见的，而且超声不能很好地显示。孤立性的跟腓韧带损伤也可发生于内翻损伤，但不常见。可能被损伤的其他结构是胫腓前韧带、跟距骨间韧带、有些跗骨间韧带（背侧距舟韧带、Y 状韧带、外侧跟骰韧带）以及腓骨肌腱。骨折也应排除，局部压痛可指导超声检查。

踝关节韧带的损伤治疗尚无一致意见，但大多数踝关节外侧的急性扭伤是采用保守治疗。手术治疗有时只适用于严重的、多发韧带损伤的病例。超声检查用于严重的和复杂的病例、临床检查困难的病例、怀疑腓骨肌腱撕裂或胫腓前韧带撕裂的病例（未治疗可导致慢性疼痛）、职业运动员以及有慢性并发症的病例。

急性距腓前韧带损伤的超声征象取决于韧带损伤的严重程度：轻微的韧带牵拉损伤表现为韧带增厚，有时韧带呈弥漫性低回声，韧带未断裂，一薄层低回声水肿可勾勒出韧带的轮廓（图 26.6），韧带内和周围有充血；韧带部分撕裂时，在韧带中部有低回声区或部分厚度的缺损（图 26.7），或者韧带的一侧附着点部分撕脱，有时伴有骨膜剥离；韧带完全断裂时可见在韧带中部出现低回声缺口（图 26.8），或者韧带一侧附着点完全撕脱或撕脱骨折，有无回声的关节液从韧带损伤的缺口外溢至韧带表面的局限性液体集聚区。

实用技巧

在韧带断端未回缩时，轻柔地动态踝关节内翻试验可用于鉴别部分和完全韧带断裂。

跟腓韧带的损伤最常发生于韧带的近端附着点（腓骨），超声难以显示。韧带撕裂两个重要的间接征象是：

（1）踝关节背伸动态检查过程中缺乏韧带紧张；

（2）腓骨肌腱鞘由于与关节相交通出现积液，而无腱鞘炎表现。后者在慢性病例可能不存在。

韧带联合扭伤通常累及胫腓前韧带，继发于踝关节外翻损伤，超声能准确地显示病损：韧带呈低回声增厚、局部充血、韧带缺损，以及韧带或骨撕脱。伴有的腓骨骨折最好在 X 线平片上评价。

外踝扭伤时，超声不能像磁共振那样直接显示距骨顶的骨软骨病损和跟距骨间韧带病损。

如果在跗骨窦发现血肿，要怀疑跟距韧带急性撕裂，但血肿应与腱鞘囊肿和后侧距下关节积液鉴别。

踝关节内翻损伤后的晚期并发症是很常见的，如残留疼痛、肿胀、关节不稳和反复的踝关节扭伤

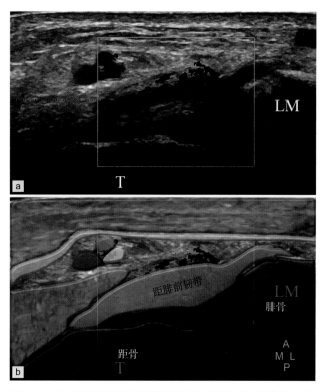

图 26.6　急性踝关节旋后损伤胫腓前韧带横切面声像图。显示韧带增厚，表面有低回声、充血的组织覆盖

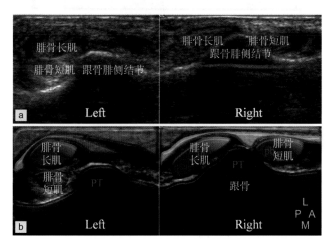

图 26.5　两侧跟骨外侧面横切面声像图。显示左侧腓侧下方支持带撕裂，腓骨长肌腱脱位至跟骨腓侧结节的表面

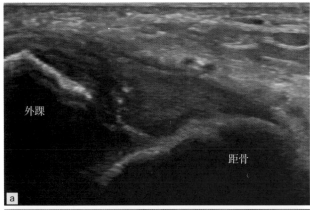

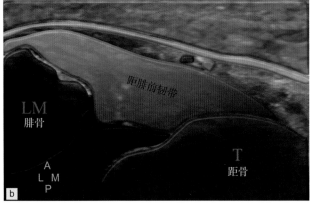

图 26.7 急性踝关节旋后损伤胫腓前韧带横切面声像图。显示韧带增厚，呈低回声，深部部分撕裂

等。在一项随访 6 ~ 7 年的大宗临床随访研究发现，超过 30% 的患者有晚期并发症。超声可显示这些患者的韧带不连、韧带增厚、钙化、骨撕脱（图 26.9）、局灶性充血和关节松弛等。在评价超声表现与临床症状的关系时，触诊特别重要。踝关节前外侧撞击综合征是指外踝前侧的慢性疼痛，伴有由于距腓前韧带撕裂愈合不良在踝关节前外侧沟形成的纤维化团块（有些是半月板样的），目前认识尚不足。超声发现一痛性、非均质、低回声包块、钙化或者局部充血应引起怀疑，但通过影像学做出准确诊断是困难的，磁共振关节造影有助于诊断。

骨折

跟骨前侧突骨折见于踝关节内翻损伤或外翻嵌插骨折的患者，这应被看做是 Y 状韧带近端附着点的撕脱骨折，在外踝尖端远侧、疼痛最明显的部位，超声很容易显示骨折（图 26.10）。在 X 线平片上这类骨折常被漏诊，可导致假关节形成和慢性疼痛。超声也可诊断第五跖骨骨折（Jones 骨折）以及距骨外侧突的骨折，但需要 X 线平片和（或）CT 证实。超声也可探查到腓骨和距骨的应力性骨折，表现为局限性骨皮质不规则，周围有充血、水肿。

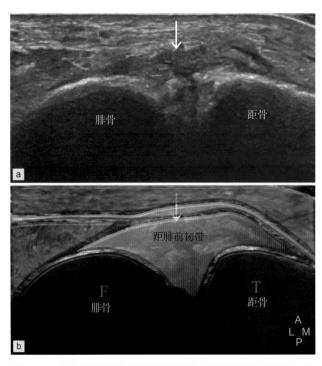

图 26.8 急性踝关节旋后损伤胫腓前韧带横切面声像图。显示韧带完全撕裂，韧带中部有缺损（箭）

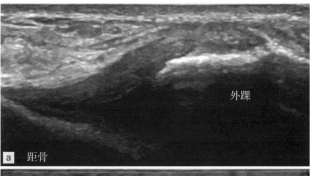

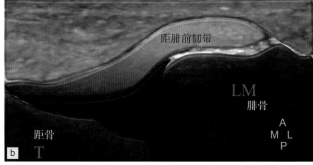

图 26.9 踝关节旋后损伤后慢性外侧疼痛。距腓前韧带长轴切面声像图显示韧带呈低回声、增厚并扩张

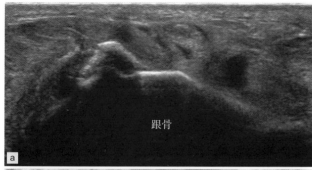

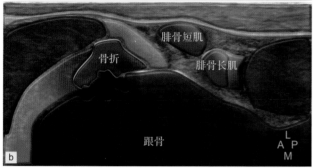

图 26.10　踝关节旋后损伤后外侧疼痛。足外侧长轴切面声像图显示跟骨外侧突撕脱性骨折

参考文献

Bianchi S, Delmi M, Molini L. Ultrasound of peroneal tendons. Semin Musculoskelet Radiol 2010;14(3):292–306.

Demondion X, Canella C, Moraux A, et al. Retinacular disorders of the ankle and foot. Semin Musculoskelet Radiol 2010;14(3):281–91.

Konradsen L, Becht L, Ehrenbjerg M, et al. Seven years follow-up after ankle inversion trauma. Scand J Med Sci Sports 2002;12(3):129–35.

Krappel F, Schmitz R, Harland U. Sonographic diagnosis of anterior syndesmosis rupture. Z Orthop Ihre Grenzgeb 1997;135(2):116–19.

Neustadter J, Raikin SM, Nazarian LN. Dynamic sonographic evaluation of peroneal tendon subluxation. AJR 2004;183(4):985–8.

Peetrons P, Creteur V, Bacq C. Sonography of ankle ligaments. J Clin Ultrasound 2004;32(9):491–9.

Raikin SM. Intrasheath subluxation of the peroneal tendons. Surgical technique. J Bone Joint Surg Am 2009;1:91(supplement 2):146–55.

Sobel M, Geppert MJ, Olson EJ, et al. The dynamics of peroneus brevis tendon splits: a proposed mechanism, technique of diagnosis, and classification of injury. Foot Ankle 1992;13(7):413–22.

Verhagen RA, de Keizer G, van Dijk CN, et al. Long-term follow-up of inversion trauma of the ankle. Arch Orthop Trauma Surg 1995;114(2):92–6.

27 足踝内侧疾病

Eugene McNally 原著

丛潇怡　胡阿珍　袁树芳　康　斌 译

概述

由于引起足踝内侧症状的许多结构位置表浅，超声评估起着重要的作用，足踝内侧肌腱的异常占主导地位，但神经、血管、韧带，甚至骨骼疾病也应考虑。踝关节内侧的超声检查技术在前面章节已经描述了，要点包括横切面影像在肌腱疾病评估中占主导作用，由于肌腱在内踝下方弯曲走行，在踝内侧横轴切面扫查尤其重要。引起踝内侧症状的每一疾病将逐一讨论。

胫骨后肌腱

胫骨后肌腱（TPT）是足内翻最强大的动力肌腱，并帮助稳定踝内侧纵弓。胫骨后肌腱功能紊乱是踝关节内侧疼痛最常见的原因，在中、老年人尤其普遍。肌腱病的病因是多因素的，内在因素结合外在因素，以及生物力学异常均可导致肌腱变性。内在因素包括肌腱绕内踝弯曲走行的牵拉。据文献报道，在胫骨后肌腱近、远侧段血液供应的分水岭部位出现低血流带，近端侧段由胫后动脉供应，而远侧段由胫后动脉和足背动脉共同供应。相对低血流的其他部位出现在无腱鞘的止点和无相应的腱系膜的部位。这些解剖特征的结合使得这些部位的肌腱易于发生变性。其他内在因素包括系统性疾病，特别是糖尿病、肾病、类风湿关节炎、高血压病和使用类固醇激素等。组织学上，肌腱变性伴有肌腱正常的胶原纤维结构由无纤维有机质或者结构的黏液性物质替代，Ⅰ型和Ⅲ型胶原的比例下降，反应性血管长入。这种不适应的修复伴有肌腱功能紊乱。

胫骨后肌腱病在中年女性最常见，主诉进行性疼痛，继发扁平足畸形。典型的病例，患者描述在不平的地上行走及上下楼困难。临床上，在踝关节内侧面沿着肌腱行程有压痛。随着疾病进展，患者不能进行单侧足跟抬起。

胫骨后肌的作用是在行走时足跖屈和内翻，并维持行走过程中距舟和跟骰关节的一致性。这一机制的失效将导致中足的屈曲应力，最终导致功能失效。

> **要点**
>
> 胫骨后肌腱维持足的纵弓起重要作用，因此，胫骨后肌腱功能失效将导致扁平足畸形，继发弹簧韧带和跗骨窦韧带顺序失效。

扁平足畸形是在患者站立位时评估。从后侧观察，患侧的足跟外侧可见较多的足趾。

胫骨后肌腱退行性撕裂通常发生在内踝水平，而运动员的胫骨后肌腱断裂通常发生舟骨止点处。

临床和影像学分期

胫骨后肌腱病的临床和影像学分期文献已有描述。低级包括有疼痛存在而无结构异常，疾病进展从肌腱变性到完全断裂、扁平足畸形明显。临床分型阐述了胫骨后肌腱进行性功能紊乱的发展过程：Ⅰ期：腱周病、腱鞘炎和肌腱变性，肌腱长度正常的；Ⅱ期：肌腱变性拉长导致可矫正的扁平足畸形；Ⅲ期：僵硬的扁平足畸形；Ⅳ期：扁平足畸形伴有继发性内侧韧带失效导致足外翻。尽管早期影像学是正常的，但影像学表现反映了胫骨后肌腱病的临床进展过程，阳性发现可分为累及腱鞘的腱鞘炎和肌腱本身的病变。

腱鞘炎

在正常的胫骨后肌腱鞘内通常可发现少量液体，尤其是内踝下方。一有用的经验法则是腱鞘内液体的横截面积不能超过腱鞘内的肌腱的截面积。在疾病最早期，超声表现仅限于腱鞘内有过量的液体（图 27.1）。

> **实用技巧**
>
> 腱鞘扩张一般开始于踝下区域，因为此处腱鞘有膨胀的空间（图 27.2）。

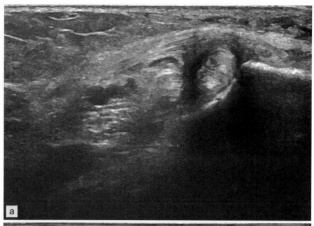

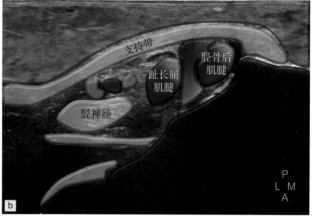

图 27.1　腱鞘炎的早期表现。横切面声像图显示肌腱周围少量积液并有轻微滑膜增厚

随着疾病进展，滑膜增厚，与无回声的液体形成非常鲜明的对比（图 27.3），其内有多普勒血流信号增加（图 27.4）。在正常情况下，除了营养动脉，滑膜内衬是无多普勒信号的，多普勒信号的存在通常提示腱鞘炎。滑膜增厚可变得相当明显，甚至像肿块（图 27.5）。即使在这个阶段，肌腱可保持完全正常，但是大多数病例，不同程度的肌腱疾病是明显的，尤其是采用高分辨率超声设备检查。即使探查到微小的肌腱病变对于治疗计划都有重要意义。

肥大、萎缩和钙化性肌腱病

> **要点**
>
> 肌腱病最早期的超声改变是肌腱内局灶性低回声区。

正常肌腱结构消失伴有局灶性低回声区表明肌腱变性，肌腱开始出现分层和纵向劈裂，病变进展导致肌腱肿大，局灶病变进一步发展，出现部分撕

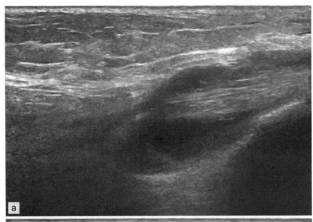

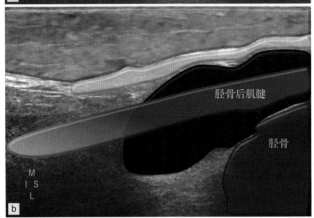

图 27.2　腱鞘炎进展期纵切面声像图显示内踝下腱鞘内液体占主导地位，液体截面积大于肌腱，提示液体量异常

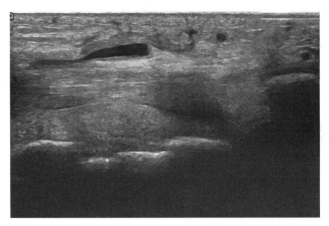

图 27.3　早期腱鞘炎声像图显示滑膜层轻微增厚

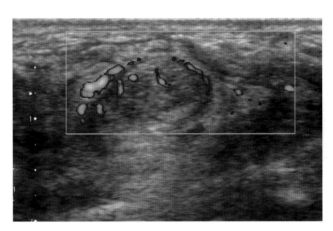

图 27.4　踝关节后内侧横切面声像图显示肌腱和周围腱鞘多普勒血流信号增加，提示胫骨后肌腱鞘炎和肌腱病

裂，肥大性肌腱病或 I 型部分撕裂就是指这种病变。在早期肌腱内可探查到多普勒血流信号增加。

实用技巧

在正常情况下，除了偶尔有血管邻近营养动脉，肌腱内无血管。

要点

超声检查肌腱时应仔细寻找肌腱内回声信号的改变，因为探测到肌腱回声的改变表明疾病进展到更严重的类型。

探查到肌腱内部异常也对治疗决策有明显影响，许多人觉得肌腱异常的腱鞘炎患者类固醇激素注射治疗是禁忌证，另外一些人则提出，使用高分辨的超声检查发现的肌腱内微小信号改变不是类固醇激素注射治疗的禁忌证，但是，在所有病例，应提醒患者类固醇激素注射治疗潜在肌腱断裂的风险，并防止发生。

这些早期的肌腱异常主要是在内踝下的区域，可伴有其他表现。在内踝后侧面胫骨后肌腱通过的部位有纤维滑车止点病，止点病可导致骨性肥大和内踝后侧面的骨刺形成（图 27.6），这在 X 线平片上可见，是潜在的肌腱疾病的 X 线平片线索；这在 MRI 影像上也是清晰可见（特别是在横轴切面上）。

随着肌腱开始进一步拉长，足弓开始变平，肌腱进一步拉伸。有些病例，肌腱横截面积缩小，变得和趾屈肌腱一样大小，甚至较邻近的趾屈肌腱还小。萎缩性肌腱病的形态（图 27.7），如其名所指，被比作像磨损的绳子。当单个的腱索开始分解，肌腱束分开，受累节段肌腱横截面积缩小（图 27.8）。

要点

正如前面已经介绍，正常胫骨后肌腱至少是趾屈肌腱大小的 2 倍，这一比例丧失被称为萎缩性肌腱病或 II 型部分撕裂。

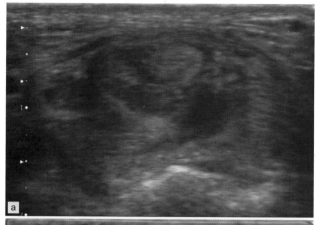

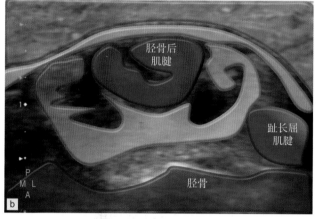

图 27.5 踝关节后内侧横切面声像图。显示胫骨后肌腱鞘炎，胫骨后肌腱横形劈裂

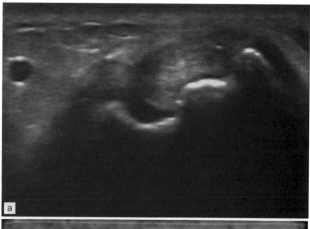

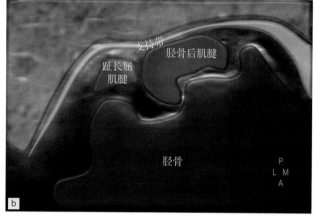

图 27.6 踝关节后内侧横切面声像图。显示内踝后缘明显性不规整，骨刺形成，慢性起止点病伴有胫骨后肌腱病

一般来说，如果病变累及腱鞘，肌腱的内部结构明显异常，超声诊断相对容易。然而，在磁共振影像上，腱鞘的异常并不明显，肌腱变性在 T1、T2 加权影像上都呈低信号改变，因此，大小的改变常是 Ⅱ 型部分撕裂仅有的特征，诊断可被忽视。

其他类型的肌腱病包括急性钙化肌腱病（图 27.9）和肌腱止点病。虽然有文献报道胫后肌纤维化性腱鞘炎，但不常见。腱鞘钙化导致急性钙化性腱鞘炎是少见的。肌腱内有些钙化斑块，尤其是在止点部位，不应看作有重要意义，这种类型的钙化常是无症状的。和冈上肌腱一样，偶尔，胫骨后肌腱急性钙化性肌腱病起病很急，皮肤发红，皮下组织肿胀，肌腱触痛明显。肌腱内的钙化超声表现为高回声团块，可伴有多普勒血流信号增加。

胫骨后肌腱止点肌腱病累及肌腱附着于舟骨的部位，是运动员过度使用性疾病较常见的部位，但有潜在的陷阱。

实用技巧

将肌腱接近止点部位的低回声区看做是病变时应当慎重。

尽管胫骨后肌腱的主要部分止于舟骨，但胫骨后肌腱有一明显的条索向下走行止于楔状骨的跖侧，甚至远达骰骨的内侧面。分叉的肌腱纤维可形成各向异性伪像，在这一部位难以消除。肌腱止点正常的多普勒血流信号和超声触诊时无局部症状有助于确定肌腱是正常的。由于胫骨后肌腱鞘的远端大约在距骨中部水平，因此，在胫骨后肌腱远侧段周围的异常液体严格意义上是腱周病，而不是腱鞘炎。

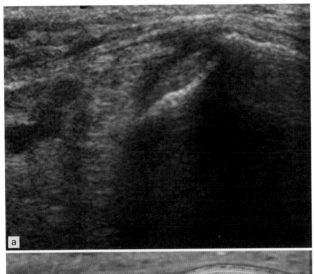

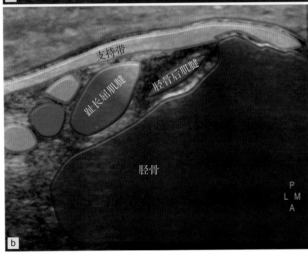

图 27.7　踝关节后内侧轴向图像。胫骨后肌腱直径明显减小，提示肌腱 2 型撕裂。2 型撕裂不如肥厚型 1 型撕裂常见

副舟骨胫骨后肌腱止点病

> **要点**
>
> 胫骨后肌腱止点病可单独发生，但更常见的是伴有副舟骨。

副舟骨存在于约 4% 的人群，但与胫骨后肌腱病有很高的关联性。文献描述副舟骨有三种类型：Ⅰ 型副舟骨是胫骨后肌腱远端肌腱内有一小的骨皮质完好的小骨，很少有症状；Ⅱ 型副舟骨是副舟骨较大，含有胫骨后肌腱附着点的大部分，副舟骨和舟骨之间有纤维性或软骨性关节，本质上是一假关节（图 27.10，图 7.11），这可能是症状的重要来源。压痛局限于假关节部位，检查过程中超声触诊可诱发疼痛，也可探到多普勒血流信号增加（图 27.12）。

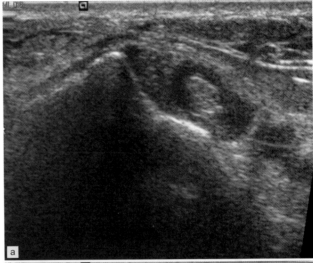

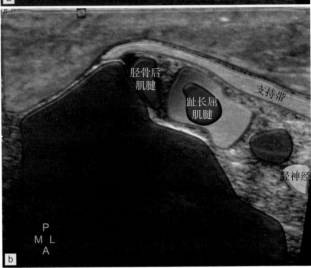

图 27.8　踝关节后内侧轴位图像。肌腱反射率明显降低，尤其是胫后肌，且胫骨后肌腱直径与屈趾肌腱相比减小，这提示为 2 型萎缩性肌腱撕裂。异常表现可延伸到屈趾肌腱鞘内，它与胫后肌有共同的腱鞘

在磁共振影像上假关节两侧可见骨水肿。痛性假关节治疗较困难，手术方法包括将副舟骨固定于舟骨上。在手术之前，可尝试局部皮质激素注射治疗以缓解疼痛，但应告知患者，这种治疗有明显的肌腱断裂的风险，这促使手术固定。Ⅲ 型副舟骨是舟骨的内侧面拉长，好像是 Ⅱ 型副舟骨与舟骨本身融合，这也被称为角舟骨，是很少有麻烦的变异，但易发生肌腱病，是由于肌腱缩短以及肌腱绕内踝的弯缩小。

胫骨后肌腱断裂

胫骨后肌腱疾病的最晚期是肌腱断裂，影像学上被称为 3 型撕裂。和肌腱病相似，典型的部位是

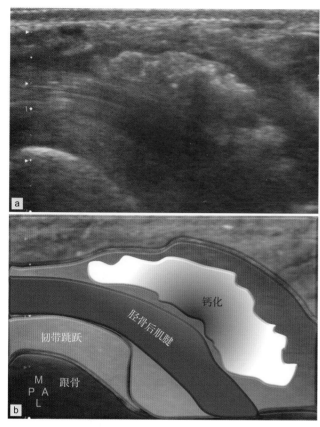

图 27.9　踝关节内侧靠近胫骨后肌腱插入点处横切面声像图。显示腱鞘增厚，且有强回声的钙质沉着

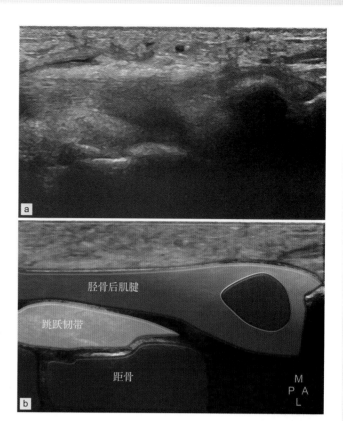

图 27.11　足舟骨，1 型。足舟骨占据超过胫骨后肌腱直径的 50%，肌腱是正常的

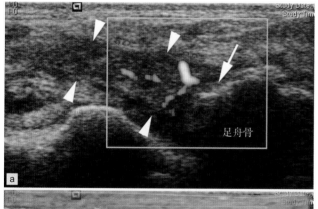

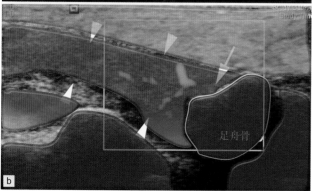

图 27.10　足舟骨，2 型，伴有胫后肌腱起止点病。纵切面超声显示胫骨后肌腱止点肌腱炎（箭头）和骨性不规则（箭）

在内踝下区域。病因学一般是慢性的，但在已损伤的肌腱基础上可发生急性损伤。内踝上方横切面超声影像可显示有损伤，但完整的肌腱，在向远端追踪肌腱时，在断裂水平，肌腱消失（图 27.13）。由于肌腱断端与腱鞘和邻近的胫骨粘连，肌腱回缩不是很明显。断裂的肌腱远端松弛可帮助确定诊断。

胫骨后肌腱的主要功能之一是维持中足内侧弓。如果胫骨后肌腱功能丧失，弹簧韧带将承受相当大的应力，胫骨后肌腱断裂后继发弹簧韧带功能丧失是常见的。

胫骨后肌腱半脱位

胫骨后肌腱半脱位是不常见的，但有报道可继发于创伤和踝管压迫综合症的屈肌支持带松解。应评估撕裂的支持带的外形轮廓以确定骨膜是否也被累及。伴有或不伴有骨膜附着的支持带剥离将形成一拉长的肌腱沟，在踝关节屈曲、内翻过程中，肌腱向内侧半脱位。这种异常最好在动态超声观察评价。胫骨后肌腱半脱位一般建议手术治疗。

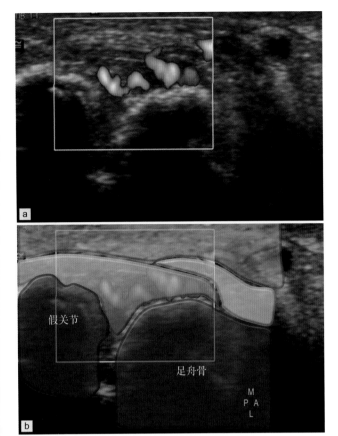

图 27.12　中足内侧横切面声像图。在胫骨后肌腱在舟骨上的止点处有一大的副舟骨。在 2 型副舟骨的假关节处有多普勒信号增加，胫骨后肌腱组分增大，并横穿过关节止于舟骨上

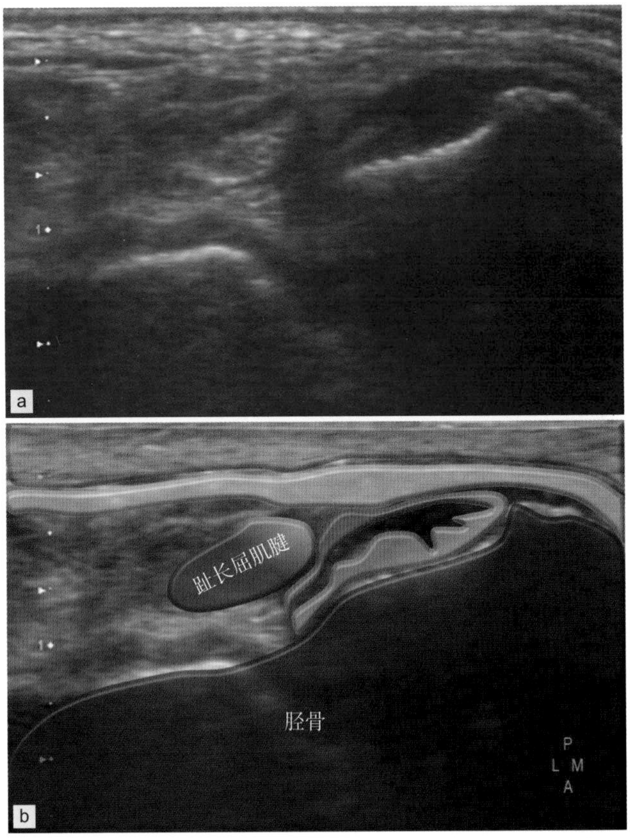

图 27.13　踝关节后内侧横切面声像图。在胫骨后肌腱鞘内无肌腱，提示肌腱完全断裂（3 型胫骨后肌腱撕裂）。可以看到少量增厚的滑膜和肌腱碎片，在最内侧缘有小的骨刺

趾长屈肌腱

　　和胫骨后肌腱疾病相比，趾长屈肌腱疾病相对少见。如有共同的腱鞘存在，许多趾长屈肌腱疾病与胫骨后肌腱疾病共同出现（图 27.14）。趾长屈肌腱疾病的超声表现与胫骨后肌腱疾病相似，起初是腱鞘炎（图 27.15），然后是肌腱本身受累及（图 27.16）。

　　有报道在靠远侧的足底趾长屈肌腱与𧿹长屈肌腱相交叉的位置出现摩擦综合征，这一部位被称为 Henry 节，位于足底浅层和第二层肌肉之间，肌腱交叉出现在接近舟骰关节水平。内侧跖神经紧贴 Henry 节。反复的摩擦（如跑步运动员）可出现综合征，有时被称为跑步者足。

𧿹长屈肌腱

　　𧿹长屈肌腱从小腿远端通过后足到中足也是呈弯曲走行。𧿹长屈肌腱通常被认为是与胫骨后肌腱和趾长屈肌腱伴行（即 Tom- 胫骨后肌腱，Dick- 趾长屈肌腱，Harry- 𧿹长屈肌腱），但由于𧿹长屈肌腱与胫骨后肌腱和趾长屈肌腱之间仍有一定距离，并有胫后神经血管将它们分开，因此这种观点不是特别恰当。𧿹长屈肌腱在跟骨后侧也有自己的纤维骨性通道。由于肌腱位置较深，𧿹长屈肌腱不像胫骨后肌腱那样容易定位。

　　实用技巧：帮助定位𧿹长屈肌腱的有用的技术包括利用胫神经作标志以及活动𧿹趾使肌腱移动。

　　𧿹长屈肌腱位于 Stieda 突起或三角骨的内侧。

　　与𧿹长屈肌腱有关的疾病包括腱鞘炎、硬化性腱鞘炎、后侧撞击综合征以及肌腱断裂。腱鞘炎患者敏感的表现之一通常是肌腱周围的腱鞘内异常的液体积聚，但这一征象不能用于𧿹长屈肌腱，因为，𧿹长屈肌腱鞘与邻近的踝关节相通。踝关节的积液容易延伸到𧿹长屈肌腱鞘内，腱鞘内常积聚大量液体（图 27.17）。

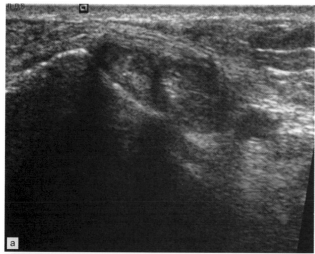

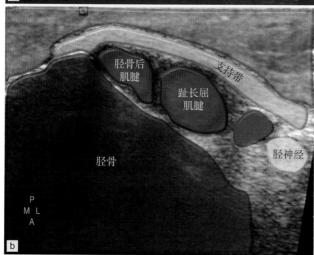

图 27.14　横轴切面声像图显示胫骨后肌腱反射消失，与趾屈肌腱比较，肌腱变小，提示 2 型萎缩性撕裂，提示肌腱病的异常信号延伸到趾屈肌腱鞘

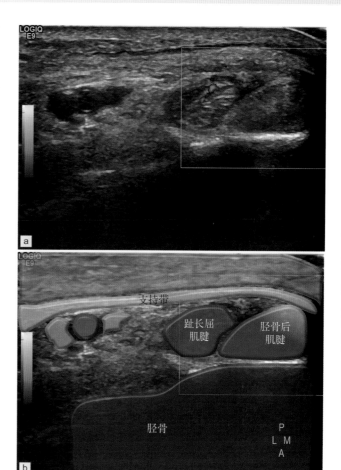

图 27.15　横切面声像图显示胫后肌和趾屈肌腱周围多普勒血流信号增加，屈趾肌腱外侧缘反射消失

腱鞘炎

> **实用技巧**
>
> 踝关节积液延伸到姆长屈肌腱鞘是常见的，这种积液可使腱鞘扩张至中足水平。

正因为如此，单纯的姆长屈肌腱鞘积液不足以诊断姆长屈肌腱鞘炎。

> **实用技巧**
>
> 滑膜增厚和多普勒血流增多用于鉴别距舟关节积液和真正的姆长屈肌腱鞘炎。

随着疾病进展，肌腱内部变性、肌腱劈裂、肌腱肥大，最终可出现肌腱断裂。

硬化和摩擦综合征

> **要点**
>
> 硬化性腱鞘炎与桡骨茎突狭窄性腱鞘炎或滑车纤维瘤类似在于支持带增厚，而含有肌腱的纤维骨性通道的顶是由支持带形成。

典型的病例发生于芭蕾舞者，疾病的出现是由于反复地脚尖站立所致。增厚的支持带激惹其下的肌腱，肌腱本身增粗，形成局限性结节。起初，被受累的肌腱在支持带下移动是无症状的，但随着肌腱增粗，可出现弹响声。当肌腱结节卡在增厚的支持带下方时，患者也可描述扳机的感觉。

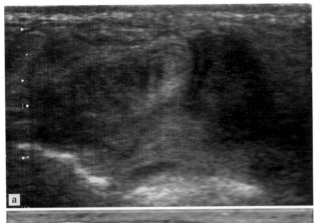

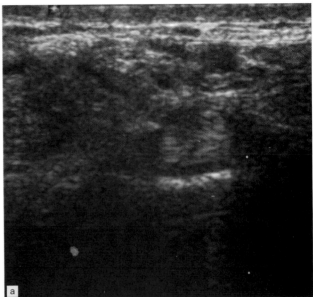

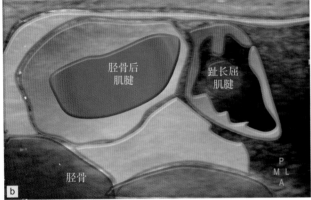

图 27.16　踝关节后内侧横轴切面声像图显示趾屈肌腱反射明显消失，符合肌腱病。胫骨后肌腱有微小的改变，伴有两个区域局部分层

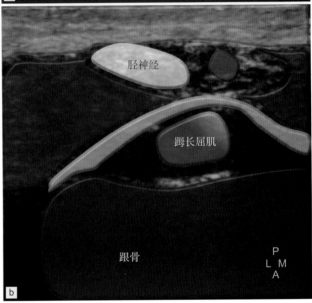

图 27.17　后踝横轴切面声像图显示姆长屈肌腱周围有少量液体，这是正常表现。液体可从邻近的胫距关节进入腱鞘

内侧韧带疾病

解剖

踝关节内侧韧带有着复杂的排列，要理解这些韧带的排列最好将它们分成三组：浅层、深层及横行。浅层韧带由三条索组成，均起自胫骨，然后根据它们的止点命名，它们是胫跟韧带、胫舟韧带和胫弹簧韧带；深层的主要韧带是胫距后韧带，也有胫距前韧带参入后韧带。跳跃韧带（跟舟足底韧带）是横行韧带最主要的组成成分。和其他部位的韧带一样，正常韧带通常应是排列良好的高回声纤维结构。

内侧韧带损伤不如外侧韧带损伤常见。韧带在急性过度牵拉时损伤，导致韧带部分或完全撕裂。韧带撕裂可累及韧带的任一附着点，可出现撕脱的骨片。在外翻扭伤时也可出现压缩损伤，导致韧带内出血。韧带损伤的慢性后遗症包括滑膜反应性增生、钙化、起止点病（慢性纤维化、血管再生和钙

化）和不稳定，这些后遗症被称为后内侧撞击症。

后内侧撞击症

后内侧撞击症是指三角韧带深层，特别是胫距后韧带的起止点病。典型的患者表现为损伤后 3 ～ 12 个月出现踝关节后内侧的疼痛。正常韧带是一三角形结构，从内踝后侧面到邻近的距骨。最好是在横轴切面上追踪胫骨后肌腱找到三角韧带。由于胫骨后肌腱走行于内踝下方，胫骨后肌腱的深面是胫距后韧带。和其他韧带一样，胫距韧带也应进行应力试验，以确保韧带能恰当地显示。

实用技巧

正常胫距韧带在踝关节背伸时变直，超声显示为内部纤维排列良好的高回声结构。

异常的超声表现包括韧带正常的纤维结构消失、多普勒血流信号增加，以及提示钙化的内部回声增高（图 27.18）。应注意在韧带紧张时检查韧带，因为，松弛的韧带可类似这些表现。一旦诊断确定，即可行超声引导下的注射治疗。

跳跃韧带损伤

跟舟韧带复合体在维持和稳定内侧足纵弓起着重要作用，它有几个独立的组分，最重要的是跟舟足底韧带（跳跃韧带）。跳跃韧带这样命名是因为该韧带具有一些弹性特性，但组织学上该韧带既没有弹性纤维，也无弹性。跳跃韧带损伤最常继发于慢性胫骨后肌腱疾病。胫骨后肌腱功能失效使得跳跃

韧带受牵拉，导致最终跳跃韧带也失效。由于直接的损伤导致跳跃韧带撕裂是少见的，但可发生于足重重地落地或者过度使用损伤，这种损伤倾向于发生在年轻人，男性最常见，损伤继发于非寻常的冲压着地时应力的增加。冲压损伤伴有韧带挤压距骨头外侧也有报道。在无症状的人群，跳跃韧带的正常大小不超过 7 mm。跟舟韧带其他组分的损伤不常遇到，超声诊断困难。

损伤

文献描述跳跃韧带损伤的超声异常表现有两种：一种是跳跃韧带的一部分完全断裂，缺口被液体充填（图 27.19）；另一种是韧带增厚，正常的纤维结构消失、回声降低（图 27.20）和多普勒血流信号增加。

要点

有跳跃韧带完全断裂后继发跗骨间关节半脱位的报道。

距骨向跖侧旋转，跟骨外翻成角。可出现舟骨

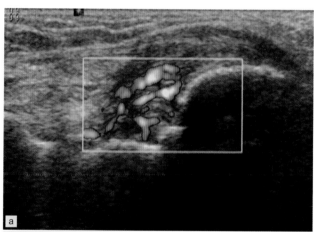

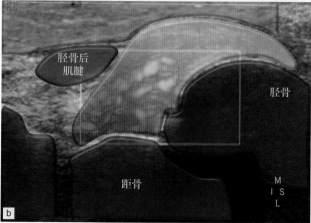

图 27.18 内踝冠状切面声像图显示胫距韧带肿胀、回声消失、多普勒血流信号显著增加，提示后内侧撞击征

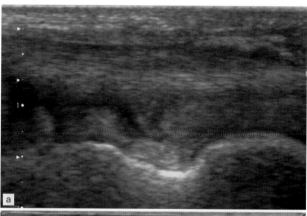

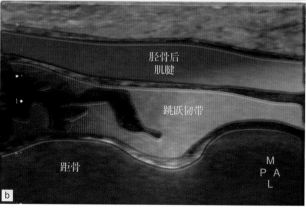

图 27.19 中足内侧横切面声像图显示跳跃韧带正常容积丧失、纤维结构中断，提示撕裂

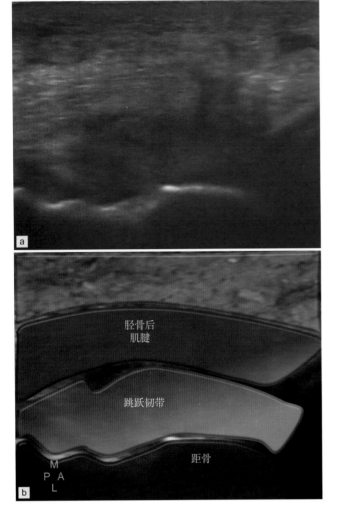

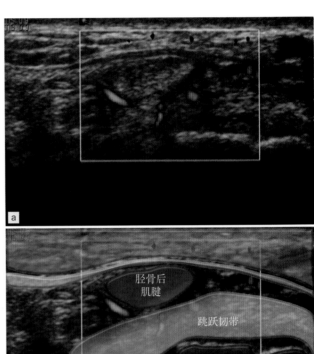

图 27.21　中足横切面声像图。显示胫骨后肌腱和其下的跳跃韧带之间多普勒血流信号增加，提示弹簧韧带止点病，并累及其间的滑动层

图 27.20　内踝横切面声像图。显示跳跃韧带正常纤维结构紊乱，回声降低，符合跳跃韧带部分撕裂，表面的胫骨后肌腱回声正常

它有时被描述在内踝滑囊的内侧，但不常见。

神经卡压综合征

踝管综合征

　　胫神经是坐骨神经的主要分支，走行于小腿比目鱼肌的深面，在内踝上方水平，胫神经发出一小分支，称为跟内侧神经，胫神经本身开始分为两个主要分支：足底内侧神经和足底外侧神经，两支中，足底内侧神经更靠前。足底外侧神经的第一个分支是跟下神经，向下走行至跖筋膜。

　　和胫骨后肌腱和趾屈肌腱一样，胫神经必须呈75°转弯绕内踝通过。为防止脱位，这些结构被限制在被称为踝管的纤维骨性通道内。踝管的顶是由类似于腕部屈肌支持带的结缔组织带构成，命名类似。支持带上方附着于内踝，下方与浅筋膜混合。在足底内、外侧神经之间可能存在额外的分隔将两根神经分开。胫后动脉和至少两根伴行静脉也在踝

背侧半脱位。跳跃韧带或距舟韧带损伤的鉴别诊断包括舟骨背侧面的应力骨折，这种骨折发生于第一、二跖骨之间的区域，与不同的压缩力有关。

摩擦损伤

　　除了跳跃韧带损伤，撞击症可发生于胫骨后肌腱和跳跃韧带之间的所谓的滑动层，滑动层是韧带表面一小的促进肌腱滑动的潜在滑囊。超声表现包括积液扩张和滑动层多普勒血流信号增加，尽管这与肌腱和韧带周围的疾病难以鉴别（图 27.21）。胫骨后肌腱鞘内本身的液体应延伸超过滑动层的范围。但联合损伤更常见。

内踝滑囊

　　踝关节内侧的症状也可由于外膜滑囊的扩张，

管内。

　　无论任何原因使踝管内的压力增加将导致神经压迫。临床上，患者诉足和足趾跖侧的烧灼感，可伴有麻木和肌肉萎缩。站立和行走加重症状，休息后症状改善。疼痛在休息时持续这一特征被称为灼性神经痛（afterburn）。足外翻和背伸时，踝管内压力增加，患者症状也加重。和腕管综合征一样，夜间痛是特征。

　　引起踝管综合征的内在病损包括附属的肌肉、腱鞘囊肿、肿瘤、静脉曲张、滑膜增厚和瘢痕组织。外在病损包括足畸形、肥大和附属的肌肉以及过度的旋前。踝管综合征半数病例的病因不能确定。

　　踝管综合征超声检查的目的是探查胫神经在屈肌支持带深面通过时口径的改变、观察支持带有无增厚，以及识别那些可治疗的潜在病因，如腱鞘囊肿或滑膜囊肿。检查过程中应注意探头压迫诱发的任何感觉异常。无显著特点的神经敏化可出现所谓的超声触诊诱发的 Tinel 征，因此，并不总是与神经受压的确切位置相关。

　　踝管内的任何肿块病变可导致神经压迫，最常见的是滑膜或腱鞘囊肿。胫距关节的内侧缘和后侧距下关节形成了踝管的底，因此，胫距关节和距下关节的积液可导致踝管的压迫。来源于距舟关节的腱鞘囊肿或滑膜囊肿也可向后、向下延伸（图27.22）。腱鞘囊肿是低回声的，常是多叶状，一般是不可压缩的病变，腱鞘囊肿内无多普勒血流信号，这有助于与其他低回声的结构（如神经鞘膜瘤）鉴别。

　　其他占位病变包括任何来源的肿瘤、脂肪瘤、骨软骨瘤和静脉曲张。异常的肌肉变异以及踝管内其他结构的疾病也可引起症状。骨性病变应考虑，如围绕距下关节内侧形成的异常骨性肿块。

　　许多病例没有明显的压迫病变，随着年龄增加，有足内侧弓进行性丧失和后足外翻的趋势，这导致足内侧面结构的拉伸，从而导致胫后神经的牵拉增加，增加了损伤的易感性。预期的糖尿病周围神经病的有些病例也可以是由于胫神经在踝管内受压，确切的病因尚不肯定，但有些研究表明，糖尿病周围神经病对踝管减压和增厚的支持带分离有效。表现为胫神经受压症状的患者也应排除更靠近侧的病因，膝关节部位的受压可能与腘窝内的肿块有关，包括腘窝囊肿、肌肉变异和纤维束带，它们也可压

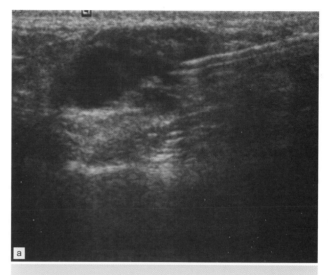

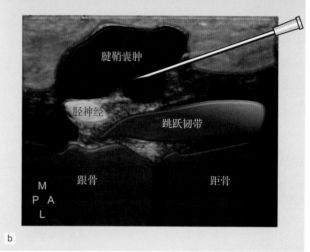

图 27.22　内踝横切面声像图。显示踝管内存在一多叶状腱鞘囊肿，囊肿在抽吸前已行穿刺

迫腘动脉。

　　在后足部可出现几种其他的神经卡压综合征，为鉴别这些不同的疾病，有时使用近侧踝管综合征和远侧踝管综合征两个术语。近侧踝管综合征是指典型的踝管受压和跟内侧神经受压，远侧踝管综合征是指跟下神经或足底内、外侧神经受压。

足跟内侧神经

　　足跟内侧神经最常见的是在胫神经分为足底内、外侧神经之前发自胫神经。一般足跟内侧神经是内侧症状不常见的病因，但放置跟骨牵引针可撞击该神经。偶尔神经卡压可出现在后足过度旋前的患者或过紧的鞋压迫。有时提倡该神经的射频消融作为顽固性后跟疼痛的治疗。

跟下神经（Baxter 神经病）

> **实用技巧**
>
> 跟下神经在其发自足底外侧神经的起始部识别。

跟下神经然后向下走行，在跗外展肌的下缘转 90°至足底方肌和趾短屈肌之间到小趾展肌。跟下神经也被称为足底外侧神经的第一分支。跟下神经支配小趾展肌，该神经受压导致类似跖筋膜炎的疼痛综合征，并伴有小趾展肌的萎缩，这被称为 Baxter 神经病，因此，跖筋膜炎的患者应仔细检查跟下神经，特别是在跖筋膜正常时。

跟下神经受压最常见的原因是它在横过跟下时受大的跟骨跖侧骨刺的压迫，单独或伴有跖筋膜炎。神经受压也可出现于神经走行于足底方肌和跗展肌之间的部位，肌肉肥大通常是这一部位神经受压的原因，而不是滑膜囊肿或神经瘤。在无特定的压迫原因时，慢性牵拉被认为是引起症状的基础。阳性的 Tinel 征有助于诊断。

慢跑者足

虽然各种各样的症状都用慢跑者足，但这一术语常常是指足底内侧神经在靠近跗长屈肌腱和趾长屈肌腱交叉的部位受压。在后足部，跗长屈肌腱位于趾长屈肌腱的外侧。止点的解剖与这相反，因此，两根肌腱必须交叉，交叉部位在中足的后侧，恰好在踝管的远侧，这一部位被称为 Henry 结。足底内侧神经紧靠这一点，可被腱鞘炎或肌腱病撞击。胫距关节积液常出现的跗长屈肌腱鞘积液的存在和趾屈肌腱的腱鞘炎可加重病情。一种供选择的病因提出在跑步过程中足外翻和外旋拉伸邻近的足底内侧神经。

骨病

联合

对于评估骨疾病，超声一般不认为是有用的技术，但是，超声的确能提供骨皮质表面和表面骨膜的合理的描述，因此，超声能提供潜在骨疾病的一些线索。异常的关节、骨性突起和骨赘能清晰地显示。应考虑引起足踝内侧症状的几种潜在骨性病因。

跗骨联合最常累及内侧距下关节或跟舟关节出现的假关节可以是骨性的或非骨性的，后者进一步分为软骨性的和纤维性的关节。骨性联合是这中间最难识别的，特别是在跟舟关节。骨性联合的光滑骨表面是难以识别的，除非是特别寻找。非骨性的联合是更明显的，因为，它们伴有不规则的骨性边缘，反映继发于异常关节的力学改变。假关节部位的疼痛也吸引注意力到异常的部位。超声区别纤维性还是软骨性联合是不容易的。

前侧突骨折和应力骨折

足内侧疼痛的其他骨性病因包括隐匿骨折和应力骨折。一个重要的隐匿骨折是跟骨前侧突的骨折，这种骨折发生于内翻损伤，诊断困难，最初的 X 线平片常是正常的。足内翻损伤后持续性的内、外侧疼痛应注意寻找这种骨折。怀疑骨折时，最常使用 CT 或 MRI 检查，但持续性内、外侧疼痛患者也可行超声检查，超声医师应警惕这种骨折。这种损伤已在第二十五章讨论过。

跟骨的应力骨折只有在累及骨皮质才能探查到。局部压痛帮助警惕这种损伤的存在。骨皮质不规则伴有软组织的改变和多普勒血流信号增加是主要的特征。舟骨的应力性骨折已在第二十五章讨论过，这种骨折在骨的背侧面最显著。

参考文献

Edwards MR, Jack C, Singh SK. Tibialis posterior dysfunction. Curr Orthop 2008;22(3):185–92.

Gazdag AR, Cracchiolo A III. Rupture of the Posterior Tibial Tendon. Evaluation of Injury of the Spring Ligament and Clinical Assessment of Tendon Transfer and Ligament Repair. J Bone Joint Surg 1997;79(5):675–81.

Kohls-Gatzoulis J, Angel JC, Singh D, et al. Tibialis posterior dysfunction: a common and treatable cause of adult acquired flatfoot. Bmj 2004;329(7478):1328–33.

Lau JT, Daniels TR. Tarsal tunnel syndrome: a review of the literature. Foot Ankle Int 1999;20(3):201.

Louisia S, Masquelet AC. The medial and inferior calcaneal nerves: an anatomic study. Surg Radiol Anat 1999;21(3):169–73.

Lui TH, Chow FYH. 'Intersection syndrome' of the foot: treated by endoscopic release of master knot of Henry. Knee Surg Sports Traumatol Arthrosc 2011;19(5):850–2.

Paterson RS, Brown JN. The Posteromedial Impingement Lesion of the Ankle. A Series of Six Cases. Am J Sports Med 2001;29(5):550–7.

Trnka HJ. Dysfunction of the tendon of tibialis posterior. J Bone Joint Surg Br 2004;86(7):939–46.

Tryfonidis M, Jackson W, Mansour R, et al. Acquired adult flat foot due to isolated plantar calcaneonavicular (spring) ligament insufficiency with a normal tibialis posterior tendon. Foot Ankle Surg 2008;14(2):89–95.

Wieman TJ, Vijaykumar GP. Treatment of hyperesthetic neuropathic pain in diabetics. Decompression of the tarsal tunnel. Ann Surg 1995;221(6):660.

28

前足疾病

James L. Teh 原著

陈香梅　姚春晓 译　康　斌 审校

概述

　　根据骨性解剖，足可分成三个部分：前足（包括跖骨和趾骨）、中足（楔状骨、骰骨和舟骨）和后足（跟骨和距骨）。

　　中足疼痛和跖骨痛是常见的临床主诉。临床上，症状的病因常难以确定，因此，影像学检查在评价患者时起着重要的作用。尽管X线能很好地显示骨性解剖结构，并能评价骨性病损，但对于评价软组织病变和早期骨性异常没有帮助。由于软组织结构表浅，中足和前足非常适合超声检查评价。

　　本章节包含广泛的可引起中足和前足疼痛的病变，包括创伤、肿瘤、滑膜炎、感染和肌腱病。

技术方面

　　前足的超声检查应采用高频线阵探头（至少7.5 MHz或更高）。聚焦带应以感兴趣的水平为中心。各向异性和束边伪影是要意识到的重要伪像。各向异性出现在单向走行纤维结构，如肌腱和韧带。当声束不垂直于组织结构时，组织的回声将急剧下降，可类似异常。波束控制和复合成像技术有助于使这些伪像最小化。束边伪像出现在肌腱边缘，伴有回声消失和远侧声影，这可使邻近结构模糊。

　　超声检查表浅结构时，一层较厚的耦合剂非常有帮助，特别是皮肤不易与探头全长接触时；耦合剂也可帮助减少对皮肤的压力，在多普勒检查表浅结构时避免血管受压。宽景成像用于显示宏观的解剖结构，在展示异常发现给同事时能提高图像的直观度。

多普勒超声允许实时评估局部血流，在肌肉骨骼超声中起着重要的作用，血流改变可出现在各种病变，如炎症、感染和肿瘤。多普勒成像也在随访评价治疗效果方面起着越来越重要的作用。一般而言，在肌肉骨骼系统超声中，能量多普勒优于彩色多普勒，因为前者很少有背景噪声，不受图像失真和声波角度的影响。

创伤

异物

异物常见于足底，可表现为局限性肿块，患者常会回忆起穿透伤的经历。

影像学

异物在超声图像上通常表现为线性高回声碎片。玻璃和金属异物有后方声影，而有机物（如木质碎片）不显示后方声影。异物周围的脓肿表现为边界不清的、非均质的低回声病变，伴有周围多普勒超声血流信号增加。

> **要点**
>
> 异物周围可形成肉芽肿，声像图表现为异物周围的低回声晕。

超声检查时应评估异物的大小、深度，以及与周围其他结构的关系。有机异物（如刺）进入关节或腱鞘可诱发异物滑膜炎或腱鞘炎。超声可在手术去除异物前对异物进行定位标记，也可超声引导用微型外科钳微创取出异物（图 28.1，图 28.2）。

应力性骨折

应力性骨折患者在骨膜反应或骨折线出现前几周，X 线平片可以是正常的。早期发现应力性骨折的"金标准"应是 MRI，但是，超声检查确实有作用。此外，在超声上识别应力性骨折很重要，因为对于跖骨痛患者来说，这是一个相对常见而想不到的发现。第二、三跖骨的中、远侧段骨干是最常受累的部位。

影像学

急性应力性骨折患者声像图上表现为骨皮质局限性中断，伴有低回声血肿和骨膜抬高，在骨膜病变周围通常多普勒血流信号增加。超声所见怀疑应力性骨折时，拍 X 线平片来证实病变是较明智的，并且作为一个基准（图 28.3）。

跖板损伤

跖板损伤或跖板功能不全可由于穿高跟鞋、过度活动、急性过伸创伤或者过度使用所致。虽然总体上第二跖趾关节最常受累，而草皮趾是指第一跖趾关节的急性过伸损伤伴跖板撕裂。草皮趾通常与在硬的地面上（如人工草皮）运动有关，典型的损

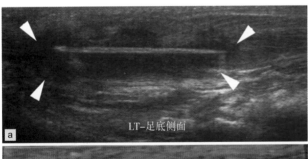

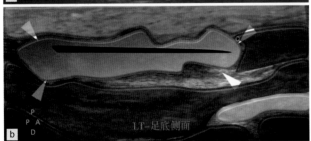

图 28.1 木质碎片声像图。足底宽景成像声像图清晰地显示一高回声异物，异物周围肉芽肿形成（箭头）

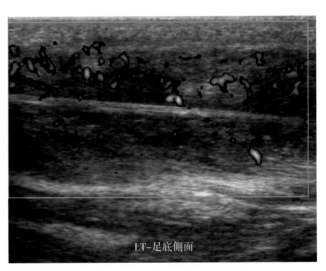

图 28.2 木质碎片（和图 28.1 同一患者）。能量多普勒超声显示异物周围肉芽肿内血流明显增加

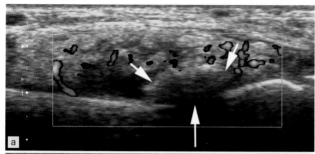

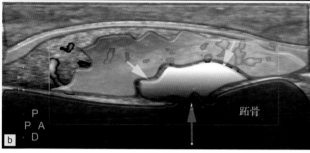

图 28.3　应力性骨折声像图。纵切面扫查显示跖骨干周围局限性骨膜反应（短箭）和骨皮质中断（长箭），周围软组织肿胀，多普勒血流信号增加

伤发生在跖板远端止点部位。跑步和弹跳是常见的原因。从长远来看，损伤可导致姆趾僵硬和姆趾外翻畸形。

解剖和影像学

　　跖板是连接近节趾骨基底部和跖骨颈部的纤维软骨性支持结构，并与籽骨和姆短屈肌腱融合在一起，跖板的作用是抵抗跖趾关节过度背伸。

> **实用技巧**
>
> 跖板最好在纵切面上观察，声像图表现为一低回声带，呈弧形覆盖跖骨头，止于近节趾骨基底部。

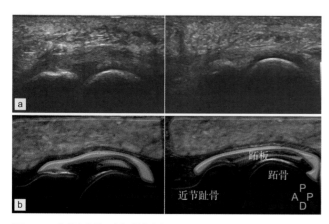

图 28.4　跖板功能不全声像图

　　跖板的纤维是颗粒状的、均质的结构。撕裂表现为跖板不连续或回声改变（图 28.4），可伴有跖趾关节滑膜炎、屈肌腱腱鞘炎、持久性的近节趾过伸。由于跖趾关节过伸，MRI 检查可显示跖骨头和近节趾骨水肿（图 28.5）。

　　大多数跖板损伤可采用鞋垫和绑带等非手术方法治疗，严重的损伤需要长期用靴子或管形石膏固定。如果保守治疗无效，可考虑手术治疗。

籽骨炎

　　籽骨炎这一术语包含一系列的病变，包括姆趾籽骨的应力性骨折、骨软骨炎、软骨软化和缺血性坏死等。籽骨炎通常是由于反复的前足负重所致，如舞蹈和跑步。起病可以是急性的，也可隐匿地发生。患者主诉第一跖趾关节下方疼痛和关节活动受限。内侧籽骨最常受累及，并且通常是双分籽骨。

影像学

　　姆籽骨包埋在第一跖骨头水平姆短屈肌腱内、外侧索内，籽骨间有一厚的韧带连接，然后通过籽骨 - 趾骨韧带附着于近节趾骨基底部。解剖的排列

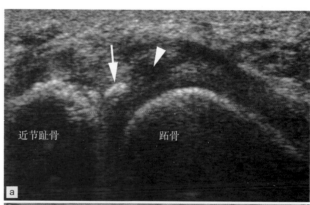

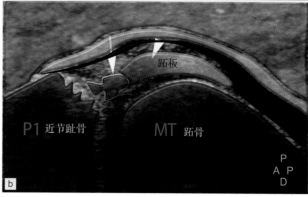

图 28.5　草皮趾。纵切面扫查显示近节趾骨基底部撕脱骨折（箭）伴跖板纤维不连续（箭头）

形成了滑动机制的一部分，这可减少摩擦和保护肌腱。蹈籽骨的主要功能是吸收前足内侧的负重力量。

应获得 X 线平片来评估籽骨的硬化程度和碎裂情况，几乎所有的籽骨炎病例，籽骨是双分的或者多分的籽骨。在液体敏感的序列 MRI 影像上有骨碎裂伴有骨水肿。如有缺血性坏死，受累的籽骨在所有 MRI 序列上都是低信号的。超声可显示籽骨碎裂，有些病例可伴有蹈短屈肌腱病。双分籽骨难以与籽骨骨折区别，多数双分籽骨甚至就是骨折。急性骨折边缘锐利，无皮质层边缘，但这些超声通常不能显示（图 28.6）。

患者治疗通常采用活动的调整和矫形器具使籽骨不负重。超声引导下的籽骨和跖骨间的类固醇激素注射治疗也可减轻疼痛。手术治疗改变了前足的生物力学，并导致蹈外翻或爪形趾畸形，因此，手术应谨慎。

Freiberg 病（Freiberg 不全骨折）

Freiberg 不全骨折是以第二、三跖骨头塌陷为特征，这被认为是与反复的创伤导致微小骨折和缺血坏死有关，多发于女性，通常累及青少年。当第一跖骨短于第二跖骨时，这种病更常见。

影像学

在 X 线片上，起初是跖骨头硬化，继而发生塌陷和不规整。在声像图上跖骨头变扁，表面不规整，常有跖趾关节滑膜炎，并可伴有多普勒血流信号增加（图 28.7）。

对于大多数 Freiberg 病患者，跖骨头不负重就足够了。如滑膜炎是主要特征，类固醇激素注射治疗可长期缓解疼痛。手术对于持续性疼痛患者有帮助。

肿块

对于评价软组织肿块，超声常是首选的影像学手段。超声能快速、有效地证实肿块病变的存在，提供肿块的部位、大小、形态，以及解剖关系等有价值的信息。超声能较容易地确定腱鞘囊肿、滑膜囊肿以及滑囊炎等囊性病变。病变在足部的位置能

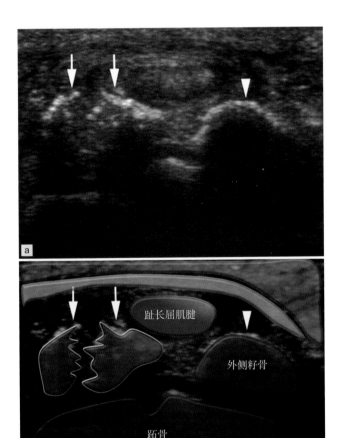

图 28.6 籽骨炎。横切面扫查声像图显示双分内侧籽骨，边缘不规则（箭），外侧籽骨形态正常

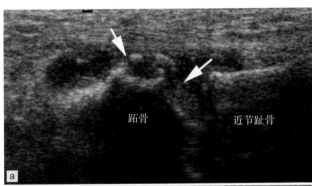

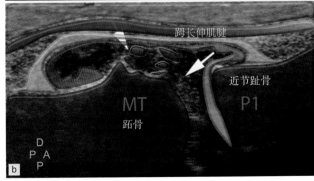

图 28.7 Freiberg 病。纵切面扫查声像图显示第二跖骨头不规则伴有滑膜炎

帮助缩小诊断的范围，例如，在跖骨头之间的病变常常是 Morton 神经瘤或滑囊病变。

> **要点**
>
> 足底病变的鉴别诊断包括足底纤维瘤病、脂肪坏死、表皮样囊肿和异物肉芽肿。

Morton 神经瘤

Thomas Morton 于 1876 年描述了"第四跖趾关节特别的疼痛性疾病"，这后来被称为 Morton 神经瘤。Morton 神经瘤不是真正的神经瘤，而是代表趾神经在经过跖骨头之间时发生肥大和神经周围纤维化。第 2～3 跖骨间隙最常受累，其次是第 3～4 跖骨间隙。Morton 神经瘤男女发生率约为 1：5，据称与鞋有关。典型的患者表现为受累趾的疼痛和感觉异常，烧灼或刺痛感觉。症状可是间歇性的，发作与活动有关。患者常诉鞋内有石头的感觉，侧方挤压可诱发疼痛，可有可触及和听到的 Moulder 咔哒声。

影像学

患者仰卧于检查床上，足在中立位。在前面第二十三章已经叙述过，Morton 神经瘤的超声评价最好是将探头矢状位置于前足的背侧或跖侧进行检查。检查者一手稳稳地握住患者前足，另一手缓慢地移动探头越过跖趾关节到趾骨之间的间隙，然后越过下一个跖趾关节。当探头位于趾骨之间的间隙表面时……

> **实用技巧**
>
> 用一手指从背侧压向跖骨间隙诱发疼痛是非常有帮助的，也可促进可疑神经瘤的显示。

典型的 Morton 神经瘤矢状位声像图上表现为跖骨间韧带的跖侧一圆形或卵圆形低回声结节，大小是变化的，通常直径 1 cm 或更大。较小病变的意义尚不肯定。仔细检查可显示趾间神经进入结节。偶尔，可出现双叶形态的病变，并向背侧扩张。Morton 神经瘤通常是稍微可压缩的，而明显可压缩的病变提示伴随的跖骨间滑囊病变。但清楚地区别这两种病变是困难的，而且常常两者同时存在。这

导致更普遍使用的"Morton 神经瘤和跖骨间滑囊复合体"或者更简单的"Morton 滑囊复合体"这一描述性术语的出现。在横切面上，Morton 神经瘤显示为蘑菇状病变，出现在跖骨头之间的跖侧，尤其是在前足侧方挤压时（Moulder 手法）明显。有些患者可出现可触及的咔哒声，尽管……

> **实用技巧**
>
> 尽管 Moulder 咔哒声已表明是一非常非特异性的体征，伴有或不伴有神经瘤，甚至咔哒声出现在一个跖骨间隙，而神经瘤在另一间隙。

正常情况下多普勒超声检查无血流信号增加（图 28.8，图 28.9）。

研究已表明，超声诊断 Morton 神经瘤有非常高的敏感性和特异性，超声结果与 MRI 和手术发现有很高的相关性。超声影像对于 Morton 神经瘤患者的处理有着重要的影响。临床评价可对 Morton 神经瘤做出初步诊断，而影像学检查能确定具体的部位和多发病变，可指导介入治疗。此外，超声还能排除其他原因引起的跖骨痛。

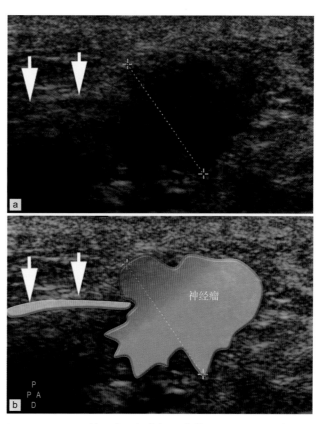

图 28.8 Morton 神经瘤。矢状切面声像图显示跖骨头水平一边界清楚的圆形低回声结节，并有趾间神经进入结节（短箭）

有些研究表明，Morton 神经瘤病变的大小与患者的症状没有明显的关系；而有些研究表明，病变大于 5mm 更可能引起症状。

Morton 神经瘤的处理包括不负重、穿合适的鞋和矫形支具，类固醇激素、乙醇注射治疗以及射频消融是外科手术切除治疗的有效的替代疗法。

腱鞘囊肿和滑膜囊肿

腱鞘囊肿是单房性或多房性、含有黏液物质、有纤维囊包绕的囊肿，但缺乏真正的滑膜内衬（不像真正的滑膜囊肿）。腱鞘囊肿可与邻近的关节或腱

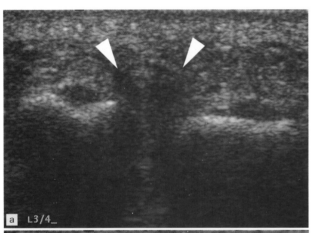

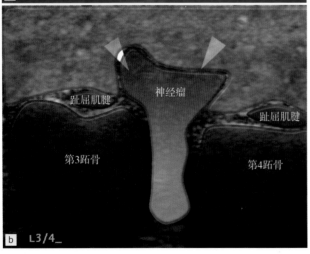

图 28.9 Morton 神经瘤。跖骨头水平横切面扫查声像图显示蘑菇状 Morton 神经瘤（箭）

鞘有交通，也可单独存在于软组织内。腱鞘囊肿被认为是来源于胶原组织的局灶性黏液变性，或者来源于关节或腱鞘的交通。如果腱鞘囊肿与关节有交通，病变通常被称为滑膜囊肿。在足踝部，腱鞘囊肿最常出现在距舟关节的背侧或跗骨窦区域。典型的腱鞘囊肿发生于 20 ~ 40 岁年龄组，临床上表现为局限性肿块，鞋可引起刺激症状。踝管的腱鞘囊肿可压迫胫神经及其分支，导致踝管综合征，通常表现为中、后足底的疼痛和感觉异常。

影像学

与大多数腕部腱鞘囊肿小于 1.5 cm 相反，典型的足踝部腱鞘囊肿的大小为 1 ~ 3 cm。声像图上腱鞘囊肿显示为一无回声或低回声团块，其内常有分隔，常有后方回声增强。偶尔，囊肿内可有碎片。超声检查时应仔细寻找囊肿的来源，因为，如果计划手术切除，必须切除囊肿的颈部或交通导管。囊肿前壁的混响伪像产生前侧回声，不应误认为是内部回声，使用大量的耦合剂或使用导声垫可消除这种伪像（图 28.10，图 28.11）。

无症状的腱鞘囊肿不需处理，可以自行吸收。治疗选择包括囊肿穿刺抽液（内注射或不注射类固醇激素）和手术切除。囊肿的穿刺技术将在第二十九章讨论。

色素沉着绒毛结节性滑膜炎

色素沉着绒毛结节性滑膜炎（Pigmented villonodular synovitis，PVNS）是滑膜增生性疾病伴有含铁血黄素沉积。色素沉着绒毛结节性滑膜炎可

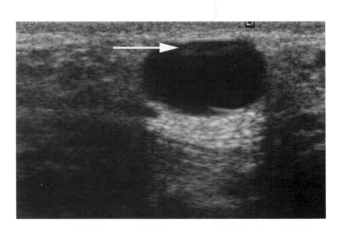

图 28.10 腱鞘囊肿。声像图显示一小的无回声结节伴后方回声增强，注意结节前侧面的混响伪像

发生于任何有滑膜内衬的结构，如关节、腱鞘以及滑囊，最常见于膝关节、髋关节、踝关节和肘关节。色素沉着绒毛结节性滑膜炎常见于 20 ～ 50 岁成年人，可表现为局限性的肿块，也可表现为累及整个关节的广泛性病变，患者主诉关节慢性疼痛和肿胀，疼痛可由于出血而加重。组织学上，色素沉着绒毛结节性滑膜炎是以滑膜炎症伴有含铁血黄色沉积、巨细胞增生，以及含有充满胶原和脂质的巨噬细胞为特征。

影像学

当色素沉着绒毛结节性滑膜炎累及一个关节时，可以是局限性的肿块，也可是弥漫性关节受累。超声显示非特异性的表现，如关节积液、滑膜增生和

血流增加，可出现骨侵蚀，最终造成关节破坏。典型病例关节穿刺抽液呈现血性积液。如怀疑色素沉着绒毛结节性滑膜炎，应进行 MRI 检查，在所有 MRI 序列上，含铁血黄素沉积显示为低信号。

色素沉着绒毛结节性滑膜炎可造成关节破坏，具有局部侵袭性。治疗主要是病变切除或滑膜切除。研究显示，局限性病变术后复发率为 10% ～ 20%，弥漫性病变术后复发率高达 50%。

腱鞘巨细胞瘤

局限型的色素沉着绒毛结节性滑膜炎称作腱鞘巨细胞瘤（GCTTS），这种类型的疾病表现为缓慢生长的分叶状肿块。在足部，腓骨肌腱鞘、屈肌腱鞘和趾的腱鞘最常受累。腱鞘巨细胞瘤通常是一小的分叶状的低回声团块，最常见于足趾腱鞘。内部结构可是均质的或非均质的，多普勒超声检查常有少量血流信号。腱鞘巨细胞瘤通常不累及腱鞘下的肌腱，动态超声扫查显示肌腱的行程正常（图 28.12，图 28.13）。

足底纤维瘤病（Ledderhose 病）

跖筋膜是一薄层筋膜，从跟骨下缘延伸到跖趾关节的跖板和近节趾骨基底部。足底纤维瘤病是跖筋膜的一种良性的成纤维细胞增生性疾病，常表现为缓慢生长的坚硬的肿块。典型的病变是无痛的，患者年龄常在 30 ～ 50 岁年龄组，双侧受累常见。这一疾病已在第二十四章和跖筋膜的其他疾病一起讨论过。

影像学

足底纤维瘤病常累及足底弓的中央和内侧部分，

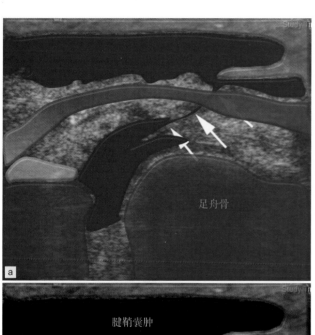

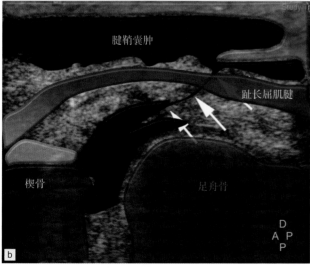

图 28.11 腱鞘囊肿声像图显示一无回声可压缩的囊形结构伴有一导管（箭）延伸至舟楔关节部位

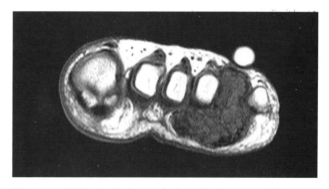

图 28.12 腱鞘巨细胞瘤。T1 加权冠状面 MRI 显示第四、五跖骨间隙一中等信号的肿块，病变内非常低的信号是典型的含铁血黄素沉积

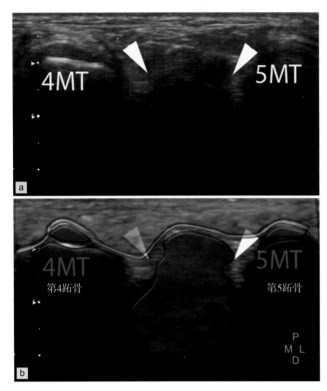

图 28.13　腱鞘巨细胞瘤（图 28.12 同一患者）。超声显示跖骨间隙内一低回声团块（箭头）伴有跖骨头分开

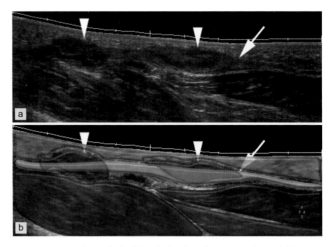

图 28.14　足底纤维瘤病超声宽景图像显示两个不连续的足底纤维瘤（箭头）具有不同的回声特征。超声清晰地显示起源于跖筋膜（箭）

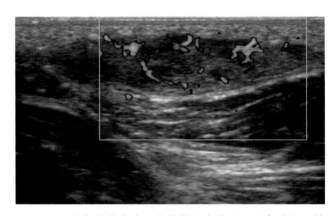

图 28.15　足底纤维瘤病。多普勒超声检查显示紊乱的血管分布，这是常遇到的

典型的超声表现是边界清楚的梭形低回声团块，发生于足底内侧邻近足底肌肉的跖筋膜（图 28.14，图 28.15）。

　　病变可自发性缩小，多数病变最好不予处理，因为切除不完全或活检可导致侵袭性转化伴局限性浸润。手术广泛切除用于较大的、有疼痛症状的病变，以及累及血管和神经的病变。

表皮样囊肿（表皮包含囊肿）

　　表皮样囊肿的发生是由于皮肤局部产生角质蛋白的表皮细胞增生所致。组织学上表现为内衬表皮、含角质蛋白的囊肿。表皮几乎都来自毛囊的漏斗部，因此，表皮样囊肿最常见于身体有毛发的部位，如头皮、面部和阴囊。发生于肢体的表皮样囊肿是少见的，常由于表皮组织创伤性植入所致。在足部，表皮样囊肿最常发的部位是第一跖骨头的跖侧或内侧。声像图上表皮样囊肿通常为边界清楚的、卵圆形、稍有回声的团块，偶尔伴有线性无回声和（或）高回声结构，与囊肿内的角质蛋白碎片的分层有关（图 28.16）。后方回声常增强，伴有低回声边缘，无多普勒血流信号。但囊肿破裂可呈分叶状轮

廓，内部血流增多。

血管瘤和血管畸形

　　血管瘤是一种血管异常，以内皮细胞、肥大细胞、成纤维细胞以及巨噬细胞的转化增加为特征。肿瘤在出生时是不存在的，常在出生后的前几周变得明显，成为一不能压缩的坚硬肿块，随后有一增殖期，肿瘤快速生长，然后，病变开始逐渐退化。高达 70% 的病例在 7 岁时自行消失，但有些病例可持续存在到成年。

　　血管畸形与血管瘤不同，它不是真正的肿瘤病变，而是血管形态发生错误，内皮细胞的转化是正常的，因此，它们随着儿童的生长而增大。它们有时因为出血、感染或青春期激素的变化而突然增大。不像血管瘤，血管畸形在出生时就存

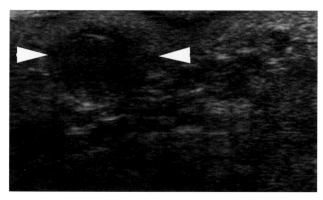

图 28.16　表皮样囊肿。声像图显示足底皮下组织内一边界清楚的卵圆形包块（箭头），病变内含有内部回声，符合角质蛋白，无多普勒血流

在，尽管它们直到成年早期前是不明显的。血管畸形根据其主要血管的类型可分为：毛细血管型、静脉型、动脉型和淋巴管型，这些类型常合并出现。

影像学

血管瘤和血管畸形根据其主要血管的类型不同有不同的表现。血管瘤常表现为边缘清楚的、可压缩的实质性回声或低回声团块，伴有囊性或匍行状代表扩张的血管的区域。实质性成分的存在能有助于血管瘤与动静脉畸形鉴别。

要点

区别低血流的血管瘤（毛细血管型、静脉型、淋巴管型或混合型）和高血流的病变（动静脉畸形）是很重要的。

毛细血管型血管畸形多普勒超声可显示无明显的血流信号。静脉型畸形是由血流缓慢的、扩张的静脉血窦或血管组成，除了分隔，没有实质成分。

实用技巧

探头对血管瘤压迫和放松可显示病变缓慢充盈。

淋巴管型畸形有多个充满淋巴液的空腔，并有分隔，静脉石显示为高回声灶，后方伴有声影。MRI 对于怀疑血管瘤或血管畸形的病例进一步评估非常有帮助（图 28.17）。

周围神经鞘瘤

周围神经鞘瘤（peripheral nerve sheath tumours，PNSTs）在足踝部是常见的。施万细胞瘤来源于围绕神经的施万细胞（Schwann cells），而神经纤维瘤来源于神经纤维束。后者常累及小的皮神经，而不是大的神经，患者可表现为包块或伴有疼痛或感觉异常等神经症状。

影像学

周围神经鞘瘤的主要影像学特征是梭形的低回声团块，有"双尾征"，代表进、出的神经和邻近的静脉（图 28.18）。典型的施万细胞瘤偏心性位于神经的一侧，这区别于神经纤维瘤。神经血管束周围有脂肪环绕，因此，出现在这一位置的肿块可显示周围有一层脂肪围绕，即"脂肪裂隙征"。多普勒影像上常常可见有些血流。病变大于 5 cm，有浸润型边缘和快速生长应怀疑恶性病变的可能。

恶性软组织肿瘤

绝大多数足踝部的软组织肿瘤是良性的，应意识到恶性肿瘤可表现为一无痛性的肿块。恶性软组织肿瘤的鉴别诊断是较广的，包括滑膜肉瘤、恶性纤维组织细胞瘤、Kaposi 肉瘤、恶性黑色素瘤和平滑肌肉瘤。

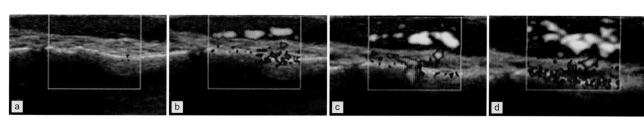

图 28.17　血管畸形声像图。声像图显示足背侧一边界清楚的低回声团块

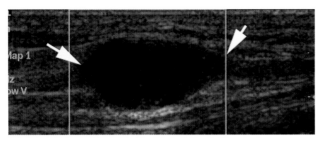

图 28.18 神经纤维瘤声像图。声像图显示一小的、卵圆形团块，两端有神经鞘膜瘤典型的双尾征（箭）

滑膜肉瘤

滑膜肉瘤是足踝部最常见的恶性软组织肿瘤，大多数患者的发病年龄在 15 ~ 40 岁之间，肿瘤主要发生在肢体的关节外的腱鞘、滑囊和骨间膜的附近。显微镜下这些肿瘤组织与滑膜组织相似因此而得名。滑膜肉瘤很少是关节内的。滑膜肉瘤占所有软组织肉瘤的 8%。滑膜肉瘤有三种类型：纤维型、上皮型和低分化型。大多数是双相型形态，有纤维和上皮细胞两种成分。肿瘤很少表现为单相型而不显示另一相。疼痛和压痛是常见的表现。缓慢生长（诊断的平均时间是 2 ~ 4 年）和就诊时肿瘤较小这两个特征可导致误诊为良性肿瘤。肿瘤的钙化可见于 30% 的病例，有钙化表现的肿瘤存活时间较长。肿瘤可累及深面的骨骼，高达 20% 的滑膜肉瘤有骨外侵蚀或骨膜反应。

影像学

Marzano 等对 35 例滑膜肉瘤的超声形态进行研究表明，35 例中，66% 的病例是局灶性的、结节状的、圆形或分叶状的实质性低回声软组织肿块，提示一无痛的、少侵袭的进程；35 例中，14% 的病例表现为明显非均质的肿块伴有不规则的边缘；20% 的病例是复杂的形态，表现为边界清晰的均质性低回声区域（代表出血或坏死）和高回声的、边缘不规则的非均质区域（代表侵袭性的活肿瘤细胞区域）。肿瘤常位于深部，典型病变与肌腱、腱鞘和滑囊密切联系。

多普勒声像图上在活的肿瘤区域常有新生血管形成增加。

> **实用技巧**
>
> 恶性肿瘤的血管边缘不规则，缺乏肌肉层，因此，肿瘤内血管的类型可提示侵袭性肿瘤，典型的表现为多个分支并伴有狭窄、动静脉短路以及小的血管祥。

在实践中，由于不是所有恶性肿瘤都有反常的血管类型，以此鉴别良、恶性肿瘤应谨慎。而且，肿瘤坏死病灶和低级别的肿瘤可没有新生血管形成，因此，缺乏血流并不一定提示良性肿瘤（图 28.19，图 28.20）。

滑膜肉瘤常是中、高级病变，MRI 检查用于进行局部分期，而 PET-CT 检查用于全身分期。治疗是广泛切除或截肢，并结合化疗。

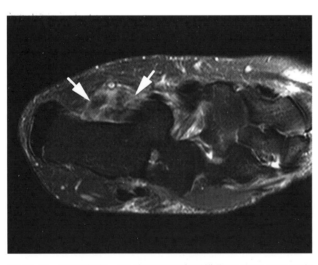

图 28.19 滑膜肉瘤。T2 脂肪饱和序列横切面 MRI 显示足内侧踝管内一高信号团块（箭）。图像顺时针旋转与超声扫查相对应

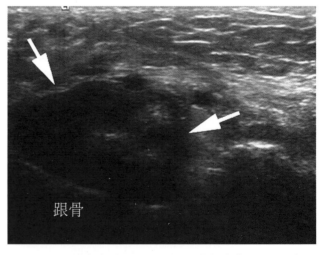

跟骨

图 28.20 滑膜肉瘤（图 28.19 同一患者）声像图显示一低回声团块（箭），内有两个高回声灶，提示钙化

滑膜炎

滑膜内衬于足部关节、滑囊和腱鞘。有几种病变过程影响滑膜，包括原发滑膜炎症疾病、感染、退行性和创伤性滑膜炎、晶体沉积疾病和肿瘤。当滑膜在急性炎症过程中受累时，滑膜是以一种相对可预测的方式发生响应：充血、水肿和增生，称为滑膜炎，常伴有关节、滑囊或腱周积液。增生的滑膜最终造成其下的关节面软骨和骨骼的损害。当滑膜炎变成慢性时，充血和增生消退，而发生滑膜纤维化。

滑膜炎症的 X 线平片表现常是非特异性的，仅表现关节周围软组织肿胀，因此，X 线平片在早期检测炎症性关节病的滑膜炎方面是不敏感的，而侵袭性的治疗在防止发生不可逆的损伤方面具有重要的价值。由于 MRI 具有多平面显示能力和精美的对比分辨率，它被认为是评价滑膜炎的"金标准"。和 MRI 相比，能量多普勒超声在显示滑膜炎和积液方面至少被认为是敏感的，但在探测骨侵蚀方面是不敏感的。MRI 也有显示关节面下骨髓水肿的优点，这是炎症关节疾病严重程度的很好预测指标。超声是一种易行的、快速、高效的能证实滑膜炎存在、界定疾病的范围，以及评估疾病的严重程度的检查手段，因此，超声检查常是疑似滑膜炎患者的首选检查方法。

炎症性滑膜炎的影像学

欧洲抗风湿病联盟（EULAR）推荐足部滑膜炎的标准超声扫查方法，每一跖趾关节和跖骨间隙都应从背侧和跖侧逐一纵、横切面扫查。背侧纵切面扫查是最有用的途径。当评估炎症性滑膜炎是否存在时，即使无症状，每一跖趾关节和趾骨间关节都应扫查，因为可能有亚临床疾病存在。每一关节扫查评估有无滑膜增生、积液、骨侵蚀和多普勒信号改变。

典型的关节积液是关节内无回声液性暗区，无多普勒血流信号，探头施压可使积液发生移位。超声医师应认识到在无症状的跖趾关节内有少量积液是常见的，特别是蹞趾有相当多的关节积液时可没有症状。特别是跑步者常有跖趾关节少量积液和轻度滑膜增厚，这可归因于创伤性滑膜炎。

没有积液的情况下，诊断滑膜增生依靠关节内有一层增厚的、压缩性较差（相对于皮下脂肪）的低回声组织的存在。骨侵蚀是在两个垂直的切面上

可看到的关节内骨表面连续性中断，最常见于第一和第五跖骨头。在骨侵蚀活动的部位常可见多血管的血管翳。在已确定诊断静止期炎症性关节病，可有关节破坏伴有关节半脱位和骨侵蚀，但无明显的滑膜增生或异常的多普勒信号（图 28.21）。

新生血管形成（血管再生）现已确定为是炎症性关节炎滑膜增生形成和维持的关键因素。许多新的治疗方法针对调整血管新生。多普勒超声能实时评估血管的分布，在评价治疗效果方面有公认的作用，但在标准测量和量化疾病严重程度方面有方法上的难点，尤其是不同的观察者和随访研究使用不同的仪器。在实践中推荐使用半定量技术，对滑膜增生、骨侵蚀和多普勒信号每一个进行分级（0～3）：0（无）；1（少量分散的血管）；2（较多的血管，累及的滑膜不到 50%）；3（较多的血管，累计超过 50% 的滑膜）（图 28.22）。

骨关节炎

骨关节炎在足踝部是常见的发现，尤其是老年患者。骨关节炎典型的声像图表现是关节间隙丧失和边缘骨赘形成，常伴有滑膜增生、血管增多以及关节积液等滑膜炎的表现，尤其是在中足和第一跖趾关节。因此，这些部位的滑膜炎不一定提示炎症

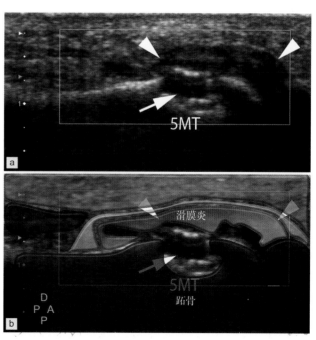

图 28.21　第五跖趾（5MT）关节骨侵蚀。长轴切面超声声像图显示第五跖骨头一边界清楚的骨侵蚀病灶（箭）伴有血管翳（箭头），多普勒超声无明显的血流信号

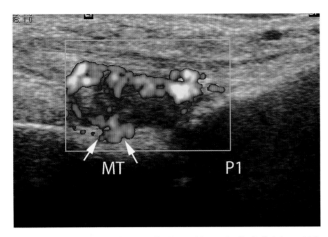

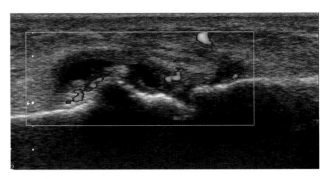

图 28.24 第一跖趾关节骨关节炎。纵切面超声声像图显示与图 28.22 类似的特征，注意多普勒活性只有 1 级

图 28.22 高血管分布的血管翳。纵切面超声声像图显示滑膜增生伴有明显的多普勒血流信号增加，跖骨头有早期骨侵蚀（箭），其内有高血流血管翳

性关节病。鉴别骨关节炎、类风湿关节炎和晶体性关节病需要考虑整个临床表现和血液检验结果（图 28.23，图 28.24）。

痛风

痛风是一种代谢性疾病，以高尿酸血症和尿酸钠盐结晶沉积于关节和软组织为特征。急性期疾病是以反复发作的滑膜炎为特征，典型的病例为急性发作的单关节炎伴剧烈疼痛。滑膜炎急性发作的间

滑囊炎

外膜滑囊可发生于皮下组织暴露于高压力和摩擦的部位，常在骨性隆起和肌腱的表面。外膜滑囊来源于疏松结缔组织内已存在的小间隙的合并，最终形成边界清楚的充满液体的腔，内衬滑膜样柱状细胞。在足前部，滑囊出现在跖骨头之间和跖骨头下方的皮下组织等特定部位。滑囊的炎症或滑囊炎可发生于慢性创伤、感染和炎症性关节炎。

滑囊在声像图上显示为一边界清楚的、可压缩的低回声区域，可存在滑膜增生，产生内部回声和内部血流信号（图 28.25）。

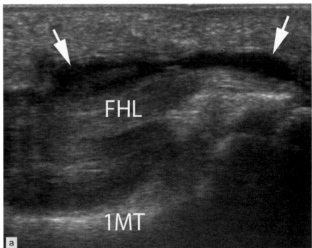

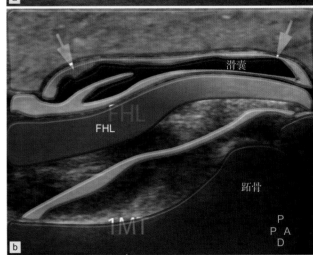

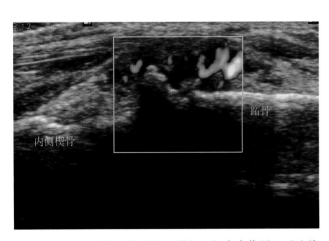

图 28.23 跖跗关节骨关节炎。纵切面超声声像图显示边缘骨赘形成伴滑膜增生和多普勒血流增加

图 28.25 外膜滑囊。纵切面扫查声像图显示一小的间隙性滑囊（箭）位于拇长屈肌腱（FHL）的表面

隔是非常多变的，从几天到几年。高达 50% 的病例累及第一跖趾关节，但任何关节都可受累。关节周围的结构也可发生炎症，如滑囊和肌腱。关节的穿刺液在偏振光显微镜下显示针样的、阴性双重折射的晶体。血清尿酸也可升高。

慢性期疾病是以滑膜炎和关节周围骨侵蚀为特征，伴有关节、滑囊和肌腱的晶体沉积。典型的痛风石发生于耳轮、鹰嘴滑囊和趾间关节周围。约 20% 的痛风患者有肾结石，并可发展为间质性肾病。

影像学

痛风常表现为非特异性滑膜炎、滑膜增厚、积液和多普勒血流信号增加，关节周围骨侵蚀可以很明显，但有些特征强有力地提示痛风。"双轮廓征"或"尿酸盐冰"是由于尿酸单钠晶体沉积在透明软骨的表面所致，在低回声的关节面软骨表面形成一高回声线（图 28.26）。

> **实用技巧**
>
> 痛风的双轮廓征不易发生各向异性，不管探头的位置，应持续存在。

滑膜或关节液的"暴风雪"形态是痛风的另一特征，这是由于积液和滑膜内有多个大小和形状不同的高回声灶形成的，是尿酸单钠晶体产生的回声（图 28.27）。典型的骨侵蚀在关节边缘上，有悬垂的边缘。

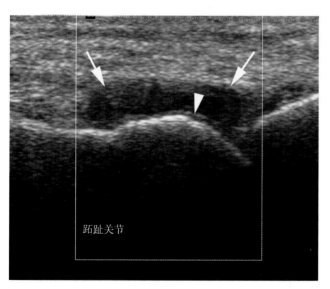

图 28.26 痛风的"尿酸盐冰"。纵切面声像图显示滑膜炎（箭）伴有跖骨头关节软骨表面由于尿酸盐晶体沉积引起的双轮廓征（箭头）

痛风石显示为高、低回声结构混合的非均质不规则团块。当晶体密度高或伴有钙化时，出现后方声影。炎症性无回声晕是常见表现。

> **实用技巧**
>
> 痛风石难以与类风湿结节鉴别，但后者常表现为更均质的回声结构，界限更好，通常不伴有骨侵蚀。

感染

超声可用于评价足部可疑的软组织感染，它的主要作用是发现、界定软组织脓肿和滑膜炎，以及指导穿刺抽吸。

蜂窝织炎

皮下组织水肿可由于体液潴留、血管功能不全、创伤以及感染所致，以皮肤和皮下组织增厚和硬化为特征。皮下组织水肿是非特异性的，单凭影像学不能与蜂窝织炎鉴别。声像图上表现为皮下脂肪的正常结构消失、回声增加、穿透性差以及有后方声影。在增厚的组织内血流增加有助于蜂窝织炎与其他原因（如体液潴留）鉴别（图 28.28）。

脓肿

单纯的液体积聚表现为局限性无回声区伴有后方回声增强。

> **实用技巧**
>
> 脓肿或脓液集聚常含有颗粒物，探头施压时这些悬浮颗粒可移动或者打漩涡。

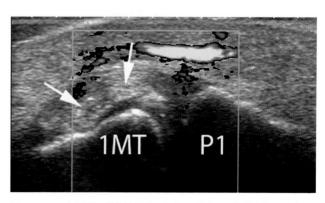

图 28.27 痛风的"暴风雪"表现。纵切面声像图显示高回声的滑膜炎（箭头）伴有小的回声增高灶，典型的痛风表现

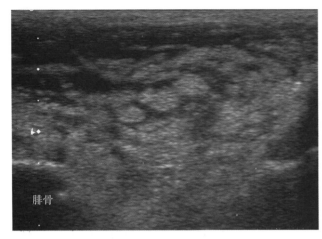

图 28.28 蜂窝织炎。超声显示正常的皮下组织脂肪结构消失，呈多束状的回声增加的结构

脓肿内可存在内部分隔，不应有内部血流，典型的多普勒血流信号增加可见于病变边缘。

> **实用技巧**
>
> 炎症包块或蜂窝织炎与脓肿的区别在于有内部多普勒信号存在（图 28.29，图 28.30）。

局部疼痛综合征

创伤后局部疼痛综合征或反射性交感神经营养障碍是一认识较少疾病，以疼痛、感觉过敏和血管

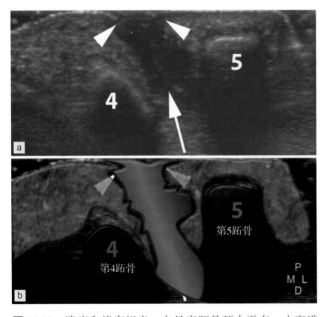

图 28.29 溃疡和蜂窝织炎。在足底跖骨颈水平有一小窦道（箭头）伴有炎性包块延伸到跖骨间（箭）

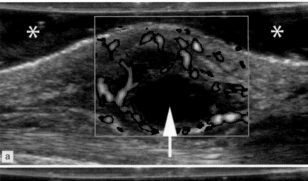

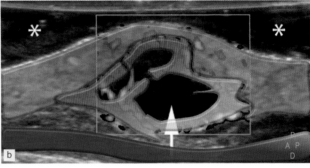

图 28.30 脓肿。足背侧纵切面声像图显示一表浅的无回声液体积聚（箭头），脓肿壁有明显的血流。使用耦合剂导声垫（*）促进探头与皮肤接触

舒缩障碍为特征，最终出现皮肤营养改变和肌肉萎缩。典型的病例有皮下组织水肿伴有皮肤硬化，以及多普勒血流增加。

参考文献

Gregg J, Silberstein M, Schneider T, Marks P. Sonographic and MRI evaluation of the plantar plate: A prospective study. Eur Radiol 2006;16(12):2661–9.

Gregg JM, Schneider T, Marks P. MR imaging and ultrasound of metatarsalgia – the lesser metatarsals. Radiol Clin North Am 2008;46(6):1061–78, vi–vii.

Griffith JF, Chan DP, Kumta SM, et al. Does Doppler analysis of musculoskeletal soft-tissue tumours help predict tumour malignancy? Clin Radiol 2004;59(4):369–75.

Griffith JF, Wong TY, Wong SM, et al. Sonography of plantar fibromatosis. AJR Am J Roentgenol 2002;179(5):1167–72.

Heckman DS, Gluck GS, Parekh SG. Tendon disorders of the foot and ankle, part 1: peroneal tendon disorders. Am J Sports Med 2009;37(3):614–25.

Kong A, Van Der Vliet A. Imaging of tibialis posterior dysfunction. Br J Radiol 2008;81(970):826–36.

Lee MH, Chung CB, Cho JH. Tibialis anterior tendon and extensor retinaculum: imaging in cadavers and patients with tendon tear. AJR Am J Roentgenol 2006;187(2):W161–8.

Mansour R, Teh J, Sharp RJ, Ostlere S. Ultrasound assessment of the spring ligament complex. Eur Radiol 2008;18(11):2670–5.

Marzano L, Failoni S, Gallazzi M, Garbagna P. The role of diagnostic imaging in synovial sarcoma. Our experience. Radiol Med 2004;107(5-6):533–40.

Sharp RJ, Wade CM, Hennessy MS, Saxby TS. The role of MRI and ultrasound imaging in Morton's neuroma and the effect of size of lesion on symptoms. J Bone Joint Surg Br 2003;85(7):999–1005.

Turner J, Wilde CH, Hughes KC. Ultrasound-guided retrieval of small foreign objects in subcutaneous tissue. Ann Emerg Med 1997;29(6):731–44.

第八部分

介入操作

肌肉骨骼系统介入操作：一般原则

Eugene McNally 原著

陈香梅　袁树芳　孙德胜 译

29

概述

大部分肌肉及骨骼位置表浅，注射治疗易于施行，非影像引导下的注射可以在门诊或病房内进行。肌肉骨骼中较大的表浅结构易于定位，但是穿刺成功率与操作者的经验有关。很多非引导下的穿刺注射并未准确击中目标，尽管如此，多数患者对注射治疗的反应良好。其原因可能与药物的局部扩散（在一个非密闭的空间中，即使是很小剂量的注射也可以快速广泛扩散）或者系统性吸收有关。最新的研究结果显示，精准注射可以提高临床疗效。影像引导（无论是 X 线、CT、超声或MRI）可确保诊断性穿刺和注射治疗达到预定目标。准确地引导局部麻醉药物进入疼痛部位在肌肉骨骼系统的临床实践中有重要的作用，这是全身性注射药物治疗所不能达到的。

> **要点**
>
> 当目标小、临床上难以触摸或者难以体表标志确定时，影像引导尤为重要。若外科手术决策需要根据患者局麻的效果、需要进行较复杂的介入治疗以及非引导治疗已失败时，准确的定位至关重要。

准备工作

多数病例并不需要进行复杂的准备工作，注射可以作为超声检查的一个辅助部分来进行。注射器及针头易于获得，简单的消毒措施足以保证术后感染率处于较低水平。常规使用无菌探头套。

> **要点**
>
> 若在人工关节内注射、已存在感染、有明显的出血倾向、或者穿刺针头非常靠近探头并可能摩擦探头等情况下，必须采用更严格的无菌措施。

一般注射可以用标准的微型探头。使用"曲棍球棒"探头，可以让穿刺点更接近目标（图 29.1），对于非常表浅的结构（如指间关节）特别有帮助。

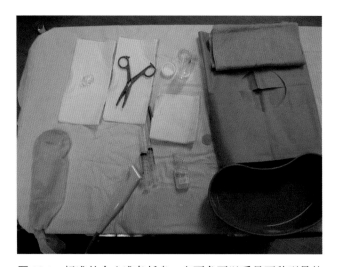

图 29.1　标准的介入准备托盘。左下角可以看见两种型号的探头，较小的"曲棍球棒"探头在表浅结构，尤其是关节的注射中很有用，较大的线阵探头已包裹了无菌套

治疗的基本原理

> **要点**
>
> 在肌肉骨骼系统中，临床常见的软组织病变可分为两组：炎性病变和由于过度使用或滥用造成的损伤。

炎性病变注射治疗的目的是减轻炎症反应和疼痛。最常使用的注射治疗药物组合是皮质类固醇和局部麻醉药物的混合物（图 29.2），局部注射麻醉药物的目的是让注射更加的舒适，以及进行诊断性评估。尽管症状的缓解只是暂时的，但可以证明注射部位是疼痛发生部位。尽管在大部分过劳损伤中存在很多炎症反应链化学成分，但非特异性炎症反应。力学诱因可加速黏液样变性，从而导致反复的损伤和非适应性的修复，对这类患者的注射治疗是诱导更有序的修复并减轻疼痛。康复治疗是处理过劳损伤最重要的部分，包括物理治疗以及技术和设备的分析和调整。对于康复治疗失败的患者，介入治疗可选择使用或不使用生长因子刺激，控制组织分解和修复的技术，或者减少病理性新生血管形成的技术。各种限制再损伤的方法将在后面讨论。虽然有时皮质类固醇类药物对这些患者有效，但是其作用原理尚不明确。在真正的炎症性疾病中，例如风湿性关节炎或腱鞘炎中，皮质类固醇类药物的作用机制和原理是较明确的。

皮质类固醇类药物及其不良反应

皮质类固醇类药物的准备

皮质类固醇类药物的准备根据药物本身强度和

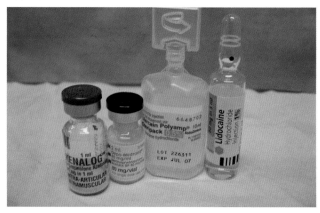

图 29.2　经典的注射配置：局部麻醉药（长效或短效）以及类固醇的准备

有效的不同而不同，部分差异是由不同的溶解度和化学成分的差异造成的。不同成分药物颗粒大小不同，这反过来又对不良反应造成影响。氢化可的松作用最弱较为常用。曲安奈德和甲泼尼龙作用强度中等。地塞米松和倍他米松是曲安奈德和甲泼尼龙效能的 5 倍。

类固醇耀斑

类固醇耀斑是类固醇注射后出现的最常见并发症之一，是注射后较快出现的一种炎症反应，可持续 2 ~ 3 天。

> **实用技巧**
>
> 类固醇耀斑的特征与感染类似，然而它在注射后几小时之内迅速出现发作，以上两点有助于与感染鉴别。

类固醇耀斑好发于小关节而不是大关节，有人提出如果发生类固醇耀斑，注射的远期疗效有提高。虽然预防性使用冰敷和镇痛可抵消其效应，但尚无特效方法防止这种不良反应的发生。

皮肤改变

需要告知患者注射后可能出现皮下脂肪萎缩或皮肤褪色，尤其是肤色较深的患者，这在表浅注射的患者更常见。有些等级较低的证据表明，曲安奈德尤其容易导致皮肤改变，因此不建议用于过于浅表或者药物有可能沿针头反流的部位应用。该不良反应一般认为是由于皮质类固醇的细胞毒性以及皮肤胶原蛋白和黏多糖的改变。局部血管收缩可能加重这种不良反应。患者可在注射部位触及皮肤凹陷。其他局部不良反应包括褪色和萎缩并不会立刻出现，需要好几年的时间才可缓解。

肌腱损伤

众所周知，直接注射皮质类固醇类药物到肌腱内可能会促使肌腱的断裂，也有人认为在已损伤的肌腱周围注射可能带来类似的风险，这给超声引导下注射治疗肌腱炎，尤其是下肢肌腱带来挑战。现代超声仪器常常能识别明显的肌腱炎患者肌腱中细微的异常。在这样情况下，腱鞘内注射并不是禁忌证，这一观点已逐渐被临床接受，但需告知患者这个潜在风险，必须避免剧烈冲击运动或全力拉伸，部分情况下需要用管型或靴型石膏固定几周。

面色潮红

面部潮红或红肿以及皮温上升等症状并不罕见，发生在注射后几个小时之内，通常可持续一天。该反应被认为是组胺反应，抗组胺治疗有利于缓解这种令人不适的不良反应。

化脓性关节炎

注射类固醇类药物后发生过敏反应较为罕见，但偶尔会发生。其最重要的并发症是化脓性关节炎，所幸这种并发症很少发生。文献报道其发生率大概低于 1/1000。化脓性关节炎的症状常发生在注射后几天到 2 周内发生，这种延迟发作可与注射后类固醇耀斑相鉴别。

高血糖

类固醇类药物注射可能会导致高血糖的发生，因此对糖尿病患者应警示血糖改变的潜在可能。该不良反应可能持续几天，但较少出现酮症酸中毒。

局部麻醉药的准备

局麻药物作用时间

利多卡因起效快，作用时间为 2 ~ 4 小时；丁哌卡因起效较慢，大概需要 10 ~ 15 分钟起作用，但维持时间较长，可达到 6 ~ 8 小时。利多卡因持续时间较短，意味着其诊断效果可能受操作本身引起的疼痛和焦虑所掩盖。正如前面所提及的，局部注射的麻醉成分在帮助诊断并确定患者的症状确实来源于被麻醉的结构中起了主要作用。相对而言长效药物在此方面的优势更明显。确保患者明白在注射后测试他们的症状是很重要的。

> **要点**
>
> 疼痛日记是一种用于记录该现象的简单方法，需要坚持几周。

对于先前多次注射及有确切疗效的患者，局麻药的诊断效应不太重要的，虽然局部麻醉有助于控制类固醇耀斑的发生。

软骨毒性

关节内注射对于关节软骨的毒性作用近年来受到重视，这主要发生于局麻药物，尤其是丁哌卡因，虽然类固醇以往也被认为有同样作用。反复的注射类固醇的确可导致软骨缺失，尽管在长期随访后只在小部分患者身上观察到这一现象。有体外研究表明，丁哌卡因对软骨具有细胞毒性作用。该药物关节内注射受到关注，关节手术后使用丁哌卡因关节内灌注有较高的风险。利多卡因毒性较小，但它的持续时间短于丁哌卡因，因此不适合作为诊断性测试。折中的方法是使用丁哌卡因的异构体——罗哌卡因或左旋丁哌卡因，据称这种异构体的毒性作用较小，而持续时间仅稍短于丁哌卡因。

超声引导下注射的基本原则

大多数超声引导下的操作能让大部分患者感到相对舒适，不幸的是有些人仍会有疼痛，关注细节有助于患者减轻不适。患者都不喜欢看到针，所以要尽量避免让患者看到针，对于儿童，甚至要避免说到"针"这个词，超声医师和助手之间的对话仅限于描述所需要的针的颜色。准备妥当后，操作过程应迅速有效地进行。

让患者处于舒适的体位并优选能避免让他们看到操作过程的位置。操作者在操作过程中也应处于舒适的位置，要注意调节机器和座椅的高度。尽量让注射部位接近操作者而避免跨过患者操作，当然如果患者两侧都同时需要治疗，那就无法避免这种情况发生。首先，要进行初步的检查，在确定病变最佳的穿刺点和入路后，在皮肤上做一个记号。由于耦合剂的存在，用笔做标记较困难，有时可以用针套的钝头做标记。也可在穿刺点皮肤上耦合剂的外缘做两个相互垂直的标记作为替代，这更适合大的结构的注射。另外，可在标记的旁边标注进针的方向帮助穿刺（图29.3）。

> **实用技巧**
>
> 穿刺点的选择以及进针轨迹要考虑清楚，避免进针轨迹上跨越重要结构，特别是神经，进针轨迹尽量保持与探头平行。

如图所示可在视野内更清楚地显示穿刺针（图

29.4）。如不能平行于探头进行，应选用最接近的角度。可以利用声束偏转或非对称的耦合剂层来优化探头与针之间的角度关系。

利多卡因呈弱酸性，可引起注射部位刺痛感，加用小剂量的碳酸氢钠可减轻这种刺痛。根据已有经验对过于浅表的穿刺目标，可不使用局麻药物，此时使用可能会加重患者的不适感。如果需要用到局部麻醉，在抽吸其他注射药物或者准备无菌探头前，先在注射部位表面皮肤消毒，然后行局部麻醉，这样可以让局部麻醉药物在操作前有一定的时间起效。推荐用一个针头穿刺做局部浸润麻醉和当前的注射，除非必须使用大针头，例如腱鞘囊肿抽吸。对打针有恐惧的患者，最好使用最小的针进行皮肤麻醉。

对接受抗凝治疗的患者注射治疗，应符合本地的共识非常重要。对大多数浅表注射而言，使用稳定的国际标准化比值（INR）低于2.5的小孔针通常是可以接受的。当需要较大针头的时候（如活检），或者注射部位存在隐匿性出血风险时，需要准备替代方案，通常这包括改用低分子肝素抗凝，并穿刺操作前一晚暂停一次用药。当然，最终方案取决于患者

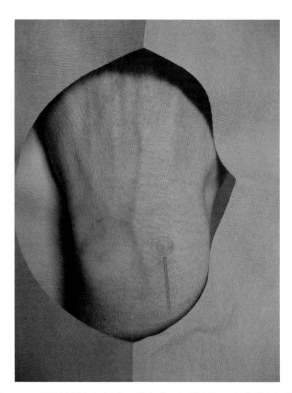

图29.3　用塑料针头套开口端轻轻地下压做一个小的圆形标记，当用皮肤标记有困难的时候，这种方法可通过局部麻醉胶做标记，如有必要，也可画一条线标识进针方向

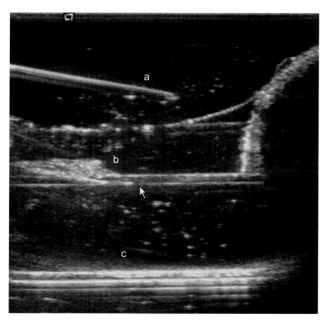

图 29.4　三个针插入到耦合剂中。针 a 与针 b（箭头）呈一定角度进入，后者反射更清楚，随着深度增加差异增加。针 c 表面覆盖有可以增加超声反射的特殊材料，虽然针的确反射变强，但是这一额外增加的费用在大多数病例中是不需要的

整体状态和停用抗凝药物的风险。

进针技巧

在大多数病例中，使用普通的注射器就足够了。一些制造商生产有涂层的针，毫无疑问，这种针在操作中的可视性更高，但造成的额外支出尚存在争议。23G 的针能满足大多数操作，并有不同长度可供选择。超声引导下定位针有两种方式，这取决于穿刺目标的大小和深度。对于深部病变、小的目标以及活检等，任何时候针要保持在超声视野中，这是平面内方法。对于浅表关节注射，使用平面外方法注射可能更容易。

平面内方法

许多穿刺操作需要在任何时候保持针在超声视野内，直到针头达到目标。此时，针的方向与探头长轴一致，在探头任一短边的中点进行皮肤穿刺，穿刺点离探头的距离取决于目标的大小与深度。随着针头的深入，针很快自屏幕一侧开始显示，注意识别和追踪针尖直至达到预定目标。必须显示针尖的斜面形态，以确保追踪的是针尖而不是针的其他部分。接触目标前，针尖的斜面应保持向上，一旦接触目标，旋转针尖斜面以保证针的开口进入目标

关节、滑囊、腱鞘内。

> **要点**
>
> 在穿刺过程中，探头放置的位置应始终保持在目标及针尖在视野内。如果丢失了针尖，应停止进针直到重新定位针尖。

为了重新定位"丢失的"针尖，探头要从目标移至感觉针尖在的地方。一旦定位针尖，回过针尖移动探头方向到显示它，随后找到目标，然后朝相反方向进针让针尖重新回到视野中。针前进过程中有偏离针尖斜面方向的趋势，因此，对于深部注射，穿刺时旋转进针有助于克服这种偏离趋势。

平面外方法

对于浅表小关节，没有必要从皮肤追踪针到目标。相反，探头放在目标关节矢状面上，探头的中点放在关节最肿胀或有积液的部位。在探头长边的中点处进行皮肤穿刺（与平面内法穿刺在探头短边中点相反），向着探头进入深部。如果探头初始位置仔细选择了，没有在针的近端或远端施以成角，那么针尖将出现在关节内的超声图像中。近年来，制造商在探头中点进行标记，使这种操作更简便。短曲棍球形探头更薄，可让穿刺的皮肤与目标关节更为贴近。

软组织活检

重要原则

软组织肿块的诊断将在第三十一章进行详细讨论。肿物超声检查的主要作用是确定肿块是否存在、区分是液性还是实质性、识别肿块的组织和间室平面，以及引导活检。肌肉骨骼软组织肿块活检遵循其他器官活检同样的原则；但当疑似肉瘤病变时，有几个重要的方面需要注意。

> **要点**
>
> 肉瘤的预后取决于其局部范围，尤其是它是否局限于单一的解剖间室内，因此，活检入路必须充分考虑软组织病变病灶所在的间室，并确保活检入路不跨越邻近间室。

与进行手术治疗的外科医生讨论活检的入路是必需的，确保外科手术能将针道切除，以减少针道复发的发生率；同样确保活检不会导致肿瘤从一个间室扩散到另一个间室，以致影响患者的预后。有些学者提倡用软组织染色技术来帮助外科医生分辨活检针道。

超声引导下软组织肿块活检的一个特别的优势是可以对病变的内部结构进行评估（图29.5）。避开坏死、纤维化或其他不典型区域进行活检，以免导致假阴性活检结果。超声可辨别实质性的区域与液性或坏死性的区域。也可区分覆盖肿块的重要软组织结构，如血管或神经，并在引导活检时避开。

> **实用技巧**
>
> 对准肿瘤生长活跃的、血供丰富的区域进行活检将提高阳性诊断率。

典型动脉瘤、足底纤维瘤以及异物肉芽肿应避免活检。神经源性肿瘤由于活检操作通常很痛并有损伤神经的危险，脂肪源性肿瘤由于组织学判断很困难，因此，对这两种类型的肿瘤活检需要仔细斟酌。如果骨肿瘤累及骨膜、有骨皮质缺口或伴有软

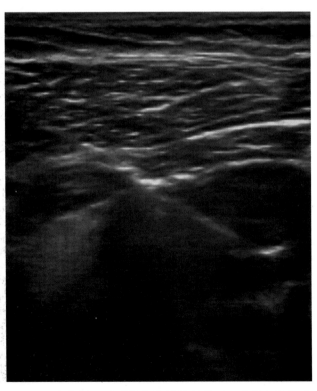

图29.5　声像图显示弹簧套管活检针的开口在软组织肿瘤内。牢记随后的手术入路在选择穿刺入路时很重要

组织肿块，骨肿瘤的活检也可用超声来引导。对于更复杂的病例，超声结合透视引导骨活检帮助更大。

活检针

> **实用技巧**
>
> 使用较大的活检针能提高诊断率。对于自动活检针，14G活检针获得的标本明显大于18G的。

活检针有很多种不同设计，弹簧装置可外置或内置。可调节活检针对小肿块，特别是在手或足周围的肿块活检很有帮助，其凹槽长度根据拉起状态可以选择1cm或2cm。另一种软组织活检针可旋转进入肿物，得到螺旋形的标本，对于较软的肿物更有帮助。同时也可用于较小和表浅的病变。

技巧

一旦皮肤以及皮下组织麻醉完成，麻醉针在超声引导下到达病变区周边注射，让麻醉进行局部渗透。如果怀疑是神经来源的组织，那么麻醉针可以在组织外围试探患者反映。如果患者感觉到疼痛，那么活检是不适宜进行的。神经可以被麻醉；然而神经损伤的风险依然存在。

如果所有这些组织层次都被麻醉，活检针道应该相对不再疼痛。一旦活检针位于组织内，就可打开凹槽了。

> **实用技巧**
>
> 轻轻振动活检针可能会帮助确保活检组织进入打开的凹槽内。活检针对周围组织有轻微的压力可以提高标本的质量。组织在不同部位进行活检可提高活检的阳性率。

肌腱周围注射

概述

病因学

肌腱炎的病因学有很多争议。目前普遍认为是加速的正常凋亡或"衰退"的过程。加速的原因是多方面的，遗传学、生物力学异常和肌腱压力大的

运动或职业活动。适当应力可以帮助维持肌腱功能，因此异常应力指负荷的增加或减少。"过度使用"一词开始被更恰当的词"滥用"取代。各种其他因素使得某些肌腱更易损伤。解剖因素例如外翻足或高位髌骨都会带来生物力学或训练缺陷，例如在运动中突然提速、改变握拍或技术不到位都有引起肌腱炎的可能。其他可能的主要因素，包括系统性疾病（糖尿病、肾病和类风湿关节炎）和药物。肌腱富血供区域与乏血供区域的分界处更容易损伤。

针对加速细胞凋亡生化通路的研究越来越多。在有病变的肌腱中可检测到细胞因子增加，而且动物实验已证实，组织学变性的肌腱更容易受损。细胞因子在氧化应激所诱导的细胞凋亡中起着重要作用，过度凋亡在异常的肩袖和髌腱中已被证实。细胞因子及其他相关因子的激活将引起蛋白激酶、氧自由基和其他凋亡介质的释放，从而导致胶原蛋白基质的减少及细胞死亡。白介素、巨噬细胞抑制因子和肿瘤坏死因子-α（TNF-α）都参与了这个生化级联反应。血管内皮生长因子等其他分泌因子是与肌腱变性相关血管生成的基础，而这反过来又可能会刺激异常神经结构的生长（血管神经生成）。临床研究已经阐述了肌腱内丰富的多普勒血流信号与疼痛之间的关系。显而易见的是，肌腱炎同风湿性关节炎一样缺少真正的细胞炎性反应。虽然这使"肌腱炎"这一名词产生争议，但在广义上仍然存在炎性反应的生化机制。

术语

描述肌腱病的术语很多，不同学者的使用方法尚未完全统一。有学者建议用肌腱变性或肌腱病取代肌腱炎，以体现大部分病例中并不存在细胞介导的炎性反应。这两个术语在大多数情况下是同义词；通常在没有症状的情况下使用肌腱变性，而当肌腱的变化已引起症状时使用肌腱病。

肌腱变性可以是局灶性或弥漫性的，纤维的连续性仍保持完好或已出现局部分离。部分肌腱是片状的，例如胸大肌和冈上肌，大多数肌腱是圆柱状的。圆柱状的肌腱可能会部分或完全断裂。全层断裂可从字面意思理解；而部分撕裂是指肌腱纤维断裂但未累及肌腱全层。有学者用部分撕裂来表示各种机制下肌腱纤维断裂所引起的急性损伤。局部变性或分层就用来表示长期不恰当或过度使用肌腱所

导致的纤维断裂，损伤前的肌腱常有基础病变。而另一些学者将部分撕裂用于形容所有急性或慢性的肌腱纤维断裂。片状的肌腱具有厚度和宽度，肌腱撕裂时不仅需要评估肌腱是部分还是完全撕裂，同时应提示部分或完全撕裂的宽度以及在肌腱所处的位置，例如冈上肌前缘宽约 1cm 全层撕裂。

无腱鞘肌腱的疼痛患者就诊最常见的原因，这类肌腱包括冈上肌腱、四肢屈肌和伸肌腱的根部、髌腱及跟腱等。跟腱和髌腱没有腱鞘，周围由腱旁组织所包绕，部分患者的症状是由腱旁组织膨胀或增厚引起。

治疗方法

肌腱病变治疗首选保守治疗，尽可能地寻找潜在的病因、纠正潜在生物力学、技术或设备的错误。物理治疗包括改变生活方式，以及减轻不对称负荷等，非常重要且要努力坚持。保守治疗失败才考虑介入干预。

前面已经阐述了多种超声引导下介入治疗肌腱病变的方法。主要包括计划性再损伤及血管消融治疗。计划性再损伤治疗通常指干针疗法，可能会同时注入增生剂如自体血或富血小板血浆（PRP）等。如果有明显的血管增生，那么治疗将针对抗新生血管生成，包括硬化治疗、射频和高容量注射。

如果腱鞘最先受累，患者没有或仅有微小的肌腱病变，可尝试注射皮质类固醇。如果没有腱鞘而是腱旁组织受累从而引起腱旁组织病，则应使用剥离或扩张疗法。其他方法均失败的时候再考虑进行手术。这些不同技术的原则将在后面详细讨论。

腱鞘注射

> **要点**
>
> 炎性腱鞘炎可以在腱鞘内注入皮质类固醇来治疗。必须仔细评估肌腱是否受累。有肌腱受累后进行皮质类固醇注射可能会增加肌腱断裂的风险。

对特殊腱鞘推荐的处理方法将在第三十章讨论；但还是需要介绍一些常规原则。与其他肌肉骨骼穿刺一样，应选择避开其他结构的入路，尤其是血管和神经。鉴于大多数腱鞘的长度，这一般都不会有问题。进入腱鞘的路径可平行或垂直于肌腱，即沿

着肌腱的短轴或长轴平面进针。这两种入路各有优缺点；选择的主要依据是难度更小而且没有其他结构阻碍的方法。

在任何情况下都要全程观察到针尖位置。如果针尖斜面不能清晰显示，那么针很可能在图像所显示的平面外，因而有损伤肌腱或其他邻近结构的风险。一些学者建议将针头斜面朝向肌腱以起保护作用。另外一个有用的技巧，特别是在浅表肌腱的操作中，在针的中点针头向上弯曲，可避免损伤直接进针路径上可能会穿刺到的解剖结构。另外一种方法是在注射器与针之间连接一根短管。正常的体表标志可能会阻碍注射器从合适的角度进入浅表腱鞘内，带管的穿刺针更便于操作。

大多数异常的腱鞘常存在积液，而更易于注射。倘若不存在，则在进针过程中将备有局麻药的注射器连于穿刺针，一旦突破腱鞘，可以注射麻醉药物撑开腱鞘。一旦腱鞘扩张，可确保针尖在腱鞘内的位置安全并完成注射。注射过程中，应注意观察注射物在肌腱周围流动，可在两个平面上确定药物完全包绕肌腱（图 29.6）。除非看到腱鞘扩张，否则不能确定针的位置是否正确。

腱旁组织注射

跟腱和髌腱都没有腱鞘，由腱旁组织包绕。跟腱的腱围炎多出现在肌腱后方及两侧（跟腱前方没有腱旁组织）。腱围炎时腱旁组织可有不同程度的肿胀：从轻微改变到比较明显的肿胀，可累及内侧或外侧。在内侧可发生一种特殊类型的腱围炎，是由于跛肌腱与毗邻的跟腱摩擦导致的。

如果腱旁组织肿胀，首选的治疗方法是直接对其进行注射。最常用的是联合使用局麻药均与生理盐水注射，而皮质类固醇类药应谨慎使用。针管进入后，可以看到注射物填充在围绕跟腱三面的腱旁组织内。

针对肌腱本身的治疗：控制再损伤及修复

未合并腱鞘炎或腱围炎的肌腱病是最难治疗的。如前所述，首先应采取保守治疗，明确并减轻病因包括生物力学、训练方法或使用设备等问题。当保守治疗无效而又没有达到外科手术指征时，可采用超声引导下的技术进行治疗。治疗方案可分为以下几组：伴或不伴增生剂治疗的可控性再损伤及修

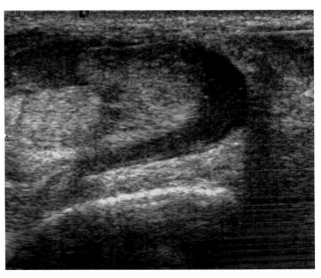

图 29.6　在肌腱周围注射液体，确保针头在腱鞘内的正确位置

复，抑制异常血管生成的疗法和干细胞疗法。但这些疗法的证据基础仍然不足，大多数是基于无对照组的报道，且通常是小到中样本量组获益。随机对照试验少而且对之前或现在的治疗记录不够详尽。尽管如此，经皮治疗不失为保守的康复治疗与手术治疗间的一种权宜之计。经过术前的精细规划，并发症相对较少。需要向患者解释清楚的是肌腱断裂的风险，然而这种风险最常见的还是发生在肌腱已有明显损伤或未充分保护肌腱而注射了皮质类固醇药物的患者中。

控制再损伤及修复是指在可控的条件下使用适当的康复计划，以重新激活肌腱修复通路的治疗方法，包括深层按摩疗法、体外冲击波疗法以及干针疗法。虽然已有一些关于干针疗法的研究，但还没有标准的操作方法。经典的操作方法是将 18G 针多次穿刺插入肌腱。在可能的条件下，推荐平行于肌腱纤维的长轴插入穿刺针，而且最好是在超声引导下进行以针对受伤肌腱中最合适的部位予以治疗。

> **要点**
>
> 大多数情况下，干针疗法主要针对肌腱损伤最严重或肌腱内新生血管区域进行针刺，而会引起局部出血。

干针疗法所需的穿刺针数尚未明确。有些人认为需要一定时间直至可见少量血液经干针流出。大

部分患者对干针耐受良好，但有部分患者疼痛剧烈。术后，应给予患者一个保护与活动良好平衡的专门的康复计划。由于运用不同的技术，使得不同操作者治疗成功率的评估较为困难。

针对肌腱本身的治疗：增生疗法

相对于冲击波疗法，干针疗法是一种有创性的肌腱治疗手段，即将针插入受损的肌腱中，其优势是有机会在肌腱病变处注射增生剂或其他药剂，从而建立更好的化学环境以促进肌腱的修复与再生。最常用的是患者自体血液。抽取患者血液 1 ~ 2 ml，如上所述进行肌腱穿刺，将血液注射至肌腱受损部位。自体血液费用低廉而且不需要任何专门的试剂盒或离心机。

富血小板血浆（PRP）也是由患者自体血液提取。抽取更多的血液，离心提取 PRP。在干针刺入后，用与自体血相同的方法注射 PRP。

> **要点**
>
> 富血小板血浆相比自体全血的首要优势是：浓缩的血样被认为是刺激成纤维细胞的最主要因素，而它被注入到了肌腱的受损部位。

缺点是必须使用昂贵的试剂盒，且需要离心。另外，并非所有 PRP 试剂盒或剂型都是相同的。血小板数量的差异，导致它们在体外活化及刺激成纤维细胞增值的能力也存在差异。

PRP 的使用是基于部分公认的基础科学文献，证明了它在体内可以激活和刺激成纤维细胞的活性。动物研究同样支持 PRP 优于自体全血的结论；然而，整个操作过程比较耗时，需要等待多时才能得到满意的结果。

其他增生剂包括高渗 25% ~ 50% 葡萄糖液和局麻药物，有时和硬化剂联合使用，例如苯酚。注射这些混合制剂被称为增生疗法。此疗法最常用于韧带损伤，也已经应用于肌腱和肌肉损伤。

针对新生血管的治疗

另一组穿刺治疗是针对存在异常血管的慢性肌腱病。肌腱的缺氧可促进新生血管生成，并导致血管生长因子及炎症反应链中其他成分的分泌，血管内皮生长因子是最常被提及的。在正常情况下，跟腱或髌腱内没有或仅有少量的血流显示。

慢性肌腱病患者局部通常伴发血管增生，部分病例血管增生显著。增生血管通常起自跟腱的前方及髌腱的后方。新生血管与临床症状之间的关系已经得到证实，促使形成了一种假说：部分患者的疼痛是由血管或与之相关的神经的穿入生长引起的。组织学上，新生血管无序生长，往往存在异常三叉分支及管道状盲端。神经异常的组织学表现则不尽相同。

患者的临床症状与血管新生程度之间的关系导致一种假说：消融此类血管可能有助于改善症状，并促进组织修复。

> **要点**
>
> 目前有很多方法应用于消融血管，包括直接注射硬化剂、射频消融，以及在病变肌腱周围大剂量注射进行血管压迫。

这些技术已应用在跟腱和髌腱，其他肌腱上也相继得到应用，包括肘部的屈肌总腱、伸肌总腱，还有腘绳肌腱。

聚乙二醇单十二醚是最常用的组织硬化剂之一。它由 Alfredson 和 Ohlberg 率先报道，并在观察性研究中得到了非常满意的结果。现推荐两种不同的硬化疗法：第一种，该技术的创始人称之为直接血管注射，通过肌腱的外侧入路，穿刺针从后方穿入血管（图 29.7）。可以使用彩色多普勒超声识别并选择肌腱外的血管十。准确进针后，将硬化剂注入血管直至其内液体不再流动。在此操作过程中将可能面临以下几个问题：进入肌腱的血管较多，要将所有血管逐一进行消融耗时很长；进针路径上穿刺针所致的彩色多普勒信号，使微小血管很难准确穿刺；穿刺针及注射液体本身对血管压迫消融，造成血管已经硬化的假象。

第二种方法是将硬化剂与空气混合发泡，并沿着跟腱前缘或髌腱后缘，将其注射在肌腱周围的脂肪间隙中。发泡过程是两个注射器分别吸入组织硬化剂和空气，经过双通管连接后，将硬化剂反复推送至另一注射器使之与空气混合起泡。此法以血管起始处为穿刺目标，而非血管本身，操作起来更快速。

不论选择哪种治疗方法，数次治疗需要间隔

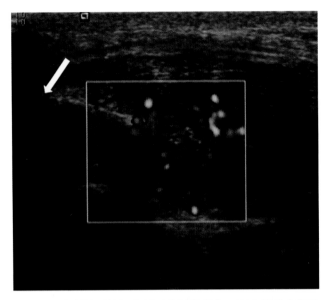

图 29.7　穿刺针（箭）走行于髌腱的后方，穿入异常血管及局灶性肌腱病的局部，当滑囊被穿中，就可以注射硬化剂予以封闭

2～3周时间，这是一种劳动密集型治疗过程。早期成功的报道结果比较理想，然而，尽管已经进行随机试验，但因样本量不够大，实践者们对理想结果的重复性尚未达成共识。由于缺乏大规模盲法随机试验，这一技术的应用正在日渐衰落。

血管也可通过在肌腱周围大剂量注射压迫而闭塞。有报道此法能够在短期内有效地缓解疼痛，但同样缺乏高质量的临床试验。该方法需将液体注射于肌腱和周围血管之间的间隙内。推荐注射的剂量不尽相同，最高可达 50 ml 或 60 ml。可根据患者耐受性决定使用量，另外需要注意的是邻近肌腱连接处用量应减少。注入的组合物通常是局部麻醉剂和生理盐水的混合物。作用机制尚不清楚，但有研究认为，与病变区域血管周围的液体压迫和粘连松解的联合作用有关。

上述方法并没有明确的最优或最重要方法，且没有一种是直接与肌腱病的发病机制相关的。另一组研究设计围绕利用干细胞来重新构成成纤维细胞来进行治疗。这种疗法的临床试验很少，而且病例数不多；尽管如此，它们在跟腱病的细胞学水平的治疗提供了极具吸引力的研究方向。这样的技术也使早期治疗肌腱病成为可能。其原理是在影像学技术引导下将干细胞注射到病变部位，而超声在鉴别病变区域中扮演了极为重要的角色。

> **要点**
>
> 干细胞可有多种起源，且组织起源不同，细胞之间存在很大差异。

干细胞最易从皮下脂肪中提取获得，但这些细胞可能不如从骨髓中分离的干细胞有效。

异物取出

超声能够有效地检测出一些平片上不显示的异物。很多金属异物和一些木头碎片可以通过超声引导下用薄镊子取出。

> **要点**
>
> 满足以下条件的异物可考虑在超声引导下取出：异物为固体，在取出过程中不易碎裂，能够采用合理的非创伤性的方法钳住其一端，条状物比圆片状的异物更易取出。若形成肉芽肿也会增加取出的难度。

较易取出的异物有断裂的针、木头碎片及刺。选择一种方法钳住异物的一端，最好与其长轴平行。建议在异物周围穿入麻醉针做局部浸润麻醉。有时，麻醉针可以穿过异物本身并通过抽吸除去。一旦该部位被麻醉后，可用一把薄的小蚊式钳子沿异物长轴到达异物一端的上部。轻轻将钳子向下压（图29.8）观察异物随之移动，以保证钳子确实已与异物接触。而后可以横向打开钳子，夹住异物的尖端并将其取出。

滑囊注射

概述

滑囊是滑膜衬里的空间，位于骨或软组织之间，以便于二者之间运动。滑膜肿胀和炎症可直接或间接导致受累部位的疼痛。滑囊内注射是常见的超声引导下操作之一。常规的操作包括肩峰三角肌下滑囊注射，粗隆及臀中肌滑囊及与莫顿神经瘤相关的跖骨间滑囊/跖骨间滑囊复合体注射。

由于滑囊范围较大，可以直接在超声引导下进行穿刺。知情同意、无菌及术前准备等一般原则如前文述。常规的联合注射再次采用了由长效麻醉剂和皮质类固醇组成的混合剂。有时乙醇和射频也用于治疗莫顿神经瘤。

滑囊疾病的超声表现

> **要点**
>
> 滑囊疾病有许多不同类型。在许多病例中通常表现为滑囊内壁增厚，相对于滑囊周围结缔组织及脂肪回声减低。

这种情况下，滑膜的扩张或许不太明显，积液可以不出现，也可以仅在滑囊的部分区域出现。该表现是肩峰三角肌下滑囊炎最常见的典型表现。

肩峰三角肌下滑膜炎时，手臂的外展运动可能加剧滑囊增厚，特别是毗邻喙肩韧带或肩峰的滑囊运动。滑囊与这些结构撞击后皱褶会增厚得更明显。尽管并不是很常见，但在许多病例中伴有疼痛症状。与运动有关的三角肌下滑囊的增厚和皱褶，可以在肩峰内侧面即斜方肌和冈上肌腱的交界处观察到。

滑囊病变的第二个表现是积液。注意探头不宜施压过重，否则充满积液的滑囊极易被压闭。在积液的背景下，滑膜的增厚很容易被观察到。在这种

情况下，彩色多普勒往往可以观察到血流信号。当滑囊出现积液膨胀时，应当考虑到潜在的致炎因素，如类风湿关节炎等。其他的潜在因素还包括米粒体滑囊炎等。部分病例超声扫查时滑囊显示未见明显异常，但在关节镜下囊壁则表现为充血及质脆。因此，有充分的理由认为，超声下滑囊无异常表现不能作为排除滑囊病变的依据。

滑囊和关节腔一样，注射后应当极易膨胀，当遇到任何阻力时，应停止注射，并确认针尖与周围组织的毗邻位置。在注射的早期，由于注入的液体流向背离针尖，此时针尖周围显示不出任何液体。注射结束时，若注入的液体适量，膨胀的形状应当近似于正常的滑囊（图29.9）。对肌腱周围的滑囊穿刺，通常认为针尖不应穿过肌腱，因其针道途经滑囊，在拔针时，注入物可能会反流至肌腱内。这理论上是否会增加肌腱断裂的风险尚不清楚，很少有证据支持这一论点的任何一方。特殊滑囊穿刺术将在第三十章详述。

关节注射

大关节

大关节注射通常较简单，多种方法都是可行的。穿刺部位通常选择液体积聚最多处、滑膜最厚及上覆的软组织等并发症发生可能性最小的部位。

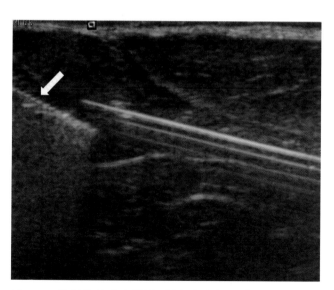

图29.8　滞留的蚊式血管钳（箭）恰好插入滞留针的下方，钳尖轻微向上移动，二者接触时针会相应移动，然后打开钳子抬高到针水平，钳夹并取出

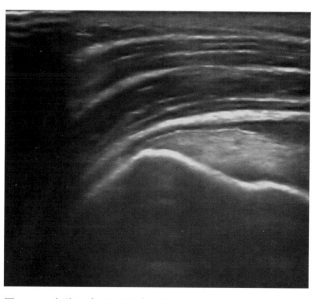

图29.9　肩峰三角肌下滑囊注射后，肌腱周边可见液体环绕，呈现典型的囊样结构

正如上面指出的，探头这样放置时，其远端非针尖部分正好覆盖于目标关节之上。探头的尖端朝向穿刺点，如此一来可追踪完整的进针路线，直至它进入关节腔。

小关节

小关节穿刺难度更大，尤其是有较明显的骨赘形成时。在这些情况下，超声在影像学引导方面较其他方法更有优势，尤其是当穿刺路径需要经过骨赘时。特别是针对足弓、手指和脚趾的小关节。小关节注射通常首选盲穿。盲穿的条件是穿刺注射目标接近体表。

实践后针头可在穿刺后到达关节腔中心。最近，部分生产厂家已在探头中点做标记，以便使用。短足印探头也做得更纤薄，以使经皮穿刺点更接近目标关节。

由于许多覆盖小关节的屈肌和伸肌腱都位于正中矢状面，因此沿其长轴放置探头可以确保注射范围不超过肌腱。

儿童

很多时候，关节腔抽吸比注射更容易，因为当有关节腔积液时，关节腔体积增大，也增加了穿刺目标的大小。关节腔抽液最常用于排除化脓性关节炎或诊断晶体性关节病。在关节置换患者中，怀疑败血症／脓毒症时应该进行抽吸或滑膜活检。

这种做法减少了患儿移动的可能，但大大提高了操作的难度。半盲穿刺大关节（例如髋关节）的原则是利用超声识别最佳穿刺点，即直接在关节最膨大处上方寻找一条垂直进入关节腔的路径，并避开重要的解剖结构。然后，在无引导下行关节穿刺术。目的在于确定合适的穿刺点，在无动态图像引导的情况下也能完成抽吸术。这种方法适用于较大的关节，如髋关节及肩关节，对于操作难度较大的小关节，采用直视引导下穿刺更稳妥。儿童髋关节的抽吸详述见第二十章。

滑膜活检

急性化脓性关节炎患者的关节积液抽吸培养非常有效，而在慢性感染患者中作用较小，尤其是关节置换的患者。但这些患者的滑膜增厚值得关注，此时滑膜活检比单纯的囊液抽吸的诊断率更高。

超声引导下滑膜活检的原则与软组织肿瘤活检的原则相似。直径大的穿刺针可获取良好的标本，但置换关节的关节囊通常增厚、纤维化，穿刺难度较大，过程也比较痛苦。在穿刺活检针插入之前，需对关节囊进行局部麻醉。尽管应当优先考虑对皮肤和关节囊使用适当的镇痛措施，但应注意到以下几点：

套管往往比穿刺针更尖锐，有利于穿透增厚的关节囊。套管可留置于原位，以便一次关节囊穿刺后多次活检取材。若同轴系统不可用，可将活检针的尖端置于关节囊上，然后像要取活检一样轻轻推动针的中部。由于针尖部小于穿刺针的最大直径，稍大的穿刺针可借由它产生的初始穿刺路径而更易通过。一旦刺入关节，穿刺针应针对滑膜最厚处进行活检。

增厚的滑膜常伴有不同程度的纤维化，往往质脆，因此获得的标本较为零碎。使用 14G 穿刺针可提高诊断率。

实用技巧

使用穿刺针按压刺入增厚的滑膜并做轻微晃动，有助于使标本良好的嵌入穿刺针的活检端。

当怀疑感染时，应同时取多个标本进行组织培养和病理学评估。

要点

对于存在慢性感染的人工关节，建议针对不同的样本采用不同的穿刺针。这样做保证了不会因针头污染而造成虚假的结果。微生物应进行浓聚培养，以促进低致病性微生物的生长。

钙化灶抽吸术

概述

钙盐沉积可发生于肌腱周围或内部，最常见于肩袖及臀肌的附着点。并非所有钙盐沉积都需要治疗，因钙盐沉积是公认可以被自体吸收的。此外，并非所有的钙盐沉积都会产生临床症状。

超声评价肌腱内钙盐沉积的方法，不论部位表现都是相似的。这首先取决于疼痛的症状是由钙质沉积造成，还是由于相邻结构的撞击所致。冈上肌腱内钙盐沉积可能使肩关节外展时肩峰撞击产生症状，这与肌腱的容积增加以及顺应性减低有关。

肌腱发生钙质脱落时症状十分明显，与急性化脓性关节炎类似。若无明确的急性钙化性肌腱病或钙化性滑囊炎病史，则可通过尝试对相邻的滑囊内注射局麻药物或糖皮质激素，观察患者在钙化灶抽吸过程中是否有疼痛减轻来进行鉴别诊断。

抽吸所用的方法也取决于钙质的软硬程度。单从影像学表现上很难判断。若平片上显示出小梁结构，则可以确认钙质沉积物较坚硬，如表现为云絮状或乳白物则认为沉积物质地较软（图 29.10，图 29.11）。超声也能辅助进行两者的鉴别：若钙化物的外壳不厚，液化的、低回声的核心可能被显示。密度高的钙化表现为表面的强回声，后方伴声影（图 29.12）。但是值得注意的是：在同一个钙化灶中，致密的钙化外壳及液态或膏状中央部分可以同时存在。钙化沉积物的质地可能只有在行钙化灶抽吸术穿刺时才能最后确定。若内部呈液态或黏稠状（图 29.13），吸引术配合后续的沉积物外壁开窗术是可行的。若沉积物质地更加坚硬似白垩，则开窗术是唯一的选择。对于更坚硬的病灶，滑囊注射对患者没有效果，则需要行手术治疗。

操作技术

有两种方法，单针或双针刺入钙沉积。

双针技术使用一只针管将生理盐水或局麻药注入钙质沉积，而第二支针则用来排液。单针技术要求干净的外壁穿刺，这样的外壁在穿刺针周围提供理想的密封。注射的局部麻醉药扩大了沉积物，且

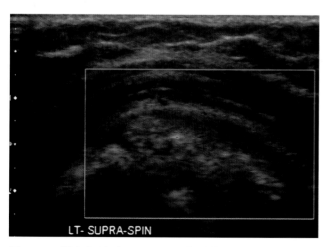

图 29.10 冈上肌腱（SUPRA-SPIN）内模糊不清、斑点及密度增加。后部声影的缺失提示可能存在柔软或乳状的钙质

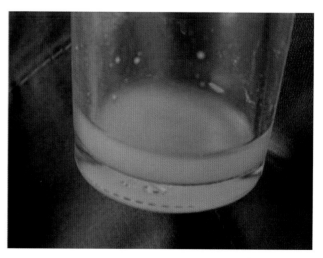

图 29.11 较为液态的乳状钙。此类是最易吸出的

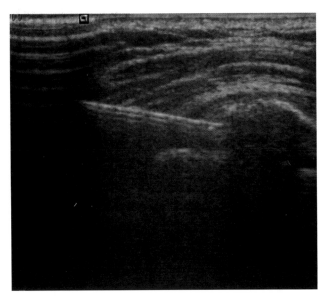

图 29.12　钙质沉积前缘稠密，且有后部声影提示存在较多的固体成分。在部分患者中，外层钙化，使内部柔软的基质显影模糊

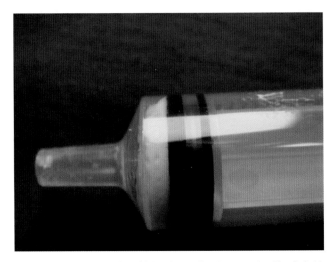

图 29.13　抽吸出的半固体钙质。可与图 29.11 中更加液态的内容物做对比

通过同一根针进行减压冲洗病灶。

穿刺前首先要让患者处于舒适体位。一般来说俯卧位更佳，让患者患侧靠近检查者，手臂放置在身侧，并保持掌心向下的体位，使关节轻微外旋，能更好地显示肩袖结构。准确的辨认钙质沉积的位置并选择合适进针路径。皮肤消毒铺巾后，然后对皮肤进行局部麻醉。在超声直接引导下，将针送入肩峰下三角肌滑囊，并注射局部麻醉药。要确保针和注射器中没有空气，此时若滑囊内存在气泡，可能会遮挡钙质沉积的穿刺视野。虽然部分医生在操作过程中的某些时间点会使用皮质类固醇，但仍需注意此时不应注射，因为皮质类固醇微粒也可能遮挡下方肌腱的视野。

当滑囊局麻后，穿刺针可一次刺入钙化灶的中心。此时尝试行抽吸术，可抽吸到云雾状、乳状液体或类似牙膏样的物质。之后需更换为小容量的 2 ml 或 3 ml 注射器，抽取一半体积的局部麻醉药。在连接针头前需先将注射器内的空气排空。建议加热局部麻醉剂以提高其溶解钙质的能力。

一旦固定连接，最好使用鲁尔锁紧套口部件，加压针栓直至感到阻力后回抽。经过反复加压 - 回抽循环，直至针栓回抽时，可见少量云雾状钙质结晶被回吸至注射器内。随着时间的推移，注射遇到的阻力将会越来越小，注射器中的局麻药也逐渐被更多液体钙质所替代。在此过程中间歇的超声监测，

可以显示钙化灶内部结构的逐渐瓦解并呈旋涡状在薄层的外壳内旋转。随着时间的推移，抽出的钙质不再增多，在许多病例中抽出的沉积物内容物更近似液态。随着注射器针栓的加压和回抽，钙化灶的外壳也随之膨胀、缩小（图 29.14）。此时，可使用同一根针多次穿刺破坏外壳。最后一步是在肩峰下三角肌滑囊注射长效局麻剂及皮质类固醇混合剂。在滑囊注射时，需提前更换注射针，因为用来进行开窗术的针通常会堵塞。术后应充分告知患者，包括提醒他们任何脱落至滑囊的结晶都可能造成疼痛。

腱鞘囊肿抽吸术

概述

腱鞘囊肿是外部披覆非上皮结缔组织被膜的囊性结构。通常由于邻近结缔组织结构的黏液样变性而产生。仅从影像学方面很难将其与滑膜囊肿区分开来。病理上，滑膜囊肿有上皮衬里，说明它来源于相邻关节或滑囊内的液体扩张填充。腱鞘囊肿通常不具有细胞衬里，内部常由更黏稠的胶冻状物质填充。实际上，鉴别腱鞘囊肿和滑膜囊肿并不具临床意义，它们均会因压迫引起疼痛症状，需要抽吸或切除。有区别的是液性内容物的黏度。通常，滑膜囊肿的内容物黏度低、容易抽吸，腱鞘囊肿常含有黏稠凝胶状物质，因此很难抽吸。两者均有复发可能，而且没有证据表明哪一种复

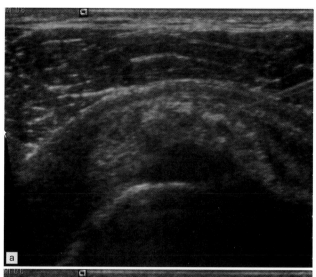

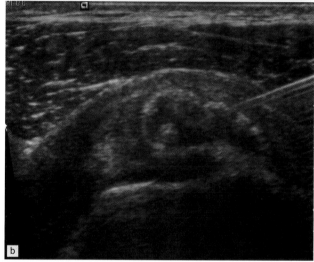

图 29.14 （a）冈上肌腱的钙化灶随后即可冲刷。蛋壳形钙化会残存，但病灶会缩小。（b）随着局部麻醉的进行，同一处钙化膨大。连续的循环抽吸有助于冲刷钙沉积灶

发可能性更大，或对皮质类固醇注射治疗效果更好。

腱鞘囊肿可发生在任何骨骼肌系统中，不过最常见于关节附近。发生腱鞘囊肿的常见部位包括手腕部，一般多见于舟月韧带的手背侧，而手掌侧较少见；手指/脚趾肌腱、胫腓关节近端及足部，一般出现在足后部或足中段。它们往往有典型的多房表现，这是由于腱鞘囊肿互相折叠，形成类似分隔的结构，但是这些分隔往往不完整。在许多情况下，可以看到一个轨道延伸到它所起源的结构。

操作技巧

腱鞘囊肿或滑膜囊肿的抽吸原则和其他抽吸术类似。如果穿刺路径上没有可能受损伤的结构，穿刺点应尽量选择距腱鞘囊肿最近的皮肤处。

> **实用技巧**
>
> 对于手腕背部的腱鞘囊肿，屈腕可以使腱鞘囊肿更贴近皮肤，更容易被吸出。穿刺点应该选在接近于腱鞘囊肿颈部的位置。先用小孔径针局部麻醉注射，可减轻大孔径针（适用于腱鞘囊肿抽吸术）穿刺时的疼痛。

如果液体吸出比较容易，就应尽可能吸干净囊内的液体，然后对腱鞘或囊肿的外壁进行开窗。一般会注入少量的皮质类固醇，但是其价值尚未得到证实。抽吸术后可以使用绷带压迫，但关于此法能降低复发率的证据同样不足。

大部分腱鞘囊肿，囊内液体的黏性很大，难以抽吸出来。在这些情况下，注射器中的真空环境有利于维持负压慢慢地吸出黏性物质。

> **实用技巧**
>
> 检查时可制作一个简单的真空系统：针尖刺入腱鞘囊肿后，连接一个 10 ml 注射器，回抽针栓，并在注射器活塞的凹槽里放置一个塑料针头盖，使其保持打开的状态。

该真空系统可以使针一直保持在腱鞘囊肿内，减轻操作者的负担。此外，在整体操作过程中，针的位置在腱鞘囊肿中都是可调整的，甚至能够沿着囊肿的颈部，一手操作注射器和针，另一手操作探头，且无需持续性抽吸，操作是比较容易的。操作时需要有耐心，只要运用上述技巧，绝大多数黏性腱鞘囊肿都是能够成功吸出的。

参考文献

Balint PV, Kane D, Hunter J, et al. Ultrasound guided versus conventional joint and soft tissue fluid aspiration in rheumatology practice: a pilot study. J Rheumatol 2002;29(10):2209–13.

Chen MJ, Lew HL, Hsu TC, et al. Ultrasound-guided shoulder injections in the treatment of subacromial bursitis. Am J Phys Med Rehabil 2006;85(1):31–5.

Distefano V, Nixon JE. Steroid-induced skin changes following local injection. Clin Orthop Relat Res 1972;87:254.

Farin PU, Räsänen H, Jaroma H, Harju A. Rotator cuff calcifications: treatment with ultrasound-guided percutaneous needle aspiration and lavage. Skeletal Radiol 1996;25(6):551–4.

Hoksrud A, Ohberg L, Alfredson H, Bahr R. Ultrasound-Guided Sclerosis of Neovessels in Painful Chronic Patellar Tendinopathy. A Randomized Controlled Trial. Am J Sports Med 2006;34(11):1738–46.

Khoury NJ, el-Khoury GY, Saltzman CL, Brandser EA. Intraarticular foot and ankle injections to identify source of pain before arthrodesis. Am J Roentgenol 1996;167(3):669–73.

MacMahon PJ, Eustace SJ, Kavanagh EC. Injectable Corticosteroid and Local Anesthetic Preparations: A Review for Radiologists. Radiology 2009;252(3):647–61.

Ohberg L, Alfredson H. Ultrasound guided sclerosis of neovessels in painful chronic Achilles tendinosis: Pilot study of a new treatment. Br J Sports Med 2002;36:173–5.

Piper SL, Kim HT. Comparison of ropivacaine and bupivacaine toxicity in human articular chondrocytes. J Bone Joint Surg 2008; 90(5):986–91.

特殊的介入技术 30

Eugene McNally 原著

陈香梅　王　润　孙德胜 译

肩部介入

肩峰下 - 三角肌下滑囊注射

患者及探头的位置

超声引导下注射能更可靠、精确地提供穿刺针的放置，尤其用于评估那些先前盲穿效果差的患者对局麻药物的诊断性反应。超声引导可确保药物注射的精确性以及疑难病例注射的准确性，如肥胖及术后患者。用棉签快速擦拭消毒，随后进行滑囊注射，诊断性检查结合超声引导下药物注射使得整个检查的时间略微延长。肩部检查的标准体位是坐位，滑囊穿刺时无需改变体位。

技术

肩峰下 - 三角肌下滑囊注射是一项常用的操作。此滑囊较大，可经多种路径接近。对于盲穿，触及肩峰的最外缘及后缘，穿刺针于肩峰下方1 cm处进针，针尖指向上方。常见的错误观点认为，如果针尖可以自由地侧向运动，则针尖一定位于滑囊内，实际上当针位于皮下脂肪时，超声较容易地显示针尖在侧方移动。

超声引导下注射一般采用外上方或前方入路。一个简单的方法是将探头放置于肩袖冠状面扫查同样的位置。在这个位置上，穿刺针可从探头的上方或下方进针。对于右利手的操作者，进行左肩关节注射时，可站立于患者后方，右手持针、左手持探

头进行操作。右肩关节注射则相反。穿刺针从探头上方进针的优点是不受探头连接线的影响（图 30.1）。另外一种方法是在肩部前方轴向方位放置探头，获得冈上肌腱和肩峰下 - 三角肌下滑囊的清晰图像后，从

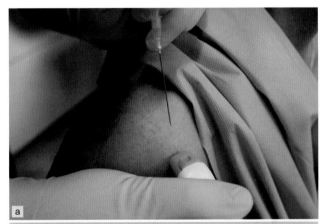

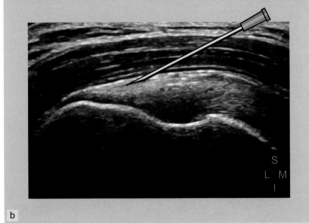

图 30.1 肩峰下 - 三角肌下滑囊的上方入路。右侧肩部注射从后侧进行，操作者右手持探头，这种入路不受探头连线的干扰，但对右利手者来说，用左手操作确实需要灵巧一些

探头的外侧面进针，针尖指向滑囊（图 30.2）。

只要穿刺针保持与探头在同一个平面上，就能够准确地追踪针尖到达冈上肌腱表面。注意针尖斜面的位置很重要，保持针尖斜面朝上可以使针更容易进入滑囊。一旦越界了，旋转针尖 180°，保证针尖完全位于滑囊内。初次注射应显示注射液从针尖快速流走。如果注射液在局部积聚则表明针尖位置不正确，针尖最常在滑囊的三角肌侧，穿刺针稍微往前近一点并稍带钩的动作进入到有反射的滑囊下面一般可确保针在滑囊内，随后注射完成。

> **要点**
>
> 在进行滑囊注射时，重要的是要确保能清晰地显示滑囊扩张，注射液容易从针尖流走。

由于注射所产生压力使滑囊表面的三角肌暂时被抬起。当注射结束后，肌肉 / 肌腱应回到其正常

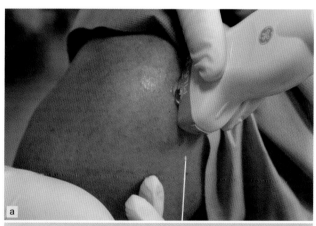

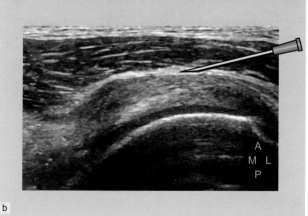

图 30.2　滑囊的横轴切面入路。在个位置，右手持穿刺针，右利手操作者会发现更舒适，探头电缆缠绕在左手上防止针的干扰

的位置。如果不确定穿刺针是否位于滑囊内，可通过脉冲式的注射复制这种扩张 / 放松表现。当注射器活塞持续地施压时，滑囊的两层应分离；当注射器活塞停止施压时，滑囊滑囊的两层应回到一起。如果针尖位于滑囊外，注射时组织层面将会分离，但不容易复原，这是因为注射部位的液体不容易流走。对于较大的滑囊，另一个实用的技巧是将探头放置于滑囊的不同位置，确认液体可从注射点自由地进入滑囊内。

肩峰下 - 三角肌下滑囊是一个大结构，可以容纳相当多的液体，尽管总注射量大于 10 ml 通常是不必要的。滑囊注射后重新检查肌腱的表面也很有必要，因为液体进入滑囊可显示先前看不到的肌腱滑囊表面的部分撕裂。

肩锁关节

大部分肩部检查患者采取坐位，注射之前不需改变体位。针尖指向圆形、低回声的关节腔。

肩锁关节（ACJ）在冠状位上是容易显示的。初始的评估确定是否存在肩锁关节半脱位是有帮助的，因为在锁骨远端与肩峰之间常有轻微的偏移。最常见的情况是锁骨远端向上移位。

> **实用技巧**
>
> 如存在肩锁关节半脱位，关节的外侧面张开了有利于外侧入路进入；如有关节积液突出于关节上方，也可以从关节外侧的冠状面入路进针。

将探头直接放置于关节上方冠状面上，移动探头使关节显示在图像的外侧缘，然后再在探头外侧的患者皮肤上做一个标志点，代表穿刺点（图 30.3）。

如果无关节对线不良或关节积液，肩锁关节穿刺注射最好在矢状面上进行。首先将探头放置于关节内侧，识别锁骨的强回声骨性边缘，然后向外侧移动探头直到强回声骨性边缘消失，表示探头此时正位于关节上方（图 30.4），探头继续向外侧移动，强回声的肩峰骨性边缘进入视野，然后探头回到关节上方的前侧或后侧，在矢状面上注射针呈 90° 垂直于探头进针。在这个位置上很容易观察到针尖进入关节内。反转穿刺针和探头同样有效。肩锁关节是一个较小的关节，仅能容纳不超过 1 ～ 1.5 ml 的液体。因此，推荐使用小容量的注射器。

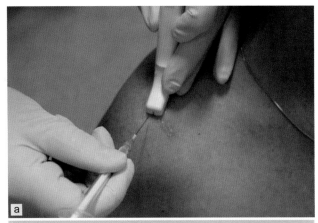

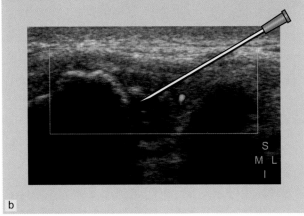

图 30.3　如肩锁关节间隙增宽、积液或分离，采用冠状切面入路是较容易的

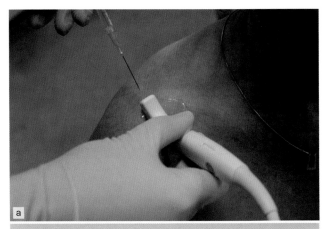

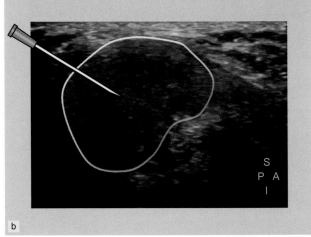

图 30.4　如果肩锁关节不是特别扩张或者肩锁关节仅有一点分离，采用图中所示入路。肩锁关节显示为回声弱的间隙，当穿刺针平行于探头插入时，可很好地显示穿刺针。如关节有扩张、积液或分离，采用冠状切面入路更容易

盂肱关节

　　盂肱关节注射的指征包括患者要进行 MRI 关节造影术、局麻药物注射以诊断不确定性的肩部疼痛、指导盂肱关节病的治疗，以及粘连性关节囊炎患者的肩部膨胀治疗。由于多数肩关节脱位是前脱位，以及所关注的结构也位于前方，对于磁共振造影检查，患者后侧入路注射是好的选择，这样可减少造影剂的外溢及伪影，避免妨碍后续结果的判断。

　　患者取坐位，操作者站于患者后方，让患者有些支撑，特别是长时间的操作，如关节扩张造影术。患者可靠着升高的检查床坐着，头向前靠在枕头上。注射侧手臂置于患者膝关节上。另一种选择是患者取半卧位，病变侧肩关节朝上，同侧手臂放在软垫或枕头上维持半俯卧位并使患者更舒适。

　　穿刺针最常从超声探头的外侧进针，沿着肱骨头斜面指向后侧盂唇的斜行的路径进入（图 30.5）。一旦穿刺针进入皮肤，必须保持穿刺针与探头的长轴在同一个平面以确保穿刺针在视野内，并能到达

关节的正确部位。另一种选择是采用内侧穿刺进针，针指向盂唇的外侧，这种入路的操作空间较小，除非存在关节积液。应该注意不要以关节盂唇边缘本身为目标，因为大的盂唇可使穿刺针后移，并阻碍穿刺针准确进入关节内。穿刺针在关节内的位置可以通过注射少量的局麻药来确认。如穿刺针的位置正确，注射的局麻药会在关节内消失，注射时感觉不到阻力。紧接着注入关节造影剂或抗炎药物。在注射的早期阶段，盂肱关节后侧隐窝扩张不明显，直到盂肱关节注射的末期，如果注入足够量的液体，盂肱关节后侧隐窝开始扩张，后侧关节囊与肱骨头分离。彩色多普勒可以显示注射液从针尖流走。

关节扩张造影

　　进行关节扩张造影术的患者有必要对上述技术进行一些调整，该技术可用于粘连性关节囊炎或冻

结肩患者，但它仅限用于那些疾病僵硬期而无疼痛的患者，应该在无痛期进行，因为对于急性期、疼痛、炎症期的患者进行扩张很少获益。关节扩张的原理是关节活动受限由于关节广泛挛缩所致，通过拉伸关节囊改善关节活动受限。通过注射患者能忍受的大容量液体获得拉伸的作用，注射量可高达 40 ~ 50 ml。

准备好局麻药、生理盐水和糖皮质激素的混合物（20 ml），另一支含有 20 ml 生理盐水的注射器备用。穿刺针插入关节腔后，连接一条短的软管及三通接头。如果患者能耐受首次的 20 ml 液体的注射，关闭三通接头，连接另一含有生理盐水的注射器，三通管的作用是防止更换注射器时关节压力降低。目的是注入超出关节腔容量的液体，增加关节内液

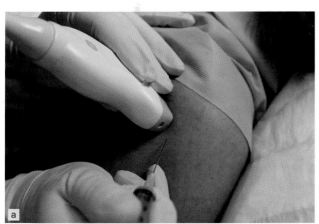

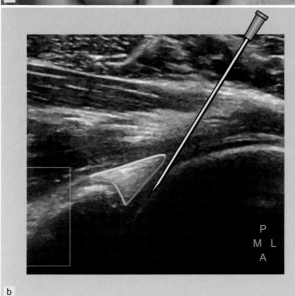

图 30.5　盂肱关节后侧入路注射时，患者向前倚靠，头舒适地靠在枕头上。由于肱骨头的弧形穿刺时可迫使穿刺针向内进入盂缘，因此，穿刺不要太靠外侧是重要的。在这一病例，穿刺针正好在肱骨头和盂缘之间的目标区域

体的容量，以此改善患者的活动范围，以患者达到耐受极限而关节囊不破裂为宜。任何突然的阻力降低应引起重视，因为此时，继续注射不会缓解症状，甚至可导致关节周围的四边孔或冈盂间隙神经卡压。

大部分粘连性关节囊炎的滑膜和关节囊增厚发生在前间隔和腋隐窝，这两个部位很少在注射时发生破裂。关节囊破裂更常发生于较薄弱的后方。

钙盐注射抽吸

钙化性肌腱病是一种相对常见的肩关节疼痛性疾病，是由于羟基磷灰石钙盐结晶在肌腱内沉积所致。钙化性肌腱病并不都出现症状，钙盐注射抽吸通常仅限于那些由于钙盐晶体脱落进入肩峰下 - 三角肌下滑囊引起急性疼痛的患者，以及那些经历钙化肿块撞击而对滑囊类固醇激素注射效果不佳的患者。

由于钙盐注射抽吸术可以是很痛的，检查时患者最好采取仰卧位，受累的肩关节尽可能靠近检查床的边缘（图 30.6），这样允许手臂能低于检查床，产生一定程度的伸展和内旋。操作者取舒适坐位，高度与患者肩部水平相平。初步检查确定钙化灶最容易的穿刺入路。钙盐注射抽吸术的一般原则已在前一章中叙述了。反复抽吸和冲洗直到抽吸物清亮或接近清亮，仅留钙化沉积物的蛋壳状边缘，然后对蛋壳行开窗，滑囊内注入局麻药和皮质类固醇激素。

肱二头肌腱鞘注射

肩部前侧疼痛以及肱二头肌腱近端有压痛的患者，可通过超声引导的肱二头肌腱鞘注射获益。可以这样说，肱二头肌腱鞘注射最容易的方法是进行盂肱关节注射。选择肱二头肌腱鞘直接注射不仅是因为在最可能起作用的部位进行注射，而且是由于前间隔的滑膜增厚可能导致盂肱关节与肱二头肌腱鞘之间的交通受阻。

患者体位与肱二头肌腱检查相同，手掌面朝上放于膝关节上。腱鞘可沿着肱二头肌的长轴或短轴进入。如存在积液，在短轴切面上从外侧入路是最容易的方法（图 30.7）。对于长轴注射，要获得肱二头肌腱在结节间沟内的矢状切面图像（图 30.8），在探头的上端做个记号为穿刺点，采用平面内法追踪针沿着平行探头的方向进入腱鞘。

对于肩关节前侧疼痛保守治疗无效，并且感觉

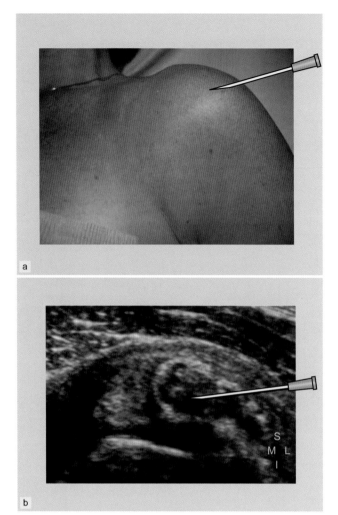

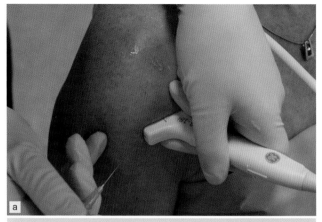

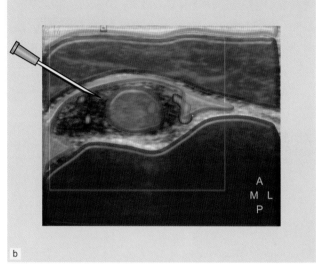

图 30.6　由于注射抽吸需要较长的时间，并有些不适，进行操作时患者取卧位。由于越来越多的钙盐抽吸是可行的，在超声图像上只剩下一扩张的蛋壳。操作的最后一步就是对蛋壳壁进行开窗

图 30.7　肱二头肌腱周围积液有助于横轴切面入路穿刺，在直视下，穿刺针进入肱二头肌腱鞘

疼痛是由于肱二头肌腱变细引起的患者，可进行超声引导下的肌腱固定术。超声引导下的肌腱固定术仅推荐用于当所有保守治疗失败、要考虑手术治疗的病例。

肩胛上腱鞘囊肿 / 神经治疗

冈盂切迹周围腱鞘囊肿压迫肩胛上神经导致的冈下肌萎缩是可治疗的，这常伴有关节盂唇存在撕裂导致腱鞘囊肿的形成。囊肿向后内侧突出到达冈盂切迹处膨胀并压迫肩胛上神经。

腱鞘囊肿穿刺的技术已经在第二十九章描述了。采用横轴入路进入冈盂切迹，探头横切面置于囊肿表面。穿刺最好从内侧穿刺进入，这给穿刺针提供最好的机会在囊肿主要部分抽吸后能够到达囊肿的

颈部（图 30.9）。对于慢性疼痛也可进行神经注射。多普勒有时显示邻近的肩胛上动脉是有帮助的，但是该动脉较小，在多数病例它的搏动本身使得它较动脉产生的多普勒信号更容易看到。如果注射麻醉药诊断性穿刺阳性，射频消融可以达到长期缓解。

胸锁关节注射

胸锁关节注射的原理与肩锁关节相似。通常锁骨的内侧缘较胸骨高，创造了从内侧到关节的捷径。同样，如存在关节积液或滑膜增厚更有助于穿刺。探头横轴切面上置于关节表面扫查（图 30.10），然后探头向外侧移动直至关节位于图像内侧缘，在探头内侧端做皮肤标记代表穿刺点。通常，小容量注射器适用于小关节注射。

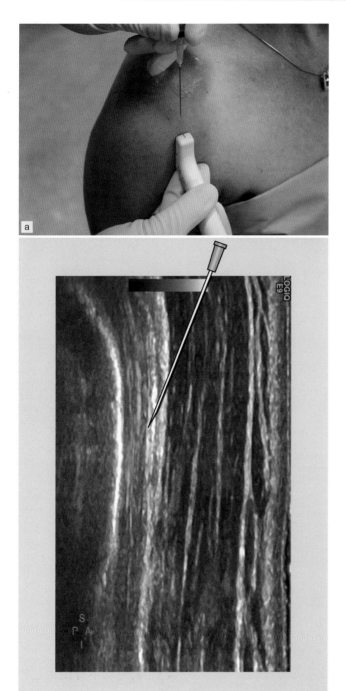

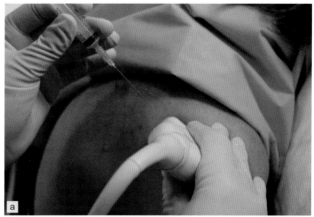

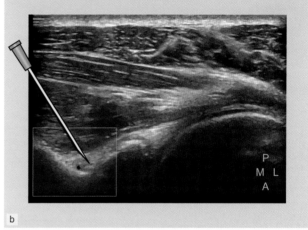

图30.9 进行肩胛上神经注射的位置与盂肱关节的入路相似，穿刺针从内侧进入，指向邻近动脉的神经。在这个图像上，多普勒信号帮助定位肩胛上动脉

胸长神经阻滞术

在腋中线肩胛骨外侧缘前方约 5 cm 处可定位胸长神经，其位置表浅，于腋中线位于前锯肌表面（图 30.11），它常有一小动脉伴行，这有助于神经定位。有另一根神经与胸长神经平行走行，但更靠后侧，这就是胸背神经。

肘部介入

网球肘

对伸肌总腱起点进行注射的常见适应证是顽固性网球肘。几种介入技术在之前已有描述；皮质类固醇注射疗法现在已很大程度上让位于干针疗法，干针疗法可联合或不联合自体血或富含血小板血浆（PRP）注射。

可采用两种体位，一种是患者坐于操作者对侧

图30.8 肱二头肌腱鞘从上方长轴切面入路。穿刺点要尽量靠下，使得穿刺针通过肩峰下 - 三角肌下滑囊的下方进入肱二头肌腱鞘。这对于进行诊断性操作尤为重要

喙肩韧带分离

喙肩韧带分离常作为肩峰下减压操作的一部分，然而目前此操作的必要性仍被质疑。有些报道应用超声引导对此韧带进行分离。用一个简单的绿色针头对韧带的同一地方多次反复穿刺致韧带失效。这与肱二头肌腱固定术类似。

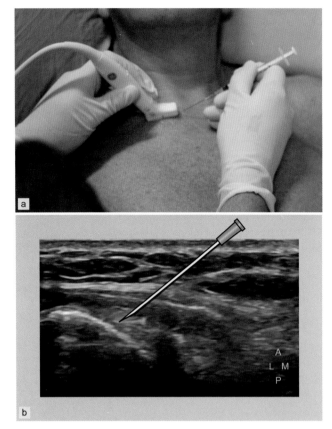

图 30.10 许多患者有症状的胸锁关节是由于骨关节炎以及关节内有积液存在。由于锁骨稍微高于胸骨，因此，内侧入路最好

（图 30.12），另一种是患者侧卧，患侧手臂屈曲置于腹部（图 30.13）。通常推荐干针疗法，操作尽可能靠近肌腱纤维的长轴进行。目标是肌腱病变最严重的区域，尤其显示有黏液变性坏死和富血供的区域。探头在冠状面上置于治疗部位的表面，在探头远端的患者皮肤上标记穿刺点。如果没有足迹探头，要注意确保探头向近端移动一点，使近端的穿刺点在正确的位置，不会离目标部位太远。局麻药沿着肌外膜 / 伸肌总腱起点的腱旁组织进行浸润麻醉。麻醉完毕后，直接进针到肌腱及其骨起点。干针疗法的一般原理已于前面章节描述。

干针疗法有导致肌腱断裂的风险，治疗后需进行干预。最重要的是要有一个在恰当的专家指导下进行的有计划的康复训练计划，可根据患者的需求和肌腱的损伤程度定制个体化计划。

屈肌总腱起点

超声引导下屈肌总腱疾病的治疗原理和与伸肌

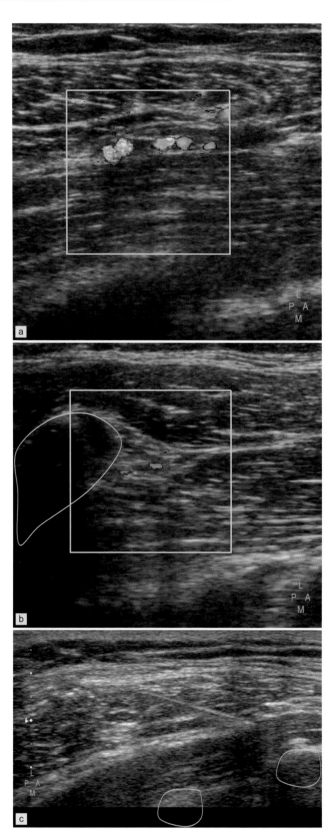

图 30.11 （a）胸长神经位于腋中线前锯肌的表面，在多数患者，胸长动脉的多普勒信号帮助识别神经。（b）胸长神经不能与胸背神经相混淆，后者靠近肩胛骨外缘（黄色轮廓线）。（c）针尖接近胸长神经，由前锯肌将神经与深面的肋骨（黄色轮廓线）和肺分开

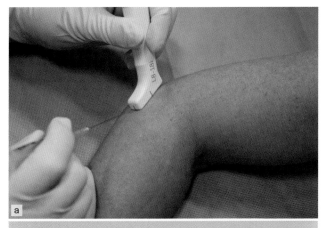

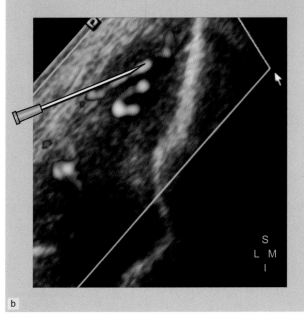

图 30.12　伸肌总腱的长轴切面入路，肌腱病和多普勒活性最明显的区域为目标

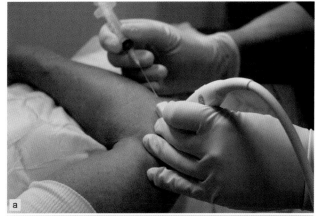

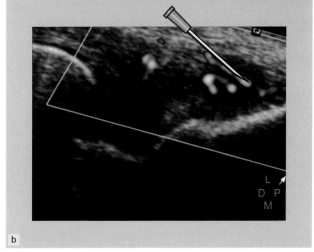

图 30.13　伸肌总腱注射。让患者躺着进行此操作通常更舒适，尤其是有晕倒危险的患者

总腱疾病相似。如前所述，屈肌总腱的起点比伸肌总腱起点肉质更多。患者常采取侧卧位，对于情绪紧张的患者尤其有好处。让患者手臂外展，暴露屈肌总腱起点（图 30.14）。入路与上述的伸肌总腱的注射治疗相似（图 30.15）。

肘关节

　　肘关节诊断性注射是关节 MRI 造影成像的一部分。注射生理盐水后关节超声检查也用于探测关节内 X 线不能显像的骨或软骨的游离体。另一常见的适应证是治疗肘关节病。

　　患者取坐位，手掌放在检查床上，肘关节屈曲 90°并内旋，前臂与检查床垂直，即所谓的"螃蟹姿势"（图 30.16）。另一种选择是让患者取半卧位或

侧卧位，前臂放在胸前（图 30.17）。所有这些体位都在于暴露关节后部以方便注射。对于怀疑化脓性关节炎的儿童，让患儿面向母亲坐在母亲的大腿上，双手环绕抱住，护士或助手站在母亲后面，拉住患儿的手防止检查时过度活动，这一姿势使肘关节后部容易接近，便于检查和穿刺。

　　关节后间隙的穿刺可沿着其长轴或短轴进行。相比之下，短轴穿刺是更加简便易行的，尤其是在有积液渗出的情况下（图 30.17）。通常由后外侧进针进入关节后间隙。需要注意避开后内侧的尺神经和中间的肱三头肌腱。如果无法由后外侧进针，在探及尺神经且将其安全避开的前提下，可以由后内侧进针。成功穿刺后，应先移动探头直至观察到鹰嘴窝，这常有助于后续的关节注射。同时，这个简单方法还有助于确认关节腔内容物，并可观察到可疑游离体的活动，即移动的强回声点。

　　另一种方法是通过肱桡骨关节进入，即在屈肘

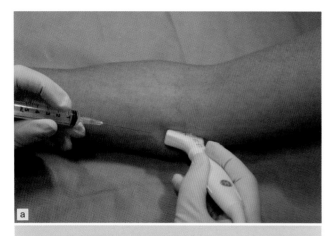

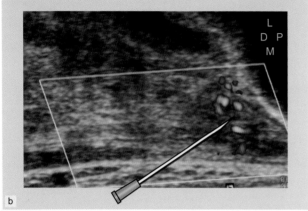

图 30.14　屈肌总腱的评估可让患者外旋肩关节进行，由于维持这一位置是不舒适的，屈肌总腱的穿刺注射通常也在卧位下进行

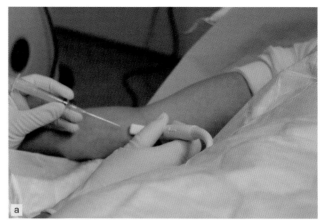

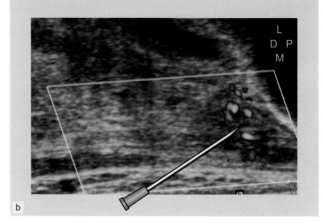

图 30.15　患者取仰卧位，肩部外展容易接近屈肌总腱起点

时可触到的肘关节外侧较软的地方。也可经鹰嘴的外侧穿刺，即鹰嘴和肱骨之间可触及的一个小沟。

骨间神经阻滞

　　骨间前侧神经（AIN）是正中神经的一个分支，起源于正中神经穿过旋前圆肌两头之间的位置。骨间后侧神经（PIN）是桡神经的分支，穿过旋后肌两头之间到达前臂后侧间室。桡管本身的注射并不常见，但可适用于提示有孤立性骨间后侧神经压迫症状的患者，这种压迫可以是由于旋后肌近端边缘的纤维束带或任何肿块。注射疗法治疗病因不明的神经压迫疾病的原理并不清楚，但是很多人认为，注射类固醇激素可以减轻炎症反应、减少神经和周围组织间的粘连。常用的穿刺路径是由肱桡肌外侧进针到达桡管。

　　如果需要同时对两根骨间神经进行注射治疗，穿刺点宜选在前臂伸侧位置较远处（图 30.18）。在

前臂，骨间神经可以位于骨间膜的任意一侧。通常情况下，骨间前侧神经紧贴于骨间膜上，而骨间后侧神经由深伸肌群将其与骨间膜分离。在大多数患者中可同时探及这两根神经，因而可在轴向切面同时对这两根神经进行穿刺注射。而且，可以在两根神经之间画线，并反向延伸至与伸侧皮肤表面相交形成一个点，将此点作为骨间前侧神经和骨间后侧神经注射治疗的共同穿刺点。

腕关节介入

尺桡远侧关节注射

　　尺桡远侧关节（DRUJ）注射治疗的适应证包括尺桡远侧关节的关节病，以及作为腕关节造影显像的一部分。使用腕部背侧入路，患者可取坐位面向操作者，手掌向下置于检查桌上，或者取俯卧位并将手举过头顶，手掌向下置于检查桌上。相对而言，俯卧位更有利于避免发生晕厥，尤其是年轻患者。

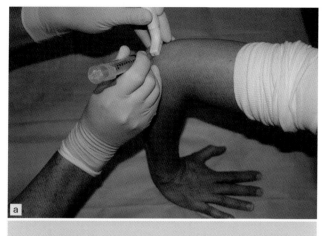

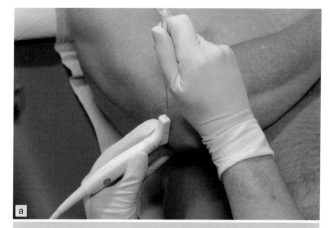

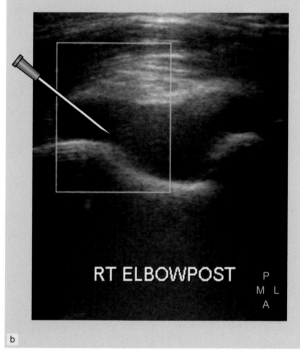

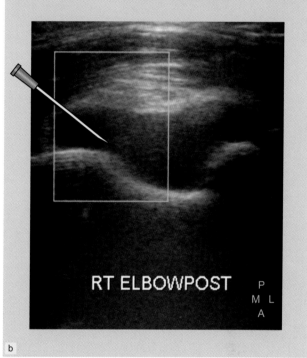

图 30.16 患者取坐位，肘关节后侧入路穿刺。采用"螃蟹姿势"便于操作

图 30.17 采用后侧入路进行肘关节注射和穿刺是最容易的。如入路在尺侧，必须识别并避开尺神经

探头轴向切面置于尺桡远侧关节上，通过特征性的尺骨远端的圆形结构识别尺桡远侧关节（图30.19）。最容易的入路是第五伸肌间隔的尺侧，平面内法追踪针直到针尖尺骨头的背侧面。除非尺桡远侧关节与桡腕关节（RCJ）有交通，2～3 ml的液体足以充满这一小关节。

桡腕关节

从第四伸肌间隔桡侧背侧入路进针容易进入桡腕关节（图30.20），患者面向操作者坐着，前臂旋前置于检查床上，可在腕关节下方放一条卷着的毛巾或垫子使腕关节稍屈曲。桡腕关节一般可以容纳

5 ml 的液体。

腕掌关节和舟骨 - 大多角骨 - 小多角骨关节注射

患者手掌尺侧置于检查床上，如果双手均需要注射治疗，可以采用双手祈祷的姿势（图30.21）。将短的足迹探头沿着拇指根部的桡侧放置识别舟骨 - 大多角骨 - 小多角骨关节（STT）和第一腕掌关节（CMCJ）。要注意桡动脉的位置。采用平面外法，在桡神经和第一伸肌间隔肌腱的对面探头中点进针，这两个关节位置在一起，仅有一薄层隔膜隔开。如果有必要的话，可根据受累情况对任一关节进行注

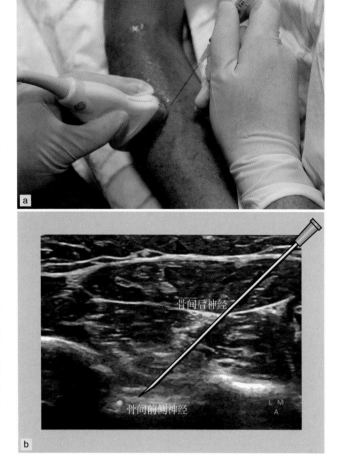

图 30.18　偶尔，两根骨间神经同时进行注射以到达诊断和控制疼痛的目的，可分别注射，但更容易的是采用一个背侧入路，针进入背侧间室在骨间后侧神经周围浸润注射，然后针继续深入穿过骨间膜到达骨间前侧神经区域

射治疗。第一腕掌关节注射的替代方法是经过鱼际隆起进入，探头矢状切面置于关节表面，这一入路采用平面内法（图 30.22）。

腕部腱鞘囊肿

抽吸腕背侧的腱鞘囊肿时，患者坐位，面对超声医师，手掌向下置于检查桌上，也可俯卧于检查床上，并将手腕举过头，手掌向下置于检查床上。对于过于紧张的患者或者有休克风险的患者，后者是优选方法。与其他部位的囊肿穿刺相似，理想的穿刺点应是最接近皮肤表面、针可到达囊肿颈部，以及能避开神经等重要结构。对腕背侧的腱鞘囊肿穿刺，在手腕下方垫一条卷起的毛巾使腕部轻微屈曲有助于穿刺（图 30.23）。腱鞘囊肿穿刺的一般原则如前面的章节所述。将注射器转换为抽吸装置可使囊肿抽吸更加彻底。

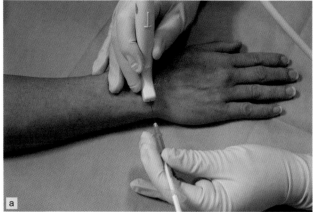

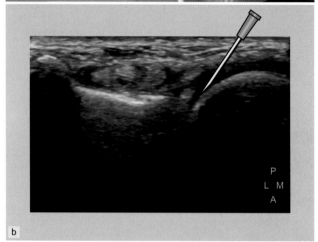

图 30.19　横轴切面入路进入尺桡远侧关节是最容易的，识别伸肌间隔，在第四伸肌间隔的两侧都可提供最好的入路

第一伸肌间隔：桡骨茎突狭窄性腱鞘炎

患者可以面对超声医师坐着，前臂伸展置于检查桌上，也可以"超人"的姿势躺下，这两种姿势都可以靠近第一伸肌间隔。在腕关节尺侧下放置一些支撑物可以使腕关节稍尺偏，这有助于使第一伸肌间隔的肌腱变直行，探头沿腱鞘长轴方向放置。

穿刺点可选择位于探头的近端或远端这取决于哪个进针点能以最佳的进针角度进入伸肌支持带中（图 30.24）。操作过程中应注意辨认并避免刺激桡神经。在超声引导下针进入腱鞘并行腱鞘局部浸润麻醉，旋转针头使针尖的斜面朝向肌腱可避免针头进入肌腱，穿刺针进入腱鞘，立即旋转针头有助于注射。初始的注射可通过注射液在腱鞘内自由流动，以及从针头处流走来证实。注射应使肌腱两侧充满液体而使腱鞘扩张。如果液体仅局限于肌腱一侧，则可能是因为针尖仍位于腱鞘之外。必须指出，桡骨茎突狭窄性腱鞘炎是一种硬化性腱鞘炎，因此腱

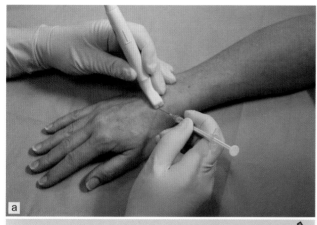

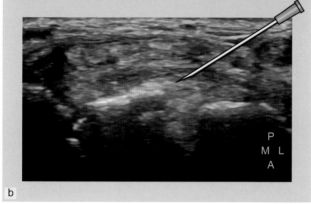

图 30.20 桡腕关节也采用横轴切面入路进针。穿刺针从第四伸肌间隔的桡侧进入，注意识别和避开骨间后侧神经（PIN）

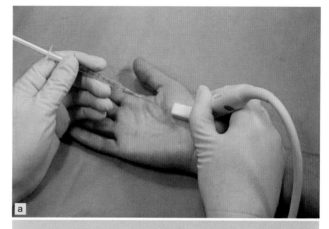

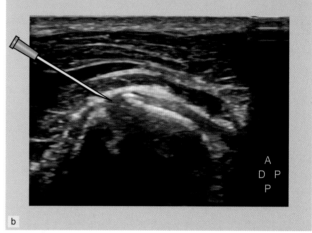

图 30.22 第一腕掌关节的替代入路。在长轴切面上识别关节的开口。远侧的穿刺点经过鱼际隆起的肌肉到达关节

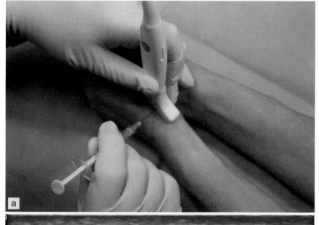

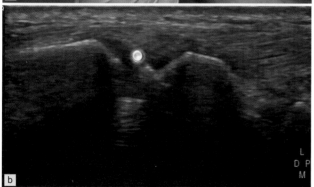

图 30.21 平面外方法入路进入第一腕掌关节。应注意识别桡神经，并避免损伤其上方的肌腱

鞘的容量可能会受到限制。

在许多病例中，疾病的主要焦点在于第一伸肌支持带，松解支持带可缓解症状。对伸肌支持带进行松解时，应采用长轴入路平面内方法进行穿刺。对患者的手和腕部形状做初步的评估来决定入路可由远及近也可由近到远，针头。理想的入路是尽可能平行并靠近肌腱和支持带。为了方便操作，穿刺点也应与支持带有一点距离，如穿刺点太靠近支持带，穿刺针与支持带之间的角度将使穿刺针难以完全穿过支持带。

腕管

患者面向操作者坐着，前臂伸展并呈旋后位置于检查桌上。腕管注射的标准注射点位在桡侧屈腕肌腱和正中神经之间。探头横切面置于腕关节掌侧识别这两个结构初步确定穿刺点（图 30.25）。采用平面外法进行穿刺，或将探头旋转 90°到在矢状面上，探头中点正好位于桡侧屈腕肌腱和正中神经间

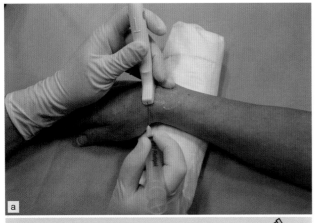

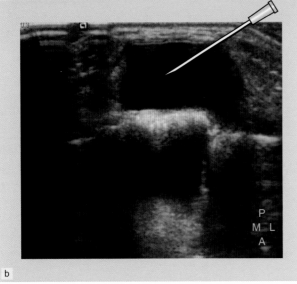

图 30.23　腕部背侧腱鞘囊肿的抽吸。屈腕有助于使囊肿更加接近皮肤表面。采用粗针进行穿刺

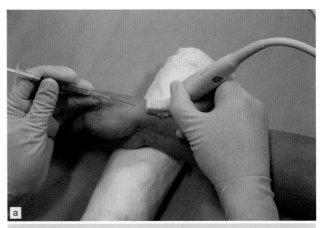

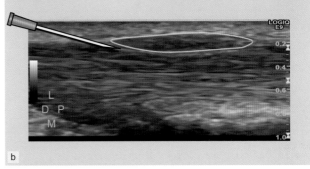

图 30.24　第一伸肌间隔注射。选择进针角度，以便必要时可对支持带（图中画线）进行松解

的中心位置上（图 30.26），穿刺点位于探头和屈肌支持带的近端。

手部介入

掌指关节和指间关节

　　探头矢状切面置于伸肌腱表面，虽然指神经、血管束的位置通常更靠近屈侧，不在穿刺路径上，但在穿刺前要定位神经血管束。采用平面外方法穿刺（图 30.27），替代的技术是将探头从矢状面上旋转 45°，采用平面内方法穿刺（图 30.28），这对于体型较大的患者更有优势。

屈肌腱鞘

　　穿刺进入屈肌和伸肌间隔的方法都是相似的。

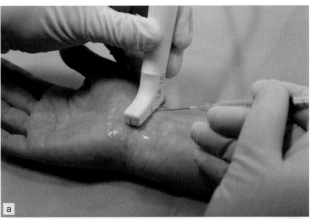

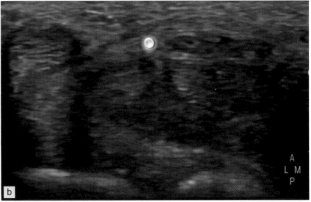

图 30.25　平面外方法穿刺进入腕管。目标区域是支持带深面、神经的桡侧

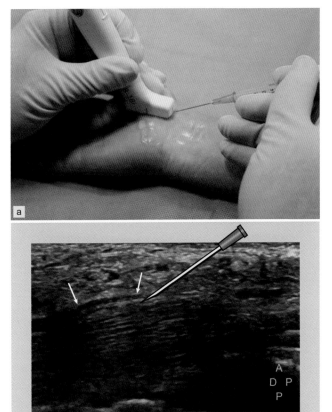

图 30.26　腕管穿刺的长轴入路。穿刺点应位于正中神经的桡侧。触摸桡动脉并避开。针尖位于屈肌支持带深面（箭）

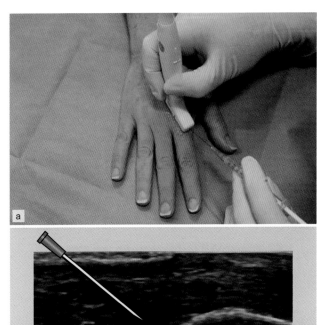

图 30.28　掌指关节穿刺的斜行入路，穿刺点在掌骨头的远侧，目标朝向掌骨头

总的说来，在长轴或短轴切面上均可采用平面内方法进针到达腱鞘内。如果没有小的足迹探头，可采用大的足迹探头，移动探头使要穿刺的腱鞘不在探头的中点上，但在探头的一侧并接近穿刺点。

滑车纤维瘤

　　扳机指由于 A1 滑车增大所致的疾病。经皮穿刺治疗包括纤维瘤内注射皮质类固醇激素，并可结合尝试使用切割针使滑车松解，技术方法与松解第一伸肌支持带的方法类似。患者把手背放于检查床上，将短的足迹探头矢状切面上置于纤维瘤的表面，皮肤穿刺可在病变的近端或远端，选择取决于患者手指的粗细程度，进针路径最好接近纤维瘤的长轴，并保持穿刺针与探头平行。在针与注射器连接处做一弯曲也是有帮助的，也有人建议在注射针上做第二个弯曲。近端穿刺点与远端掌纹大致处于同一水平（图 30.29）。远端穿刺点的优势在于可采用环形神经阻滞的方法进行局部麻醉。针尖可以斜向上或在侧方进入滑车。为使滑车分离和扳机松解，可进行多次穿刺，也可注射类固醇激素。

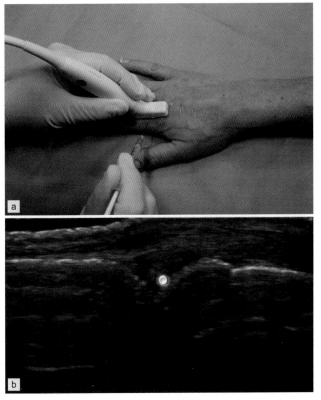

图 30.27　平面外入路穿刺进入手的掌指关节。在矢状切面上，关节位于探头中点的下方，穿刺在探头的中点，针出现在目标区内

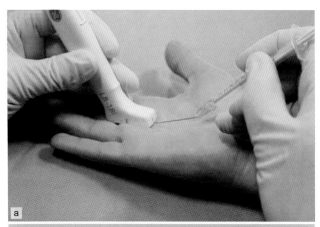

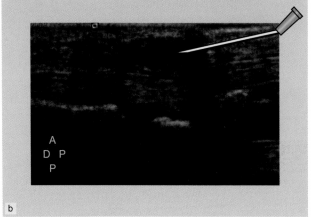

图 30.29　A1 滑车纤维瘤注射。近端穿刺点的进针平面。可对穿刺针做一个或多个弯曲，使其与纤维瘤的长轴平行，如要分离松解纤维瘤，这可促进切割

骨盆腔和髋关节介入

髂腹股沟神经阻滞

　　髂腹股沟神经周围注射有时作为腹股沟区疼痛病因鉴别诊断的方法，也可作为疝修补术后疼痛控制技术。在髂前上棘（ASIS）部位识别股沟神经。探头的外侧面轴位置于髂前上棘上，探头内侧向上旋转直到可定位前腹壁的三层肌肉（图 30.30）。这三层肌肉结构分别是腹外斜肌、腹内斜肌和腹横肌。髂腹股沟神经起自腰丛，穿过髂腰肌，在腹内斜肌和腹横肌之间的肌间脂肪层内定位该神经。髂腹股沟神经通常是一个非常小的结构，通过追踪移行到腹股沟管深环的管状结构来识别它。采用平面内法从外侧进针，针尖斜面朝向髂腹股沟神经进入。理想情况是注射液应完全包绕神经。

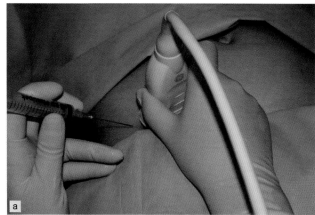

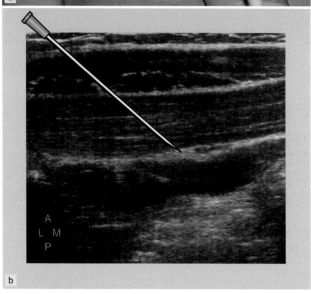

图 30.30　髂腹股沟神经位于腹外斜肌及腹内斜肌的深面、腹横肌的表面。在横轴切面上，从探头的内侧或外侧进针

股外侧皮神经阻滞

　　股外侧皮神经走行于腹股沟韧带的深面，最好在贴近髂前上棘处定位。股外侧皮神经在髂前上棘处被卡压是交通事故中安全带损伤的一部分，或者伴随糖尿病神经病变出现症状（感觉异常性股痛）。定位股外侧皮神经时，探头外缘横切面置于髂前上棘上，探头的内侧缘向下旋转直到与腹股沟韧带在一条线上。股外侧皮神经非常表浅，恰好在髂前上棘的内侧进入腹股沟韧带的深面（图 30.31），是比较细小的结构，其周边环绕的脂肪袖有助于定位。偶尔，它在更远端一点的缝匠肌的前面容易被识别。一旦识别了神经，可将探头外移，使探头内侧的穿刺点更靠近神经。采用平面内方法进行穿刺，针尖的斜面朝向神经，理想情况下，注射液应完全包绕神经。

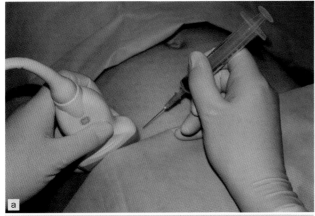

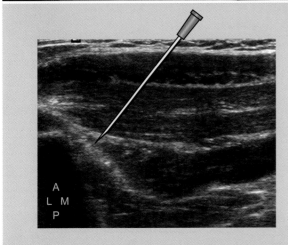

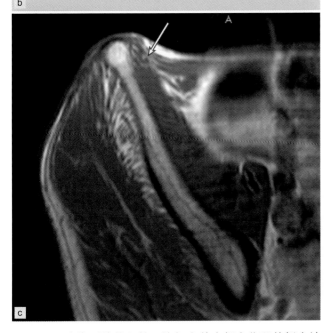

图 30.31 在靠近髂前上棘，恰好在其内侧定位股外侧皮神经，它走行于腹股沟韧带的深部。股外侧皮神经周围一般有一小袖套状的有回声的脂肪，这有助于它的定位，神经也通常有伴随的血管。神经周围注射的入路是从内侧进入

耻骨联合和内收肌起点

耻骨联合和内收肌起点周围的注射的最好是在患者仰卧位来完成。耻骨联合注射可采用平面内方法或平面外方法从上方进入，也可以从外侧进入。平面内技术是比较优选的方法，探头矢状切面上置于耻骨联合上（图 30.32），侧向移动探头有助于识别强回声耻骨标志，当探头直接放在耻骨联合上时，这个标志变得更清晰。只有耻骨联合的最上部可用于注射，但注射前可以看到针头进入液体中心。如果耻骨联合和内收肌起点同时注射，可以采用从下方入路进行。

内收肌起点注射以及内收肌起点与耻骨联合联合注射是采用下方入路进行。患者取仰卧位，双侧髋关节呈蛙式位（髋关节外展、外旋，膝关节屈曲）。明显且可触及的肌肉是长收肌，探头横轴切面置于其上，然后在大腿前内侧旋转到它的长轴。向上移动探头直到内收肌圆形的上缘移行为低回声的三角形肌腱，这就是内收肌联合肌腱，它附着于耻骨，耻骨联合位于其内侧。

小足迹探头允许更近侧的穿刺点，穿刺点应选择在探头远端，但是针尖能到达联合肌腱，穿刺针平行于肌腱纤维直接进入肌腱。干针疗法、自体血以及富含血小板血浆注射是最常用的方法。耻骨联合的矢状面入路是相似的。如探头从内收肌起点向内侧移动直到耻骨下支的骨性边缘消失，探头此时就位于耻骨联合之上，穿刺针直接进入即可。

闭孔神经

闭孔神经受压是运动诱发的大腿内侧疼痛或者运动后无力等症状的病因基础。临床检查会偶然发现大腿内侧部分区域感觉缺失。骨盆骨折、血肿、耻骨骨炎、闭孔疝，以及短收肌浅方筋膜增厚等均可导致闭孔神经损伤。闭孔神经血管束位于耻骨肌深面，耻骨上支的下方（图 30.33）。

髋关节注射

髋关节为大关节，注射有很多方法，矢状位、轴位及其之间的任何角度都可以使用。轴位方法涉及定位股骨头的前侧面的特征性的圆形结构以及相邻的前侧髋臼（图 30.34）。在探头的外侧进针穿刺，采用平面内方法引导穿刺针到达关节内。当针

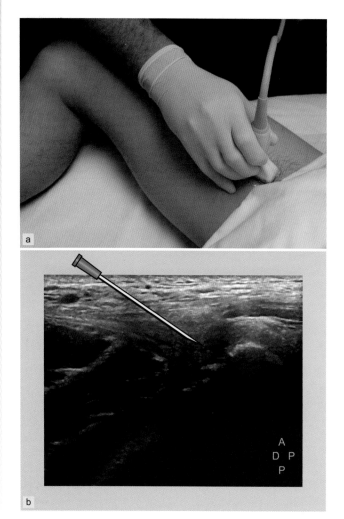

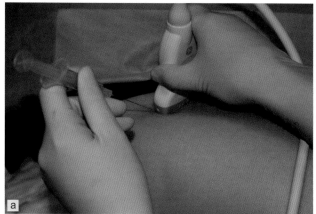

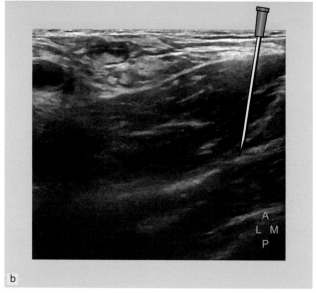

图 30.32　内收肌起点注射通常采用下方入路方法，尤其是进行干针进行治疗时。患者双下肢摆放在蛙式位，探头沿肌腱起点长轴放置。小型足迹探头有助于从下方进针。如果探头略微向内侧移动，耻骨联合将显示在图像上。可以从下面或上面进行注射

图 30.33　在耻骨上支下方、耻骨肌深面识别闭孔血管神经束。从内侧入路，移动穿刺点以远离股血管神经束

道平行于探头，能最好地显示穿刺针。以股骨头颈结合部为目标能提供最大的空间，即使这一空间内充满关节囊内脂肪，股神经、血管束在内侧，通常不在损伤的范围内，但仍要注意股神经也是位于动脉的外侧。对于矢状位法，探头沿着股骨颈长轴放置（图 30.35），穿刺点在探头远侧，穿刺针指向关节前间隙，同样，采用平面内入路进针。在实践中，常会采用真正轴位和矢状位之间的位置，探头位置一定程度上更接近轴位。

髋关节滑膜活检

　　滑膜活检是髋关节置换术后并发症调查的有用方法，活检的标本较单纯穿刺抽吸的样本更能反映感染的内置物周围真实的微生物情况。有两种入路是可行的，一种是探头在横轴切面上进行，或者倾斜的轴向切面上，与扩张的前侧关节间隙在一条线上。穿刺针从外侧插入，直接从外侧向内侧进入前侧关节间隙。入路的选择要避免来自股骨大转子的任何阻挡。穿刺一旦成功，穿刺针很容易进入滑膜腔，可以毫无困难地打开 14G 弹簧活检针的 2 cm 的槽口。矢状切面入路与简单的注射采用的方法类似，但平面正好在股骨颈外侧，可保证活检针沿着股骨颈进入，充分地到达关节。如果可能，尽可能获得几个独立的标本。理想的是每次使用不同的活检针，这可降低由于器械污染导致的假阳性结果的可能性。由于利多卡因是抑菌的，推荐在局麻时限制使用利多卡因。

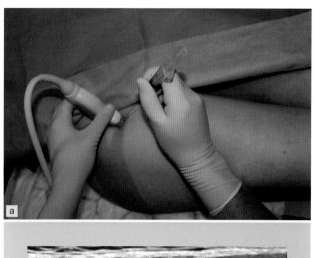

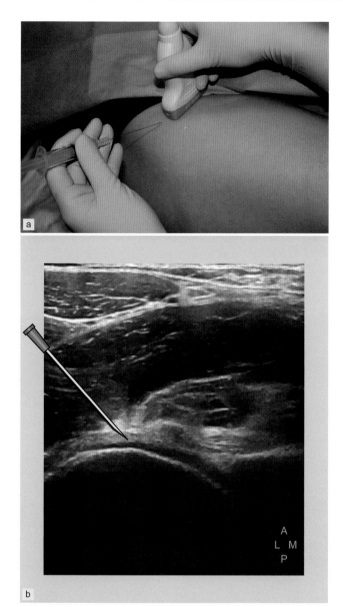

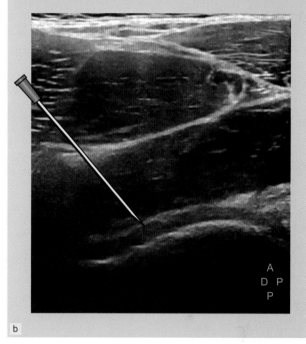

图 30.34　髋关节横轴入路。以覆盖股骨头表面的关节软骨的顶点为目标，另外，股骨头颈结合部作为目标是利用这一位置稍微宽人的前侧关节腔

图 30.35　髋关节长轴入路。股骨头颈结合部是有用的目标区，对于较瘦的人，以更靠近关节软骨顶点的区域作为目标有助于显示穿刺针

儿童髋关节积液抽吸术

痛性激惹髋是骨科临床上儿童最常见的急性非创伤性表现之一。超声是重要的早期诊断技术，能探测到髋关节积液，并能指导穿刺抽吸以排除化脓性感染。激惹髋最常见的病因是髋关节滑膜炎，这是一种自限性疾病。另一种少见的、但破坏性极强的病因是化脓性关节炎，已在第二十章介绍过。单独依靠临床症状和影像标准很难鉴别这些病因，髋关节积液的病因不是由超声表现所决定，临床以及实验室检查，如发热、周围血白细胞计数以及红细

胞沉降率（血沉）不是总能可靠地预测髋关节化脓感染。化脓性关节炎的延误诊断会导致髋关节股骨头迅速破坏、退行性关节炎以及永久性畸形等严重损害。穿刺液的显微镜检查和微生物分析比间接的血液分析要更加准确。对于儿童来说，这种穿刺与采血造成的创伤相比无明显差异。

儿童髋关节抽吸需要快速进行以确保儿童不会有痛苦，因此推荐一种"半盲"技术，这降低了患儿活动干扰，否则穿刺非常难以执行。大关节半盲入路的原则是用超声识别关节扩张最大的部位确定理想的穿刺点，垂直入路进入关节，避开重要的结构，随后穿刺针在无引导的情况下进入关节。目的

是确定穿刺点，然后在没有动态图像引导下快速地进行穿刺。这一方法已在第二十章详细叙述过。

髂腰肌滑囊注射

髂腰肌滑囊注射用于治疗髂腰肌腱病、滑囊炎、髋关节置换术后肌腱撞击突出的髋臼杯，以及临床上怀疑髂腰肌腱弹响的患者。如果有肿大的滑囊，通常位于股神经血管束的外侧。滑囊与股动脉邻近意味着穿刺最好采用横轴切面入路完成，并采用平面内方法从外侧进入。穿刺针进入深部并向内侧直到到达滑囊（图 30.36）。如果滑囊及腱鞘没有积液，则以肌腱本身作为解剖标志，针尖位于肌腱的深面，但不要进入关节内。

阔筋膜张肌 / 髂胫束

患者侧卧位，患侧朝上，背对着操作者。探头横向置于大转子表面，定位髂胫束的后缘，穿刺点紧挨着探头的后侧面，在平面内追踪穿刺针通过肌腱的后缘并到达其深面的间隙。针在平面穿过韧带后缘，使用少量的注射液。在有些患者，症状向近侧放射到接近髂胫束在髂嵴上的起点。

股骨转子及臀肌滑囊注射

臀肌周围滑囊炎和臀肌止点病是引起沿着髋关节外侧疼痛的常见病因。症状可能归因于臀下或转子滑囊炎，最常伴发于臀中肌腱病。大转子滑囊是髋关节外侧最大的滑囊，位于股骨大转子的后方。臀小肌下滑囊和臀中肌下滑囊位置更靠前方，分别位于臀小肌腱及臀中肌腱的深面。

超声评估这一部位时，患者取侧卧位，患侧朝上，探头横向置于股骨近端，向近侧移动探头直到看到尖的骨性突起分成两个小面，臀小肌腱止于前侧小面，部分臀中肌腱止在后侧小面，上方也有一小面，有臀中肌的其余部分附着。臀中肌下滑囊位于肌腱的深面，大转子滑囊位于臀大肌和股骨之间，在臀中肌止点的浅面并靠后侧。

疼痛的原因与臀中肌腱止点病有关并伴发的转子滑囊炎或臀中肌下滑囊炎，或二者都有。临床上是否能将二者鉴别开来尚不肯定，但是一般认为，典型的大转子滑囊炎引起的疼痛位置更靠后侧，在臀中肌最痛点的远侧，而臀中肌下滑囊炎直接位于

大转子尖端的上方或大转子尖端上方稍偏后外侧。液体的存在使诊断更确切，尽管许多病例中仅存在轻度滑囊增厚，超声很难探测到，尤其是体型较大的患者。由于这个原因，大多数病例中这两个囊都要注射。如果臀中肌腱撕裂，这两个滑囊就会贯通。

如果大转子滑囊压痛最明显，则采用后外侧注射。穿刺点选择在轴向放置的探头的后方，采用平面内方法追踪穿刺针到达接近大转子上方的后侧（图 30.37），然后轻轻回收针头并注射麻醉药。如位置准确，可看到滑囊扩张。如果最明显的压痛点位于臀中肌下滑囊处，则使用前外侧入路注射（图

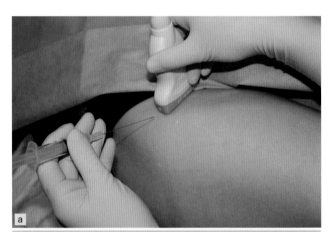

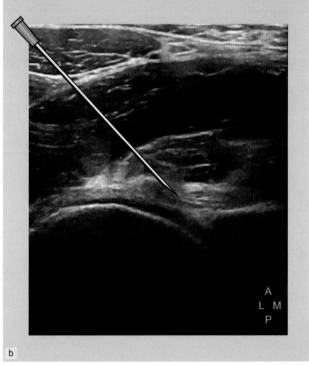

图 30.36　髂腰肌滑囊横轴切面入路。从前外侧进行穿刺，保持针道与股血管神经束有一定的距离。针头置于靠近髂腰肌腱的位置，确保穿刺针不进入髋关节内

30.38），穿刺点选在探头前方水平位置，平面内追踪穿刺针直到臀中肌腱深面，同样在注射过程中可看到滑囊扩张。前外侧入路进入臀中肌下滑囊可以延伸包含大转子滑囊，大转子滑囊的上方接近臀中肌腱止点的外侧缘，在臀中肌滑囊注射后，穿刺针往回退一点，然后再进入，使针尖进入到臀中肌腱的外侧，即在大转子滑囊内。

在臀肌止点周围注射完毕后，尤其是大转子滑囊注射后，要提醒患者，局部麻醉药可能会浸润坐骨神经，导致一过性麻木，提醒患者注意在站立时要小心避免摔倒。

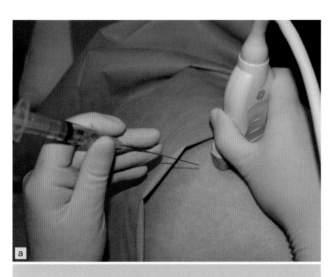

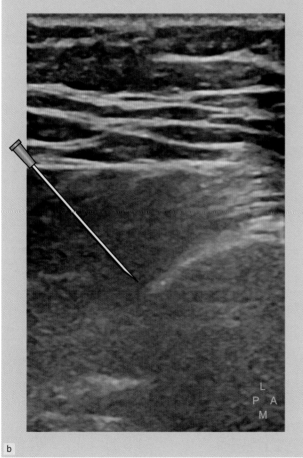

图 30.37 大转子滑囊后外侧入路。大转子滑囊是一个较大的滑囊。以股骨上端后外侧面的骨性轮廓为目标，滑囊就位于其表面

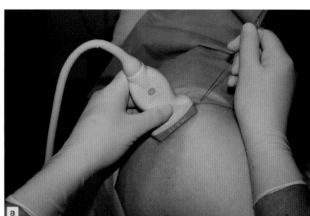

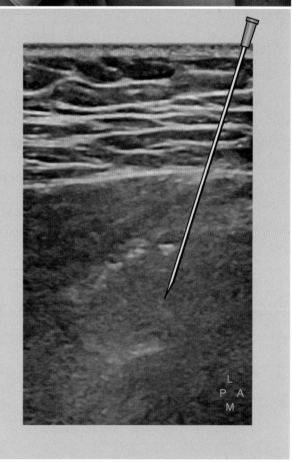

图 30.38 臀中肌下滑囊前外侧入路。在体型较胖的患者中，臀中肌腱的止点可能难以显示，可以首先在长轴切面显示，然后旋转探头显示卵圆形、低回声的肌腱。前外侧入路可让针进入大转子稍上方的肌腱深面

替代方法

也可以直接用大转子滑囊长轴入路。长轴入路进入到臀中肌下滑囊是比较困难的，在很多病例会导致经肌腱注射，一般认为这种方法会增加肌腱断裂的风险。相反地，有主张行肌腱干针疗法结合滑囊注射，提示肌腱自身的穿破并不是特别危险。也有争议的是臀肌止点更明显的问题是臀中肌腱起止点病或肌腱病。进行针对臀中肌腱的干针治疗来替代向相邻的滑囊注射皮质类固醇。有怀疑但无令人信服的证据显示，干针治疗结合滑囊皮质类固醇注射导致肌腱断裂的风险增加。

臀小肌滑囊

臀小肌腱止于大转子前方的小面上，小面的位置如上所述。应识别臀小肌腱和臀中肌腱。采用横轴切面平面内法穿刺进入臀小肌腱深方，臀小肌腱与大转子之间。

骶髂关节

大多数引导下的骶髂关节注射都是在（X线）透视或CT引导下进行的。通过超声引导下的侧入路法是可行的，但仍存在难以确定关节是否已充满注射液、显示不理想的缺点，除非是非常瘦的患者。然而，骶髂关节疼痛在妊娠妇女中更常见，为了避免辐射，超声波提供了另一种选择。

操作在患者俯卧位下进行。关节位于第二骶孔水平，可依次通过以下步骤来定位，先将探头置于中线L5棘突处，然后向外侧移动探头至患侧，再向远端移动直到骶骨翼，继续向远侧移动探头，识别第一骶孔，表现为骶骨翼强回声轮廓的一个缺损。在第二骶孔水平，探头向外侧移动约5 cm，可观察到骶骨翼和髂骨之间的缺口，即代表骶髂关节。穿刺针从探头外侧进针，使用平面内方法穿刺针指向该缺口。

梨状肌综合征和坐骨 - 股骨撞击

梨状肌综合征和坐骨 - 股骨撞击是不常见的。梨状肌综合征的病因知之甚少，但是偶尔会对梨状肌进行局部麻醉药和皮质类固醇激素注射，这种治疗方法的作用目前尚不太清楚，但这种方法的理论是肌肉纤维的牵拉干扰了疼痛阈值，并缓解症状。

物理疗法可有助于暂时性缓解症状。肌肉注射相对来说是不常见的，一般是在CT的监视下进行。体瘦的患者，梨状肌在超声下较容易识别，提供了一个替代方法。

坐骨 - 股骨窝的注射一般在CT引导下进行。超声在识别和避开坐骨神经方面有一定的优势，主要的缺点是这一间隙很深，很难确定针尖的准确位置，除非患者非常瘦。正如所期望的一样，这个间隙位于坐骨结节和股骨之间，将探头轴向止于坐骨上，稍向外侧移动可以显示坐骨神经深方的股方肌。如果探头位置太高，可以显示关节间隙后侧的上下孖肌。当探头继续下移直到股骨颈消失，则探头正好在坐骨 - 股骨间隙上。最常使用的是外侧入路，采用平面内法，注意识别坐骨神经的位置，确保穿刺针能绕过它进入到深面的股方肌，到达坐骨 - 股骨间隙。通常情况下，局部麻醉药注射是主要的诊断工具，但也经常注射皮质类固醇激素。如果综合征是由于继发的间隙狭窄导致的坐骨 - 股骨撞击，这种"鸡尾酒"疗法不大可能提供长期的症状缓解。

坐骨滑囊和腘绳肌起点

在轴面上对坐骨滑囊注射与腘绳肌起点注射治疗相反，腘绳肌起点注射更常在长轴上进行，尤其是在使用干针疗法治疗时。坐骨滑囊注射可以选择从内侧注射，也可以选择从外侧注射（图30.39）。从内侧注射的方法可以避免位于腘绳肌起点外侧的坐骨神经的损伤，但是对很多患者而言操作有困难，尤其是对于体型较大患者。只要可以正确识别坐骨神经并远离它，外侧注射方法在技术上是比较容易和安全的。

腘绳肌起点的治疗方法类似于内收肌的治疗方法。探头放置在长轴，穿刺点选择在探头远端（图30.40）。再次在轴面上定位坐骨神经。当探头转到矢状面时，要小心操作，不要让探头向外侧移动，避免损伤神经。

膝关节介入

膝关节注射

膝关节积液抽吸术、诊断用局部麻醉药注射、皮质类固醇治疗关节病，以及膝关节MRA对比剂注射是膝关节穿刺的常见适应证。患者仰卧位，膝关节略屈曲，保持一个比较舒服的姿势。髌上囊很大，尤其是当它扩张时，很容易在多个位置上评估。经典的关节盲穿法首先要手动将髌骨推向内侧形成一个间隙后在膝关节内侧髌骨水平进行穿刺。超声波可以用来引导穿刺后，就不再需要这样的解剖标志，并且可以选择更靠近髌上囊的穿刺点。初步检查确定是否有关节积液以及髌上囊的内侧还是外侧积液较多（图30.41）。要注意识别并避开股内侧肌和股外侧肌的肌腱。

和髋关节一样，与简单的积液抽吸术相比，滑膜活检是确定人工关节感染的微生物含量的更好方法。对较薄的滑膜，活检时针道最好平行于要活检的滑膜。为了获得更满意的标本，可选择较大的穿

刺针；但是，由于人工关节的关节囊较厚及纤维化，穿刺针进入受阻，穿刺过程可能比较困难并且使患者痛苦，因此在活检针插入之前应当对关节囊进行广泛的局部麻醉。尽管对皮肤以及关节囊优先选择使用足量的麻醉药，但是值得注意的是，许多局部麻醉药都是抑菌的，所以一旦进入关节腔，应该限制麻醉剂的用量。

如果关节囊被证实阻力较大或穿刺较痛苦，有两个技巧可以帮助解决这个问题：使用外部套管，或者使用活检针的中心部分进行初步穿刺。套管往往要比活检针锋利得多，更容易穿透较厚的关节囊。套管可以留在原位，满足一次穿刺取得多个活检。如果同轴系统不可用，另一个选择是将活检针头置于关节囊上，然后就像组织活检一样轻轻地推进中间部分。由于活检针中心部分较活检针总直径小，初步穿刺后，较大的针进入就会更容易。一旦关节被穿透，针应该指向关节滑膜最厚处。

增厚的滑膜经常易碎，取得的标本呈细碎状的情况也不少见。应使用14G或更大的针可提高诊断

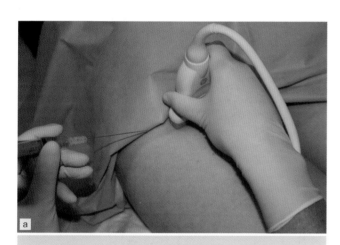

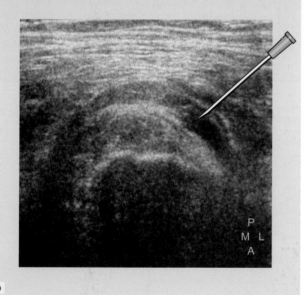

图30.39　从内侧可以比较理想地对坐骨滑囊进行注射。如果从内侧注射不可行，比如体型较大的患者，外侧注射法会更直接，因为位于外侧的坐骨神经可以识别并回避

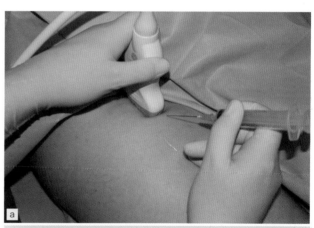

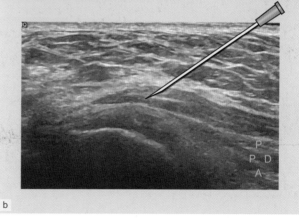

图30.40　腘绳肌起点长轴注射法。远端穿刺点使得干针治疗共同肌腱更容易

质量。活检时，将活检针压在增厚的滑膜上，同时轻轻地振动针头，有助于将标本包埋进活检槽以获得较好的标本。怀疑感染时，需要取多个标本进行培养及组织病理学分析。也有建议使用不同活检针来获得不同的标本，尤其是人工关节周围慢性感染时。确保针道污染不会增加假阳性。人工关节的培养要在加富培养基中进行，促进弱毒微生物的生长。

近端胫腓关节

患者取侧卧位，患侧膝盖朝上。探头在后外侧

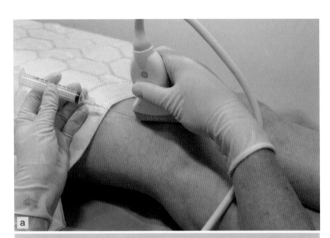

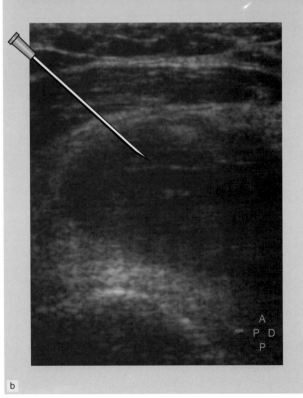

图 30.41　上外侧法进行膝关节抽吸、注射或滑膜活检。选择膝关节最扩张的区域。该区域大多数情况下是外上或内上

以轴面或旁矢状面定位确定关节的外上部。穿刺点位于探头近端，向远端进针，进入三角形的软组织，朝向关节上部进针（图 30.42）。关节容量通常为 2 ～ 3 ml。

髌腱

髌腱治疗时，患者一般取仰卧位，膝关节伸直。最常见的操作是干针治疗髌腱近端或远端附着点。干针疗法的原则已经在第 29 章中描述过。采用矢状切面平面内入路（图 30.43）。腱旁组织麻醉后，穿刺针插入肌腱内，目标区域为血供最丰富的区域，尽可能保持针与肌腱纤维平行。多个穿刺完成后，注射自体血或 PRP。在大多数病例，间隔几周进行 2 ～ 3 次系列治疗比单次治疗更有效。

髌下滑囊以及其他髌骨滑囊

髌骨下方有两个表浅滑囊和一个深层滑囊。髌前滑囊位于髌骨前方，髌腱近端髌下浅囊位于髌腱

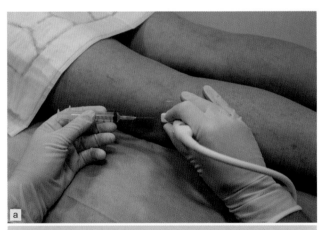

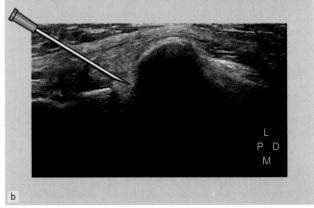

图 30.42　行近端胫腓关节注射时，患者取俯卧或侧卧位，腓骨小头容易识别，从上方的后外侧入路进针即可进入胫腓关节内

靠近胫骨附着处的表面，该滑囊需要注射的情况并不常见，只要皮肤未受累及，从任何入路进行穿刺均较容易，应当注意的是，探头不能施压太多，以免使滑囊间隙闭塞。

髌下深囊位于髌腱深面、Hoffa 脂肪垫的前下缘。该滑囊的注射是较常见的，探头横切面置于髌腱上，采用平面内方法穿刺进入该滑囊（图 30.44），应注意滑囊是向内侧还是向外侧隆起，选择离探头一定距离的合适的穿刺点使穿刺针能自由地进入肌腱深面，并到达滑囊。

Hoffa 腱鞘囊肿穿刺抽吸

Hoffa 腱鞘囊肿开始最常在 MRI 影像上发现。腱鞘囊肿的病因尚不完全清楚，可能的病因包括来源于前侧半月板间韧带，更可能来源于前交叉韧带鞘。Hoffa 腱鞘囊肿的穿刺抽吸从前侧邻近髌韧带

进针，探头横轴切面置于髌韧带表面给 Hoffa 脂肪垫很好的显示（图 30.45），穿刺针从髌韧带内侧还是外侧插入取决于囊肿的位置。由于前交叉韧带偏向外侧半月板的前角，囊肿多在外侧较明显，因此，多采用外侧入路穿刺。腱鞘囊肿的穿刺抽吸原则已在第 29 章叙述过。

半膜肌注射

对于肌腱周围滑囊或腱旁组织的注射采用平面内法，探头放在膝关节的后内侧识别并追踪半膜肌腱到其止点，通常让患者俯卧更容易操作（图 30.46）。从内侧穿刺，平面内方法追踪针到滑囊或腱旁组织。

对于肌腱的直接治疗，如干针疗法、自体血或富含血小板血浆注射等，推荐长轴入路进行，探头

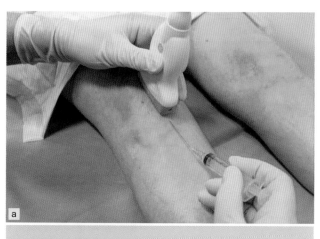

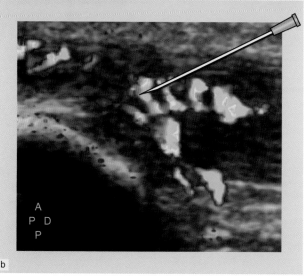

图 30.43　髌腱干针治疗的长轴切面声像图。对肌外膜行局部浸润麻醉后，沿着肌腱的长轴行干针治疗

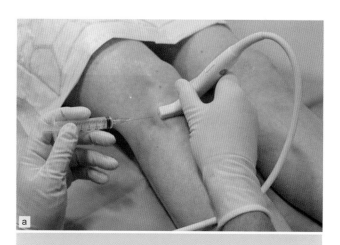

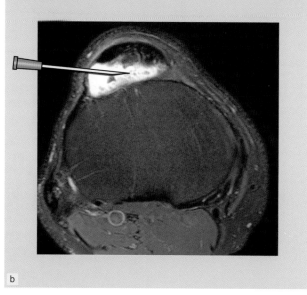

图 30.44　髌下深囊的穿刺从髌韧带内侧或外侧较隆起的一侧进行，探头横切面置于髌韧带上，采用平面内方法进行穿刺

沿肌腱长轴旋转90°，采用平面内方法从近端穿刺，穿刺针与肌腱纤维方向平行进针。

鹅足腱滑囊

患者和探头的位置

患者取侧卧位，患侧在下方，健侧膝关节放置在患侧的前面或后面。识别鹅足腱的最好方法是通过定位半腱肌腱，半腱肌腱是一个非常有特征的结构，位于半膜肌的背侧，沿着半腱肌腱向远端追踪，识别较小的股薄肌和肉质较多的缝匠肌腱，这三个结构共同组成鹅足腱止点。鹅足腱滑囊倾向于在半腱肌腱周围形成。鹅足腱滑囊的注射采用横轴切面入路方法进

行，穿刺从探头的前缘还是后缘进行取决于鹅足腱滑囊在哪里更明显、且最容易接近。操作过程中要注意识别上述三条肌腱，避免意外损伤。

交叉韧带腱鞘囊肿

患者和探头的位置

小的交叉韧带腱鞘囊肿是很常见，不一定出现临床症状，即使较大的腱鞘囊肿，也可以没有明确与它有关的症状。如果没有其他原因的疼痛可认定，常需要对这些腱鞘囊肿进行穿刺抽吸。采用后方入路进行穿刺，患者俯卧位躺在检查床上，探头横轴切面止于髁间切迹上，识别并避开腘动静脉和胫神经。如能显示腱鞘囊肿，可采用后内侧或后外侧入路进行穿刺，一旦越过了血管神经束即可进入腱鞘囊肿。在体型大的患者，腱鞘囊肿可能不能直接显示，这种情况下，必须结合MRI影像来决定最佳穿刺路径，腘血管可作为一个标志，根据MRI影像确定穿刺针仔细地从血管内侧或外侧进入（图30.47）。

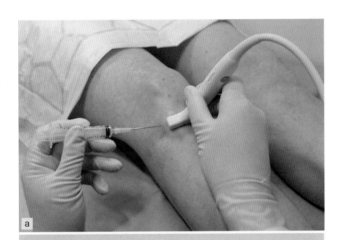

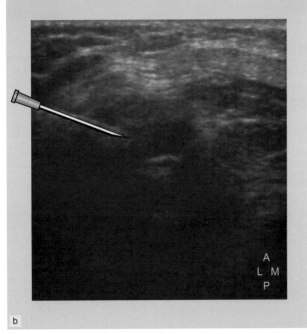

图30.45 Hoffa腱鞘囊肿可能难以显示，如囊肿足够大，通常在前外侧更明显。采用大口径的穿刺针抽吸黏稠的内容物

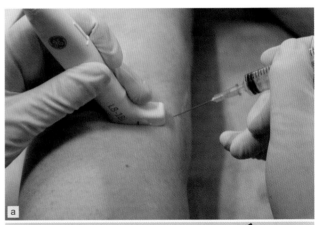

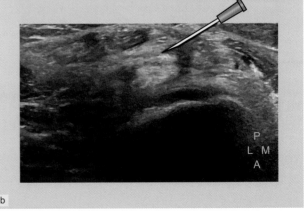

图30.46 在横切面上后内侧入路进行半膜肌腱周组织病腱周组织注射。干针治疗以及容量注射时采用长轴切面入路进行

腱鞘囊肿穿刺抽吸技术已在第 29 章讨论过。

髂胫束注射

　　髂胫束（ITB）在长轴切面上最容易辨认。探头冠状位置于膝关节外侧，识别止于胫骨 Gerdy 结节的髂胫束，然后向近端追踪到髂胫束覆盖股骨外上髁的位置，这一部位是最常发生摩擦综合征的部位。但是，注射最好在轴位上进行（图 30.48），探头旋转90°，保持髂胫束位于中央，髂胫束从前到后的宽度为 2 ～ 2.5 cm，厚度仅有几毫米。偶尔，它与外侧支持带难以区分开，但大多数病例可以看到这个结构局灶性增厚。

　　注射通常在其后外侧深面进行，探头放在轴位，采用平面内方法，穿刺在探头的后方进针。穿刺点紧邻横向放置的探头后侧面，追踪穿刺针从髂胫束后缘进入，直到髂胫束的深面，选择有助于这一角度的入路进针的穿刺点很重要。穿刺点太靠前会导致穿刺针难以到达髂胫束的深面而不穿过肌腱。前外侧入路进针也是可行的。但外侧支持带稍微有点厚。要注意识别关节外侧隐窝，确保穿刺针斜面不要进入隐窝。前外侧入路注射要避免注射到关节有点难。建议使用少量的注射药物。

股二头肌

　　股二头肌腱旁组织注射采用平面内的轴向入路进行。探头放置在膝关节后外侧，识别股二头肌腱并追踪至其止点。采用前外侧穿刺进针，追踪穿刺针直到针进入滑囊或腱旁组织（图 30.49）。应注意识别并避开位于股二头肌肌肉 - 肌腱结合部后缘水平的腓总神经。

　　干针疗法、自体血或富含血小板血浆注射等直接的肌腱治疗推荐使用长轴入路。探头旋转 90°到肌腱长轴，采用平面内法从近端穿刺，针平行于肌腱纤维方向进入。

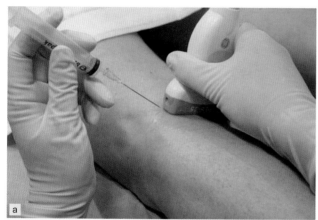
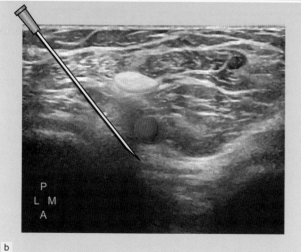

图 30.47　交叉韧带腱鞘囊肿超声可能难以显示，尤其在体型大的患者，需要 MRI 检查来做仔细的计划，腘动脉是重要的标志。前交叉韧带腱鞘囊肿常靠外侧，采用股骨外髁和腘动脉之间的通道进行穿刺

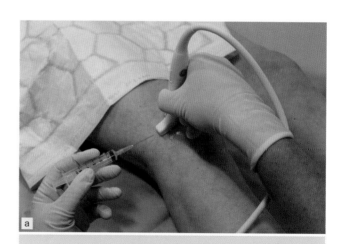
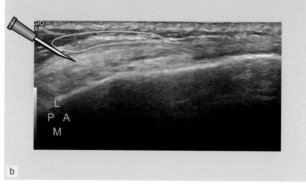

图 30.48　髂胫束的后外侧入路穿刺注射。注射针进入到髂胫束（黄色标记线）的深面

踝关节介入

跟腱及跟腱周围介入

超声检查跟腱的最佳体位是俯卧位，横轴切面上从内侧或外侧穿刺入路进针到达腱旁组织、跟腱前间隙及跟腱。从后方的长轴入路可行跟腱穿刺。虽然内侧比外侧穿刺更多用，但要注意分别避开跖肌腱和腓肠神经。

跟腱周围的介入技术包括腱旁组织、跟腱前滑囊、跟腱前间隙以及跟腱的注射。

腱旁组织注射

跟腱的腱旁组织从跟腱的后侧、内侧及外侧三面围绕跟腱。注射主要用于治疗腱旁组织病。采用后外侧入路还是后内侧入路主要取决于哪一侧肿胀最明显（图 30.50）。在注射的过程中，可以看到液体穿过跟腱后方充满对侧。

跖肌腱注射

跖肌腱和相邻的跟腱之间有时会发生摩擦综合征，表现为二者之间的回声改变，并伴有多普勒血流信号增加（图 30.51）。尽管病变局限于跟腱内侧，但超声表现与腱旁组织疾病相似。采用后内侧穿刺入路，探头横向置于跟腱上，与穿刺针在同一水平，以便能准确地追踪穿刺针从皮肤进入滑囊。使用小口径的针头在跟腱和跖肌腱之间通过，使用小剂量注射。避免穿刺针穿过跟腱或跖肌腱增加肌腱断裂的风险。

跟腱干针治疗、自体血和富含血小板血浆的注射

对于跟腱的干针治疗一般推荐尽可能靠近跟腱纤维的长轴进行，后方入路有助于操作，并且容易到达跟腱的任何部位。探头置于矢状切面上，在探

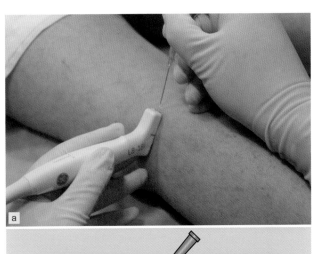

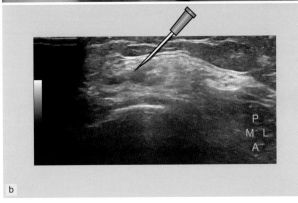

图 30.49 股二头肌腱的横轴切面入路注射与半膜肌腱的注射相似，采用后外侧入路方法进行

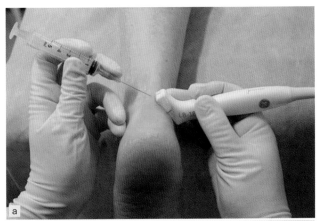

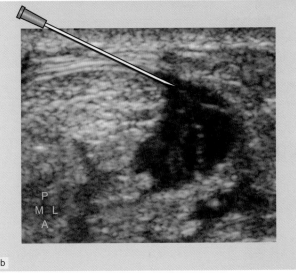

图 30.50 显著膨胀的腱旁组织允许从任意一侧容易进入

头近端和远端皮肤上做标记，在腱旁组织周围行局部浸润麻醉（图30.52），然后，穿刺针进入到肌腱病最显著和富血供的区域，穿刺针尽可能保持在跟腱纤维的长轴方向上。干针疗法没有统一的技术标准，有些操作者以穿刺持续时间衡量，有些操作者则以穿刺针穿插次数衡量。肌腱病的所有病灶都应得到治疗。重要的是进行这些治疗要配合专家制定的康复训练计划，这个计划要根据患者的需要和跟腱的损伤程度进行个体化定制，并且操作治疗后有跟腱断裂的风险，需要积极处理。干针治疗常和腱旁组织注射以及增生剂注射联合使用，增生剂包括自体血、硬化剂（如高渗葡萄糖）和富含血小板血浆等。经跟腱内侧或外侧边缘的长轴切面入路如前文描述。应注意识别并避免损伤跖肌腱和腓肠神经。跟腱的慢性起止点病保守治疗无效时，也可进行干针治疗和硬化剂注射。

大容量注射 / 跟腱剥离

跟腱慢性肌腱病可进行前间隙注射。使用大量液体压迫进入肌腱的异常血管，这一技术已在第29章中叙述过。多普勒影像证实，沿着肌腱前侧部分的新生血管血流显著减少，这一技术据称也可分离肌腱和周围组织形成的粘连。采用横轴切面入路，穿刺点在肌肉 - 肌腱结合部下方（图30.53）。外侧穿刺时，要注意识别并避免损伤腓肠神经；同样，内侧穿刺时要注意识别和避免损伤跖肌腱。

跟腱前滑囊

对于跟腱前滑囊的注射，探头横轴切面直接置于跟腱远端（图30.54），这一位置从外侧入路进针可获得非常好的视野。穿刺要尽可能在跟腱前方进行，防止穿刺针损伤跟腱，穿刺点也应保持低位，尤其当滑囊的扩张程度相对较轻时。初始注射少量局麻药使小滑囊扩张是必要的，并明确针尖在滑囊

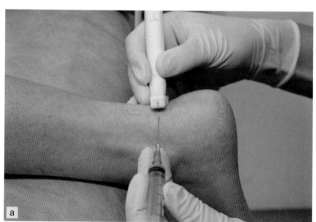

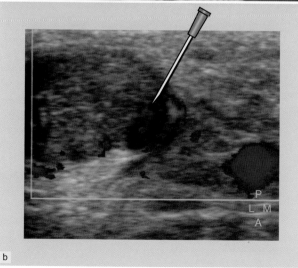

图 30.51 低度的腱旁组织病和跟腱与跖肌腱之间的摩擦。采用后内侧入路穿刺进入跟腱下方与跖肌腱之间的间隙，周围跖肌腱注射

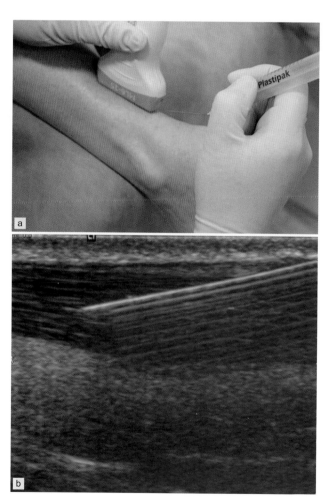

图 30.52 跟腱穿刺的长轴矢状切面入路

内的位置。滑囊可容纳 5ml 的液体，但通常情况下，2～3ml 液体就足够了。

跖筋膜

跖筋膜注射患者可取仰卧位或俯卧位。推荐采用与跟腱注射相似的俯卧位。跖筋膜周围的注射有两种常用的方法。第一种方法使用长轴入路，穿刺在足底（图 30.55），注射在跖筋膜表面脂肪垫的下方；第二种方法是将探头置于跖筋膜起始部的短轴切面上，在内侧进针（图 30.56），跖筋膜深方的间隙就是穿刺的目标点。这两种方法主要的区别在于注射药物是在筋膜表面还是深面，有些人优选深面的注射，原因是消除了类固醇激素诱发脂肪垫萎缩的风险，但技术上更具有挑战性，但是对于患者来说，穿刺足底内侧的柔软皮肤比穿刺足底较厚皮肤更舒服。

在足跟内侧跖筋膜跟骨附着处稍远端选择一个穿刺点，深度约 1.5 cm 可通过训练加速定位。可将

探头往内侧稍移一点，有助于看到进针观察穿刺路径，保持探头处于跖筋膜的横断面（解剖上的冠状面），然后，探头旋转 90°确定穿刺针紧邻跖筋膜跟骨附着处。一旦穿刺针针尖位于跖筋膜下方的中心就可以进行注射，仅需要少量液体。

如要进行干针治疗可采用同样穿刺入路。一旦注射完成，穿刺针从筋膜下方退出并斜向筋膜，从此位置穿刺进入筋膜，在接近跖筋膜附着点的一段进行干针治疗。大部分患者可很好地耐受此操作，如果有疼痛，可行跟骨下神经局部麻醉。

后内侧撞击征

技术

后内侧撞击征是发生于胫距韧带的起止点病，

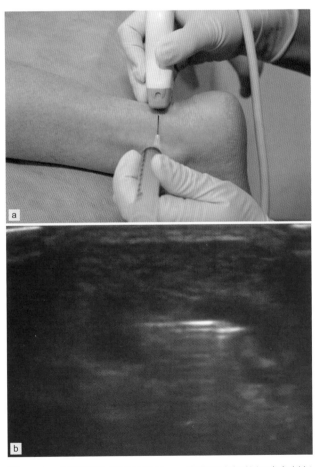

图 30.53 跟腱前缘和其下的 Kager 脂肪垫之间的间隙穿刺行大容量注射，注射物剥离两个结构之间的连接组织，闭塞了形成的异常血管

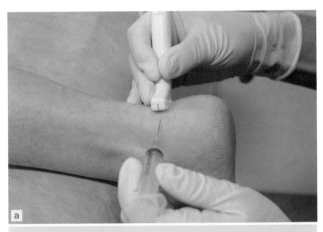

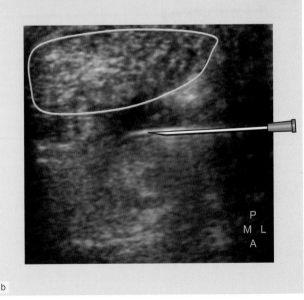

图 30.54 跟腱前滑囊横轴切面入路。穿刺可在跟腱的内侧或外侧进行，取决于滑囊在哪一侧更明显

最常发生于外翻牵拉损伤，尽管内翻压缩也可以导致韧带出血。结构变化包括腓骨正常结构的破坏、钙化，以及是多普勒血流信号增加。超声征象与局部压痛和疼痛有相关性。如果保守治疗失败，可使用干针治疗结合增生剂或增生疗法，也可使用皮质类固醇注射。韧带位于胫后肌及趾屈肌腱深方，应注意识别并避免损伤。探头保持在倾斜横轴切面上，穿刺通常在前侧，这样可提供最好的穿刺入路以避开肌腱（图 30.57）。

跨长屈肌腱

跨长屈肌腱是三个内侧肌腱中最深的肌腱，走行在跟骨背侧的骨纤维管内。腱鞘炎、肌腱疾病以及支持带增厚导致的狭窄性腱鞘炎都可以影响该肌腱。胫神经在该肌腱的上方，在注射过程中要避免损伤。因此，选择后外侧入路进针，探头置于后内侧（图 30.58）。

探头首先将横轴切面放置在跟腱外侧，注意腓肠神经的位置，在覆盖腓肠神经的皮肤上做标记有助于避免穿刺过程中损伤此神经。然后移动探头放置在跟腱和胫骨后肌之间的轴切面上，从跟腱外侧的皮肤穿刺，避开腓肠神经。由于穿刺针直接指向跨长屈肌腱，穿刺针和探头平行，从而获得清晰的图像。穿刺进入骨纤维管道或腱鞘后进行注射。也可在支持带上施行干针治疗，但技术操作难度更高。

胫后肌腱腱鞘注射

胫后肌腱腱鞘注射时，患者可取仰卧位踝关节外旋或者侧卧位患侧朝下。内踝下方的腱鞘最宽松，此处经常有少量液体积聚。当发生腱鞘炎时，此处积聚的液体更明显。探头横轴切面或斜行的横轴切面放置在显示有积液的位置（图 30.59）。使用小的足迹探头是最理想的，探头可轻微偏离腱鞘中心，以便穿刺点更靠近腱鞘，穿刺点位于探头的一端，采用平面内方法横轴切面入路穿刺，针的斜面应保

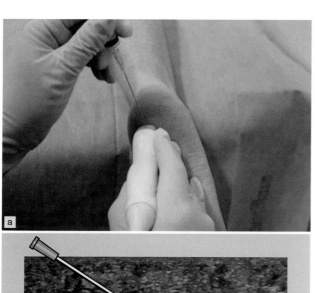

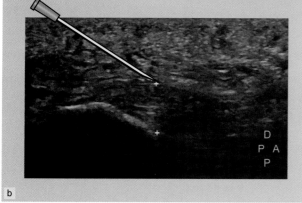

图 30.55 通过脂肪垫进入跖筋膜的入路。注射尽可能沿着跖筋膜的深面进行，类固醇激素应避免进入脂肪垫

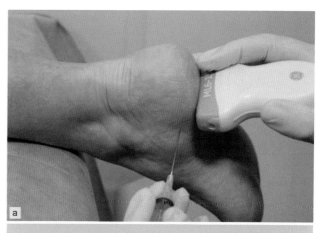

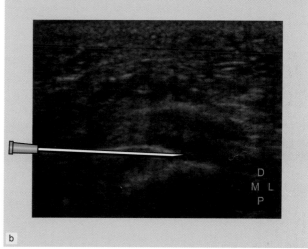

图 30.56 跖筋膜的内侧入路。穿刺针进入到跖筋膜的深面进行注射，穿刺点应尽可能接近跖筋膜的跟骨附着点

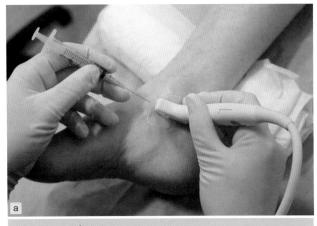

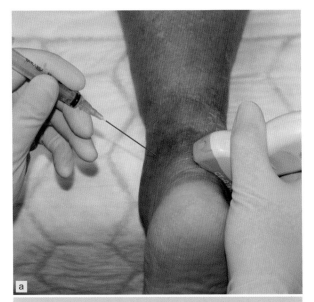

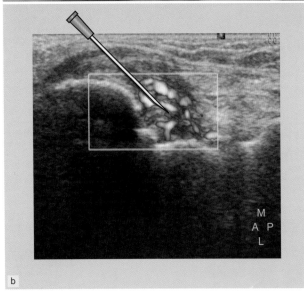

图 30.57 后内侧撞击症的干针及注射治疗。使用小的足迹探头，注意识别并避开表面的肌腱，前侧入路有利于这种操作

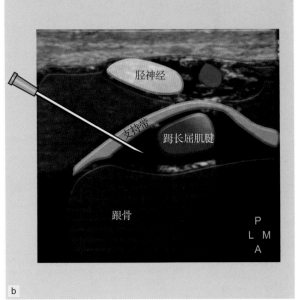

图 30.58 从外侧行姆长屈肌腱周围注射，探头置于内侧能最好地显示穿刺针。外侧穿刺入路应避免损伤胫神经，穿刺前应识别腓肠神经

持在平面内直到腱鞘被刺穿，保证肌腱本身不被穿刺。和其他腱鞘注射一样，应看见注射的液体围绕肌腱，确保位置正确。

偶尔，围绕肌腱止点处的假关节进行注射，这种注射应只用于痛性假关节，并且 MRI 显示邻近骨有水肿的病例，这可作为一项术前操作，有些患者可以免除外科手术固定。但是需要提醒患者，有相当一部分患者假关节注射皮质类固醇出现假关节破裂的报道，出现这种情况需要外科手术重新接上撕脱的骨头。

腓骨肌腱腱鞘注射

技术

腓骨肌腱和胫后肌腱一样，常有少量的液体聚集在外踝下方的位置。有病变存在时，液体量一般

较多，以液体扩张最显著的区域为目标进行穿刺，采用直接的平面内法入路，探头横轴切面放置（图 30.60）。同样，如有小的足迹探头可用是最理想的，若无，可使用标准的线阵探头，一端放置在靠近腱鞘的位置，使穿刺点更靠近。穿刺最佳点是扩张的腱鞘最靠近皮肤。使用小口径的穿刺针减少软组织的损伤。和其他相对表浅的结构一样，是否使用局部麻醉药可根据操作者的个人习惯。在大多数病例，腱鞘能快速地穿刺，麻醉产生刺痛常较穿刺过程本身更痛。对于紧张的患者，采用针刺操作，需要使用局部麻醉。

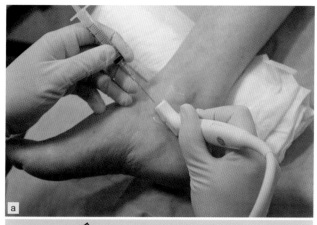

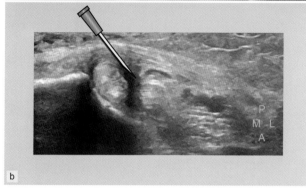

图 30.59　小的足迹探头用于识别胫后肌腱腱鞘周围的积液。液体最接近皮肤的点作为穿刺点，针的斜面应保持在视野内以避免损伤肌腱

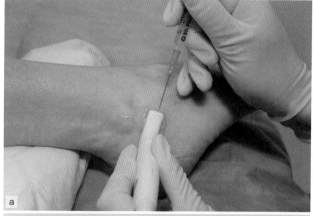

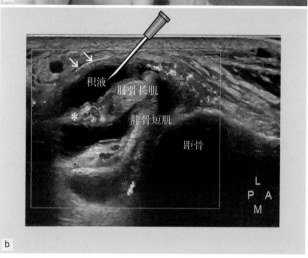

图 30.60　同样的技术用于注射腓骨肌腱鞘。大量腱鞘内积液引起腱鞘扩张给直接注射提供了帮助

骰骨管注射

　　骰骨管综合征是腓骨长肌腱通过骰骨表面的纤维骨性管道时发生的腱鞘炎和腱起止点病（图30.61），这种病据称多发生于马路跑步者，需要与 Henry 结节周围的炎症改变相鉴别，此处有趾屈肌腱和蹈长屈肌腱穿过。一旦压痛部位确定了，这些病例可行小容量的注射。对于围绕 Henry 结节的注射，应识别并避免穿刺到跖神经的内、外侧支。

前外侧沟

技术

　　踝关节外侧韧带损伤后可出现外侧沟的慢性炎症改变，胫腓前韧带增厚，出现滑膜反应，出现疼痛。前外侧沟综合征可通过该间隙进行注射治疗。作者喜欢平面外法穿刺，探头直接置于胫腓前韧带表面，注意其表面小动脉的位置（图30.62）。要么移动探头使该小动脉不在中心位置，要么选择偏离中心的穿刺点，穿刺针直接进入深部，朝向探头直

到针尖出现在前外侧沟内。这也是胫距关节注射的主要方法，前外侧沟是胫距关节的一部分。

胫距关节

　　正如上面所述，胫距关节最容易的穿刺入路是通过前外侧沟。当皮肤感染或其他原因导致这一入路不可行，也可以让患者取仰卧位屈髋、屈膝，从前侧矢状切面途径显示好前胫距关节，探头放在足背动脉和邻近的腓深神经的内侧或外侧，定位并避开伸肌腱，穿刺点在探头的远端，允许穿刺针直接进入远端，胫骨前缘下方的前胫距关节（图30.63）。

后侧距下关节

　　穿刺前先检查关节的内侧、外侧及前侧，确定是否有明显的滑膜隐窝存在。前侧途径是经过跗骨窦的后侧面。在无积液时，外侧途径是最直接的，

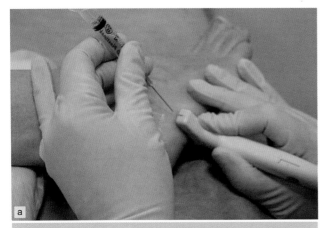

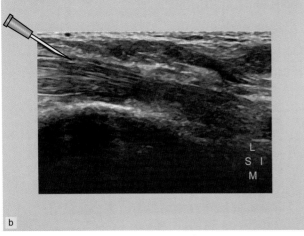

图 30.61　骰骨管可从上方穿刺，针置于支持带的下面，在支持带和腓骨长肌腱之间

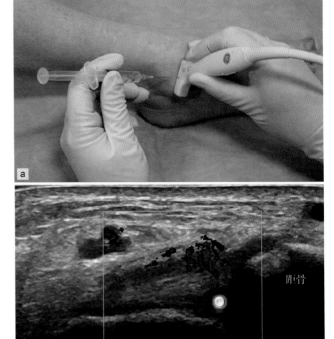

图 30.62　胫距关节最容易的入路是从前外侧沟进入。小型足迹探头置于距腓前韧带上，采用平面外方法入路避免损伤表面的血管

追踪腓骨肌腱至外踝下方，直到跟腓韧带出现在其下方，在此识别前侧距骨和后侧跟骨之间的间隙（图 30.64），它紧贴腱鞘的前侧。采用前外侧入路，穿刺针从腱鞘的前侧进入关节。

　　关节内注射类固醇激素适用于局限性的炎症疾病。在多数患者，关节内注射局麻药物用于帮助术前诊断，明确患者症状的来源。例如，外科医师需要知道疼痛是来自胫距关节，或者后侧距下关节，还是来源于两者，这将决定患者是进行胫距关节融合，或者距下关节融合，还是距骨周围融合术。在这些情况下，推荐使用（X 线）透视或 CT 引导下的关节注射，因为确定局麻药物注射的精确部位很重要。由于后侧距下关节与胫距关节相通者占很高的比例，这种交通需要识别，因此不能使用选择性局部麻醉药物阻滞。关节内注射含有碘离子造影剂的液体，利用（X 线）透视及 CT 检查很容易识别两个关节之间的交通。如果使用超声，有多种技巧

帮助确定是否有交通存在。首先，尝试大容量关节内注射，若关节的总容量较大，有可能胫距关节和距下关节存在交通；其次，穿刺针进入后侧距下关节开始注射，随后移动探头到胫距关节的前侧观察注射液能否使胫距关节扩张。

中 - 前脚掌介入

跗骨间关节

　　跗骨间关节注射的主要适应证是有症状的关节病，以及注射局麻药物以鉴别疼痛的来源。虽然平面方法是相对简单，但由于这些关节结构表浅，推荐使用平面外法进行穿刺。目标是关节间隙，通常有骨赘存在，穿刺针应在主要的骨赘周围进入越深越好。

　　患者取仰卧位，髋、膝关节屈曲，探头矢状切面置于有症状的关节表面，利用患者对超声触诊的

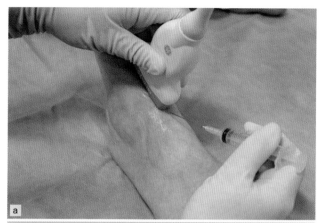

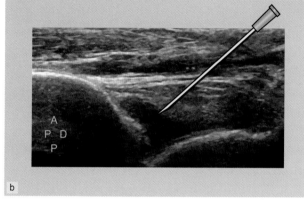

图 30.63 胫距关节的替代入路是在矢状切面上采用平面内法。初始的探头位置要避开前侧的肌腱和神经血管束

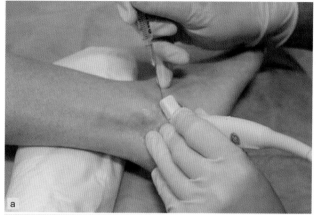

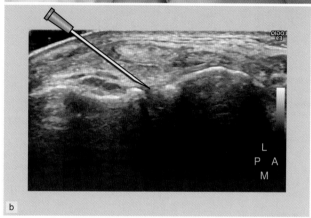

图 30.64 后侧距下关节的入路是具有挑战性的，除非关节有扩张，在腓骨肌腱的深面识别关节，在注射时避免损伤肌腱，最好采用平面内入路

反应识别有症状的关节，并识别伴随的滑膜炎和骨赘形成。探头的中心应在关节间隙上，应注意确保穿刺点不跨越肌腱，避开足背动脉和腓深神经。最好使用小的足迹探头。考虑到骨赘形成的影响应调整探头的位置。一旦探头放置于关节上，采用平面外法进行穿刺（图 30.65）。使用短针头在探头的中点位置进行穿刺。只要仔细观察，很容易便可看到关节腔内的针尖。舟状骨和楔状骨之间的关节常有交通，这一间隙可容纳大量注射液。

探头横切使得关节表面的肌腱更易识别，并确保穿刺针在肌腱之间通过，但识别骨赘有些困难。

跖趾关节和趾间关节注射

由于这些关节结构表浅，推荐使用平面外法穿刺。探头矢状位放置在关节线上，这种方法容易识别表面的肌腱，并确保穿刺针在它们之间穿过。虽然有时难以识别伴随的骨赘，但对足小关节不是问题。和距跖关节注射一样，探头的中心应放置在关节间隙上，使用短的足迹探头有帮助。应定位趾间

神经血管束。在探头的中点用短针头进行穿刺（图 30.66），注意观察针尖是否出现在关节腔内。告知患者出现类固醇耀斑的风险，这最常出现在小关节注射。推荐在注射时使用冰袋冷敷镇痛，可帮助减轻不适症状。

另一种替代入路是探头横断，后偏转 30°～40°（图 30.67），避开了深的肌腱。平面内法对初学者是比较容易的，因为在皮肤和关节之间有较大的距离。

Morton 神经瘤及跖骨间滑囊

有症状的 Morton 神经瘤及跖间滑囊炎的治疗选择包括类固醇激素注射、乙醇注射以及射频消融。如果有症状的跖间间隙确定了，这些治疗有相同的入路。如是类固醇激素或乙醇注射，复合体不同组成部分之间的鉴别不是特别需要，类固醇激素注射效果最明显，许多患者的症状经单次注射即可得到缓解，同时诊断明确并治疗病因。首次治疗成功

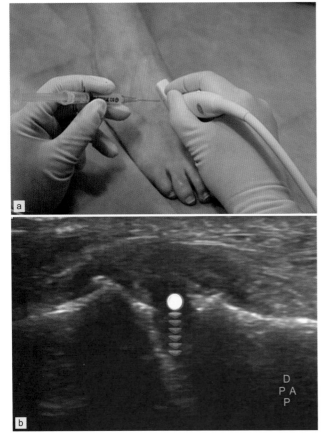

图 30.65   足部的小关节注射采用视野外入路。如果骨赘形成显著，要使针尖出现在关节内要旋转探头，并采用平面内法

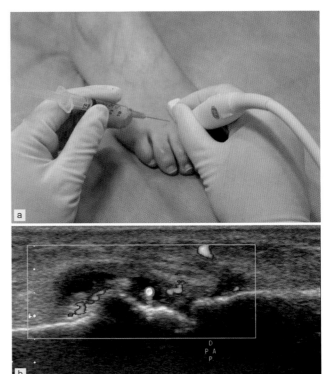

图 30.66   跖趾关节注射的视野外入路

后，部分患者予第二次注射有助于巩固疗效。神经周围注射乙醇是通过脱水和坏死造成神经溶解。对于 Morton 神经瘤，有学者认为乙醇注射比类固醇激素注射治疗更成功，但该观点尚未达成一致。该方法的主要缺点是需要多次注射，推荐 2 周的间隔行 3 ~ 4 次注射，使用 20% 乙醇溶液和局麻药物的混合液注射。有报道称，对于这种疾病射频消融也是一个有用的治疗方法。

不管选择哪种治疗方法，穿刺注射的方法是相同的。患者仰卧位，膝关节伸直，操作者坐在检查床的一端，便于接近跖间间隙。进行注射时探头和针可在跖间间隙的同一侧（背侧或跖侧），也可以探头和针在相对侧。探头和针在同侧的入路方法，因为针的角度更接近平行于探头，更容易显示针。跖间间隙背侧的皮肤（图 30.68）较跖侧的皮肤（图 30.69）要软一点，因此，由背侧进针注射患者体验更佳。相反，神经瘤凸向向跖间间隙的跖侧，如跖间间隙的 2/3 特别狭窄，背侧注射更困难。由于中 - 前脚掌有斜坡，探头和穿刺针在背侧的同一侧进行

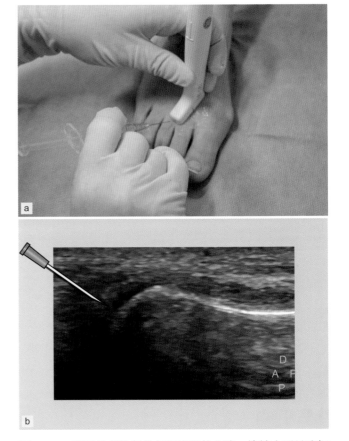

图 30.67   跖趾关节注射的斜行视野外入路，旋转小型足迹探头显示跖骨头，在这一角度，穿刺点不横穿表面的伸肌腱

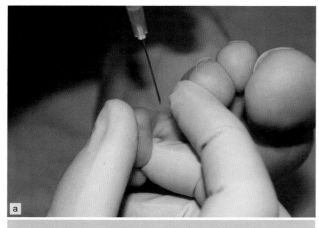

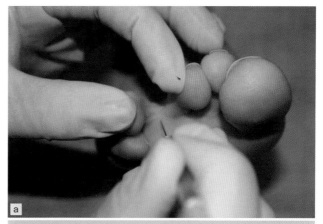

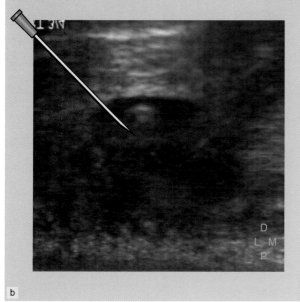

图 30.68 穿刺从跖间皮肤皱褶的上方刺入质软的皮肤。穿刺针从足背侧进入，探头置于足跖侧，穿刺针的显示稍微困难些，随着经验积累，穿刺是直接的

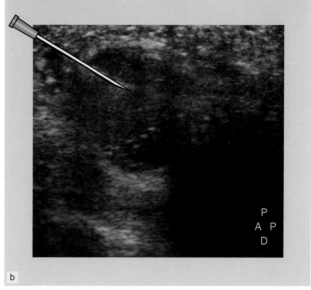

图 30.69 穿刺点在皮肤皱褶的下方，这一入路的注射对患者来说更不舒适，但探头放在足跖侧，针容易较显示

注射也有点麻烦，因此，推荐初学者开始采用探头和穿刺针在同侧跖侧进行穿刺注射，一旦积累了经验，任何上述的入路都不是问题。

不管选择哪种入路，操作者的手指轻轻将趾蹼间隙分开，然后穿刺进入，不推荐使用局麻注射这样给患者带来的不适感更强烈。如使用麻醉，建议仅单次穿刺，麻药注射后穿刺针留在原位，然后更换注射器给予治疗药物。有研究者建议，在进行乙醇注射时要进行局部麻醉。进行射频消融前，可在踝关节水平进行胫神经阻滞麻醉。注射目标是跖间神经瘤/滑囊复合体的中心。确认穿刺针头在病变中心后开始治疗，进行类固醇激素注射治疗时，甲泼尼龙优于曲安奈德，原因在于注射后发生皮下脂肪萎缩较少。无水乙醇用布比卡因稀

释成 20% 的溶液。大多数注射治疗是无并发症的，应提醒患者，在注射治疗后可能出现症状加重的情况，建议使用冰敷和适当的镇痛治疗。其他并发症包括与类固醇激素注射有关的皮下脂肪萎缩，以及乙醇注射后继发的皮肤坏死。射频消融治疗也有报道出现皮肤烧灼感。穿破跖间静脉偶尔可导致皮肤青紫。

参考文献

Balint PV, Kane D, Hunter J, et al. Ultrasound guided versus conventional joint and soft tissue fluid aspiration in rheumatology practice: a pilot study. J Rheumatol 2002;29(10):2209–13.

Chen MJ, Lew HL, Hsu TC, et al. Ultrasound-guided shoulder injections in the treatment of subacromial bursitis. Am J Phys Med Rehabil 2006;85(1):31–5.

Distefano V, Nixon JE. Steroid-induced skin changes following local injection. Clin Orthop Relat Res 1972;87:254.

Farin PU, Räsänen H, Jaroma H, et al. Rotator cuff calcifications: treatment with ultrasound-guided percutaneous needle aspiration and lavage. Skeletal Radiol 1996;25(6):551–4.

Hoksrud A, Ohberg L, Alfredson H, et al. Ultrasound-Guided Sclerosis of Neovessels in Painful Chronic Patellar Tendinopathy. A Randomized Controlled Trial. Am J Sports Med 2006;34(11):1738–46.

Khoury NJ, el-Khoury GY, Saltzman CL, et al. Intraarticular foot and ankle injections to identify source of pain before arthrodesis. Am J Roentgenol 1996;167(3):669–73.

MacMahon PJ, Eustace SJ, Kavanagh EC, et al. Injectable Corticosteroid and Local Anesthetic Preparations: A Review for Radiologists. Radiology 2009;252(3):647–61.

Piper SL, Hubert TK. Comparison of ropivacaine and bupivacaine toxicity in human articular chondrocytes. J Bone Joint Surg 2008 90(5):986–91.

第九部分

综合

软组织肿块超声诊断

31

Simon J. Ostlere *原著*

郑家跃　沈宇宙　康　斌 *译*

概述

　　肌肉骨骼系统的软组织肿块是极其常见的，绝大多数病变是良性的，这其中的多数病例通过病史和临床检查可排除恶性，而不依靠影像学检查。

> **要点**
>
> 由于良性和恶性病变的绝对优势的比例，常导致恶性病变诊断延误，因此，当肿块的性质有疑问时，推荐早期进行影像学检查。

　　任何肿块的大小稳定增长，需尽快检查。

　　超声和 MRI 是软组织肿块的主要检查手段。和在肌肉骨骼系统影像学其他领域一样，这两种检查手段是互补的，任何个别病例这两种检查都可使用。

> **要点**
>
> 超声检查可以提供大多数外周及表浅病变所有需要的信息。

　　深部的、较大的，或者弥漫性病变，最好一开始就用 MRI 检查。对于钙化或细妙累及深面骨骼的病变，X 线平片或 CT 偶尔可以提供一些额外的有用的信息。超声引导下经皮穿刺活检是一种有效的检查方法。

临床医师对怀疑有软组织肿块的患者时往往要问以下几个问题：①有病变吗？②病变在哪？③是什么病变？超声已被证实，在发现软组织肿块方面是具有很高敏感性的检查手段。正常的超声检查排除软组织肿块有很高的确定度。尽管超声不常有帮助做出准确的诊断，但超声能容易地区分实质性和囊性病变。纯囊性病变是良性的，而少数实质性或混合的病变结果证明是恶性的。其他超声特征，如病变形态、钙化、压缩性、血流的存在和类型、内部回声的类型，所有这些都可帮助缩小鉴别诊断的范围。对于脂肪组织病变、纤维病变的组织类型，以及那些含有含铁血黄色或其他血液成分的病变，MRI 将提供额外的信息。囊肿很少需要活组织检查，但常需要进行超声引导下的穿刺抽吸。小的、表浅的实性病变适合切除活检。较大的、较深的病变需要根据 MRI 检查结果进行分期，在大多数病例中，可以在超声引导下进行术前活检。尽管超声检查一般是非特异性的，但根据患者的软组织肿块的临床特征和超声表现综合考虑，常可得到确定的诊断。本章将讲述超声在评估软组织肿块方面的作用，重点放在那些有超声特征的病变。

脂肪组织肿瘤

脂肪肿瘤的范围是从良性的脂肪瘤到高度恶性的脂肪肉瘤。分化较好的脂肪肉瘤不发生转移，但有局部复发的可能，很少发生去分化。"非典型性脂肪瘤"这一术语有时用于最低度的恶性脂肪肉瘤，来反映这些病变无侵袭性。脂肪母细胞瘤是发生于儿童的良性肿瘤，而冬眠瘤（hibernoma）是发生于棕色脂肪的良性肿瘤。一般来说，良性脂肪瘤及其变异型、分化较良好的脂肪肉瘤在声像图上表现为高回声的病变，而多数软组织肿瘤则相反，表现为低回声。尽管超声可用来诊断简单的皮下脂肪瘤，但由于脂肪的特征性信号，MRI 检查被认为是诊断所有其他脂肪病变最好的方法。由于深部的脂肪瘤难以与脂肪肉瘤区分开来，故在手术前均应行 MRI 检查。

脂肪肿瘤可分为局限于表浅脂肪组织内的浅表脂肪瘤和位于肌肉浅层筋膜深面的深部脂肪瘤。浅表脂肪瘤良性占绝对优势，而绝大多数脂肪肉瘤位

于筋膜的深面。

浅表脂肪瘤

大部分脂肪瘤发现于皮下脂肪中，病变主要位于躯干及肢体的近端，而肩胛带部位是大的脂肪瘤特别好发的部位。通常是患者注意到病变在增大，或者发现一新的肿块而提示临床医师需要进行超声检查。大多数脂肪瘤在超声上有特征性的表现，不需再做其他的影像学检查或活检。

> **要点**
>
> 典型的皮下脂肪瘤超声表现为椭圆形、边界清楚的、可压缩的病变，其内含有平行于皮肤表面的短线性反射纹理（图 31.1）。

病灶很少表现有后方回声增强。脂肪瘤的大小不一，病变可大于 5 cm，常见于肩部（图 31.2）。病变的回声也是不同的，部分取决于病变的部位。头、颈部的病变被描述为呈典型的高回声，而四肢的病变回声就较多变（图 31.3）。多普勒血流信号偶尔可探及。脂肪瘤可表现为与周围正常的皮下脂肪相同的回声，故在超声上病变常难以察觉。

> **实用技巧**
>
> 如有一可触及的浅表肿块，肿块下面无明显超声异常，超声医师仍能有信心地诊断脂肪瘤。

尽管浅表的脂肪肉瘤很少见，但如果肿块有过多的血流信号，或者快速生长等可疑的特征，需进一步行其他的影像学检查或活检。虽然大的良性病变较常见，但大于 5 cm 的病变常需要进一步的影像学检查作为预防措施。浅表非典型脂肪瘤（以前称之为低级别脂肪肉瘤）偶尔可在皮下脂肪遇见，但常位于肌肉筋膜深面。

深部脂肪瘤

与浅表脂肪瘤相比，深部脂肪瘤是不常见的，深部脂肪瘤可出现在肌肉之间或肌肉内。

> **实用技巧**
>
> 与肌肉比较，深部脂肪瘤倾向于高回声（图 31.4）。

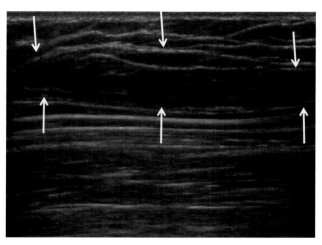

图 31.1　皮下脂肪瘤声像图（箭）。病灶呈低回声，其内含有线性条纹。病变难以与周围的皮下脂肪区分

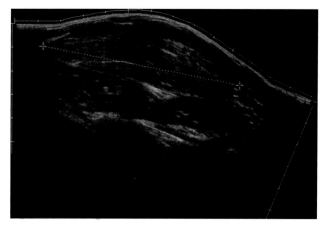

图 31.2　大的皮下脂肪瘤声像图。病变测量近 10 cm 长，但无恶性特征

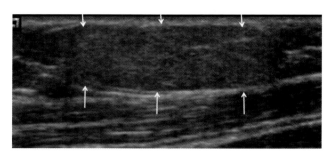

图 31.3　皮下脂肪瘤声像图。病变（箭）含有小的条纹状回声，其回声稍高于周围的脂肪组织

是多变的。由于肿瘤内黏液物质、脂质和更多细胞成分不同，肿瘤的影像学表现也有所不同。有些肿瘤内几乎全是黏液，呈现非常均质的影像特征表现。在 MRI 上这类病变常呈均质性表现，若无超声或静脉注射造影剂的检查，可被误认为囊性病变。

> **实用技巧**
>
> 黏液型脂肪肉瘤超声上类似一囊肿，表现为均质的低回声，但仔细检查可探及内部回声结构和内部血流。

但是，大多数黏液型脂肪肉瘤病例有脂肪成分（图 31.6）。更高级别的脂肪肉瘤无特别的超声特征与其他肉瘤鉴别，如圆形细胞脂肪肉瘤和多形性脂肪肉瘤，这些肿瘤在影像学上常表现为高度不均质，病变可由含有大面积、不同组织级别的肿瘤组成。超声对这些深部病变的作用是有限的，肿瘤的组织特征及其与周围结构的关系最好在 MRI 上评估。MRI 是很好的检查方法来证实脂肪性质的肿瘤的存在，提供肿瘤级别的评估，并评估所有肿瘤是否完全被切除。

> **要点**
>
> 脂肪组织肿瘤的活检很少影响肿瘤的治疗，在大多数病例可以安全地省略。

其他良性脂肪瘤

脂肪瘤有几种变异型。血管脂肪瘤可能是错构

有些肌肉内脂肪瘤由于脂肪与肌肉纤维交错，边界不清楚，这一特征在 MRI 显示更好，如果存在，提示病变是在良性病变的末端。大多数深部病变，最好行 MRI 检查。深部脂肪瘤和非典型性脂肪瘤（以前称之为分化良好的脂肪肉瘤）有着相同的超声特征，因此，需要 MRI 检查。虽然 MRI 探测到非脂肪组织暗示病变不是简单的脂肪瘤，非典型脂肪瘤在压脂序列上也可完全被抑制。

几乎所有肢体的脂肪肉瘤都位于浅层肌筋膜的深面。脂肪肉瘤涵盖了一组不同组织及影像特征的肿瘤。发病高峰在 50 ~ 70 岁年龄组，大腿是最常见的发病部位。分化良好的脂肪肉瘤现称为非典型性脂肪瘤，是脂肪肉瘤中最靠良性的一端，超声上呈典型的高回声（相对于邻近的肌肉）（图 31.5）。病变无转移潜能，如切除完全，预后非常好。被忽视的病变将持续生长，有小的风险去分化变成更高级别肉瘤。黏液型脂肪肉瘤是在良好的血管化黏液基质中大量的成脂细胞和小丛状的血管，脂肪成分

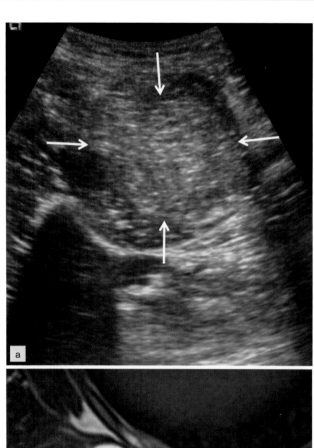

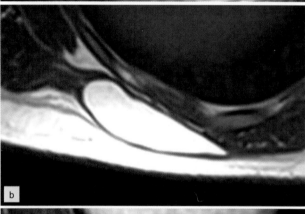

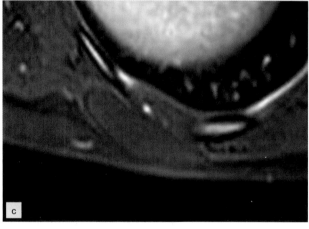

图 31.4　深部脂肪瘤。肌肉内脂肪瘤声像图（a）显示为一均匀的高回声病变（箭）。另一病例胸壁 T1 加权（b）和质子密度抑脂（c）横切面 MRI 影像显示脂肪瘤位于深部肌肉内，在压脂序列图像上病变表现为一致的压脂信号

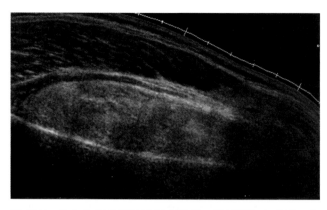

图 31.5　分化良好的脂肪肉瘤声像图。纵切面扫查显示一主要是高回声的病变，多普勒超声图像显示病变中等高血流

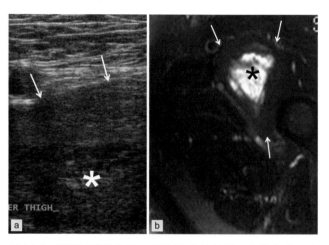

图 31.6　黏液型脂肪肉瘤。声像图（a）显示一大的病变，病变中央有低回声成分（*），箭标出了病变的表面；轴位 STIR MRI 图像（b）显示病变由中央高信号的黏液（*）和脂肪周缘（箭）组成

性病变，在年轻的成年人，血管脂肪瘤典型地表现为浅表的小肿块，有时有疼痛，最常见于上臂和胸

部的皮下脂肪，常常是多发的。超声肿瘤表现为小的高回声肿块，有不同程度的血供。纤维脂肪瘤是脂肪瘤伴有丰富的纤维条索，病变在超声上呈高回声，与单纯的脂肪瘤难以区分。脂肪母细胞瘤是发生于儿童的一种罕见肿瘤，通常见于 3 岁以下的儿童，典型的肿瘤呈分叶状，可含有囊性区，病变是低血供的，在 MRI 或者 CT 图像上它们可有或无脂肪信号；声像图上病变是均匀一致的高回声，一般是低血供的，尽管多普勒超声可见少量血流。冬眠瘤是棕色脂肪的良性肿瘤，主要发生于 30 ～ 50 岁患者的上胸部，临床表现类似于单纯脂肪瘤，T1 加权 MRI 图像上，病变的信号强度略低于脂肪瘤，反映肿瘤内含脂质的细胞比例较少；冬眠瘤血流较脂肪瘤多，注射对比剂时肿瘤明显增强；超声上肿瘤表现为高回声、有血流的团块。

肌肉肿瘤

肌肉原发性肿瘤在肌肉骨骼系统很少遇见，超声表现一般是非特异性的。超声在诊断附属的肌肉和肌疝方面是有用的，两者都可表现为肿块。平滑肌瘤很少见，一般是小的侵犯皮肤的病变，不需要影像学检查。深部较大的、含有钙化的、高血流的病变是遇得到的。平滑肌肉瘤可见于皮下组织或肌肉内，它们可能来源于血管壁，表现是非特异性的，难以与其他侵袭性病变区分。中央坏死是腹腔内病变常见的声像图表现。血管平滑肌瘤是一种相对较常见的、痛性的浅表良性肿瘤，有丰富的血流，因此在超声上易与血管瘤混淆；它们主要见于中年人，女性发病是男性的 2 倍；声像图上肿瘤表现为一边界清楚的低回声、血流丰富的肿块。横纹肌瘤极其罕见，在成人发生于颈部。

> **要点**
>
> 横纹肌肉瘤是一种儿童及年轻成人的肿瘤，虽然并不少见，但是很少见于腹腔、骨盆或头颈部以外的地方。

发生于肢体的肿瘤通常是位于肌肉内，一般发生于青少年。位于膀胱的病变声像图表现类似于其他类型的肉瘤，呈现不同的回声类型，囊性区可能提示坏死。

肌疝和附属的肌肉

> **要点**
>
> 筋膜的缺损可导致肌肉疝出，肌疝只在肌肉收缩时可触及，在下肢，站立时可触及。

这种病变的性质在动态超声扫查容易确定。疝出的肌肉常是低回声的，可能是由于继发于反复疝出的轻微水肿所致（图 31.7）。附属的肌肉，如踝部附属的比目鱼肌，可表现为一肿块和（或）压迫神经所致神经病。病变的真实性质超声容易确定。

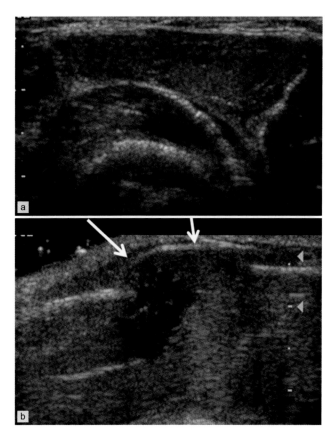

图 31.7　肌疝声像图。休息时声像图显示无任何病变（a）；肌肉收缩时声像图显示肌肉通过筋膜疝出（b）

纤维组织肿瘤

纤维来源的肿瘤主要有三种类型：良性局灶性纤维瘤、弥漫性纤维病变（纤维瘤病）和恶性纤维瘤病变。一般来说，纤维性病变在声像图上一般呈低回声。

良性局灶性病变

纤维瘤

在肌肉骨骼系统，纤维瘤主要发生于手指或拇指的腱鞘。肿瘤多发生于青、中年人，主要累及男性。病变是新生物还是反应性增生过程至今不明确。纤维瘤声像图上表现为紧贴肌腱的、边界清楚的低回声团块。超声无法将纤维瘤与腱鞘巨细胞瘤区分开来，这两种病变在 MRI 上的表现也类似，纤维瘤的纤维组织和腱鞘巨细胞瘤的含铁血黄素在 T2 加权影像上都呈低信号。

纤维瘤病

掌腱膜和足底筋膜纤维瘤病

掌腱膜和足底筋膜纤维瘤病这两个病变是由于筋膜的纤维组织增生所致，病变可以是双侧性的，掌腱膜和足底纤维瘤病可发生在同一患者。掌腱膜纤维瘤病患者可能先注意到手掌的单个结节，进展缓慢，不可预测，纤维条索可从病变延伸到手指，表现为 Dupuytren 病的特征，很少需要影像学检查。足底纤维瘤病患者表现为一肿块或疼痛，或者肿块伴有疼痛，结节可以是单发的、多发的，位于足底的中央或内侧的筋膜内。不同于 Dupuytren 病，足底纤维瘤病临床特征很少是特异性的，影像学检查用于确定病变与跖筋膜的关系。典型的足底纤维瘤病声像图表现为一拉长的、低回声、无血管的病变，病变与筋膜混杂在一起（图 31.8）。长度大于 1cm 的病变表现为混合的回声类型，通常多普勒超声检查显示病变无或仅有少量血流信号，但病变可能是有血管的（图 31.9）。

> **要点**
>
> MRI 可确定足底纤维瘤的纤维性质，但是很少需要 MRI 检查，因为超声表现有很高的特异性。

足底纤维瘤病不像其他部位的纤维瘤病（本章将要描述），虽然手术切除后复发常见，但它不具有侵袭性。

结节性筋膜炎

结节性筋膜炎是一种相对常见的、原因不明的反应性病变，主要见于年轻的成人。患者表现为一生长快速的孤立性肿块和有些压痛。病变通常位于皮下组织，但也可发生于肌肉内或肌肉间，病变累及上肢约占半数。虽然疾病是自限性的，但大部分病变由于其令人担忧的生长速度而行切除。组织学上病变由粘液基质中未成熟的成纤维细胞组成。少数文献报道病变为边界清楚的混合回声结构。病变在 MRI 或静脉注射造影剂后的 CT 图像上无增强。

弹力纤维瘤

弹力纤维瘤是一种病因不明的良性肿瘤，由成纤维细胞、胶原及增厚的弹力纤维夹杂着脂肪所构成。弹力纤维瘤被认为是一种反应性病变，而不是肿瘤。迄今为止，最常见的发病部位在胸壁与肩胛骨之间的部位。病变可以是双侧的。在超声图像上病变呈非特异性的内部回声类型，通常在高回声的背景中见到典型的线状或曲线状的低回声条索，反映病变内夹杂的脂肪和弹力纤维成分（图 31.10）。

深部纤维瘤病（韧带状瘤）

韧带状瘤是一种原因不明的局部侵袭性纤维病变，累及年轻的成人。肩部、躯干及大腿等处的肌肉是最常受累的部位。患者以边界不清的肿块而就诊。由于病变的位置较深，因此，MRI 常作为首选检查手段，虽然不同量的水肿或黏液样的区域可造成混合信号强度，但在所有序列上的低信号区反映病变内丰富的细胞及胶原纤维组织成分。手术计划需要 MRI 准确地评估病变的范围。超声很少是特异性的，病变表现为一低回声或轻度不均质的团块，边界清楚或不清楚（图 31.11）。多普勒声像图上病变是有血流的。如果考虑经皮穿刺活检，需要取多个标本，因为少量标本难以区分纤维瘤病与高分化纤维肉瘤。手术切除后病变复发是常见的。

恶性纤维肿瘤

纤维肉瘤通常是位于四肢或躯干深部的病变，

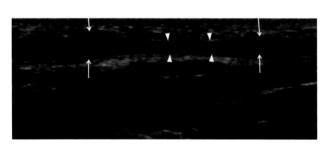

图 31.8 足底纤维瘤声像图。跖筋膜内（箭头）可见小的低回声病变（箭）

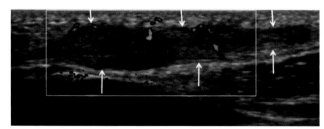

图 31.9 足底纤维瘤声像图。跖筋膜有局限性增宽（箭），能量多普勒超声提示中等血流信号

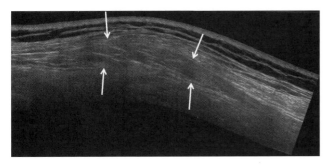

图 31.10　后胸壁的弹力纤维瘤声像图。病变（箭）界限不清，内可见多个条纹回声

大腿为最常见的发病部位。分类为恶性纤维组织细胞瘤的肿瘤，现在被称为多形性未分化肉瘤，肿瘤通常位于肌肉内，有时也可见于皮下组织。大腿是最常见的发病部位，其次是上臂近端。声像图上这两种肿瘤都呈非特异性表现，难以与许多其他类型的肉瘤区分开来（本章内有所讲述）。

神经肿瘤

良性神经肿瘤

良性神经鞘膜瘤

　　两种主要类型的良性神经肿瘤来源于神经鞘，它们被称为神经鞘瘤（良性施万细胞瘤）和神经纤维瘤。虽然良性神经肿瘤在声像图上的表现是非特异性的，但常有些特征可提示诊断。病变通常是边界清楚的低回声区，有后方回声增强效应，与神经血管束有联系，并有不同程度的多普勒血流信号。有些病例可清楚地看见肿瘤来源于神经内，产生特征性表现（图 31.12）。

> **要点**
>
> 声像图上区分神经鞘瘤与神经纤维瘤是不可能的，除非声像图显示肿瘤偏心性位于神经内，因为这一特征仅见于神经鞘瘤（图 31.13）。

　　神经纤维瘤声像图上显示病变内有特征性的高回声环或中央高回声区。大多数神经纤维瘤是单发的，多发性肿瘤是 I 型神经纤维瘤病的特点。虽然神经鞘膜瘤多发少见，但神经鞘膜瘤也可见于神经纤维瘤病。存在较久的神经鞘膜瘤可形成空腔和钙

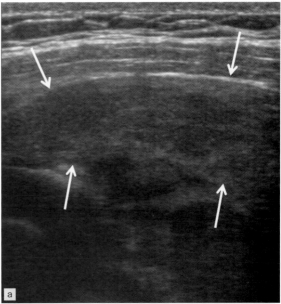

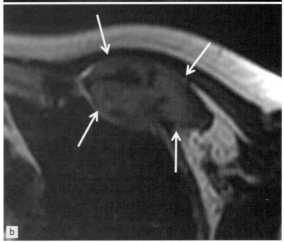

图 31.11　纤维瘤病。声像图（a）显示位于胸肌深面的一低回声病变（箭）；横轴切面 T2 加权 MRI（b）显示一低信号强度病变（箭）

化，这些特征超声容易发现，有时使用古老的施万细胞瘤这一术语。丛状神经纤维瘤是神经弥漫性异常，仅见于神经纤维瘤病。神经束膨胀形成的扭曲的肿块声像图表现为含有高回声灶的多发结节。

非肿瘤性的神经瘤

　　创伤性神经瘤是从被切断的神经断端生长出来的排列紊乱的神经纤维束，常见于截肢术后。声像图上它们表现为来自神经游离断端的低回声病变（图 31.14a），病变通常边界很清楚，有球根样的末端，并可见病变与神经相连（图 31.14b）。在 MRI 影像上肿瘤显示为非均质信号，常伴有环形式样结构。

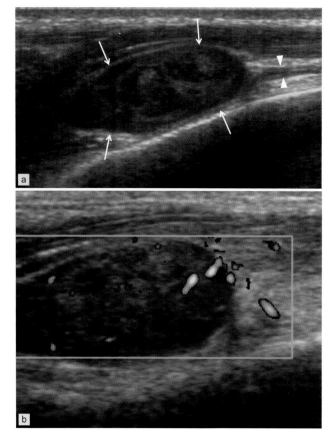

图 31.12 神经瘤声像图。声像图（a）显示一边界清楚的、主要是低回声的病变（箭），与神经相连续（箭头）；能量多普勒声像图（b）显示中度血流信号

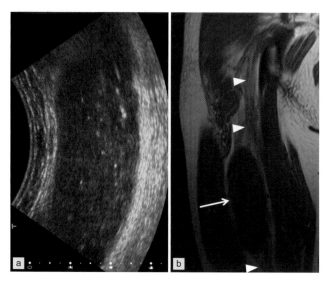

图 31.13 神经鞘瘤。声像图（a）显示一非特异性低回声病变，病变与坐骨神经有关；MRI（b）证实病变（箭）偏心性位于坐骨神经内（箭头）

Morton 神经瘤是一种常见的反应性病变，发生于足部跖骨头水平或跖骨头稍远端水平，是由于趾间神经粘液变性和纤维增生所致。病变见于第二、三或第三、四跖骨间，女性更常见。病变显示为边界清楚的圆形或盘状的低回声，位于跖骨之间，并延伸到足底软组织。病变常与跖骨间滑囊炎有关。超声检查最好将探头置于足底，纵切面扫查，在足

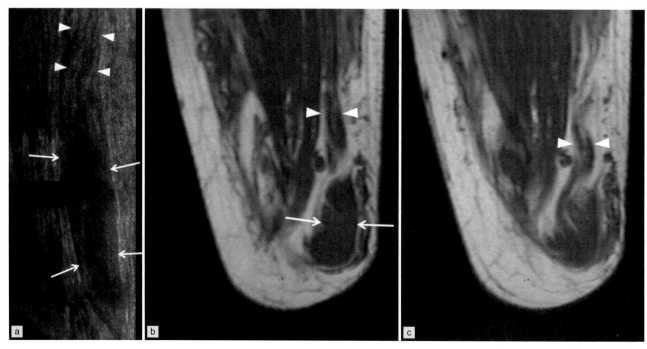

图 31.14 膝上截肢残端创伤性神经瘤（箭）。声像图上（a）病变主要是低回声，可见病变与切断的胫神经（箭头）相连续；截肢残端序列的 T1 加权矢状切面 MRI 图像（b，c）显示神经瘤（箭）和切断的胫神经远端（箭头）

背侧趾蹼间隙施加压力，这样能最好地显示病变。病变直径常在 0.5 ~ 1.0 cm 之间，是低回声的、低血流病变（图 31.15）。超声能评价病变与趾神经之间的关系，超声引导下的类固醇激素乙醇注射或射频消融治疗被证实是有帮助的。

恶性神经肿瘤

恶性周围神经鞘膜瘤从头来源于正常的神经或者良性神经鞘瘤的恶变，半数病例与 I 型神经纤维瘤病有关。虽然恶性神经鞘膜瘤一般较神经纤维瘤大，但病变无任何特征，病变是非均质的回声结构，多普勒血流信号增加。和良性病变类似，超声可显示病变与神经相连续。恶性周围神经鞘膜瘤最常发生于主要神经干或神经丛。钙化是不常见的。

血管肿瘤

良性肿瘤

血管瘤

血管瘤是常见的良性软组织肿瘤，可发生于皮肤、皮下组织或肌肉。血管瘤这一术语常习惯地包括真正的血管瘤和血管畸形。

> **要点**
>
> 血管瘤是生长在童年时期而后消失的真性肿瘤，而血管畸形是发育异常的血管而不会消失。

影像学上区分这两种病变较困难。皮肤的病变不需要影像学检查，病变可能是先天性的，生长潜能较小，组织学上可包含有大量的毛细血管、扩张的血管或两者都有。病变可含有脂肪，包绕着血管。临床病史是特征性的，即大小有波动的软组织肿块，浅表病变覆盖的皮肤可是蓝色的。儿童和年轻患者常以疼痛性包块就诊。病变的超声表现是不同的：当病变仅由小血管组成时，病变表现为边界清楚的、均匀的高回声结构（图 31.16）；在其他病例，超声表现为混合的回声结构，囊性匍行的空腔代表扩张的血管，如有静脉石存在，超声上表现为病变内强回声灶。

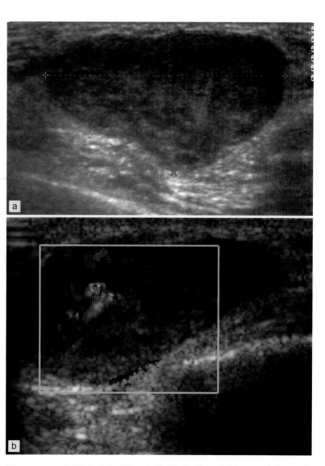

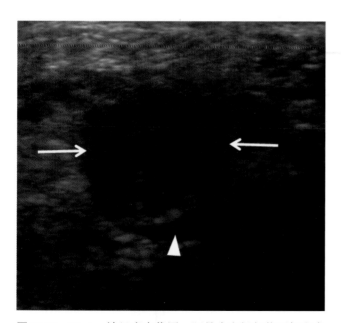

图 31.15　Morton 神经瘤声像图。跖骨头之间矢状面扫查声像图显示神经瘤为一盘状的低回声的病变（箭），跖骨间滑囊（箭头）有少量液体

图 31.16　血管瘤声像图。病变是均质一致的，回声与肌肉相似（a）；多普勒超声显示明显的高血流（b）

> **要点**
>
> 虽然在有些海绵状血管瘤可探不到缓慢血流，但血管瘤彩色血流多普勒检查常是阳性的。病变是可压缩的，因为血液从扩张的血管内被挤出，在释放压力时，血管重新充盈，彩色血流多普勒显示是阳性的（图31.17）。

有典型的临床特征，超声上显示病变完全由血管组成，可作出确信的血管瘤的诊断。但是其他血管丰富的病变可类似血管瘤，如果诊断有疑问，应做 MRI 检查。MRI 特征，尤其是病变内有脂肪存在，足够是特征性的，无需进行活检。X 线平片也是有用的，因为 X 线平片可显示静脉石和病变累及邻近的骨骼。彩色多普勒血流信号的分析有助于鉴别血管瘤与其他血管肿瘤，因为在大多数血管瘤病例中，血管密度及动脉峰值流速远高于后者。但是在临床实践时，若对病变的性质仍有所怀疑，应该进一步行 MRI 检查，如有必要，行经皮穿刺活检。

血管球瘤

血管球瘤是一小的痛性血管病变，由见于血管球体的细胞组成。血管球瘤常见于皮下脂肪或肢体的肌肉内，手部甲下部位是至今最常见的部位。声像图上血管球瘤是一小的（小于 1 cm）的低回声血

管病变（图31.18）。触诊时深部病变不易被发现，超声医师只能依靠病变有剧烈的压痛来定位病变。

中度恶性血管肿瘤

血管内皮瘤是一种少见的中度恶性血管肿瘤。血管内皮瘤有多种组织类型，最常见的是上皮样细胞及梭形细胞血管内皮瘤。上皮样细胞血管内皮瘤见于成人，常累及肢体深部软组织，也可见于其他部位，尤其是肺、肝和乳房等；超声上表现为含有囊性区的高回声或低回声病变，多普勒超声影像可显示动静脉短路。梭形细胞血管内皮瘤是肢体上浅表的肿瘤，由海绵状血管组成，倾向于局部多发病变，但不发生转移，手术切除后可局部复发，很少需要行影像学检查。

孤立性纤维瘤是被称为血管外皮细胞瘤更易接受的专业术语。该肿瘤发生于成年人，可见于多个解剖部位。在肌肉骨骼系统，该肿瘤常见于下肢。肿瘤病变边界较清，血供丰富。超声上肿瘤病变呈

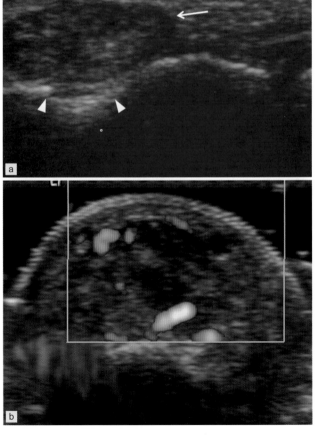

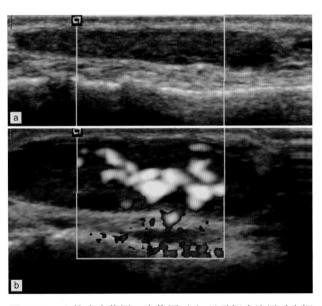

图31.17　血管瘤声像图。声像图（a）显示探头施压时未探及血流；声像图（b）显示释放压力时，血管充满血液，可见阳性血流信号

图31.18　手指血管球瘤声像图。声像图（a）显示一小圆形低回声病灶（箭）侵蚀远端指骨（箭头）；能量多普勒图像（b）显示病变有显著的血流信号

低回声肿块，可有后方回声增强，多普勒声像图上病变血供丰富，频谱分析可显示肿瘤内动静脉短路（图31.19）。少数患者肿瘤可发生转移。

恶性血管肿瘤

血管肉瘤是发生于深部软组织的少见肿瘤。肿瘤更多的时候是头、颈部的皮肤病变，不需要影像学检查。深部病变可能与先前的损伤有关，如异物或辐射。影像学上可见病变有匐行的血管，主要是在病变周边上。

黏液瘤

黏液瘤是良性病变，一般位于肌肉内。黏液瘤含有少量的细胞及大量的黏液样基质，在影像学上

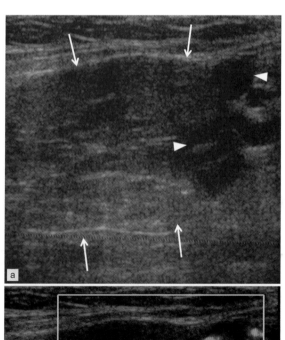
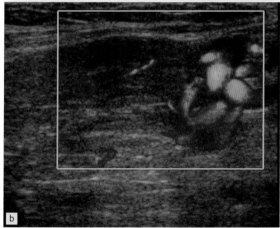

图31.19 孤立性纤维瘤（血管外皮瘤细胞瘤）。声像图（a）显示病变呈低回声（箭），含有些显著的血管（箭头）；多普勒超声（b）显示病变是多血管的，血管内可见高血流

一般呈均质性表现。黏液瘤在MRI上呈现与囊肿相似的均质性信号强度，在CT上表现为相对的低衰减。超声上则表现为边界清楚的低回声病变，其内可含有小裂隙或囊肿，彩色多普勒血流检查常无血流信号。有些肉瘤内部含大量的黏液性内容物，因此，即使超声表现是典型的黏液瘤，仍需进一步行其他的影像学检查，常需要活检。如病变是多发的，可见典型的影像学特征，并且伴有邻近骨骼的纤维发育不良（Mazabraud综合征），活检就不需要了（图31.20）。

滑膜肿瘤

色素沉着绒毛结节性滑膜炎

滑膜肿瘤可来源于关节、腱鞘和滑囊，它们几乎都是良性的。最常见的表现为肿块的滑膜病变是色素沉着绒毛结节性滑膜炎，是一种病因不明的肿瘤样疾病。弥漫型色素沉着绒毛结节性滑膜炎很少发生在关节外，常表现为单关节病，但偶尔表现为一软组织肿块，尤其是足或踝部等浅表部位。到目前为止，膝关节是最常见的部位。MRI是关节病变更适合的影像学检查，因为超声不能准确地评估关节内病变的范围和病变累及骨骼的情况；此外，MRI更具有特异性，因为异常的滑膜含有含铁血黄素，它在所有MRI序列上呈现为低信号强度。结节型色素沉着绒毛结节性滑膜炎常表现为孤立性肿块，最常见的病变是腱鞘巨细胞瘤，几乎总是与手指或拇指有关。病变是低回声的或中度高回声，常有丰富血管（图31.21）。结节型色素沉着绒毛结节性滑膜炎也可发生于关节，特别是膝关节（图31.22）。和弥漫性色素沉着绒毛结节性滑膜炎一样，通过探查到病变有含铁血黄素存在，MRI有助于缩小活检前诊断的范围。

滑膜骨软骨瘤病

滑膜骨软骨瘤病是一种滑膜新生物，当发生于浅表部位或滑囊、腱鞘时，偶可表现为一肿块。偶尔病变与滑膜结构无任何关联。在超声上，肿块未钙化的部分表现为低回声和无血流，钙化很常见，超声上见到广泛的钙化是显著的特征。X线平片对于确定诊断是有帮助的。MRI检查通常是需要的，

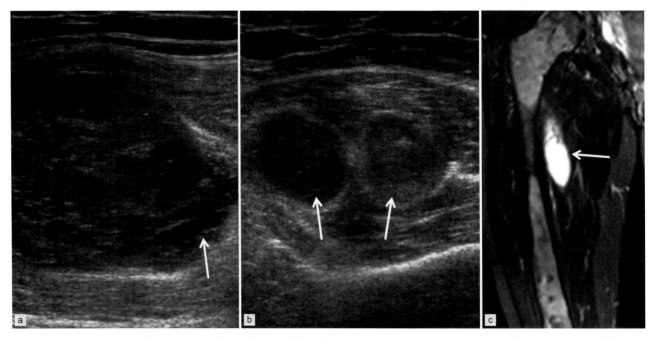

图 31.20 伴随 Mazabaud 综合征的大腿多发黏液瘤。声像图（a）显示典型的病变有多个短线性回声和缝隙样囊肿（箭），邻近的间室内（b）可见显示两个肌肉内病变（箭）；STIR MRI 冠状序列图像（c）显示典型的高信号强度黏液瘤（箭），邻近股骨的异常非均质性信号提示纤维发育不良

尤其是当病变来源于关节的时候。

滑膜肉瘤

滑膜肉瘤是年轻人最常见的肉瘤之一，肿瘤倾向发生于关节周围，尤其是膝关节、踝关节和足。偶尔病变位于关节内。由于它位置浅表，常可早期发现，但诊断可被延误，因为绝大多数关节周围的肿块是良性的。超声表现通常是非特异性的，但任何关节周围的实质性肿块都应考虑滑膜肉瘤的诊断。病变常有出血，可被误认为是一种良性囊性病变（图 31.23）。肿瘤钙化特别常见于滑膜肉瘤病变，超声常可探查到（图 31.24）。

囊肿

超声最有用的特点之一是能够分辨囊性和实质性病变。虽然超声可能不能作出特定的诊断，但一个纯囊性病变可以假定是良性的。囊肿通常是无回声的，但它含有的颗粒物质可有些回声。

> **实用技巧**
>
> 有些囊性病变，如脓肿或表皮包含囊肿，回声可以很稠密，以致初次检查时类似实质性病变，通过探头触及，可见内部回声在病变内任意移动，确认其囊性性质。

囊肿将呈现后方回声增强效应（图 31.25），尽管这种征象偶尔也可见于有些实质性低回声病变。囊肿可有实质性成分，如滑膜内衬囊肿内的滑膜增生、脓肿内的炎性组织等，当这些特征占主导时，病变可类似肿瘤。最常见的非肿瘤、非创伤性囊性病变是腱鞘囊肿，常起源于韧带和肌腱，滑膜囊肿起源于关节、扩张的滑囊、半月板以及盂缘。因此，囊肿最常见于关节周围，特别是那些最容易触到的关节周围。

腱鞘囊肿

腱鞘囊肿通常被认为是表示肌腱和韧带等纤维组织的黏液变性。滑膜囊肿的变性也被推定是可能的机制，因为，在有些囊肿的颈部可探测到滑膜内衬。但是，关节造影结果显示，只有少数囊肿与关

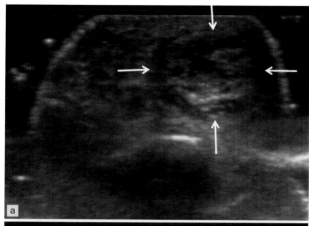

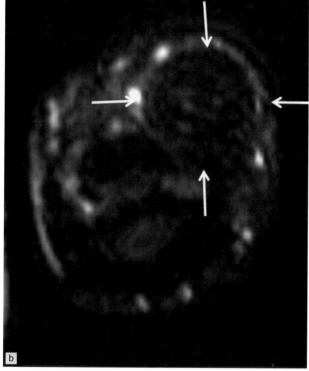

图 31.21 手部腱鞘巨细胞瘤声像图。声像图（a）显示病变为不均质的回声结构（箭）；MRI 图像（b）显示病变为低信号强度代表含铁血黄素（箭）

节有交通。超声可见病变通过一不同长度和宽度的颈与肌腱或关节囊相交通。在影像学检查时识别病变的颈部很重要，因为为防止复发在手术时要将囊肿连同颈部一同切除。如果病变的来源不清楚，或者需要了解病变更详细的解剖关系，MRI 是有帮助的。最常见的有症状的腱鞘囊肿来源于腕背侧的舟月韧带（图 31.26）。这一部位隐匿性的囊肿不能触及到，但可引起疼痛，超声是识别这些病变敏感的手段。超声引导下的穿刺抽吸伴或不伴皮质类固醇激素注射可使症状有些缓解。在踝管、肘管和腕尺管等部位的腱鞘囊肿可引起神经受压的症状

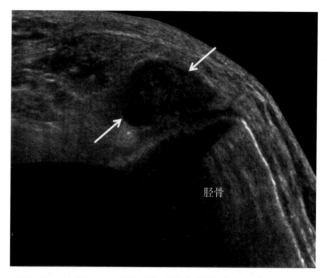

图 31.22 结节型色素沉着绒毛结节性滑膜炎矢状面宽景声像图显示髌下脂肪垫内一边界清楚的低回声病变（箭）

和体征。

神经内腱鞘囊肿引起的腓总神经麻痹是一公认的、超声能探查到的疾病，病变起源于近侧胫腓关节，沿着前侧关节神经支分离神经到腓总神经。常行 MRI 检查来准确评估病变范围。膝关节交叉韧带的腱鞘囊肿可表现为膝关节屈曲活动丧失，常通过 MRI 做出诊断。超声用于指导穿刺抽吸和皮质类固醇激素注射，已在前面的第二十九章讨论过。

滑膜囊肿

由于病变的典型的解剖位置，滑囊肿胀和扩张的滑膜囊肿通常可自信地诊断（图 31.27，图 31.28）。与其他囊性病变类似，囊肿内回声的程度取决于病变内液体的性质。滑膜增生是常见的（图 31.29），当滑膜增生明显时，将出现一较大的实质性肿块，类似肿瘤。彩色多普勒超声可探测到肿块内有丰富的血流，特别是在炎性关节病患者。

半月板周围囊肿和盂缘旁囊肿

关节周围囊肿的发生是由于膝关节半月板撕裂以及髋关节和肩关节盂缘撕裂的结果。半月板囊肿提示半月板周围的滑膜液体通过撕裂的半月板与关节相通，声像图上囊肿通常显示为低回声病变，但可表现有更多的回声。半月板囊肿（特别是在内侧）可沿着组织平面迁移，以致囊肿的主体可远离半月板撕裂的部位。肩关节和髋关节盂缘旁囊肿是

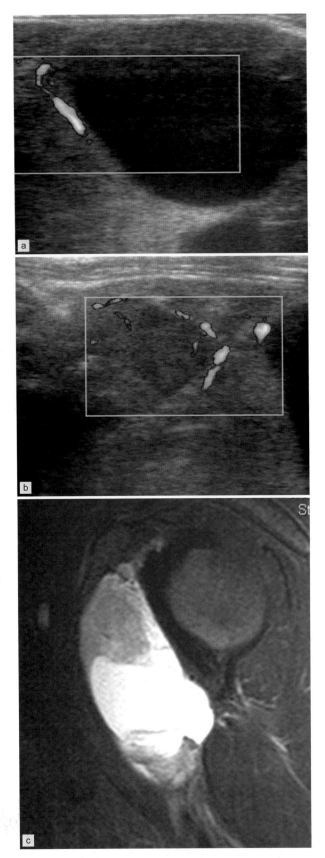

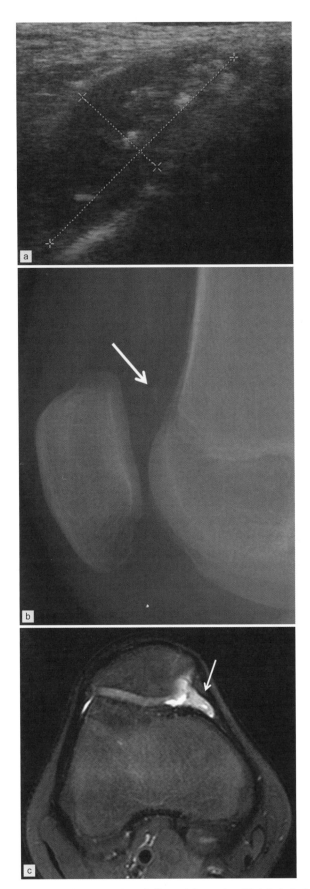

图 31.23　滑膜肉瘤。声像图（a）显示病变主要是囊性成分，彩色多普勒声像图（b）显示实质成分有内部血流。矢状面 STIR MRI 图像（c）显示一囊实性混合型病变

图 31.24　膝部滑膜肉瘤。声像图（a）显示一低回声病变内含有高回声钙化灶，X 线平片显示病变内一钙化灶。X 线平片（b）显示病灶内钙化（箭）。质子密度脂肪抑制横切面 MRI 图像（c）显示膝关节内侧隐窝一软组织肿块（箭）

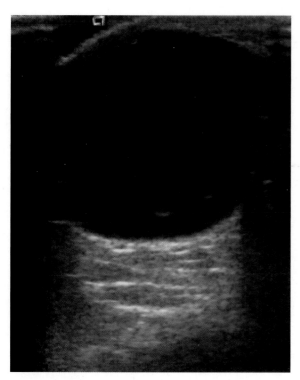

图 31.25　腱鞘囊肿。声像图显示病变为无回声暗区伴后方回声增强

触及不到的，但在肩部可造成肩胛上切迹处肩胛上神经麻痹，导致冈上肌和冈下肌萎缩；如果囊肿位于后侧，那么可能出现单独的冈下肌失神经支配，由于脂肪浸润失神经支配的肌肉会出现高回声（图31.30）。

表皮包涵囊肿

这些常见的皮肤囊肿很少需要影像检查，但当病变内含有相当量的代表角蛋白的高回声物质时，声像图上可类似实质性病变，可引起混淆。但彩色多普勒超显示病变内无血流信号，以及存在后方回声增强是正确诊断的线索（图 31.31）。

肉瘤

大多数软组织肉瘤具有相似的超声表现。

要点

典型的肉瘤是深部组织内大的病变，尤其是在下肢。

然而，超声表现是多变的，也可表现为一个小的浅表病变，类似良性肿瘤。

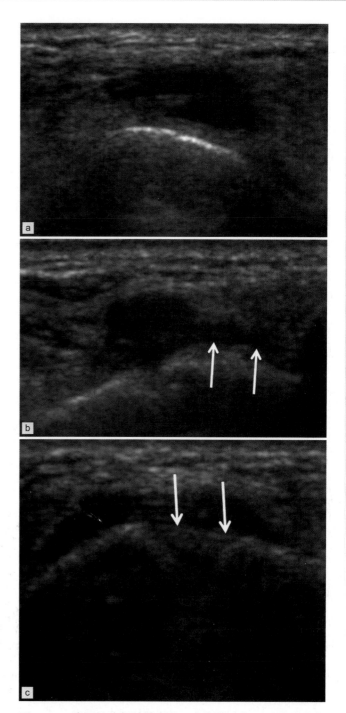

图 31.26　隐匿性腕部腱鞘囊肿。声像图（a）显示腕关节背侧小的多房囊肿。声像图（b）可见囊肿颈延伸到舟月关节（箭）；声像图（c）显示病变起源于舟月韧带（箭）

要点

典型的肉瘤表现为非均质回声的病变，但总体上是低回声的，有血管的肿块，通常边界清楚（图 31.32）。

分化良好的脂肪肉瘤是一个例外，通常表现为均匀一致的高回声。肉瘤常含有坏死的区域，可有

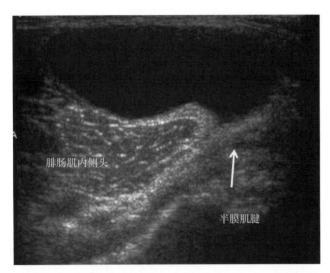

图 31.27 腘窝 Baker 囊肿显示典型的囊肿形态，囊肿颈部位于腓肠肌内侧头和半膜肌腱之间

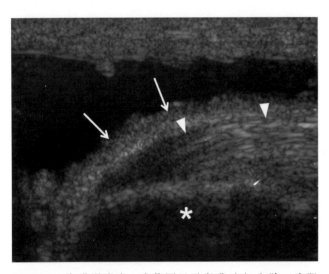

图 31.29 鹰嘴滑囊炎。声像图显示鹰嘴（*）和肱三头肌（箭头）表面鹰嘴滑囊—无回声液体集聚，滑膜增生，表面不规整（箭）

肿瘤钙化。高度坏死的肿瘤可表现为均匀一致的低回声。为明确肿瘤的局部分期，MRI 是始终要进行的检查，除非是小的浅表的病变可简单地进行广泛切除活检。如果有特定的信号特征提示脂肪或纤维组织的存在，在提供活检前的诊断方面 MRI 较超声更具有特异性。

超声是一种方便、快捷的工具来引导经皮穿刺活检。

要点

在进行任何活检之前，应与肿瘤外科医生充分沟通，以便活检通道能在手术中切除。

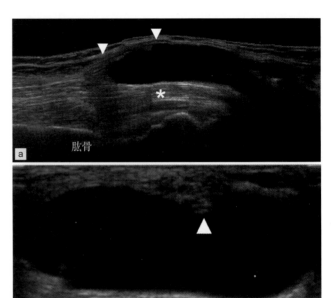

图 31.28 肱二头肌桡骨滑囊扩张表现为肘窝内的包块纵切面（a）和横切面（a）声像图。根据病变的囊性特征以及位于肱肌和肱二头肌腱之间的典型位置可做出确信的诊断

利用超声引导，穿刺针能高度准确地进入到活的肿瘤内部，超声还可确保穿刺针不穿过病变，避免污染邻近间室的危险。

随访检查中识别复发的肿瘤是具有挑战性的。MRI 采用脂肪抑制序列是一个敏感的方法，尽管是相对非特异性的，因为肿瘤复发与术后改变以及血清肿的鉴别是困难的。当平扫中发现了异常，静脉注射钆会增加特异性。超声已被证明是一个准确的方法识别肿瘤复发，并能容易分辨血清肿和肿瘤。超声主要是用来明确在 MRI 看到的病变的性质，以及评估可疑骨肿瘤切除后邻近肿瘤的软组织复发（图 31.33），同时可进行可疑的软组织超声引导下穿刺活检。

其他恶性肿瘤

软组织转移瘤是不常见的，并且和其他恶性肿瘤有相似的外观。原发性软组织淋巴瘤也是不常见的，超声表现为边界不清的低回声肿块，可沿皮下脂肪或组织平面向周围浸润（图 31.34）。

血肿

当血肿与创伤事件有关并具有典型的临床特征，

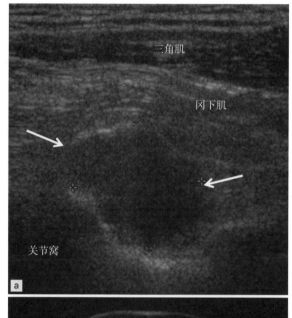

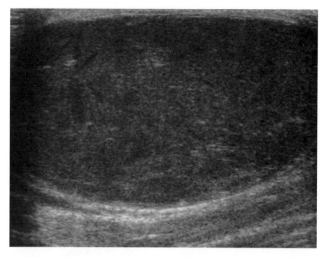

图 31.31　表皮样包涵囊肿。声像图显示浅表的、边界清楚的囊肿，内含多个回声灶

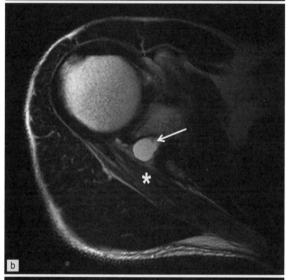

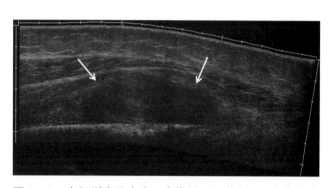

图 31.32　高级别脂肪肉瘤。声像图显示病变是一个位置较深的非特异性低回声病灶（箭）

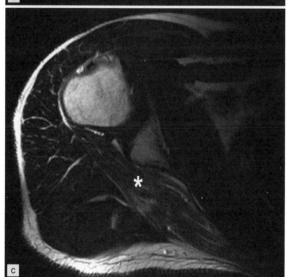

图 31.30　肩关节盂缘旁囊肿。声像图（a）显示囊肿（箭）位于盂上切迹，撞击肩胛上神经，冈下肌呈高回声，提示萎缩；MRI T2 加权成像（b，c）显示囊肿位于盂缘后方（箭），冈下肌早期萎缩（*）

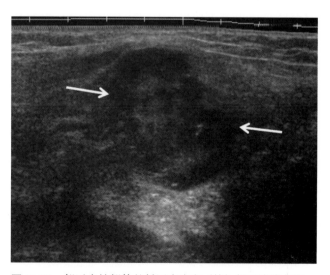

图 31.33　邻近内植假体的低回声病变（箭）提示肉瘤复发

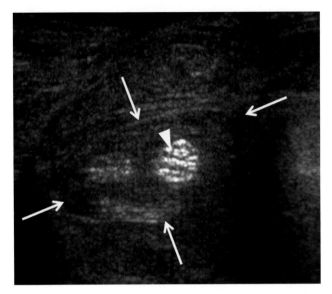

图 31.34 原发性软组织淋巴瘤。轴向扫描声像图显示肿瘤（箭）沿组织平面扩张浸润围绕坐骨神经（箭头）

血肿的诊断通常不是问题。但慢性血肿可以表现为团块，而患者没有创伤性事件的记忆。

> **实用技巧**
>
> 血肿的超声特征是可变的，从完全液化的无回声结构到由实质性的血凝块组成的高回声团块（图 31.35）。

一般在急性期可见混合类型的回声结构，反映部分液化，慢性血肿通常完全是液体和无回声的，或含有低水平回声伴有或不伴有分隔，可见到液 - 液平面。偶尔，血肿与坏死的肉瘤的鉴别是困难的。

> **实用技巧**
>
> 血肿内部无多普勒血流信号。

MRI 常有助于诊断，因为血液降解产物显示特征性信号强度。慢性血肿可骨化。肌肉撕裂引起的血肿将在第三十三章讨论。

假性动脉瘤是邻近动脉缺口的血肿。通常有先前外伤、手术或血管内介入治疗的病史。典型的假性动脉瘤表现为有搏动的混合型回声团块，回声特性取决于血凝块和液体血液的相对量。多普勒超声可见动脉破口处喷射状搏动性的旋涡状血流进入到病变内（图 31.36）。在动脉瘤并发动脉穿孔患者，

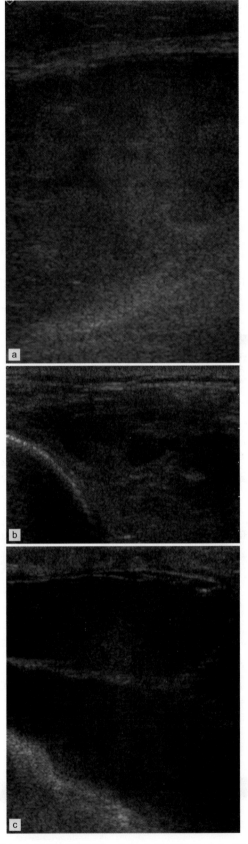

图 31.35 血肿的系列表现。急性血肿声像图（a）显示为均匀的高回声；亚急性血肿声像图（b）表现为混合回声类型；声像图（c）显示血肿液化

多普勒超声引导的减压和超声引导下注射凝血酶是有用的非手术技术。

骨化性肌炎

骨化性肌炎是一良性病变，通常是由一个简单的、通常轻微的创伤性事件所致。骨化性肌炎这一术语是误导的，因为病变可发生于皮下组织，通常不是炎症。典型的病变见于年轻人或青少年，表现

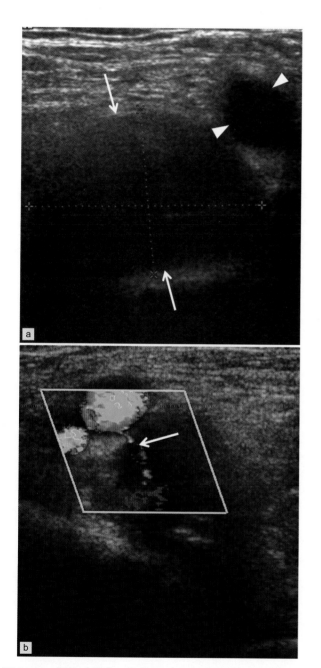

图31.36 假性动脉瘤。声像图（a）显示腹股沟部邻近股动脉（箭头）的一大的、主要是低回声的肿块（箭），患者在几个月前曾在该部位做过手术；彩色多普勒声像图（b）显示喷射血流通过动脉的一小交通进入肿块（箭）

为继发于创伤事件后出现的有疼痛、压痛、边界不清的肿块。但病变可发生与无任何局部创伤的患者。大多数病例累及肢体，大腿是最常见的部位。X线平片最初是无帮助的，但在3周后出现的病变周围钙化是特异性表现。随访X线片显示成熟骨化，通常是一个逐渐消退的过程。在周围骨化出现前，CT也是非特异性的。MRI通常呈带状的形态反映组织学所见的各层细胞成熟情况，几周后，出现的低信号环提示周围钙化。可出现钙化前周围信号增强。邻近肌肉广泛水肿是典型的表现。超声特征也反映了组织学改变。最初的肿块可能有一低回声或回声不均匀的、非特异性表现。

> **要点**
>
> 与中心对比，骨化性肌炎的边缘往往是高回声的，多普勒显示病变内不同的血流信号。超声早期识别周围骨化是非常敏感的，表现为高回声带，最终伴有声影（图31.37）。

当边缘骨化成熟后，超声束完全被反射回来，超声检查不能获得病变中心的影像信息。早期的鉴别诊断是软组织肉瘤，影像学上鉴别是困难的。虽然骨化性肌炎呈带状回声，周围血流丰富，常伴有中央囊性变，但这些特征也可见于肉瘤。一般来说，如果X线平片正常，超声可能是非特异性的。是否活检取决于患者影像学和临床特征。早期病变的中央部位组织学上可能有可疑的不成熟的细胞和有丝分裂相。如果采样不足或者病理专家未意识到有骨化性肌炎在考虑之列，很可能做出恶性肿瘤的错误诊断。存在于骨化性肌炎的异常骨样组织不同于肿

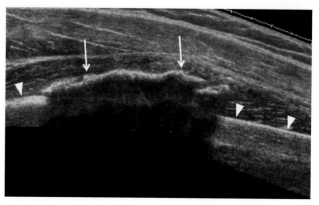

图31.37 骨化性肌炎。病变的边缘（箭）是高回声，产生明显的声影，病变中心不能显示，病变位于骨表面（箭头）

瘤的骨样组织，仔细的组织学评估才能区分这两种病变。

感染

最常见表现为肿块的感染性病变是脓肿。这通常来自于一个已知的潜在病变，如骨髓炎，但脓肿可局限于软组织。声像图上病变的囊性特征通常是明显的（图 31.38）。病变的边界可以是不清楚的，围绕病变的低回声环代表了组织水肿。病变的边缘往往是血管丰富的，而脓肿中央部分无血流（图 31.39）。脓肿的回声是有变化的，含有黏稠脓液和颗粒物的脓肿是高回声的；轻轻波动样按压肿块可见内部分散的有回声灶在病变内循环移动，从而证明其囊性特征。单凭超声标准来鉴别脓肿与血肿是

不可能的。超声是一种极好的工具来引导穿刺或引流管的插入。要成功地抽吸黏稠的脓液常需要一个较大口径的穿刺针。软组织真菌感染可表现为一个实性的炎性肿块。在足分支菌病中，真菌成分（真菌颗粒）显示为多个分散的高回声灶，周围有炎性组织围绕。软组织脓肿可与异物有关，超声检查是识别异物很好的手段，异物超声表现为高回声结构，周围是炎症反应的低回声背景。

参考文献

Abate M, Salini V, Rimondi E, et al. Post traumatic myositis ossificans: Sonographic findings. J Clin Ultrasound 2011;39(3):135–40.

Battaglia M, Vanel D, Pollastri P, et al. Imaging patterns in elastofibroma dorsi. Eur J Radiol 2009;72(1):16–21.

Bianchi S, Abdelwahab IF, Mazzola CG, et al. Sonographic examination of muscle herniation. J Ultrasound Med 1995;14(5):357–60.

Choong KK. Sonographic appearance of subcutaneous angiolipomas. J Ultrasound Med 2004;23(5):715–17.

Doyle AJ, Miller MV, French JG, et al. Ultrasound of soft-tissue masses:

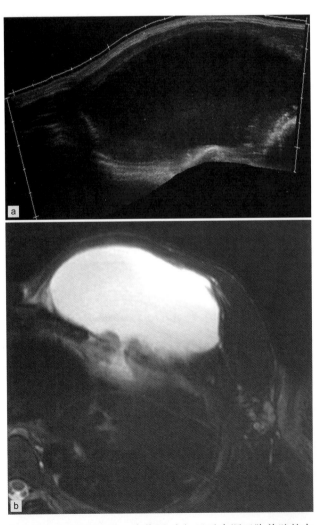

图 31.38　结核性脓肿。声像图（a）显示来源于胸前壁的大的低回声囊肿；MRI 横断面 STIR 影像（b）显示病变来自于感染的肋骨

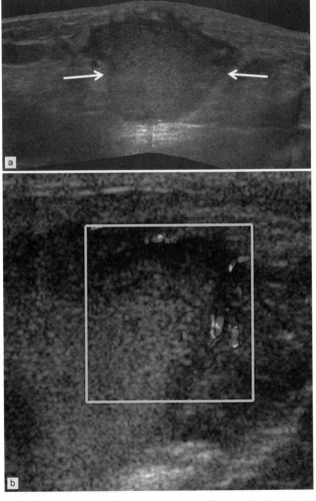

图 31.39　脓肿。声像图（a）显示脓肿为有回声的肿块（箭），伴有周围不规则的低回声炎症浅表边缘；多普勒声像图（b）显示明显的周缘高血流信号

pitfalls in interpretation. Australas Radiol 2000;44(3):275–80.

Gomez-Dermit V, Gallardo E, Landeras R, et al. Subcutaneous angi-oleiomyomas: gray-scale and color Doppler sonographic appear-ances. J Clin Ultrasound 2006;34(2):50–4.

Griffith JF, Wong TY, Wong SM, et al. Sonography of plantar fibroma-tosis. AJR Am J Roentgenol 2002;179(5):1167–72.

Kuwano Y, Ishizaki K, Watanabe R, et al. Efficacy of diagnostic ultraso-nography of lipomas, epidermal cysts, and ganglions. Arch Dermatol 2009;145(7):761–4.

Lee HS, Joo KB, Song HT, et al. Relationship between sonographic and pathologic findings in epidermal inclusion cysts. J Clin Ultrasound 2001;29(7):374–83.

Lee MH, Kim NR, Ryu JA, et al. Cyst-like solid tumors of the musculo-skeletal system: an analysis of ultrasound findings. Skeletal Radiol 2010;39(10):981–6.

Lin J, Jacobson JA, Hayes CW, et al. Sonographic target sign in neuro-fibromas. J Ultrasound Med 1999;18(7):513–17.

Quinn TJ, Jacobson JA, Craig JG, et al. Sonography of Morton's neuro-mas. AJR Am J Roentgenol 2000;174(6):1723–8.

32 关节疾病的超声表现

Karen J.Partington，Eugene McNally，Andrew J.Grainger 原著

魏妮娅　王润　康斌译

概述

　　配有高分辨率探头的超声仪器在大多数放射科是现成的，常规用于评估关节和关节周围的疾病。超声检查也成为了风湿疾病科的平凡事，反映了超声在风湿性疾病中的重要作用。超声优于其他影像学检查方法的能力在于超声能进行不同部位多关节的快速评估，并进行动态影像检查，以及指导诊断性和治疗性注射。本章将重点描述关节疾病，特别是风湿性疾病中的作用、关节超声检查的技术以及影像学表现。

超声检查技术

　　高频探头的发展使超声的分辨率得到提高，鉴于大多数关节位置相对表浅，能有效地利用 10 MHz 或更高频率的线阵探头。虽然凸阵探头在骨骼肌肉系统检查中较少需要，但可用于位置较深的关节的检查，如髋关节。虽然探头的选择主要取决于频率。应考虑探头的足迹（与皮肤接触的探头表面），小的

足迹探头在检查小的浅表结构、小关节、骨性隆起（如踝）时容易操作，而大的探头不能很好地与皮肤充分地接触。在检查浅表结构时，胶垫在减少近场混响回声方面证明是有用的，但现代的探头很少需要这些，在实践中通常所需要的是使用大量的耦合剂。

缺陷和局限性

　　超声的许多缺陷和局限性已在本书的其他地方提及，它们包括各向异性和束边伪像。但在进行关节疾病的超声检查时，应考虑有些特定的缺陷。

　　过度的探头压力可使少量关节内液体不能显示，降低血流检测的敏感性，并可掩盖滑膜炎。

> **实用技巧**
>
> 如果使用小的探头压力，探头很难维持与皮肤接触，使用一层厚的超声耦合剂会有帮助。

　　与 MRI 相比，超声的缺点包括小视野、难以显示软骨和深部关节的全貌。造影剂为增强 MRI 提供

了一个更好的衡量毛细血管通透性和增强特性，虽然 3-D 超声的问世可能缩小这种差距。目前，超声和 MRI 在类风湿关节炎的早期和治疗方面越来越重要，作为影像学检查手段，这两种方法现在尚没有明确的赢家。

在解释超声和 MRI 的影像时，专业知识是重要的，但不像 MRI，超声重新评估患者需要召回患者。因此，超声标准的标准化以及落实的培训对于做这些研究的放射和风湿科医生是至关重要的。

手足小关节的扫查技术

小关节的全面检查虽然是值得的，但这是一项繁琐和耗时的工作，可以改良省略那些类风湿关节炎不常受累的小关节，如远侧指间关节（IPJs）和拇指的小关节。

作者的常规是检查示指、中指、环指和小指，尽管这适应特定的临床适应证。在关节本身检查前先完成肌腱、腱鞘等浅表结构的评估，标准的矢状切面声像图形成检查的基础，掌指关节（MCPJ）的横轴切面以及近侧指间关节（PIPJ）的冠状切面和横轴切面影像作为补充。

> **实用技巧**
>
> 常规检查掌指关节的伸面，然后进行指间关节伸侧、尺侧和桡侧的检查。

让患者过伸掌指关节获得要检查的指间关节冠状面的影像。

> **要点**
>
> 关节的桡侧应仔细检查，因为滑膜增生和骨侵蚀在这个部位明显。

当检查手指关节伸面时，通常先评估腕关节背侧及相关的肌腱，然后转向检查掌侧结构。是否伸侧和屈侧都需要检查仍存在争议，但发表的文献指出，如果只检查一侧，会有明显比例的滑膜炎会被忽略。作者的经验是检查掌指关节和近侧指间关节的屈侧。活动关节动态超声检查有助于探测低容量的滑膜增厚，这种增厚的滑膜在屈曲时突出于近侧伸肌隐窝。在关节屈伸时，掌骨头和指骨头的关节

软骨可更全面地显示。

重要的是要领会小关节的正常超声解剖，才能能够识别病变（图 32.1）。指浅、深屈肌腱越过掌指关节进入关节屈侧的手指屈肌腱鞘，手指活动时的动态评估能帮助识别单个的指浅和指深屈肌腱。肌腱由滑车维持在位，滑车显示为薄层低回声线性结构。滑车和肌腱的病理已在第十五章中讨论过。

加强掌指关节和指间关节屈侧的几个结缔组织结构在超声上能识别，如侧副韧带、附属侧副韧带和掌板。近侧隐窝是位于掌骨颈部掌侧和关节囊之间的部位，含有关节囊内、滑膜外脂肪，允许两侧滑膜密切接触。

> **实用技巧**
>
> 重要的是不能将关节囊内的脂肪误诊为滑膜增厚，尤其是因为近侧隐窝可出现早期以及明显的滑膜增厚。

在关节伸侧面识别伸肌腱复合体，关节线是明显的，并可见关节面软骨，特别是掌骨头的软骨。在掌指关节和指间关节近侧的掌骨和指骨背侧可见一重要的隐窝，隐窝内可含有滑膜或液体，不要误认为是滑囊或腱鞘炎。

> **要点**
>
> 在正常情况下关节内可有少量流体，但液体的厚度不应超过关节囊的厚度，不应延伸到隐窝外。

正常关节的绝对测量仍无定论，大多数作者采用关节扩张最大程度来评价关节，比正常关节增加大于 1 mm 足以提示异常。

> **要点**
>
> 实际上，随着实践的积累，操作者将会领会小关节的正常范围。

超声在风湿性疾病中的应用

超声可用于评估临床症状隐匿的病变，以及确定准确的受累结构。系列的检查可评估当前的活动性和疾病的分布，并监测进展和治疗反应。

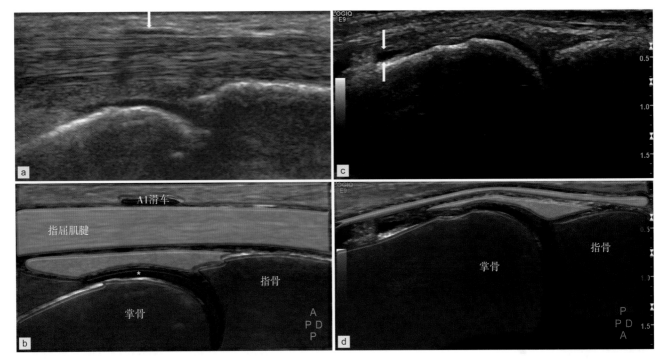

图 32.1　小关节解剖。掌指关节屈侧矢状切面声像图（a，b）显示屈肌腱位于关节囊的前侧，可见掌板、关节软骨（*）和 A 1 滑车（箭）；中指掌指关节伸面矢状切面声像图（c，d），正常关节软骨（*）清晰可见，在关节背侧隐窝内可见少量液体存在（箭）

滑膜炎

滑膜炎是类风湿关节炎最早的病理改变，并引起随后骨和软骨的损害。有效的生物疗法的发展用于早期炎症性疾病对影像学寄予了新的要求。有越来越多的证据表明，超声能检测到临床检查静止的滑膜炎。除了探测临床隐匿的疾病，超声检查还有助于区分单关节炎和多关节炎，并指导临床医师做出特定疾病的诊断。

类风湿关节炎临床试验结果措施发起者（OMERACT）提出了滑膜炎的影像学定义，定义滑膜肥厚的超声检查表现为关节囊内并累及关节囊的、不移动的、压缩性差的低回声组织，可表现有多普勒血流信号（图 32.2）。

炎性疾病的滑膜炎往往发生在特定的部位，如掌指关节的桡侧、尺侧以及膝关节的髌上囊。探头加压可用于鉴别滑膜炎和关节积液，加压时液体会移动。

实用技巧

近侧指间关节的临床隐匿性滑膜增厚较远侧指间关节更常见，除非有症状，类风湿关节炎患者的远侧指间关节不做常规检查。正常人群手、足的第一列关节（手拇指、足踇趾）常有关节积液、滑膜增厚和骨赘形成，这些部位的病理发现应谨慎对待。

多普勒超声可用于显示滑膜充血，以及区分滑膜血管过度增生与纤维血管翳。多普勒设置的优化（如脉冲重复频率和颜色增益）允许检测到低速血流。由于彩色多普勒和能量多普勒均可观察到滑膜充血，但能量多普勒超声在显示滑膜炎症方面较彩色多普勒敏感性更高。多普勒信号的检测可作为滑膜炎症的定量指示，阳性信号与关节内临床疾病的活动性有很好的相关性。有证据表明，滑膜多普勒信号的减少可用于纵向评估对治疗的反应。然而，在实践中充血程度的视觉量化评估差异导致操作者间或观察者间变异，在该技术主流用于评估疾病对治疗的反应之前需要标准化。

在使用多普勒超声影像检查滑膜炎时存在缺陷。继发于活动和噪声伪影会出现假阳性的多普勒信号，导致"闪烁"伪像。提高脉冲重复频率和降低增益有助于最大限度地减少活动伪影。

实用技巧

必须注意探头操作时避免施压压迫小血管，造成能量多普勒信号出现假阳性。

由于许多胶垫是笨拙的，限制了探头与小关节侧隐窝的接触，因此，使用大量耦合剂可减少压力

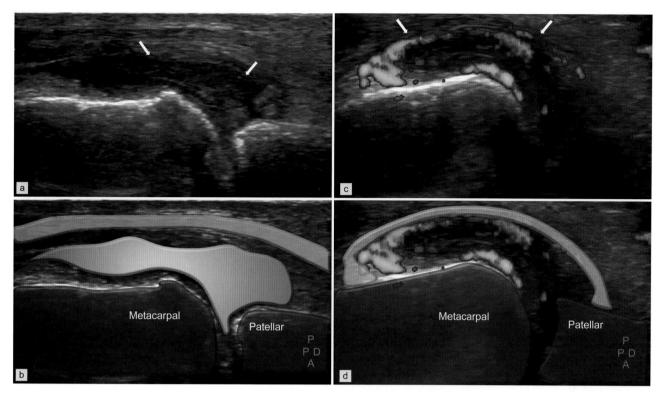

图 32.2 类风湿关节炎患者滑膜炎。类风湿关节炎患者第二掌指关节背侧可见滑膜炎（箭）（a，b）；能量多普勒超声显示在增厚的滑膜内有多普勒信号（c，d）

效应。

积液

超声探测关节液是极敏感的，甚至是少量的关节积液。踝关节和髋关节的尸体标本研究证实，超声能探测到少至 1～2 ml 的积液。滑液显示为关节囊内无回声或低回声、可移动的、可压缩的、无多普勒血流信号的区域（图 32.3）。超声扫查时关节的主动或被动的运动而导致关节液重新分布进入超声可见的区域。关节积液的存在是关节疾病的敏感的预测值，但不幸的是关节积液完全无特异性。然而，排除关节积液特别重要，这能有效地排除化脓性关节炎，尤其是在临床怀疑感染的病例。

在晶体沉积疾病，特别是急性痛风，在关节积液内可见高回声灶（图 32.4）。但一般来说，积液的超声表现不能用作诊断的指导。

骨侵蚀

炎性关节病的影像学标志是骨侵蚀，超声也可显示骨侵蚀。类风湿关节炎临床试验结果措施发起者定义超声影像上的骨侵蚀是在两个垂直平面上看

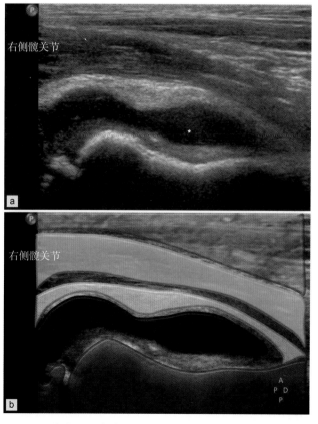

图 32.3 关节积液声像图显示髋关节积液表现为髋关节内单纯的无回声液体（*）

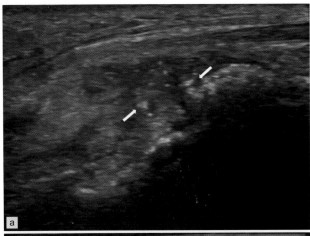
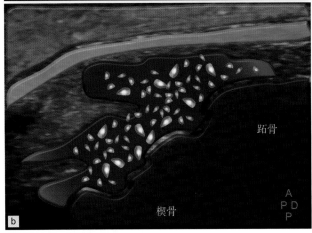

图 32.4　晶体沉积疾病。急性痛风患者踇跖关节滑膜炎内可见多个高回声灶（箭）

见关节内骨表面连续性中断（图 32.5）。

> **要点**
>
> 急性骨侵蚀通常边缘不规则，基底边界不清，超声穿透性增加，并可伴有滑膜炎。

　　严重的骨侵蚀导致正常关节结构明显变形，可伴关节半脱位（图 32.6）。超声探测骨侵蚀存在的潜在缺陷是将正常的骨轮廓和血管通道误认为是骨侵蚀。掌骨头背侧正常的凹陷就是例子，这种凹陷有规则的边界，超声束不能穿过，不伴有表面的滑膜炎（图 32.7）。需要在两个平面显示骨侵蚀能有助于避免这一缺陷，也可与对侧进行比较。

　　在类风湿关节炎患者，最常探测到骨侵蚀的部位是尺骨茎突、示指掌指关节的桡侧面、小指掌指关节的尺侧面。

> **要点**
>
> 类风湿关节炎很少累及远侧指间关节，但血清阴性关节炎伴有腱起止点病变和骨关节炎患者在远侧指间关节可探测到较多的骨侵蚀。

　　与此相反，痛风的骨侵蚀往往更大，边缘更不规则，并且远离关节。但仍没有文献表明超声能可信地从骨侵蚀的形态区分关节炎的类型。

　　研究表明，超声探测骨侵蚀的比例要比传统 X 线平片检查高 20%，超声特别适用于探测疾病早期患者的骨侵蚀。然而，超声和磁共振检查比较，检测早期骨侵蚀，结果是互相矛盾的。MRI 的优势在于能显示伴随的软骨下骨水肿，而超声不能显示。此外，有些关节的某一面超声难以评估，如中、环指掌指关节桡、尺侧。

起止点炎

　　起止点炎是韧带、肌腱和关节囊附着于骨的部位的炎症，起止点炎是脊柱关节病公认的临床、组织病理和影像学特征。超声探测起止点炎较临床检查更敏感和更具特异性，可作为脊柱关节病早期诊断有价值的手段。起止点炎最常见的部位是跖筋膜、跟腱和髌韧带。可见肌腱病改变，并伴有正常肌腱纤维结构的丧失、低回声改变，以及肌腱增厚或梭形肿胀等软组织炎症的一般特征（图 32.8）。病变可累及邻近的滑囊（图 32.9）。

　　超声显示起止点炎骨表面的改变包括骨皮质中断、骨侵蚀以及新骨增生。最常见的起止点炎超声骨异常是起止点骨赘形成，表现为肌腱或韧带进入骨的部位有强回声的骨刺形成。骨刺沿肌腱牵拉的方向生长，常伴有周围软组织的炎症改变。在肌腱、韧带的附着点可有骨侵蚀改变，表现为邻近止点部位的骨皮质中断。

软骨

　　软骨缺失反映了不可逆的关节破坏，是关节功能受损的根源。传统上普通 X 线平片可显示软骨缺失的间接征象。虽然越来越多地使用超声来探测早期的骨侵蚀，但超声在早期发现骨侵蚀中的应用越来越多，但只有少数研究探索超声在评估软骨中的能力，尤其是小关节。

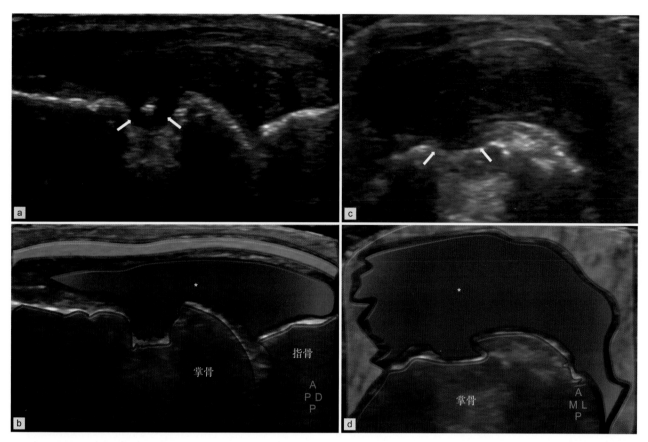

图 32.5 掌指关节骨侵蚀声像图。类风湿关节炎患者掌指关节纵切面声像图（a，b）和横切面声像图（c，d）显示掌骨头背侧一骨侵蚀，有滑膜炎和关节积液（*）

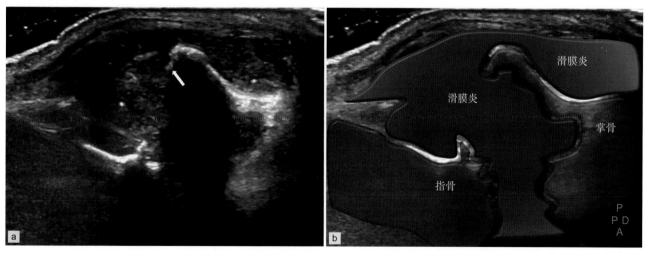

图 32.6 类风湿关节炎患者严重的骨侵蚀和关节半脱位声像图，显示由于类风湿关节炎导致掌指关节滑膜炎、骨侵蚀（箭）和关节半脱位，关节严重破坏

正常的透明软骨由两条锐利的、规则的、连续的高回声边划定的一均质的无回声带（图 32.1c，d）。软骨损害可表现为一系列改变，从表面不规整到全层软骨缺损（图 32.10）。然而，超声的使用仍然有限，目前，软骨缺损的超声成像一般停留在研究领域。

超声在评估结晶沉积疾病中有新的作用。软骨钙质沉着超声显示为关节软骨内致密的高回声物质。

要点

焦磷酸钙化沉积在软骨内的中心位置，与之相反，痛风尿酸沉积的特征性表现是晶体沉积在软骨表面。

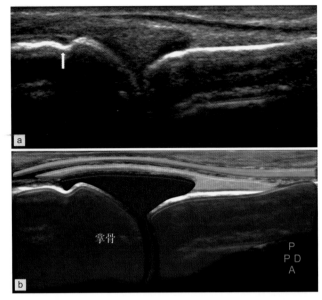

图 32.7 掌指关节假性骨侵蚀声像图。第二掌指关节背侧矢状切面声像图显示一假性骨侵蚀（箭），是因为掌骨的正常轮廓

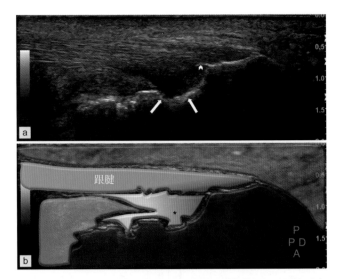

图 32.8 跟腱止点炎声像图显示跟腱远端增厚，呈低回声（*）。在止点处有骨侵蚀（箭）和止点骨赘（箭头）

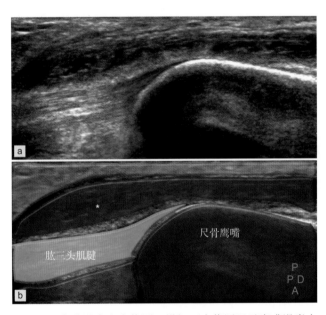

图 32.9 鹰嘴滑囊炎声像图。纵切面声像图显示鹰嘴滑囊内积液（*）

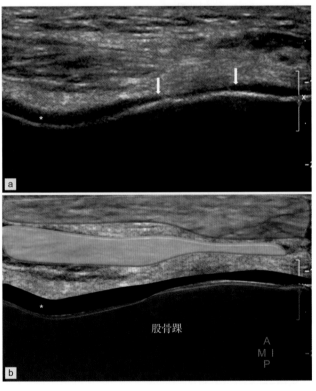

图 32.10 膝关节滑车沟软骨变薄声像图。声像图显示覆盖股骨髁前侧面的软骨变薄（箭），可将正常的软骨厚度（*）作为比较

这种表现产生了双轮廓征，显示为软骨表面平行于软骨下骨的强回声。偶尔，关节软骨与液体之间可产生明亮回声的界面，类似双轮廓征，但这仅出现于软骨表面平行于探头表面时，能使真正的双轮廓征得到区分（图 32.11）。

骨赘

研究发现超声探测到的骨赘与手指关节疼痛相关，是骨关节炎的一个重要特征。早期骨赘的形成超声显示为骨皮质抬高（"台阶病变"），最终发展成骨赘（图 32.12）。虽然超声在探测手指骨赘时较 X 线平片和 MRI 更敏感，但常规的 X 线平片仍然是评估骨关节炎的标准影像学手段。超声对于发现早

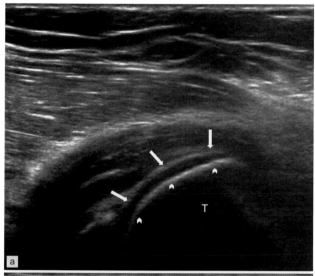

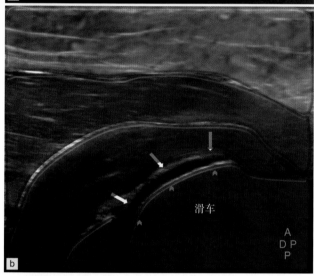

图 32.11 肘关节尿酸盐结晶沉积的双轮廓征。慢性痛风患者肱骨远端滑车前侧面矢状切面声像图显示双轮廓征，在关节软骨表面有结晶沉积的高回声线（箭），软骨下骨的高回声线与之平行（箭头）。注意呈弧形远离探头的软骨仍可见高回声线，与伪影区分

期关节炎有价值，并使检测滑膜炎和滑膜充血的能力提升，在确定哪些机械性关节炎患者有炎症元素起作用，指导治疗选择和检测治疗反应。但是，骨关节炎的疼痛和滑膜炎之间的关系是复杂的，初步研究表明，当关节内注射皮质类固醇激素治疗膝关节骨关节炎患者的疼痛有效时，超声显示的滑膜炎的改善并无明显的效果。

软组织异常

腱鞘炎

腱鞘炎是早期类风湿关节炎的一种常见表现。

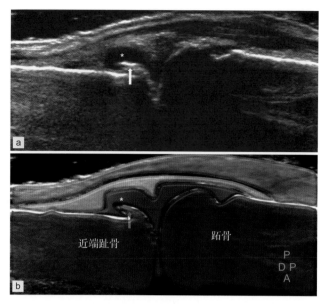

图 32.12 跖趾关节骨关节炎声像图显示来自跖骨头和近侧趾骨近端关节面软骨边缘的骨赘（箭），并伴关节积液（*）

肌腱由不同程度的滑膜炎和积液围绕（图 32.13），而肌腱本身是正常的。虽然任何肌腱都可能被累及，但最常受累的是指伸、屈肌腱，特别是尺侧腕伸肌腱。累及跟后滑囊、髌上囊和跖骨间滑囊的滑囊炎也是类风湿关节炎和脊柱关节病的常见表现，这些表现不是风湿性疾病所特有的，在其他章节已讨论过。

类风湿结节

类风湿结节出现在 20% ~ 25% 的血清阳性类风湿关节炎患者，是类风湿关节炎最常见的关节外表现。它们可在压力点部位的浅表软组织内探及，如肘关节、跟骨和手指的伸侧，声像图上特征性地表现为非均质的低回声团块，内部无明显血流信号，常含有液体腔隙（图 32.14），病变的边界常难以准确界定。

类风湿结节不是类风湿关节炎所专有，类似的组织学和放射学病变有时可出现在系统性红斑狼疮和强直性脊柱炎患者。

痛风石

超声的物理特性使它成为探测软组织内晶体物质的理想手段。痛风石是尿酸盐晶体的聚集，超声表现为非均质的低回声到高回声物质，周围被覆一小的无回声缘（图 32.15）。痛风石内的晶体使声束衰减，常产生病变后方声影。超声是完全通过认

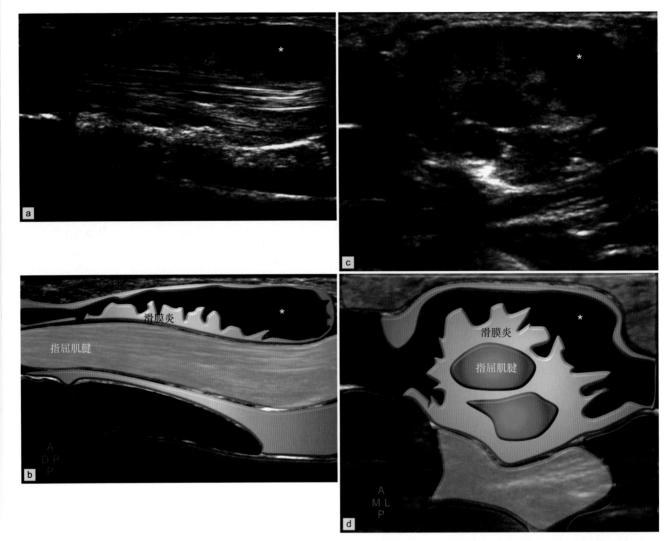

图 32.13 屈肌腱鞘腱鞘炎声像图。纵切面声像图（a，b）和横切面声像图（c，d）显示第二掌指关节表面的屈肌腱鞘内明显的液体积聚（*），滑膜呈叶状增厚

证的、仅有的痛风石测量的影像学手段，已被列入 **OMERACT** 对痛风的监测措施中。

结论

肌肉骨骼超声检查目前是风湿病诊所的常规做法，是临床、生化和放射检查坚强的辅助。通过适当的培训，许多风湿病专家在他们的普通诊所将超声作为初次就诊的检查和常规评估。在实践中超声可探测亚临床滑膜炎、放射影像前骨侵蚀探测，可提供患者症状的另一种解释。对怀疑炎性关节病的患者，只有 1/3 的患者有超声可评价的滑膜炎，允许治疗措施远离缓解疾病的抗风湿药物治疗。

超声评估通过滑膜的厚度、容积以及滑膜血流活性的减少作为疾病活动性和治疗反应的标志，在治疗决策中也起作用。这一目的的应用需要清晰地限定量化和可重复的测量指标来标准化治疗决策。这方面的关节超声研究从科研到临床应用也需要验证试验，尤其是观察长期的效果。

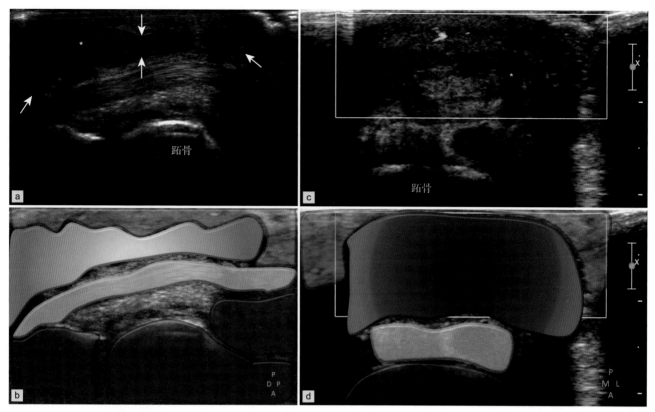

图 32.14 第一跖骨足底侧的类风湿皮下结节。纵切面声像图（a，b）显示第一跖趾关节的足底侧跖骨表面软组织内一边界不清的非均质的低回声团块（箭），内有充满液体的小腔（*）；横切面能量多普勒声像图（c，d）显示周围少量血流信号和液体腔（*）

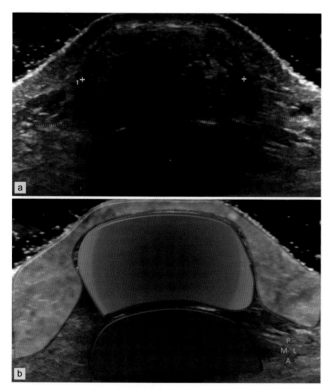

图 32.15 邻近第一跖趾关节的痛风石。第一跖趾关节背侧横切面声像图显示一大的痛风石（箭），伴有因晶体沉积所致的中央和后方声影（*）

参考文献

Boutry N, Morel M, Flipo R-M, et al. Early rheumatoid arthritis: a review of MRI and sonographic findings. AJR Am J Roentgenol 2007;189(6): 1502–9.

Dalbeth N, McQueen FM. Use of imaging to evaluate gout and other crystal deposition disorders. Curr Opin Rheumatol 2009;21(2): 124 31.

de Miguel E, Muñoz-Fernández S, Castillo C, et al. Diagnostic accuracy of enthesis ultrasound in the diagnosis of early spondyloarthritis. Ann Rheum Dis 2011;70(3):434–9.

Kane D, Grassi W, Sturrock R, et al. Musculoskeletal ultrasound – a state of the art review in rheumatology. Part 2: Clinical indications for musculoskeletal ultrasound in rheumatology. Rheumatology (Oxford) 2004;43(7):829-38.

Keen HI, Wakefield RJ, Grainger AJ, et al. Can ultrasonography improve on radiographic assessment in osteoarthritis of the hands? A comparison between radiographic and ultrasonographic detected pathology. Ann Rheum Dis 2008;67(8):1116–20.

Rowbotham EL, Grainger AJ. Rheumatoid arthritis: ultrasound versus MRI. AJR Am J Roentgenol 2011;197(3):541–6.

Spencer SP, Ganeshalingam S, Kelly S, et al. The role of ultrasound in the diagnosis and follow-up of early inflammatory arthritis. Clin Radiol 2012;67(1):15–23.

Torp-Pedersen ST, Terslev L. Settings and artefacts relevant in colour/power Doppler ultrasound in rheumatology. Ann Rheum Dis 2008;67(2):143–9.

Wakefield RJ, Balint PV, Szkudlarek M, et al. Musculoskeletal ultrasound including definitions for ultrasonographic pathology. J Rheumatol 2005;32(12):2485–7.

第十部分

创伤

肌肉损伤的超声检查

Philip J.O'Connor 原著

谢海琴　康　斌 译

33

概述

在肌肉骨骼系统中，肌肉是超声评估难度最大的软组织之一，原因是多方面的，包括受累结构的解剖复杂性、肌肉各向异性、肌肉和筋膜室内不同的功能束，以及肌肉损伤的部位和表现也各不相同等。

一旦超声检查者认识到所涉及的难度，肌肉超声就有望成为一种更可行的临床评估工具。随着普通人群健身强度的不断提高和对运动员运动相关性损伤的影像重视，导致肌肉超声的需求也增加了。超声技术的发展也导致更多移动式超声服务的发展，很多专业俱乐部将诊断性超声作为他们常规医疗服务的一部分。

技术

> **要点**
>
> 超声扫查作为临床评估的一部分，因此，每一次检查应从简单的病史开始，有时甚至须对患者做体格检查。

获得相关肌肉损伤的病史非常重要，因为血肿和肌肉撕裂的表现在损伤后随时间的不同而变化。损伤的性质对确定最需仔细评估的损伤确切位点也很重要。对于检查者来说，区分肌肉直接挫伤和间接损伤很重要，这两种机制对不同部位的肌肉有损伤，肌肉超声要求检查者重点检查最可能损伤的部位，并常须与对侧比较以发现细微的改变。

实用技巧

瘀伤的存在很重要，肌肉损伤部位常位于皮下淤血部位的近端。

超声工作者应使用频率最高的探头，以提高足够深度的渗透，有利于评估整块肌肉。常规高频线阵探头（例如：7 ~ 13 MHz 和 5 ~ 17 MHz）能用来评估肌肉损伤，甚至是大的筋膜室，如大腿或腘绳肌。这通过降低探头频率提供足够的穿透力结合使用电子调控的视野拓展成像获得更大的区域。宽景成像在肌肉超声中很有用，因为它使检查者获得整体肌肉结构和存在损伤的程度全貌。这不同于其他部位的宽景成像，后者仅为临床医生显示异常，而肌肉超声宽景成像有助于肌肉损伤的识别和分级。

本章的重点限于肌肉损伤的超声表现。作者认为肌肉的炎症疾病最好采用 MRI 评估，不在本章讨论。

肌肉解剖

肌肉内部具有层次结构，低回声的肌纤维被纤细的内部间隔分隔开。这产生典型的肌肉超声表现，即低回声的肌纤维组织被纤细、高回声平行线样结构分隔开。肌纤维的这种平行排列使肌肉具有各向异性，导致声束入射角的不同产生不同的超声表现。在横切面声像图上产生典型的星空外观，在黑暗的低回声肌纤维中可见点状的高回声纤维分隔（图 33.1）。周围肌纤维的回声可增高或减低。回声表现随探头角度不同而变化，在纵切面时，通过倾斜、探头角度或声束偏转，肌肉各向异性更容易被理解（图 33.2）。任何一块肌肉中常有独立的功能束，尤其是大的、跨越两个关节的肌肉更易受损伤，这导致肌纤维在肌肉内部向不同方向走行，使肌肉的超声评估进一步复杂化。

理解肌肉肌腱结合部（MTJ）的解剖是成功作好肌肉成像的关键（图 33.3）。

要点

在年轻骨骼成熟的运动员中，肌肉肌腱结合部代表动力链中，最容易受损伤的点。

肌肉肌腱结合部的解剖复杂，需要详细地评估。

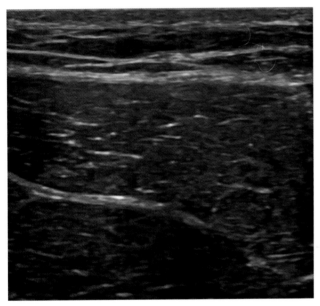

图 33.1　股直肌的横切面声像图显示典型的星空样，由肌间隔及周围围绕的肌纤维构成

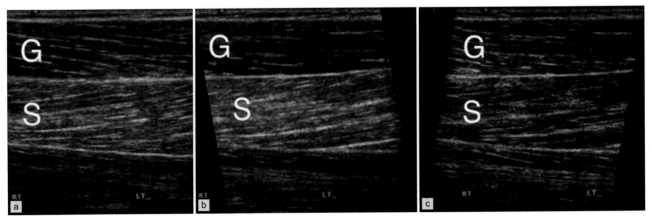

图 33.2　小腿腓肠肌（G）和比目鱼肌（S）声像图。声像图（a）无声束偏转时腓肠肌回低于比目鱼肌；声束向足侧偏转使这种差异更明显（b）；声束向头侧偏转（c）使腓肠肌纤维更平行于探头，显示腓肠肌和比目鱼肌呈等回声

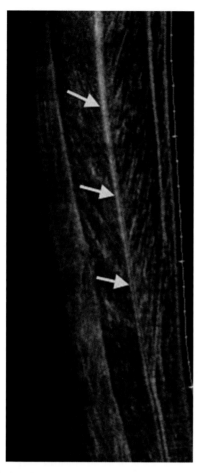

图 33.3 前臂的宽景成像声像图。显示一双羽肌长的中央肌肉肌腱结合部（箭）

有多个头的肌肉通常有更复杂的肌肉肌腱结合部，不幸的是，它是最常见并需要影像学检查的受伤肌肉。

> **实用技巧**
>
> 肌肉和肌腱的连接可以是肌外膜（肌肉的周边），也可以通过腱膜 / 肌外膜逐渐增厚的中央腱膜形成圆形的肌腱。

常见易损肌肉的解剖

股四头肌解剖

　　股四头肌由股外侧肌、股内侧肌、股中间肌和股直肌四部分构成。股四头肌有伸膝功能，常在踢腿运动中受伤。股中间肌含有高比例的慢收缩肌纤维，并且起自股骨干前侧，仅跨过一个关节，因此，它在运动相关的全速奔跑中很少受损伤，但它易受

挫伤，主要是由于肌肉紧贴股骨干。股内、外侧肌也只跨过一个关节。

　　股外侧肌是股四头肌中最大的一部分，它以宽的腱膜形式起自转子间线上部和股骨粗线上半部的外侧唇，肌肉下部深面的腱膜形成远端肌腱，这部分腱膜形成股四头肌腱的一部分，止于髌骨外上缘。

　　股内侧肌起自转子间线的下半部、股骨粗线内侧唇和内收肌群的肌腱，它的肌纤维附着于肌肉深面的腱膜，并形成股四头肌腱的一部分。股内侧肌最下部直接邻近股骨干，易于受挫伤，这一部分肌肉纤维更接近水平方向，止于髌骨内侧支持带，这一部分肌肉有时被称为股内侧斜肌，在髌骨脱位和挫伤时容易受损伤。

　　股直肌近端起自两个肌腱，即直接头（有时称为直头）和间接头（反折头），这两个头在起点下 2～3 cm 合并形成联合腱。直头起自髂前下棘，而反折头起自直头后下方的髂骨。直头形成肌腱的前部，并形成前侧肌外膜肌肉 - 肌腱结合部，肌腱部分终止于大腿近端；反折头形成联合肌腱的后半部，止于肌肉内的中央腱膜，并向远端延伸，这一中央腱膜止于髌骨上缘上方约 10 cm 处，并与远端股直肌肌肉 - 肌腱结合部重叠。因此，在大腿远端发生近端，肌肉肌腱结合部损伤是可能的，实际上并不少见。

> **实用技巧**
>
> 股直肌跨越两个关节，含有高比例的快收缩纤维，这就是为什么在踢腿损伤中伸膝装置最常发生损伤的原因。

　　股直肌也含有不同的功能单位，含单羽直接成分和双羽间接成分，易发生腱膜的纵向劈裂，最常见于中央腱膜。

腘绳肌解剖

> **实用技巧**
>
> 腘绳肌由三块肌肉构成，所有肌肉都跨越两个关节并含有高比例的快收缩纤维。和股直肌一样，这种结合使得它极易发生与运动相关的损伤。这三块肌肉均起自坐骨结节。

半膜肌腱起自于坐骨结节的前侧和外侧，位于大腿近端半腱肌肌腹的前面，形成一薄片状的肌外膜腱膜（因此命名为半膜肌）。此腱膜有类似于"耐克"商标勾号的形态。半膜肌形成远端肌腱，通过5个不同的组成部分分别止于股骨内侧髁（前、直和下部），一后斜部分止于关节囊和内侧副韧带，最后一部分止于关节囊后方。

半腱肌和股二头肌以联合腱的形式起自坐骨结节后侧和内侧面，肌腱在起点下 7 ~ 10 cm 处分成两个独立的部分。半腱肌肌腹起于肌外膜近端肌肉-肌腱结合部，位于肌肉的后外侧面，坐骨神经的前方，半腱肌远端形成一长肌腱（因此得名半腱肌），在大腿远端，半腱肌腱位于半膜肌肌腹的上面，看起来像面包上的一个"樱桃"。

实用技巧

对于初学者来说，远端半腱肌和半膜肌的形态特点是有用的标志，有助于识别哪块腘绳肌受损伤。

在大腿远端找到半腱肌位于半膜肌的表面，然后向上追踪到撕裂部位，明确损伤的精确部位。半腱肌腱远端形成鹅足腱的一部分，跨越膝关节内侧副韧带远端后止于胫骨。"鹅足"翻译的意思是鹅的足，因为内侧三个肌腱在跨越膝关节时的形态结构类似于鹅足，这三个肌腱从前到后分别是缝匠肌、股薄肌和半腱肌。

股二头肌有长头和短头，长头起自坐骨结节的后内侧，短头起自股骨粗线。股二头肌长头较仅跨越一个关节的短头更易受损伤。然而，从它们的共同功能来看，两块肌肉-肌腱单元的联合部受损伤不是不常见。短头在大腿的远端形成，在腓骨止点上方约 5 cm 形成一疏松结缔组织联合腱。股二头肌腱本身由长头和短头两层结构构成，在腓骨头上方止点有膝关节外侧副韧带穿过两层结构，这可能使股二头肌腱远端结构在声像图上有些混乱，以致易误认为肌腱病、滑囊炎甚至肌腱撕裂。

大收肌腱正好位于腘绳肌腱的内侧，常与半膜肌腱连接，这种大收肌的腘绳肌起点的功能与腘绳肌相似，可能是腘绳肌损伤的一部分，但这种损伤相对不常见，主要是因为大收肌所含的快收缩纤维的比例较低，并且只跨越一个关节。

小腿肌肉解剖

小腿肌肉损伤主要累及的肌肉包括腓肠肌、比目鱼肌和跖肌。腓肠肌的两个头（内侧头和外侧头）均起自膝关节上方，远端通过一条长的前方肌外膜形成跟腱。比目鱼肌的两个头起自腓骨上段和邻近的深筋膜，与腓肠肌腱膜共同形成跟腱，腓肠肌和比目鱼肌腱膜融合形成跟腱，这样，从肌肉近端到这一水平两组肌肉出现差异移动，记住这点很重要，因为在损伤后血肿会沿着这潜在的间隙下行，导致过度评估撕裂大小。

要点

识别肌肉肌腱结合部肌肉纤维实际损伤的范围是肌肉损伤准确分级的关键。

MRI 通过显示肌肉水肿的程度，对肌肉撕裂的实际范围进行分级是非常有帮助的，并可识别超声难以诊断的跖肌损伤。

要点

由于腓肠肌含有高比例的快收缩纤维并跨越两个关节，因此它较比目鱼肌损伤更常见。

腓肠肌主要承担膝关节伸直时的跖屈功能，膝关节屈曲减少了腓肠肌的活动，而在膝关节屈曲位时比目鱼肌承担大部分的跖屈功能。

实用技巧

因此，在膝关节屈曲位强力的跖屈损伤是比目鱼肌损伤最常见的机制。

跖肌起自股骨远端的外侧面，在小腿近端、腘窝的后面形成一短肌腹，然后形成一长肌腱沿着腓肠肌和比目鱼肌之间的筋膜平面由外向内侧走行至跟腱的内侧。跖肌的远端止点不固定，可与跟腱融合，可在跟腱内侧形成一独立的肌腱止于跟骨。跖肌腱可在大部分人中可见，但并不是每一个人。虽然文献报道跖肌腱的发生率较低，仅 15%，这么低的数值可能仅反映了跖肌腱在跟腱内侧以单独的肌腱形式止于跟骨的发生率。近端肌肉和腓肠肌和比目鱼肌之间的滑脱肌腱在超声检查中或多或少可见。

> **实用技巧**
>
> 跖肌损伤通常是肌腱断裂，易发生于年龄稍大的运动员。

掌握跖肌的解剖很重要，因为跖肌腱断裂可导致比目鱼肌和腓肠肌之间血肿形成，这可能被误认为是这两组肌肉的撕裂。跖肌肌腹损伤和前交叉韧带撕裂之间存在一定的联系。

胸大肌和肱二头肌远端解剖

在运动中，上肢肌肉的损伤相对少见，正常情况下与爆力损伤有关，最常见于举重训练或接触运动。胸大肌起自胸骨和锁骨，形成双层肌腱止于肱骨近端，并形成腋窝前侧皱褶，胸大肌的胸骨头最常受损伤。

肱二头肌远端通过中心肌腱腱膜形成肌腱，这种损伤的成像要求区分肌肉肌腱结合部的损伤，（采用保守治疗）和远端肌腱断裂（可通过手术治疗）。

肌肉损伤的机制

肌肉损伤有两个机制：运动相关性损伤和挫伤。运动相关性损伤发生在肌肉过度牵拉或肌肉极度收缩过程中。

> **要点**
>
> 在伸展位负荷（被称为偏心负荷）时，肌肉最易受损伤，最常发生在跨越两个关节的、含有高比例快收缩纤维的、多个头的肌肉。

在骨骼成熟的运动员中，肌肉肌腱结合部是最薄弱的地方。对于超声检查医生来说，认识正常的肌肉 - 肌腱的解剖至关重要。与健侧比较对于肌肉损伤的评估非常有价值，既可检出微 的撕裂，也可以对肌肉肌腱结合部累及长度进行分级。

挫伤是由于对肌纤维的直接（撞击）损伤，其特征是肌纤维的断裂、跨越解剖界限的水肿和血肿形成。

> **要点**
>
> 肌肉挫伤较同等程度的运动相关性肌肉损伤愈合更快，一般预后较好。

肌肉损伤的病理生理学

肌纤维断裂后有三个不同的时期：破坏期、修复早期和修复晚期。

破坏期：第 0 ~ 3 天

破坏期包括在肌纤维断裂部位（称为中央区）的血肿形成。在这个中心区周围有一破坏区，向邻近的肌肉（中心区域两边各 2 ~ 3 mm）延伸一段很短的距离，与肌纤维坏死及炎症反应有关，吞噬碎片与肌纤维基板保留。同时邻近中央区的肌肉出现失神经支配，其范围大小取决于肌肉的神经支配主要是近端（正常情况）还是远端。

修复早期：第 3 ~ 12 天

早期愈合的改变可见到中央区血肿的逐渐吸收与裂隙形成和撕裂部位桥接有关。中央区新生血管增加，在中央区血肿内形成分隔带。

修复晚期：第 12 天以后

第 12 天以后，肌肉出现愈合，表现为瘢痕形成或肌纤维的再生。瘢痕形成任何一侧的交界处组织学上与正常的肌肉肌腱结合部相同，因此，代表了在运动链上一个新的薄弱点。损伤后再生肌纤维和瘢痕的塑形持续约 9 个月。

扫查方法

肌肉损伤影像学可观察到的内容包括：血肿、炎症反应、再生和瘢痕、去神经支配改变。

影像学方法随着临床上提出的问题发生变化。一般来说有四个临床问题：

1．是否有肌肉撕裂存在？MRI 能对肌肉损伤做出非常好的评估，一般是首选的检查手段。超声检查仅在适当的时间谨慎使用。

2．肌肉撕裂有多严重？MRI 易于过度评估肌肉损伤。MRI 评估肌肉结构不如超声，与对侧比较不一定可行。超声检查是动态的，如果在损伤后 72 小时进行检查，对于评估肌肉撕裂大小非常有用。

3．运动员返回训练场或比赛安全吗？撕裂中央区出现桥接组织跨越是关键性发现。超声对肌肉撕裂部位做出很好的评估，超声可动态检查对于显示撕裂部位的组织连续性具有重要价值。

4．肌肉撕裂是否存在并发症？MRI 能很好地显示撕裂部位的瘢痕形成和失神经支配，可能优于超声；但超声能更有效地显示早期钙化的患者发展为骨化性肌炎。

血肿是肌肉损伤最常见的影像学改变。超声表现取决于损伤的时间，超声扫查的时间很关键，急性血肿相对于有回声的肌肉来说是高回声的（图33.4），随着血肿的成熟，它变得越来越低回声。

> **实用技巧**
>
> 在损伤后 24 ～ 48 小时，血肿实际上与邻近肌肉呈等回声（图 33.5），这正是超声检查者最可能遗漏肌肉撕裂的时间段，一般应该避免在这一时间段进行超声检查。

在损伤后 72 小时，血肿相对于邻近肌肉表现为低回声，并开始液化（图 33.6），与邻近肌肉形成鲜明对比，有利于评估肌肉撕裂中肌纤维断裂的真实程度提供对比。

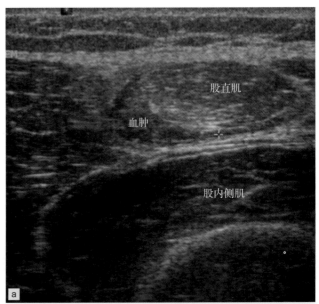

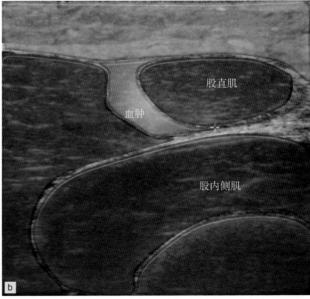

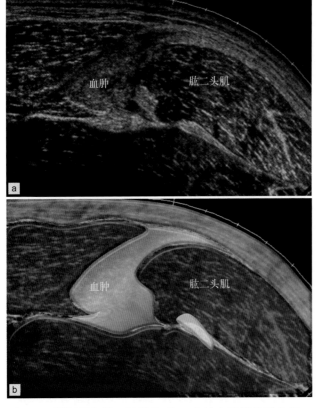

图 33.4 腘绳肌急性 2 级损伤后 20 分钟声像图显示在股二头肌肌肉肌腱结合部近端的高回声血肿

图 33.5 股直肌，远端肌肉 - 肌腱结合部撕裂后 24 小时获得的声像图显示血肿实际上与下面的股内侧肌呈等回声

损伤 10 天后，血肿实际上完全液化，血肿的超声检查对于决定血肿能否进行穿刺抽吸具有价值（图 33.7）。

肌肉撕裂分级

超声对肌肉撕裂的分级较困难。

要点

为了更好地显示肌肉撕裂的程度，检查者须等到损伤后 72 小时再进行超声检查。

实际上，几乎所有的肌肉撕裂均会进入 2 级：百分比为 5% ~ 99%。

实用技巧

3 级肌肉撕裂不常见，最常见于挫伤，典型声像图表现为肌肉间血肿的断端呈"铃舌征"（图 33.8）。

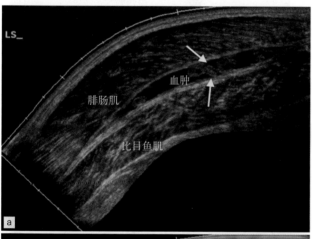

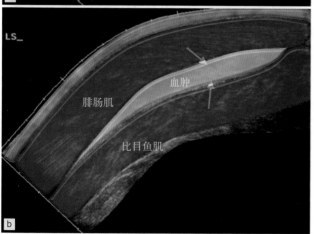

图 33.6 腓肠肌内侧头 2 级撕裂损伤后 4 天的声像图。血肿液化，仅有少量实质性血肿残留（箭）

超声检查的主要作用是确定肌肉纤维断裂的程度，而不管血肿的大小。经验是需要的，但一般来说，超声医师试图将肌肉撕裂从轻到重划分为两级。

当要确定肌肉撕裂恢复时间时，根据超声发现有几个简单的规律：

1．超声检查无异常发现：超声工作者很少能诊断肌纤维断裂，这须与另一侧进行对比（图 33.9）。超声不能排除 1 级肌肉撕裂时，患者可在 2 周内恢复运动。如患者未能恢复运动，需让患者行 MRI 检查重新评估，因为，撕裂可能是在不常见的深部肌肉（尤其是在髋关节周围和大腿近端的病变）。

2．轻度 2 级损伤：恢复时间 3 ~ 4 周。这类撕裂的特征是相对少量的肌肉损伤。关注肌肉肌腱结合部损伤的范围、而不是血肿的大小，是评估严重程度的重要因素（图 33.10）。

3．重度 2 级和 3 级损伤：恢复时间 6 ~ 8 周。有些肌肉撕裂愈合比预期的要快，特别在挫伤的病例中，除非血肿非常大，通常表现为 1 级肌肉损伤。挫伤最常见于大腿的股四头肌。

有些肌肉撕裂须较长时间愈合。腘绳肌撕裂、股直肌中央腱膜的损伤、瘢痕部位再次撕裂和比目鱼肌近端肌肉肌腱结合部撕裂的恢复时间均需增加一周。

愈合

肌肉愈合的主要超声特征是出现桥接组织跨过肌肉撕裂部位，这种桥接组织可能是瘢痕或再生的肌肉。

实用技巧

瘢痕的超声表现为均匀一致、内部回声密集的明亮回声结构（图 33.11）。

再生的肌肉呈低回声，通常超声难以评估撕裂部位哪些肌肉再生好。撕裂部位的系列评估和肌肉收缩时的动态扫查对于确定何时有组织桥接撕裂部位非常有用。

并发症

邻近撕裂的肌肉去神经支配很常见，特别是有

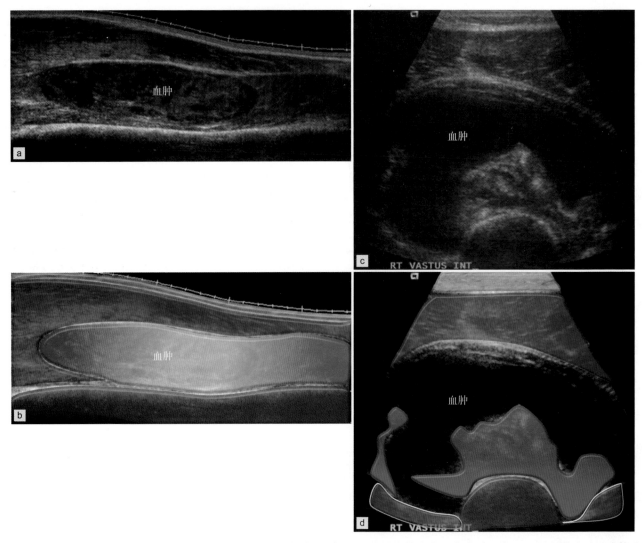

图 33.7　股中间肌急性撕裂声像图显示血肿为实质性回声（a，b）；10 天后血肿液化，变成无回声区，超声触诊可见液体流动（c，d）

瘢痕形成的情况下。超声显示肌肉的去神经支配相对较差，最好在大体病理上评估（图 33.12）。MRI 是不错的选择，但须注意不能将去神经支配与再次撕裂相混淆。脂肪在水肿肌肉组织内的变化是 MRI 典型的改变，这需要 T1 加权结合 T2 脂肪饱和或 STIR 影像评估。

骨化性肌炎

　　骨化性肌炎（MO）临床上表现为患者在损伤 2 周后症状和体征（疼痛和肿胀）没有好转，或进一步恶化。

> **要点**
>
> 一般来说，不论损伤的程度，在损伤 2 周后，绝大多数肌肉撕裂在临床表现上将有好转。

　　骨化性肌炎患者在撕裂部位周围出现急性炎症反应，伴有血供增加和肌肉水肿。

> **实用技巧**
>
> 骨化性肌炎的 MRI 影像表现具有侵袭性，肿块样，过去被误认为是肿瘤。

　　血肿周围出现异位钙化片，是早期诊断这种并发症的关键。

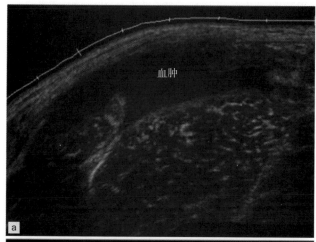

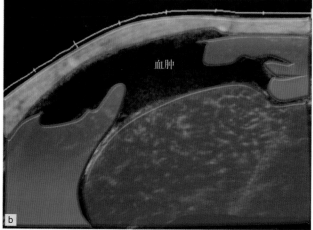

图 33.8 股内侧肌 3 级撕裂声像图显示血肿内的肌肉断端呈典型的"铃舌征"

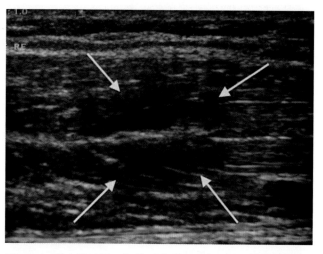

图 33.9 股直肌远端 1 级撕裂声像图。伴有中央腱膜周围的肌纤维消失（箭）

> **要点**
>
> 在损伤后约 3 周超声即可显示骨化性肌炎内的钙化，最早的表现是在血肿周围出现细微的高回声钙化沉积。

这种钙化随着时间推移不断发展，在肌肉内形成钙化层。MRI 和 X 线片直到损伤后 6 ～ 8 周才能显示这种钙化（图 33.13）。

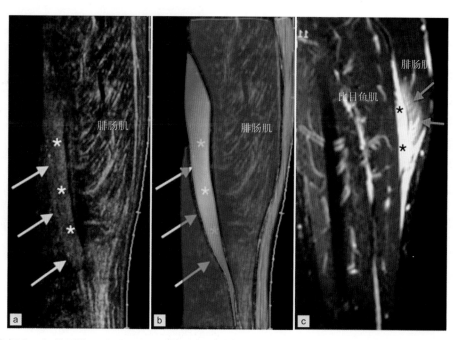

图 33.10 腓肠肌内侧头 2 级撕裂伤 2 小时后宽景成像纵切面声像图（a，b）。在比目鱼肌腱膜（箭）浅方高回声的血肿（*）。该患者 MRI 检查显示血肿是高信号（*），并显示肌肉水肿（红色箭），而超声不能显示肌肉水肿

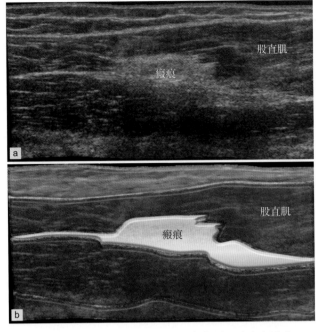

图 33.11 股直肌撕裂愈合的纵切面声像图显示瘢痕形成

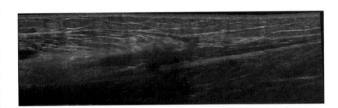

图 33.12 腓肠肌内侧头陈旧性 2 级撕裂纵切面宽景成像声像图。邻近肌肉肌腱结合部瘢痕出现广泛脂肪性萎缩，呈现高回声，肌纤维结构显示不清

肌疝

这里涉及肌疝，尽管多数病例并无直接明确的肌肉损伤病史，更多的情况下，患者出现无痛性肿块，并在站立时更明显。事实上，患者应在站立位进行检查（或者患者描述肿块最突出的任何体位）。下肢出现肌疝比上肢更常见。肌疝可多发，这种情况下应考虑慢性骨筋膜室综合征的可能性。尽管这种情况并不常见。

肌疝的超声表现很典型，可明确诊断。首先，触及的肿块有正常肌肉的超声特征（图 33.14），在站立位（肌肉拉紧）时肿块变得更突出。在邻近的筋膜可发现筋膜缺损，这在高分辨率的超声设备上更明显。

囊肿

在肌肉撕裂部位可形成肌肉囊肿。虽然肌肉囊

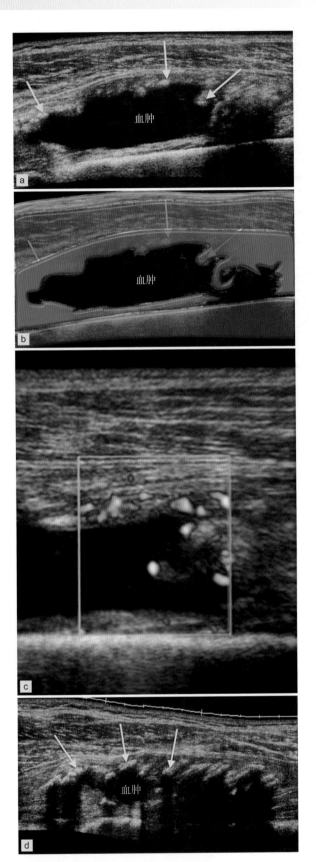

图 33.13 股中间肌挫伤患者声像图。损伤后 3 周血肿周围的肌肉内有片状的高回声区（a，b），肌肉的边缘在能量多普勒上表现为血供丰富（c）；损伤后 10 周血肿大部分被吸收，肌肉周围出现成熟的钙化片（d，箭）

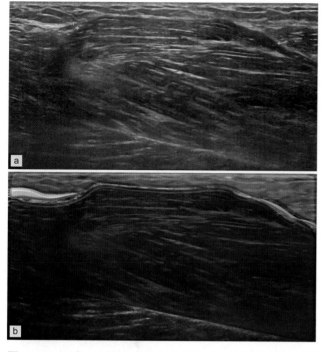

图 33.14　肌疝。患者站立位检查声像图，注意筋膜的缺损口和正常的肌肉通过此缺口疝出

肿确实提示肌肉残留的弱点部位，并且再次撕裂的风险增加，但这种持久存在的液体积聚很少有症状。

要点

- 肌肉超声检查常见。
- 由于解剖复杂、肌肉损伤类型和影像学表现多种多样，导致肌肉超声诊断困难。
- 肌肉撕裂的影像学方法需根据临床问题的不同而选择。

参考文献

Bojsen-Moller J, Hansen P, Aagaard P, et al. Differential displacement of the human soleus and medial gastrocnemius aponeuroses during isometric plantar flexor contractions in vivo. J Appl Physiol 2004;97(5):1908–14.

Gyftopoulos S, Rosenberg ZS, Schweitzer ME, et al. Normal anatomy and strains of the deep musculotendinous junction of the proximal rectus femoris: MRI features. Am J Roentgenol 2008;190(3): W182–6.

Helms CA, Fritz RC, Garvin GJ, et al. Plantaris muscle injury: evaluation with MR imaging. Radiology 1995;195(1):201–3.

Koulouris G, Connell D. Hamstring muscle complex: an imaging review. Radiographics 2005;25(3):571–86.